CASOS CLÍNICOS
EM TERAPIA INTENSIVA

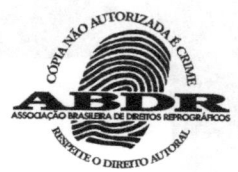

T756c Toy, Eugene C.
    Casos clínicos em terapia intensiva / Eugene C. Toy, Manuel Suarez, Terrence H. Liu ; tradução: Paulo Henrique Machado ; revisão técnica e tradução: Edison Moraes Rodrigues Filho. – Porto Alegre : AMGH, 2015.
    xv, 512 p. : il. ; 23 cm.

    ISBN 978-85-8055-492-2

    1. Medicina. 2. Terapia intensiva I. Suarez, Manuel. II. Liu, Terrence H. III. Título.

CDU 616-085

Catalogação na publicação: Poliana Sanchez de Araujo – CRB 10/2094

CASOS CLÍNICOS
EM TERAPIA INTENSIVA

TOY • SUAREZ • LIU

Tradução:
Edison Moraes Rodrigues Filho
Paulo Henrique Machado

Revisão técnica:
Edison Moraes Rodrigues Filho
Médico intensivista do Grupo de Transplante Hepático da
Irmandade Santa Casa de Misericórdia de Porto Alegre (ISCMPA) e do
Hospital Nossa Senhora da Conceição do Grupo Hospitalar Conceição (HNSC/GHC).
Coordenador da UTI de Transplantes do Hospital Dom Vicente Scherer da ISCMPA.
Coordenador do Time de Resposta Rápida da ISCMPA.
Título de Especialista em Medicina Intensiva pela Associação de Medicina Intensiva
Brasileira (AMIB). Mestre em Diagnóstico Genético e Molecular pela Universidade
Luterana do Brasil (ULBRA). Doutor em Genética pela ULBRA.

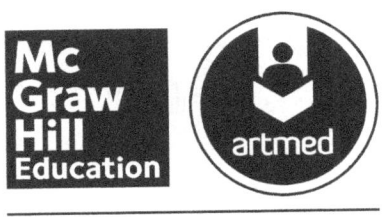

AMGH Editora Ltda.
2015

Obra originalmente publicada sob o título Case files critical care, 1st Edition
ISBN 0071768572 / 9780071768573

Original edition copyright ©2012, The McGraw-Hill Global Education Holdings, LLC. New York, New York 10020. All rights reserved.

Portuguese language translation copyright © 2015, AMGH Editora Ltda., a division of Grupo A Educação S.A. All rights reserved.

Gerente editorial: *Letícia Bispo de Lima*

Colaboraram nesta edição

Editora: *Mirian Raquel Fachinetto Cunha*

Preparação de originais: *Magda Regina Schwartzhaupt Chaves*

Leitura final: *Samanta Sá Canfield*

Arte sobre capa original: *Márcio Monticelli*

Editoração: *Bookabout – Roberto Carlos Moreira Vieira*

NOTA

A medicina é uma ciência em constante evolução. À medida que novas pesquisas e a experiência clínica ampliam o nosso conhecimento, são necessárias modificações no tratamento e na farmacoterapia. Os autores desta obra consultaram as fontes consideradas confiáveis, em um esforço para oferecerem informações completas e, geralmente, de acordo com os padrões aceitos à época da publicação. Entretanto, tendo em vista a possibilidade de falha humana ou de alterações nas ciências médicas, os leitores devem confirmar estas informações com outras fontes. Por exemplo, e em particular, os leitores são aconselhados a conferir a bula de qualquer medicamento que pretendam administrar, para se certificarem de que a informação contida neste livro está correta e de que não houve alteração na dose recomendada nem nas contraindicações para o seu uso. Essa recomendação é particularmente importante em relação a medicamentos novos ou raramente usados.

Reservados todos os direitos de publicação, em língua portuguesa, à
AMGH EDITORA LTDA., uma parceria entre GRUPO A EDUCAÇÃO S.A.
e MCGRAW-HILL EDUCATION
Av. Jerônimo de Ornelas, 670 – Santana
90040-340 – Porto Alegre – RS
Fone: (51) 3027-7000 Fax: (51) 3027-7070

É proibida a duplicação ou reprodução deste volume, no todo ou em parte, sob quaisquer formas ou por quaisquer meios (eletrônico, mecânico, gravação, fotocópia, distribuição na Web e outros), sem permissão expressa da Editora.

Unidade São Paulo
Av. Embaixador Macedo Soares, 10.735 – Pavilhão 5
Cond. Espace Center – Vila Anastácio
05095-035 – São Paulo – SP
Fone: (11) 3665-1100 Fax: (11) 3667-1333

SAC 0800 703-3444

IMPRESSO NO BRASIL
PRINTED IN BRAZIL

AUTORES

Eugene C. Toy, MD
Vice Chair of Academic Affairs
Program Director of Obstetrics and Gynecology Residency
The Methodist Hospital-Houston
Clinical Professor of Obstetrics and Gynecology
University of Texas
Medical School at Houston
John S. Dunn Senior
Academic Chief of Obstetrics and Gynecology
St. Joseph Medical Center
Houston, Texas

Manuel Suarez, MD, FACCP
Director of Intensive Care Unit and Pulmonary Departments
Assistant Clinical Professor of Internal Medicine
Pulmonary and Critical Care
Larkin Community Hospital
South Miami, Florida
Assistant Clinical Professor of Internal Medicine, Pulmonary and Critical Care
Affiliate Dean of Clinical Medicine Administrative Director of Medical Education
and Institutional Educational Officer
Westchester General Hospital
Miami, Florida
Assistant Clinical Professor of Medicine
Lake Erie College of Osteopathic Medicine Bradenton, Florida
at Westchester General Hospital
Miami, Florida

Terrence H. Liu, MD, MPH
Professor of Clinical Surgery
University of California San Francisco School of Medicine
San Francisco, California
Program Director
University of California, San Francisco East Bay Surgery Residency
San Francisco, California
Attending Surgeon, Alameda County Medical Center
Oakland, California

Adrian Garcia, MD
Internal Medicine and Pediatrics
Metrohealth Medical Center
Cleveland, Ohio
Abordagem ao estado de mal epiléptico

Agon Kajmolli, MD
Henry Ford Hospital
Wayne State Medical School
Detroit, Michigan
Abordagem ao estado mental alterado

Allison L. Toy
Senior Nursing Student
Scott & White School of Nursing
Temple, TX
Revisão de originais

Edward S. Johnson, MD
Director of Infection Control and The Travelers Resource
Clara Maass Medical Center
Belleville, New Jersey
Abordagem à pneumonia e sepse em paciente crítico imunocomprometido

Firas Harb, MD
President
American Medical Clinicals
Naperville, Illinois
Abordagem à transferência de pacientes criticamente doentes

Gabriel Labbad, MD
Resident, Obstetrics and Gynecology
Jamaica Hospital Medical Center
Jamaica, New York
Abordagem às questões éticas/não ressuscitação/doação de órgãos

Grady H. Hendrix, MD
Professor of Medicine and Cardiology
Medical University of South Carolina
Charleston, South Carolina
Abordagem às arritmias cardíacas

James T. Barrett, PhD
Professor Emeritus
Department of Molecular Microbiology and Immunology
School of Medicine
University of Missouri
Columbia, Missouri
Abordagem à meningite/encefalite

Jenna Sassie
Medical Student
Class of 2013
University of Texas Medical School at Houston
Houston, Texas
Abordagem às endocrinopatias
Abordagem à síndrome da disfunção de múltiplos órgãos
Abordagem ao controle da dor e à sedação

Jeremy S. Bleicher, DO, MPH
Chief Resident of Internal Medicine
Larkin Community Hospital
South Miami, Florida
Abordagem ao manejo da via aérea/suporte ventilatório

Jose David Suarez, MD
Assistant Clinical Professor
NOVA School of Medicine
Davie, Florida
Faculty, Larkin Family Medicine Residency Program
South Miami, Florida
Designated Institutional Officer
Larkin Psychiatry Program
South Miami, Florida
Abordagem à detecção precoce de doença crítica

Katarzyna Jurecki, MD
Resident, Obstetrics and Gynecology
Crozer-Keystone Health System
Upland, Pennsylvania
Abordagem à insuficiência cardíaca aguda

Lindsey M. McAlpin, MD
Resident, Obstetrics and Gynecology
Florida State University – Pensacola
Pensacola, Florida
Abordagem a escores e prognósticos dos pacientes
Abordagem aos exames de imagem em pacientes críticos
Abordagem ao uso de antimicrobianos na UTI
Abordagem à lesão renal aguda
Abordagem à insuficiência hepática aguda

Peter Salerno, DO
Chief Resident, Internal Medicine
Larkin Community Hospital
South Miami, Florida
Abordagem ao acidente vascular encefálico

Safi Zaidi, MD
Ross University School of Medicine
North Brunswick, New Jersey
Abordagem aos distúrbios acidobásicos – partes 1 e 2

DEDICATÓRIA

Ao Ilustre Representante Lois W. Kolkhorst de Brenham, Texas, cuja coragem, visão e dedicação ao Texas são como uma tocha ardente iluminando a escuridão e aquecendo o frio;

Ao Texas Neonatal ICU Council e ao Perinatal Advisory Councils, que o Representante Kolkhorst defendeu e deu vida;

Aos membros brilhantes, altruístas e talentosos dessas duas entidades, cujas metas nobres têm a finalidade de melhorar o atendimento médico de gestantes e de recém-nascidos no Estado do Texas;

A David Williams e a Matt Ferrara, dois incansáveis membros da equipe estatal, que são o coração e a alma dos Councils;

Às gestantes e aos recém-nascidos do Estado do Texas, a quem dediquei minha energia, paixões, talentos e carreira profissional.

– ECT

A todas as equipes, estudantes de medicina, residentes e colegas a quem tive o prazer de ensinar e me envolver;

À população de São Vicente e Granadinas, ao meu amigo Governador Geral Sir Dr. Frederick N. Ballantyne, ao meu mentor Dr. Edward S. Johnson e ao meu tutor Dr. James T. Barrett e, especialmente, ao Dr. Eugene C. Toy, que tornou possível a realização deste projeto maravilhoso;

Em memória de meus, pais Manuel e Teresa Suarez, que me deram tudo, e às duas estrelas de minha vida, minhas filhas Alexia Teresa Suarez e Melanie Nicole Suarez.

– MS

AGRADECIMENTOS

O currículo que evoluiu para as ideias desta série foi inspirado por Philbert Yau e Chuck Rosipal, dois estudantes talentosos e dedicados, que se formaram em medicina. Foi uma alegria muito grande trabalhar com meus excelentes coautores, em especial com o Dr. Manny Suarez, que exemplifica as qualidades do médico ideal, ou seja, é gentil, empático, um mestre ávido e um gigante intelectual. Foi na ilha de São Vicente e Granadinas, enquanto fazíamos a revisão do currículo da emergente Trinity School of Medicine, que Manny e eu concebemos a ideia deste trabalho, um livro sobre cuidados intensivos para estudantes. Sinto também um prazer imenso em trabalhar nesta obra com o Dr. Terry Liu, amigo e colega de longa data, cuja experiência e comprometimento com o ensino médico se transformaram em uma lenda. Tenho uma grande dívida com minha editora, Catherine Johnson, cuja experiência e visão ajudaram a dar forma a esta série. Sou imensamente grato à McGraw-Hill por acreditar no conceito do aprendizado por meio de casos clínicos e gostaria de expressar meus sinceros agradecimentos a Cindy Yoo por sua experiência editorial e a Catherine Saggese e Anupriya Tyagi pela excelente produção. Foi simplesmente fantástico trabalhar com minha filha Allison, estudante sênior de enfermagem da Scott and White School of Nursing; ela é uma revisora perspicaz de originais e, mesmo no início da carreira, possui bons conhecimentos clínicos. Gostaria de expressar meus agradecimentos à excelente equipe de suporte do St. Joseph: Linda Bergstrom, Lisa Martinez e Vanessa Yacouby. Do Methodist, gostaria de agradecer aos Drs. Judy Paukert, Tim Boone, Marc Boom e Alan Kaplan, que deram as boas vindas aos nossos residentes; Carolyn Ward, uma administradora talentosa, que mantém a unidade do departamento. Sem a ajuda de meus queridos colegas, Drs. Konrad Harms, Priti Schachel e Gizelle Brooks-Carter, este livro jamais teria sido escrito. Acima de tudo, agradeço à minha querida esposa, Terri, e aos nossos quatro filhos maravilhosos, Andy, Michael, Allison e Christina, por sua paciência e compreensão.

Eugene C. Toy

SUMÁRIO

SEÇÃO I
Como abordar problemas clínicos 1

1. Abordagem ao paciente 2
2. Abordagem à solução de problemas clínicos 7
3. Abordagem pela leitura 11

SEÇÃO II
Casos clínicos 17

SEÇÃO III
Lista de casos 483

Lista por número do caso 485
Lista por tópico (ordem alfabética) 486

Índice 487

INTRODUÇÃO

O domínio do conhecimento cognitivo dentro de áreas como a de terapia intensiva é uma tarefa complicada. É ainda mais difícil recorrer a esse conhecimento, buscar e filtrar dados clínicos e laboratoriais, desenvolver um diagnóstico diferencial e, finalmente, elaborar um plano racional de tratamento. Nos cuidados intensivos, os conhecimentos detalhados de hemodinâmica, de medicina cardiovascular e pulmonar, além de farmacologia, são extremamente importantes. Às vezes, é mais prudente iniciar uma terapia para tratar distúrbios significativos do que encontrar o exato distúrbio subjacente. Por exemplo, em pacientes com insuficiência respiratória, a terapia para aumentar a oxigenação e a ventilação deve ser iniciada simultaneamente à determinação da etiologia do distúrbio. Isso poderá ser feito por meio de uma compreensão mais precisa da fisiopatologia que permita aplicar uma terapia racional e focada. O ambiente de cuidados intensivos não permite muitos erros. Os médicos especializados em cuidados intensivos devem ser capazes de avaliar rapidamente a situação de um paciente, fazer o diagnóstico e elaborar um plano terapêutico eficiente.

O estudante aprende essas habilidades à beira do leito, orientado e instruído por professores experientes e inspirado por leituras diligentes e autodirecionadas. Obviamente, não há substituição para o aprendizado à beira do leito, principalmente porquê, na "vida real", qualquer demora no manejo correto leva a resultados abaixo do nível ideal. Infelizmente, em geral, as situações clínicas não englobam toda a amplitude de uma especialidade. Talvez a melhor alternativa seja analisar cuidadosamente o caso de um paciente selecionado com o objetivo de estimular a abordagem clínica e o processo de tomada de decisão. Na tentativa de atingir essa meta, criamos uma coleção de casos clínicos para o aprendizado de abordagens diagnósticas ou terapêuticas relevantes para a medicina intensiva.

Mais importante ainda, as explicações dos casos enfatizam os mecanismos e os princípios subjacentes, fazendo com que o leitor realmente entenda-os em vez de simplesmente memorizar perguntas e respostas. A organização deste livro busca a versatilidade: ela permite que o estudante "dê uma olhada" rápida no cenário e verifique as respostas correspondentes e, além disso, permite obter explicações racionais. As respostas foram organizadas partindo-se do simples para chegar ao complexo: respostas diretas, análise de cada caso, abordagem ao tópico pertinente, questões de compreensão ao final de cada caso, dicas clínicas para enfatizar aspectos importantes e uma lista de referências para leituras complementares. Os casos clínicos foram organizados em uma ordem sistemática para permitir que os estudantes tenham um entendimento melhor da fisiopatologia e dos mecanismos de uma doença. A Seção III apresenta uma lista de casos para auxiliar o estudante que deseja fazer um teste de seus conhecimentos de uma determinada área ou a revisão de um tópico, incluindo as definições básicas. Para finalizar, não utilizamos, intencionalmente, o formato de perguntas com múltiplas escolhas nos cenários de abertura de cada caso, levando em consideração que dicas (ou distrações) não estão à disposição no mundo real.

SEÇÃO I

Como abordar problemas clínicos

1   Abordagem ao paciente
2   Abordagem à solução de problemas clínicos
3   Abordagem pela leitura

1. Abordagem ao paciente

A aplicação do conteúdo de um livro-texto ou de um artigo de jornal às situações clínicas é uma das tarefas mais desafiadoras da medicina. O armazenamento da informação é difícil; a organização dos fatos e a recordação de uma miríade de dados a serem aplicados de forma precisa no paciente são cruciais. A proposta deste texto é facilitar esse processo. O primeiro passo é coletar a informação, agrupando os dados básicos. Isso significa fazer a anamnese por meio de questões apropriadas, realizar um exame físico detalhado e obter testes laboratoriais e exames de imagem direcionados. De todos estes itens, a anamnese é o mais importante e útil. Sensibilidade e respeito devem estar sempre presentes durante a entrevista com os pacientes.

> **DICA CLÍNICA**
>
> ▶ A anamnese é a ferramenta mais simples e importante na obtenção do diagnóstico. Achados do exame físico, dados laboratoriais e resultados dos exames de imagem são obtidos e, então, interpretados de acordo com a anamnese.

ANAMNESE

1. **Informações básicas:**
   a. **Idade, gênero e etnia:** devem ser registrados, porque algumas condições são mais comuns em certas faixas etárias. Por exemplo, dor ao defecar e sangramento retal em um indivíduo com 20 anos pode indicar doença intestinal inflamatória, ao passo que os mesmos sintomas em um indivíduo de 60 anos sugerem neoplasia de colo intestinal.
2. **Queixa principal:** o que trouxe o paciente ao hospital ou ao consultório? Era uma consulta eletiva ou resultou de um sintoma inesperado? Se possível, as próprias palavras do paciente devem ser utilizadas, como "Eu sinto como se uma tonelada de tijolos estivesse sobre o meu tórax". A queixa principal ou a real razão para a busca de atenção médica pode não ser a primeira informação que ele refere (às vezes, pode ser a última), particularmente se o indivíduo está constrangido, como quando apresenta uma doença sexualmente transmissível, ou está psiquicamente afetado, como quando sofre de depressão. Com frequência, é útil esclarecer exatamente qual a sua principal preocupação; por exemplo, ele pode temer que as suas cefaleias estejam relacionadas a um tumor cerebral.
3. **História da doença atual:** esta é a parte mais importante. As questões a serem feitas são guiadas para o diagnóstico diferencial conforme a queixa principal. A duração e a característica da queixa inicial, os sintomas associados e os fatores que a exacerbam ou a aliviam devem ser registrados. Algumas vezes, a história será complicada e demorada, com múltiplos diagnósticos e intervenções terapêuticas em diferentes clínicas e hospitais. Para pacientes com doenças crônicas,

obter os registros médicos prévios é extremamente valioso. Por exemplo, quando uma avaliação extensa de um problema médico complicado já foi efetuada, é mais útil obter os resultados dessa avaliação do que repetir uma série de exames de alto custo. Ao revisar registros prévios, é frequentemente útil revisar os dados primários (por exemplo, resultados de biópsias, de ecocardiogramas e de avaliações sorológicas), em vez de basear-se apenas no rótulo diagnóstico definido por outro profissional, o qual pode estar sendo repetido em prontuários médicos e, justamente pela repetição, ter adquirido uma aura de verdade que talvez não possa ser totalmente suportada pelos dados. Alguns pacientes não informam de forma adequada, por possuírem demência, estarem confusos ou por barreiras linguísticas. O reconhecimento destas situações e a obtenção de informações junto aos familiares são importantes. Quando pouca ou nenhuma história está disponível para guiar uma investigação focada, exames objetivos mais extensos são, em geral, necessários para excluir diagnósticos potencialmente graves.

4. **História médica pregressa:**
   a. **Doenças** como hipertensão, hepatite, diabetes melito, câncer, cardiopatia, pneumopatia e doença tireóidea devem ser investigadas. Se uma comorbidade ou um diagnóstico prévio não são aparentes, é útil questionar exatamente como e quando tais doenças foram diagnosticadas. Duração, gravidade e tratamentos prévios devem ser incluídos.
   b. **Quaisquer hospitalizações e atendimentos em emergência** devem ser listados, com a(s) razão(ões) para admissão, intervenções e unidade intra-hospitalar da internação.
   c. **Transfusões** de hemoderivados devem ser listadas, incluindo qualquer reação adversa.
   d. **Cirurgias:** o ano e a cirurgia realizada devem ser registrados, além da documentação de eventuais complicações. O tipo de incisão e qualquer efeito inesperado da anestesia ou da cirurgia devem ser anotados.
5. **Alergias:** reações a medicações devem ser registradas, incluindo gravidade e relação temporal com a sua aplicação. Um efeito adverso (como náuseas) deve ser diferenciado de uma verdadeira reação alérgica.
6. **Medicações:** deve ser elaborada uma lista de medicações de uso prévio ou atual, incluindo dose, rota de administração, frequência e tempo de uso. Tanto medicações prescritas quanto automedicação e medicações herbais são relevantes. Os pacientes, com frequência, se esquecem de sua lista completa de medicamentos; portanto, deve ser solicitado que tragam todas as suas medicações, tanto prescritas como não prescritas, para que se possa realizar um inventário completo.
7. **História familiar:** muitas condições são herdadas ou predisponentes em membros de uma mesma família. A idade e a saúde de irmãos, pais, avós e outros familiares podem fornecer pistas diagnósticas. Por exemplo, um indivíduo com familiares em primeiro grau com doença coronariana de início precoce possui um fator de risco para doença cardiovascular.

8. **História social:** esta é uma das partes mais importantes da anamnese, que inclui o estado funcional do paciente em casa, as circunstâncias sociais e econômicas, além de objetivos e aspirações para o futuro. Frequentemente, estas informações são cruciais para manejar o problema clínico do paciente. As condições de moradia, os aspectos econômicos e as crenças religiosas podem fornecer pistas importantes para diagnósticos difíceis ou sugerir opções diagnósticas ou terapêuticas. Estado civil e hábitos como utilização de álcool, tabaco e drogas ilícitas podem ser relevantes como fatores de risco para doenças.
9. **Revisão de sistemas:** algumas questões sobre cada sistema orgânico asseguram que determinados problemas não sejam esquecidos. Um médico deve evitar a técnica de questionamento mecânica tipo "jogo rápido", a qual desencoraja os pacientes a responderem de forma sincera devido ao medo de "chatear o médico".

EXAME FÍSICO

O exame físico inicia quando se está fazendo a anamnese, ao se observar o paciente considerando-se diagnósticos diferenciais. Ao se realizar o exame físico, o foco nos sistemas orgânicos sugere diagnósticos diferenciais, permitindo-se a realização de testes ou manobras com questões específicas em mente. Por exemplo, o paciente com icterícia tem ascite? Quando o exame físico é realizado com potenciais diagnósticos e achados físicos esperados em mente ("o médico vê o que espera encontrar"), a utilidade do exame físico para a realização do diagnóstico é incrementada, ao contrário de um exame não focado da "cabeça aos pés".

1. **Aspecto geral:** uma grande quantidade de informação é coletada pela observação, notando-se a postura corporal do paciente, o vestuário, o estado nutricional, o nível de ansiedade (ou, talvez, uma indiferença inapropriada), o grau de dor ou desconforto, o estado mental, o discurso e o uso da linguagem. Tais achados formam a impressão do médico sobre "quem é o paciente".
2. **Sinais vitais:** temperatura, pressão arterial, frequência cardíaca e frequência respiratória. Altura e peso são frequentemente revistos neste item. A pressão arterial, algumas vezes, pode ser diferente nos dois braços; portanto, no primeiro exame, deve ser mensurada nos dois membros superiores. Em pacientes com possível hipovolemia, o pulso e a pressão arterial devem ser obtidos tanto com o tronco ereto quanto na posição supina, visando a identificar a presença de hipotensão ortostática. É muito útil obter os sinais vitais pessoalmente ao invés de basear-se nos números obtidos pela equipe de enfermagem com equipamentos automatizados, porque decisões importantes a respeito do cuidado do paciente são frequentemente tomadas utilizando os sinais vitais como fator determinante.
3. **Exame de cabeça e pescoço:** edema facial ou periorbital e respostas pupilares devem ser registradas. O exame de fundo de olho fornece uma maneira de visualizar os efeitos de doenças como diabetes sobre a microvasculatura; a presença de papiledema pode significar aumento da pressão intracraniana. Estimativa da

pressão venosa jugular é muito útil para avaliar o estado volêmico. A tireoide deve ser palpada para identificar a presença de bócio ou nódulos, e artérias carótidas devem ser auscultadas para a identificação de sopros. Linfonodos cervicais (comuns) e supraclaviculares (patológicos) devem ser palpados.

4. **Exame das mamas:** inspeção da simetria, retração da pele ou dos mamilos com as mãos da paciente sobre seus quadris (para acentuação dos músculos peitorais) e também com os braços erguidos. As mamas devem ser sistematicamente palpadas à procura de massas, com a paciente sentada e deitada. O mamilo deve ser avaliado quanto a drenagens, e as regiões axilares e supraclaviculares devem ser examinadas à procura de linfoadenopatias.

5. **Exame cardíaco:** o ponto de propulsão sistólica máxima (PSM) deve ser avaliado quanto ao tamanho e à localização, e o coração deve ser auscultado tanto no ápice como na base. Sons cardíacos, sopros e cliques devem ser caracterizados. Sopros devem ser classificados de acordo com intensidade, duração, localização no ciclo cardíaco e mudanças com a realização de uma série de manobras. Sopros sistólicos são muito comuns e frequentemente fisiológicos; sopros diastólicos são incomuns e, em geral, patológicos.

6. **Exame pulmonar:** os campos pulmonares devem ser examinados de forma sistemática e minuciosa. Sibilos, sons crepitantes, roncos e sons brônquicos devem ser registrados. Percussão dos campos pulmonares pode ser útil: hipertimpanismo pode indicar pneumotórax hipertensivo, e macicez pode sugerir uma consolidação pneumônica ou derrame pleural.

7. **Exame abdominal:** o abdome deve ser examinado à procura de cicatrizes, distensão e alterações pigmentares (por exemplo, o sinal de Grey-Turner nos flancos indica hemorragia intra-abdominal ou retroperitoneal). A ausculta das alças pode identificar sons normais ou timbres metálicos e sons hiperativos ou hipoativos. O abdome deve ser percutido, incluindo avaliação do tamanho hepático e esplênico e para a presença de submacicez (indicando ascite). Uma palpação cuidadosa dever ser iniciada fora da área de dor, com uma mão espalmada sobre a outra, avaliando massas, dolorimento e sinais peritoneais. O dolorimento deve ser registrado na forma de escala (isto é, 1 a 4, sendo 4 a dor mais intensa). Defesa, se voluntária ou involuntária, deve ser registrada.

8. **Exame do dorso e da coluna espinal:** as costas devem ser avaliadas quanto à simetria, à dor e à presença de massas. A avaliação dos flancos é particularmente importante quanto à presença de dor à percussão, que pode indicar doença renal.

9. **Exame genital:**
   a. **Mulheres:** o exame pélvico deve incluir uma inspeção da genitália externa e, com o exame especular, deve-se avaliar a vagina e o colo uterino. Um exame de Papanicolau e/ou culturas cervicais podem ser obtidas. É importante realizar um exame com as duas mãos para avaliar tamanho, formato e presença de dor no útero e anexos.
   b. **Homens:** inspeção do pênis e testículos deve ser realizada. É importante a avaliação quanto à presença de massas, dor e outras lesões. É útil a palpa-

ção à procura de hérnias inguinais com o paciente tossindo para aumentar a pressão intra-abdominal.
10. **Exame retal:** o toque retal é geralmente realizado em indivíduos com possível doença colorretal ou hemorragia digestiva. Massas devem ser avaliadas, e as fezes devem ser testadas quanto à presença de sangue oculto. Nos homens, a próstata pode ser avaliada quanto ao tamanho e à presença de nódulos.
11. **Extremidades:** um exame quanto à presença de derrames articulares, dor, edema e cianose é útil. Baqueteamento ungueal pode indicar doenças pulmonares, como câncer ou cardiopatia cianótica crônica.
12. **Exame neurológico:** pacientes que apresentam queixas neurológicas, em geral, necessitam de uma avaliação detalhada, incluindo exame do sensório, pares cranianos, força motora, sensibilidade e reflexos.
13. **Pele:** deve ser cuidadosamente examinada quanto à presença de lesões pigmentadas (melanoma), cianose ou exantemas que possam indicar doença sistêmica (exantema malar no lúpus eritematoso sistêmico).

AVALIAÇÃO LABORATORIAL E POR IMAGEM

1. **Avaliação laboratorial:**
   a. Hemograma completo para avaliação de anemia e trombocitopenia.
   b. Painel bioquímico, mais comumente utilizado para avaliação das funções renal e hepática.
   c. Para condições cardiológicas, o eletrocardiograma (ECG) com DII longo para avaliação do ritmo e/ou enzimas cardíacas é importante.
   d. Para doenças pulmonares, o nível de saturação de oxigênio e o achado dos gases arteriais fornecem informações excelentes.
   e. O painel lipídico é particularmente relevante em doenças cardiovasculares.
   f. O exame qualitativo da urina (EQU) é frequentemente chamado de "biópsia renal líquida", porque a presença de células, cilindros, proteínas ou bactérias fornecem pistas sobre doenças glomerulares ou tubulares. Exames bacterioscópico e bacteriológico de urina, do escarro, do líquido cerebrospinal, assim como hemoculturas, são frequentemente úteis para identificar o agente etiológico de um processo infeccioso.
2. **Métodos de imagem:**
   a. Uma radiografia torácica é extremamente útil na avaliação do tamanho e do contorno cardíaco, aumento de câmaras, vasculatura pulmonar, presença de infiltrados e de derrame pleural.
   b. A ultrassonografia é útil para identificação de interfaces entre líquidos e sólidos e para caracterização de massas como císticas, sólidas ou complexas. Também é muito útil na avaliação da árvore biliar, do tamanho renal e de sinais de obstrução ureteral, podendo ser combinada com o Doppler para identificação de trombose venosa profunda. A ultrassonografia é não invasiva e não emite radiação, porém não pode ser usada em estruturas ósseas e aéreas, além de ser menos útil em pacientes obesos.

> **DICA CLÍNICA**
>
> ▶ A ultrassonografia é útil na avaliação da árvore biliar, na investigação de obstrução ureteral e na avaliação de estruturas vasculares, mas tem uso limitado em pacientes obesos.

   c. A tomografia computadorizada (TC) é útil na avaliação de possível hemorragia intracraniana, de massas abdominais e/ou pélvicas, bem como de processos pulmonares, auxiliando a delinear linfonodos e alterações retroperitoniais. A TC expõe o paciente à radiação e necessita que ele permaneça imóvel durante o procedimento. Além disso, a TC, em geral, necessita da administração de radiocontraste, o qual pode ser nefrotóxico.
   d. A ressonância magnética (RM) identifica tecidos moles muito bem e oferece a melhor imagem do parênquima cerebral. Quando utilizada com o contraste gadolínio (que não é nefrotóxico), a angiorressonância é útil no delineamento de estruturas vasculares. A RM não utiliza radiação, porém gera um poderoso campo magnético que impede seu uso em pacientes com metais em seu corpo (por exemplo, muitas das próteses existentes).
   e. Testes cardíacos:
      i. **Ecocardiografia:** utiliza a ultrassonografia para delinear o tamanho cardíaco, a função, a fração de ejeção e a presença de valvopatias.
      ii. **Angiografia:** contraste radiopaco é injetado em vários vasos, e imagens radiográficas ou fluoroscópicas são usadas para identificar oclusão vascular, determinar função cardíaca ou integridade valvar.
      iii. **Testes de esforço:** solicita-se que indivíduos com risco para doença arterial coronariana corram em uma esteira. Isto aumenta a demanda de oxigênio do coração. Enquanto isso, a pressão sanguínea e a frequência cardíaca são monitoradas, além da presença de dor torácica e de um eletrocardiograma (ECG) contínuo. Imagem cardíaca por medicina nuclear pode ser adicionada para aumentar a sensibilidade e a especificidade do teste. Indivíduos que não podem correr sobre a esteira (como os que possuem artrite grave) podem receber medicações como adenosina ou dobutamina, as quais causam uma leve hipotensão para "estressar" o coração.

2. Abordagem à solução de problemas clínicos

Existem quatro passos distintos para a solução sistemática de problemas clínicos:

1. Estabelecer o diagnóstico
2. Avaliar a gravidade da doença (estadiamento)
3. Instituir o tratamento com base no estágio da doença
4. Acompanhar a resposta do paciente ao tratamento

ESTABELECER O DIAGNÓSTICO

Introdução

Há duas formas para estabelecer o diagnóstico. Clínicos experientes frequentemente fazem um diagnóstico de forma muito rápida pelo **reconhecimento de padrões**, isto é, os achados da doença do paciente montam um cenário que o médico já viu antes. Se não encontra um padrão prontamente reconhecível, então vários passos são possíveis para o raciocínio diagnóstico:

1. O primeiro passo é **reunir a informação com um diagnóstico diferencial em mente**. O médico começa considerando as possibilidades diagnósticas depois de registrar a queixa básica da doença atual. Este diagnóstico diferencial é continuamente refinado quando mais informações são reunidas. A história pregressa e os achados do exame físico são adaptados ao diagnóstico potencial que está sendo considerado. Este é o princípio no qual "você encontra o que está procurando". Quando se está realizando um exame físico minucioso da cabeça aos pés, sem pensar em nada em particular, é muito mais provável não deixar passar algum dado importante.
2. O próximo passo é tentar mudar de queixas subjetivas ou sintomas inespecíficos para focar em anormalidades objetivas em um esforço para **determinar o problema objetivo do paciente com a maior especificidade que possa ser atingida**. Por exemplo, um paciente pode procurar um médico queixando-se de edema nos pés, um achado relativamente comum e inespecífico. Exames laboratoriais podem revelar que ele tem insuficiência renal, uma causa mais específica dentro das diversas causas de edema. O EQU pode revelar cilindros eritrocitários, sugerindo glomerulonefrite, uma causa ainda mais específica de insuficiência renal. Portanto, o problema do paciente, descrito com o maior grau de especificidade, é glomerulonefrite. A tarefa do médico a esta altura é considerar o diagnóstico diferencial de glomerulonefrite mais do que de edema nos pés.
3. O último passo do processo diagnóstico é **procurar características específicas da patologia** do paciente. Isto significa que achados da doença, sejam pela sua presença ou sua ausência, estreitam o diagnóstico diferencial. Isto é frequentemente difícil para iniciantes, pois exige um conhecimento bem embasado dos achados típicos das doenças, de forma que o médico possa definir o peso dado aos vários elementos presentes. Por exemplo, no diagnóstico de um paciente com febre e tosse produtiva, o achado radiográfico de um infiltrado bilateral nos ápices acompanhado de uma cavitação é altamente discriminatório. Há poucas doenças, além de tuberculose, que produzem este padrão radiológico. Um exemplo com valor preditivo negativo é o de um paciente com faringite exsudativa que também apresenta rinorreia e tosse. A presença de tais achados torna o diagnóstico de infecção estreptocócica improvável como causa de faringite. Desde que o diagnóstico diferencial tenha sido construído, o médico utiliza a presença dos achados discriminatórios, como fatores de risco do paciente, e

a epidemiologia das doenças para decidir qual é o diagnóstico potencial mais provável.

> **DICA CLÍNICA**
>
> ▶ Há três passos para se estabelecer um diagnóstico:
> 1. Reunir a informação com um diagnóstico diferencial em mente.
> 2. Identificar as alterações objetivas com a maior especificidade.
> 3. Procurar achados discriminatórios que estreitem o diagnóstico diferencial.

Desde que o problema mais específico tenha sido identificado, e um diagnóstico diferencial desse problema seja considerado utilizando-se os achados discriminatórios para ordenar as possibilidades, o próximo passo é considerar o uso de testes diagnósticos, como exames laboratoriais e radiológicos ou dados patológicos, para confirmar o diagnóstico. O uso racional dos testes diagnósticos e o raciocínio utilizado na interpretação destes testes foram discutidos em seções anteriores. Clinicamente, o tempo e o esforço despendidos para estabelecer um diagnóstico definitivo utilizando dados objetivos dependem de vários fatores: a gravidade potencial do diagnóstico em questão, o estado clínico do paciente, os riscos potenciais dos testes diagnósticos e os benefícios potenciais ou riscos de um tratamento empírico. Por exemplo, se um homem jovem é admitido em um hospital com nódulos pulmonares bilaterais ao exame radiológico, há muitas possibilidades, incluindo neoplasia metastática, e a busca agressiva de um diagnóstico é necessária, talvez incluindo uma toracotomia com biópsia pulmonar. Os mesmos achados radiográficos em uma mulher idosa e acamada com mal de Alzheimer que não é uma boa candidata para quimioterapia podem ser avaliados de forma individualizada, sem a realização de qualquer teste diagnóstico. Decisões como estas são difíceis, necessitam de conhecimento médico sólido, assim como de minucioso conhecimento desse paciente, do seu passado e dos seus desejos, constituindo a arte da medicina.

AVALIAR A GRAVIDADE DA DOENÇA

Após estabelecer o diagnóstico, o próximo passo é caracterizar a gravidade da doença; em outras palavras, descrever "quão avançada" ela está. Geralmente, há significância prognóstica para o tratamento com base no estágio da doença. Com as neoplasias, isto é formalmente feito por meio de estadiamento tumoral. A maioria das neoplasias é categorizada a partir do estádio I (localizadas) ao estádio IV (metástases disseminadas). Algumas doenças como a insuficiência cardíaca congestiva podem ser classificadas como leves, moderadas ou graves, com base no estado funcional do paciente, isto é, na sua habilidade para tolerar o exercício antes de referir dispneia. Com algumas infecções, como a sífilis, o estadiamento depende da duração e da extensão da infecção e acompanha a história natural da doença (isto é, sífilis primária, sífilis secundária, período de latência e sífilis terciária/neurossífilis).

TRATAR COM BASE NO ESTÁGIO

Muitas doenças são estratificadas de acordo com a gravidade porque o prognóstico e o tratamento variam conforme esta característica. Se nem o prognóstico, nem o tratamento forem afetados pelo estágio da doença, não há razão para subcategorizá-la como leve ou grave. Como exemplo, um homem com doença pulmonar obstrutiva crônica (DPOC) leve pode ser tratado com broncodilatadores inalatórios quando necessário e recomendação para cessar o tabagismo. Contudo, um indivíduo com DPOC grave pode necessitar oxigenoterapia domiciliar, broncodilatadores fixos e possivelmente corticoterapia oral.

O tratamento deve ser administrado conforme a extensão ou o estágio da doença

Ao tomar decisões sobre o tratamento, é também essencial que o médico identifique os objetivos terapêuticos. Quando os pacientes buscam atenção médica, geralmente é porque estão incomodados por um sintoma e querem resolvê-lo. Quando os médicos instituem a terapia, eles frequentemente têm vários objetivos além do alívio sintomático, como a prevenção de complicações a curto e a longo prazos ou a redução da mortalidade. Por exemplo, pacientes com insuficiência cardíaca congestiva estão incomodados por sintomas de edema e dispneia. Restrição de sal, diuréticos de alça e repouso no leito são efetivos para redução destes sintomas. Contudo, a insuficiência cardíaca é uma doença progressiva com alta mortalidade, de forma que outros tratamentos, como inibidores da enzima conversora de angiotensina (IECA) e alguns β-bloqueadores, são também utilizados para reduzir a mortalidade nesta condição. É essencial que o médico conheça qual o objetivo terapêutico para poder monitorar e guiar o tratamento.

> **DICA CLÍNICA**
> ▶ O médico precisa identificar os objetivos da terapia: alívio sintomático, prevenção de complicações e redução na mortalidade.

ACOMPANHAR A RESPOSTA AO TRATAMENTO

O passo final na abordagem à doença é acompanhar a resposta do paciente à terapia. A "mensuração" da resposta deve ser registrada e monitorada. Algumas respostas são clínicas, como alívio de dor abdominal, redução de temperatura ou respostas obtidas por meio da ausculta pulmonar. Obviamente, o estudante deve ser treinado para descobrir os dados de uma maneira correta e padronizada. Outras respostas podem ser acompanhadas com exames de imagem, como TC para avaliar o tamanho de um nódulo retroperitoneal em um paciente recebendo quimioterapia, ou os níveis de um marcador tumoral como o antígeno prostático específico (PSA) em um homem recebendo quimioterapia para uma neoplasia de próstata. Para a sífilis, pode-se realizar periodicamente um teste rápido para os títulos de anticorpos inespecíficos para treponemas. O estudante deve estar preparado para saber o que está ocorrendo se um marcador não está apresentando a resposta esperada. O próximo passo é retratar, repetir a avaliação à procura de metástases ou fazer o seguimento com um teste mais específico?

3. Abordagem pela leitura

A abordagem orientada aos problemas clínicos para a leitura é diferente da clássica pesquisa "sistemática" de uma doença. Os pacientes raramente se apresentam com um diagnóstico claro; por isso, o estudante deve estar treinado para aplicar a informação contida em livros-texto na situação clínica. Além disso, mais informação é retida quando a leitura tem um propósito. Em outras palavras, o estudante deve ler com o objetivo de responder às questões específicas. Há várias questões fundamentais que facilitam o **raciocínio clínico**. São elas:

1. Qual é o diagnóstico mais provável?
2. Qual deve ser o próximo passo?
3. Qual é o mecanismo mais provável para este processo?
4. Quais são os fatores de risco para esta condição?
5. Quais são as complicações associadas ao processo patológico?
6. Qual é o tratamento mais adequado?
7. Como confirmar o diagnóstico?

> **DICA CLÍNICA**
>
> ▶ A leitura com o propósito de responder a essas sete questões clínicas fundamentais melhora a retenção de informação e facilita a aplicação do "conhecimento do livro" para o "contexto clínico".

QUAL É O DIAGNÓSTICO MAIS PROVÁVEL?

O método para estabelecer o diagnóstico foi discutido na seção anterior. Uma forma de enfrentar este problema é desenvolver "abordagens padronizadas" para problemas clínicos comuns. É útil conhecer as causas mais comuns de diversos quadros, como "as causas mais comuns de pancreatite são cálculos e álcool" (ver as Dicas Clínicas ao fim de cada caso).

O cenário clínico deve dizer algo como o que se segue:

> Um homem com 28 anos se apresenta na emergência com dor abdominal, náuseas, vômitos e níveis de amilase elevados. Qual é o diagnóstico mais provável?

Sem qualquer informação adicional, o estudante deverá pensar em pancreatite como o diagnóstico mais provável. Utilizando a informação da "causa mais comum", o estudante deverá questionar se o paciente abusa da ingesta alcoólica ou têm cálculos. "A ecografia da vesícula não identificou cálculos".

> **DICA CLÍNICA**
>
> ▶ As causas mais comuns de pancreatite são cálculos e abuso de ingesta alcoólica.

Agora, o estudante deverá formular a frase "pacientes sem cálculos que têm pancreatite provavelmente abusam da ingesta de álcool". Além dessas duas causas, há muitas outras etiologias de pancreatite.

QUAL SERIA SEU PRÓXIMO PASSO?

Esta questão é difícil porque o próximo passo pode ser obter mais informação diagnóstica, ou estadiar, ou tratar. Pode ser mais desafiador do que "o diagnóstico mais provável" porque a informação pode ser insuficiente para estabelecer o diagnóstico, e o próximo passo pode ser obter mais informação diagnóstica. Outra possibilidade é que haja informação suficiente para um provável diagnóstico, com o próximo sendo o estadiamento da doença.

Finalmente, a ação mais apropriada pode ser o tratamento. Portanto, a partir dos dados clínicos, um julgamento deve ser feito sobre quão longe se está na estrada seguinte:

(1) estabelecer o diagnóstico → (2) estadiar a doença →
(3) tratar com base no estadiamento → (4) acompanhar a resposta

Com frequência, o estudante está "instruído" para regurgitar a mesma informação que alguém escreveu sobre uma doença em particular, mas não está treinado para dar o próximo passo. Este talento é aprendido de forma ideal à beira do leito, em um ambiente com apoio, com liberdade para fazer hipóteses orientadas e com retorno construtivo. Um exemplo deste cenário pode descrever um processo de reflexão do estudante como se segue.

1. **Estabelecer um diagnóstico:** "Com base na informação de que disponho, acredito que o Sr. Smith tenha angina estável, *porque* ele tem dor retroesternal quando caminha três quadras, mas ela alivia em minutos após a interrupção do esforço e com nitrato sublingual".
2. **Estadiar a doença:** "Eu não acredito que esta doença seja grave, pois ele não tem dor por mais do que cinco minutos, angina em repouso ou insuficiência cardíaca congestiva".
3. **Tratar com base no estadiamento:** "Portanto, meu próximo passo é tratar com ácido acetilsalicílico, β-bloqueadores, além de nitrato sublingual quando necessário, assim como mudar o estilo de vida".
4. **Acompanhar a resposta:** "Eu quero acompanhar o tratamento avaliando a

sua dor (eu o questionarei sobre o grau de exercício que ele é hábil para realizar sem dor torácica) realizando um teste de estresse cardíaco e reavaliando-o após a realização do teste".

Para um paciente semelhante, quando a apresentação clínica não é clara ou for mais grave, talvez o melhor "próximo passo" possa ser a avaliação com um teste de estresse com tálio, ou mesmo a angiografia coronariana. O **próximo passo** depende do **estado clínico do paciente** (se instável, o próximo passo é terapêutico), da **gravidade potencial** da doença (o próximo passo pode ser o estadiamento) ou da **incerteza do diagnóstico** (o próximo passo é o diagnóstico).

Em geral, a questão vaga "Qual é o seu próximo passo?" é a questão mais difícil, porque a resposta pode ser diagnosticar, estadiar ou tratar.

QUAL É O MECANISMO MAIS PROVÁVEL PARA ESTE PROCESSO?

Esta questão vai mais longe do que fazer o diagnóstico, exigindo que o estudante conheça o mecanismo de base do processo. Por exemplo, um cenário clínico pode ser "uma mulher com 18 anos que se apresenta com epistaxe grave há vários meses, menstruações volumosas, petéquias e um hemograma normal, exceto por uma contagem de 15.000 plaquetas/mm^3". Explicações que um estudante pode considerar para esta condição são: destruição plaquetária imunológica, trombocitopenia induzida por drogas, supressão da medula óssea e sequestro plaquetário secundário a hiperesplenismo.

O estudante é aconselhado a estudar os mecanismos para cada processo de doença, e não meramente memorizar uma constelação de sintomas. Em outras palavras, mais do que unicamente memorizar a apresentação clássica da púrpura trombocitopênica idiopática (PTI) (trombocitopenia isolada sem linfadenopatia ou drogas agressoras), o estudante deve saber que a PTI é um processo autoimune no qual o organismo produz anticorpos da classe IgG contra suas plaquetas. Os complexos formados pelas plaquetas e pelos anticorpos são retirados da circulação pelo baço. Como o mecanismo é específico para as plaquetas, as outras duas linhagens celulares (eritrócitos e leucócitos) são normais. Além disso, como a trombocitopenia é causada pela excessiva destruição plaquetária na periferia, a medula óssea mostrará aumento de megacariócitos (precursores plaquetários). Dessa forma, o tratamento para PTI inclui corticoides orais para reduzir o processo imune de produção de IgG antiplaquetárias e, se refratário, a esplenectomia.

QUAIS SÃO OS FATORES DE RISCO PARA ESTA CONDIÇÃO?

Conhecer os fatores de risco ajuda o médico a estabelecer um diagnóstico e a interpretar os exames complementares. Proceder à análise de fator de risco, por exemplo, pode ajudar no manejo de um homem obeso de 45 anos com início súbito de dispneia e dor pleurítica após uma cirurgia para correção de uma fratura de fêmur.

Este paciente tem diversos fatores de risco para trombose venosa profunda e embolia pulmonar. O médico pode desejar uma angiografia mesmo se a cintilografia perfusional for de baixa probabilidade para embolia pulmonar. Portanto, o número de fatores de risco ajuda a determinar a chance de uma doença.

> ### DICA CLÍNICA
> ▶ Quando a probabilidade pré-teste de um exame complementar ser positivo é elevada, conforme os fatores de risco, mesmo com um resultado inicial negativo, exames mais definitivos são indicados.

QUAIS SÃO AS COMPLICAÇÕES ASSOCIADAS AO PROCESSO PATOLÓGICO?

Os médicos devem conhecer as complicações de uma doença para que possa saber como acompanhar e monitorar o paciente. Algumas vezes, o estudante tem de fazer o diagnóstico a partir de pistas clínicas e então aplicar o seu conhecimento das sequelas do processo patológico. Por exemplo, o estudante deve saber que a hipertensão crônica pode afetar vários órgãos-alvo, como o cérebro (encefalopatia ou doença cerebrovascular), os olhos (alterações vasculares), os rins e o coração. Conhecer as consequências também o ajuda a estar ciente dos riscos para o paciente. O médico está plenamente ciente da necessidade de monitorar os órgãos-alvo em risco e conhecer a intervenção apropriada quando os órgãos forem afetados.

QUAL É O MELHOR TRATAMENTO?

Para responder a esta questão, o médico necessita atingir o diagnóstico correto, avaliar a gravidade da condição e pesar a situação para realizar a intervenção apropriada. Para o estudante, conhecer as doses exatas não é tão importante como conhecer a medicação apropriada, a rota de administração, o mecanismo de ação e as possíveis complicações. É importante que o estudante seja hábil para verbalizar o diagnóstico e indicar o tratamento adequado. Um erro comum é o estudante "pular para o tratamento" como uma resposta aleatória e receber um retorno como "certo ou errado". De fato, a resposta do estudante pode estar correta, mas pela razão errada; por outro lado, a resposta pode estar aproximada, com somente um pequeno erro de raciocínio. Portanto, o estudante deve verbalizar os passos seguidos para que o retorno possa ser dado a cada ponto do raciocínio.

Por exemplo, se a questão é, "Qual o tratamento mais adequado para um homem com 25 anos com queixa de tosse, febre e perda de peso de 4,54 kg em dois meses?", a maneira errada de o estudante responder é dizer prontamente "sulfametoxazol-trimetropim". O estudante deve responder de uma forma similar a esta: "a causa mais comum de tosse, febre e perda de peso em um homem jovem é infecção pelo HIV com pneumonia por *Pneumocystis jiroveci* ou neoplasia como linfoma.

Portanto, o tratamento mais apropriado para este homem é terapia antimicrobiana com sulfametoxazol-trimetropim, ou quimioterapia, caso confirmada a hipótese de linfoma".

> **DICA CLÍNICA**
>
> ▶ A terapia deve ser lógica e baseada na gravidade da doença. Antibióticos devem ser administrados para micro-organismos específicos.

COMO CONFIRMAR O DIAGNÓSTICO?

No cenário anterior, há um amplo diagnóstico diferencial envolvendo um homem com perda de peso, febre e tosse, mas duas condições comuns são pneumonia por *Pneumocystis carinii* (PCP) ou neoplasia. A radiografia torácica ou a TC torácica e, possivelmente, a cintilografia com gálio podem ser úteis. Conhecer as limitações dos métodos diagnósticos e as manifestações de doença ajuda nestas decisões.

RESUMO

1. Não há substituto para anamnese e exame físico detalhados.
2. Há quatro passos para a avaliação clínica do paciente: fazer o diagnóstico, avaliar a gravidade, tratar de acordo com a gravidade e monitorar a resposta.
3. Avaliar a probabilidade pré-teste e conhecer as características do método auxiliar são essenciais na aplicação dos resultados na prática clínica.
4. Há sete questões que ajudam a transpor a distância entre o livro-texto e a prática clínica.

REFERÊNCIAS

Bordages G. Elaborated knowledge: a key to successful diagnostic thinking. *Acad Med.* 1994;69(11): 883-885.

Hall JB, Schmidt GA, Wood LDH. An approach to critical care. In: *Principles of Critical Care.* 3rd ed. New York, NY: McGraw-Hill; 2005:P3-10.

Gross R. *Making Medical Decisions.* Philadelphia, PA: American College of Physicians; 1999.

Marino PL, Sutin KM. *The ICU Book.* 3rd ed. Philadelphia, PA: Lippincott Williams & Wilkins; 2007.

Mark DB. Decision-making in clinical medicine. In: Fauci AS, Braunwald E, Kasper KL, et al, eds. *Harrison's Principles of Internal Medicine.* 17th ed. New York, NY: McGraw-Hill; 2008:16-23.

SEÇÃO II

Casos clínicos

CASO 1

Imediatamente antes de receber alta hospitalar, um paciente da enfermaria começou a apresentar alterações dos "sinais vitais. O paciente é um homem com 55 anos, internado há três dias por cólica renal e hidronefrose. Sua frequência respiratória (FR) é de 25 inspirações por minuto (ipm), sua pressão sanguínea é de 84/46 mmHg, sua temperatura é de 38,3 °C e sua frequência cardíaca é de 130 batimentos por minuto (bpm) com ritmo regular. Sua saturação arterial de oxigênio (SaO_2) é de 80% em ar ambiente. O paciente está confuso e responde de forma lenta, embora corretamente, quando questionado. A equipe de resposta rápida (ERR) é chamada para iniciar um tratamento direcionado por metas.

▶ Qual é o diagnóstico mais provável?
▶ Como aferir a gravidade do quadro clínico do paciente?
▶ Quais são os próximos passos no tratamento e o que deve ser feito dentro da primeira hora de apresentação do quadro do paciente?

RESPOSTAS PARA O CASO 1
Detecção precoce de doença crítica

Resumo: um homem com 55 anos internado por cólica renal e hidronefrose está agora com sinais de sepse e choque séptico afetando múltiplos órgãos. O foco de infecção é o trato urinário, sendo que isto deve determinar a escolha antibiótica. A presença de taquicardia, taquipneia, hipotensão, hipoxemia e baixo débito urinário, associados à alteração do estado mental, são manifestações de resposta à sepse. Nestes casos, deve-se **cancelar a alta hospitalar, administrar bólus de 20 mL/kg de solução salina, iniciar medidas do ERR e transferir o paciente para a UTI.**

- **Diagnóstico mais provável:** o diagnóstico mais provável é sepse, com síndrome de resposta inflamatória sistêmica e disfunção de múltiplos órgãos, provavelmente causada por pielonefrite obstrutiva.
- **Avaliação da gravidade:** um escore de detecção precoce com base em alterações dos sinais vitais é uma boa forma objetiva para avaliar a gravidade de pacientes potencialmente críticos. Esta instabilidade do paciente indica uma necessidade para atenção médica imediata.
- **Próximos passos no tratamento:** as primeiras intervenções a serem consideradas são a correção da hipoxemia grave e a hidratação agressiva, para restaurar a pressão sanguínea, melhorar a taquicardia, aumentar o débito cardíaco e aumentar o débito urinário.
- **Prioridade na primeira hora de manejo:** administrar a antibioticoterapia correta com cobertura para os patógenos mais comumente envolvidos. O tratamento com base em metas deve seguir as diretrizes da Surviving Sepsis Campaign (Campanha de Sobrevivência à Sepse). O ureter e o rim obstruídos devem ser drenados.

ANÁLISE

Objetivos

1. Reconhecer os sinais precoces de doença crítica.
2. Estar familiarizado com as estratégias de tratamento para correção dos sinais vitais alterados, bem como com o tratamento precoce direcionado por metas.

Considerações

O paciente descrito neste cenário estava para receber alta hospitalar. A enfermeira percebeu os sinais vitais alterados, os quais estavam dramaticamente desviados da normalidade. A hipotensão, a taquicardia, a hipoxemia e a confusão são muito desconfortáveis. Por exemplo, a SaO_2 de 80% provavelmente se associa a uma pressão parcial arterial de oxigênio (PaO_2) de 45 mmHg, a qual é incompatível com a vida. Portanto, a primeira intervenção é oxigênio! Este hospital possui uma ERR, que é uma equipe multidisciplinar que avalia de forma rápida os pacientes com doença potencialmente crítica. A ERR utiliza um protocolo eficiente de avaliação objetiva do estado clínico do paciente. Demora na avaliação, no reconhecimento ou no tratamento poderia levar a consequências adversas, inclusive à morte.

ABORDAGEM À
Detecção precoce de doença crítica

O reconhecimento precoce de uma doença crítica é crucial para reduzir morbidade e mortalidade. A taxa de mortalidade é de cerca de 5% entre todos os pacientes hospitalizados, mas aumenta para 15% em pacientes internados em unidade de terapia intensiva (UTI). Em casos de sepse e lesão pulmonar aguda, a taxa de morte pode atingir 50%. Cuidados críticos são extremamente dispendiosos, e os custos de UTI representam aproximadamente 15% de toda a despesa hospitalar. As ERRs, ou equipes de emergências médicas, desenvolvidas recentemente, consistem em um grupo de médicos e enfermeiras que leva o treinamento do cuidado crítico à beira do leito. Suas intervenções precoces com líquidos intravenosos e antibióticos para pacientes hospitalizados que mostram sinais precoces de sepse com deterioração hemodinâmica, como taquicardia, baixa pressão sanguínea, baixo débito urinário, febre e alterações do estado mental, têm reduzido marcadamente morbidade e mortalidade.

Equipes de resposta rápida. A detecção precoce de deterioração clínica de um paciente oferece uma grande oportunidade para provar o adágio de Bem Franklin, que diz "uma onça de prevenção vale uma libra de remediação". As ERRs são organizadas para intervir tão logo quanto possível antes da condição do paciente piorar muito o seu estado, ajudando a estabelecer o prognóstico mais eficaz. Desde que a maioria dos pacientes nesta situação necessite cuidados respiratórios, fisioterapeutas têm sido considerados membros-chave das ERRs, e a maioria dos hospitais já implementou estas equipes com um fisioterapeuta como membro. Além disso, uma enfermeira intensivista, um médico, um assistente médico[*] e/ou um farmacêutico são todos componentes importantes da equipe. O seu treinamento tem reduzido drasticamente tanto a incidência de paradas cardiorrespiratórias quanto as subsequentes mortes. Também tem reduzido o número de dias de permanência na UTI, de permanência hospitalar e a mortalidade intra-hospitalar. Isso tem resultado em um aumento no número de pacientes que recebe alta hospitalar com recuperação total.

Sistemas de escore utilizando observações rotineiras e sinais vitais mensurados pela enfermagem e técnicos de enfermagem são usados para avaliar a possível decaída no estado dos pacientes. Essa deterioração frequentemente precede um futuro declínio nos parâmetros fisiológicos. Dessa forma, uma falha da equipe assistencial

---

[*] N. de R.T. Atividade inexistente no Brasil.

na identificação de alterações nas funções respiratória ou cerebral coloca os pacientes em risco de uma parada cardiorrespiratória. O cuidado subótimo, prévio à admissão na UTI, leva a uma elevada mortalidade. Em função das limitações de recursos, o número de pacientes que podem ser monitorados e tratados em uma UTI é limitado. A seleção dos pacientes que podem beneficiar-se mais de cuidados críticos é crucial. A identificação precoce de pacientes internados em risco de declínio por meio da mensuração de parâmetros fisiológicos reduzirá o número de ressuscitações cardíacas necessárias imediatamente antes da internação na UTI.

O escore de alerta precoce (EWS, do inglês early awareness score). O EWS é uma ferramenta para avaliação à beira do leito baseada em **cinco parâmetros fisiológicos: pressão arterial sistólica (PAS), frequência cardíaca (FC), frequência respiratória (FR), temperatura e resposta neurológica.** A proposta das ERRs é utilizar protocolos, os quais reconhecerão o declínio hemodinâmico o mais precocemente possível. Este tratamento pode ser iniciado antes da chegada do médico assistente ou do médico intensivista, os quais, uma vez presentes, podem dar ordens individualizadas. Se a pressão sanguínea permitir, precauções para prevenção de aspiração, como elevação da cabeceira de 30° a 45° devem ser instituídas se existir alteração de sensório ou outro sinal de aumento do risco de aspiração. O paciente deve ser transferido para a UTI para posterior manejo e monitoração contínua com terapia guiada por metas conforme as diretrizes da Surviving Sepsis Campaign (Campanha de Sobrevivência à Sepse). Parada cardiorrespiratória tem sido associada com falência em corrigir declínio fisiológico da oxigenação (respiração), hipotensão (pressão arterial) e sensório (ver Quadro 1.1). Estes achados podem estar presentes até oito horas antes de uma eventual parada cardiorrespiratória. A introdução do sistema de resposta rápida tem acelerado uma solicitação precoce de leito na UTI e, em muitos casos, tem evitado uma admissão na UTI quando o paciente apresenta uma melhora rápida atingindo estabilidade clínica em pouco tempo.

Quadro 1.1 • INSTABILIDADE HEMODINÂMICA

Instabilidade indicada por um ou mais dos seguintes sinais:	Perfusão inadequada indicada por um ou mais dos seguintes sinais:
Hipotensão	+ Lactato > 2 mmol/L
Taquicardia não responsiva ao tratamento	+ Enchimento capilar prolongado (> 3 segundos)
Alteração ortostática dos sinais vitais	+ Redução do débito urinário
Necessidade de múltiplos bólus intravenosos para manutenção de pressão arterial ou perfusão adequada	+ Alteração do sensório
Necessidade de medicamentos inotrópicos ou vasopressores intravenosos para manutenção de pressão arterial ou perfusão adequada	+ Extremidades frias e moteadas

SINAIS VITAIS

Frequência respiratória. A FR varia com a idade, mas a faixa normal para um adulto é de 12 a 20 movimentos respiratórios por minuto. A FR é um indicador de potencial disfunção respiratória. Uma FR elevada, > 25 a 30, é um fator de mau prognóstico em pacientes com pneumonia, insuficiência cardíaca congestiva (ICC) e outras doenças, como doença pulmonar obstrutiva crônica (DPOC).

Pressão arterial. A pressão arterial (PA) apresenta duas medidas; uma mais alta, a pressão sistólica (contração ventricular), e uma mais baixa, a pressão diastólica (enchimento ventricular). Uma PA (em mmHg) de 120 de sistólica e 80 de diastólica é considerada normal. A diferença entre a pressão sistólica e a diastólica é chamada pressão de pulso (PP). Uma PP reduzida ou estreita sugere perda de volemia intravascular significativa. Se a pressão de pulso é extremamente baixa, < 25 mmHg, a causa pode ser um baixo volume de ejeção, como na ICC ou no choque. Um valor de PP reduzido também pode ser causado por estenose valvar aórtica ou tamponamento cardíaco. **Não há um valor absoluto natural ou "normal" para a PA, mas sim uma faixa de valores. Quando excessivamente elevados, estes valores são associados a risco aumentado de doença cerebrocardiovascular ou cardiopatia.** A PA, em geral, é mensurada nos braços, mas também pode ser medida nas pernas, a qual é chamada PA segmentar e avalia estenose ou oclusão arterial nos membros inferiores.

Pulso. O pulso é resultado da expansão física das artérias. A frequência cardíaca é, geralmente, medida no punho ou na fossa cubital, sendo registrada em batimentos por minuto (bpm). O pulso é comumente mensurado na artéria radial. Se o pulso não puder ser mensurado no punho, pode ser mensurado na fossa cubital (artéria braquial), na região cervical sobre a artéria carótida (pulso carotídeo), atrás do joelho (artéria poplítea) ou no pé (artéria dorsal do pé ou artéria tibial posterior). A FC também pode ser mensurada na ausculta ao coração diretamente com o estetoscópio. Um pulso irregular com pulsos regulares é muito sugestivo de fibrilação atrial. Frequências < 60 ou > 100 são definidas como bradicardia e taquicardia, respectivamente. Quando há um pulso regular e rápido, taquicardia sinusal ou taquiarritmia supraventricular devem ser consideradas.

Temperatura. Uma temperatura elevada é um indicador importante de doença, especialmente quando precedida de **calafrios**. Infecção ou inflamação sistêmica é indicada pela presença de febre (temperatura > 38,5 °C em uma medida, ou sempre > 38 °C), ou uma elevação significativa da temperatura normal do indivíduo. A febre aumenta a FC em 10 bpm a cada 0,4 °C acima do normal. **A redução da temperatura (hipotermia)**, < 35 °C, também deve ser valorizada, desde que seja um sinal ominoso para gravidade, sendo mais perigosa do que a hipertermia. A temperatura corporal é mantida por meio de um equilíbrio entre produção e perda de calor corporal. Antipiréticos não devem ser mantidos. O paciente deve ser mantido confortável, e a reposição de líquidos deve ser utilizada para combater a perda hídrica induzida pela febre. A ausência de febre não indica a ausência de infecção. É pouco provável que picos febris elevados, entre 40 °C e 40,6 °C, sejam de origem séptica;

eles podem significar alergia a fármacos ou reação transfusional. Febre e outros sinais vitais são essenciais para o diagnóstico da síndrome da resposta inflamatória sistêmica (SIRS). Ver Quadro 1.2.

A **sepse** é definida como **SIRS** em resposta a um **processo infeccioso confirmado. A sepse grave** é definida como **sepse com disfunção orgânica, hipoperfusão ou hipotensão.** O **choque séptico** é definido como **hipotensão ou hipoperfusão induzidas por sepse, independente da adequada ressuscitação volêmica.**

O **quinto sinal vital.** A expressão "quinto sinal vital", em geral, refere-se à **dor** ou à **mensuração da SaO$_2$.** O tamanho e a simetria das pupilas, assim como a reatividade à luz também podem ser utilizados como sinais vitais. Muitos serviços de emergência médica preconizam a utilização da oximetria de pulso e dos níveis glicêmicos como sinais vitais em conjunto com a FC, a FR e a PA. Uma **saturação pela oximetria de pulso entre 90 e 92% significa uma pressão parcial alveolar de oxigênio (PAO$_2$) em torno de 60 mmHg** e deve ser o limite inferior aceitável para a suplementação de O$_2$. A SaO$_2$ de 90% representa o ponto de inflexão da curva de dissociação da hemoglobina. Abaixo deste valor, ocorre uma rápida dessaturação da hemoglobina; acima deste valor, há pouco ganho na capacidade de transporte de O$_2$ pela hemoglobina.

CUIDADO GUIADO POR PROTOCOLO

Os protocolos são ferramentas de tomada de decisão em que intervenções diferenciadas são aplicadas guiadas por diretrizes explícitas e avaliações regulares do paciente. Ainda que sejam implementados por médicos ou pela enfermagem, os protocolos servem para padronizar as práticas de cuidado, reduzir a variação desnecessária no cuidado e auxiliar na implementação de terapias baseadas em evidências. Os protocolos têm sido associados com melhoras na qualidade do cuidado crítico. Estes incluem protocolos para sedação, desmame da ventilação mecânica, ventilação pulmonar protetora em lesão pulmonar aguda, precoce ressuscitação adequada em sepse grave e moderado controle glicêmico em pacientes em pós-operatório de cirurgia cardíaca.

O cuidado guiado por protocolos oferece uma oportunidade única para melhorar o cuidado de pacientes que não têm acesso a um intensivista. Enfermeiros, farmacêuticos e fisioterapeutas podem implementar protocolos com sucesso. Hospitalistas especializados em cuidados agudos devem ser hábeis para oferecer serviços médicos necessários similares à UTI e tomar decisões guiadas pelos pro-

Quadro 1.2 • SÍNDROME DA RESPOSTA INFLAMATÓRIA SISTÊMICA (DOIS OU MAIS DOS SEGUINTES

Temperatura > 38 °C ou < 36 °C
Frequência cardíaca > 90 bpm
Frequência respiratória > 20 movimentos respiratórios por minuto ou PaCO$_2$ < 32 mmHg
Contagem leucocitária > 12.000/µL ou < 4.000/ µL, ou > 10% de formas jovens

tocolos a cada minuto. Protocolos não são superiores a decisões tomadas por um intensivista ou outro médico qualificado. Em situações com quantitativo médico ideal, protocolos não têm originado melhores resultados de forma consistente; contudo, nem todas as UTIs apresentam o necessário quantitativo de intensivistas e equipe multidisciplinar treinada para fornecer cuidado ótimo. A evidência sugere que, nesta situação, os resultados são melhores quando as decisões rotineiras são padronizadas e independentes de preferências individuais.

Há uma miríade de resultados laboratoriais que pode ser obtida rapidamente para auxiliar no diagnóstico e no tratamento dos pacientes. São exemplos: eletrocardiograma, gasometria arterial, eletrólitos, SaO_2, enzimas cardíacas, ecocardiografia, TC e ultrassonografia. A avaliação adequada da condição física e dos sinais vitais do paciente permitirá uma aplicação rápida e correta do tratamento mais adequado. O **diagnóstico diferencial dos problemas do paciente deve identificar imediatamente os eventos mais catastróficos que sejam potencialmente tratáveis e reversíveis.**

O padrão-ouro atual para a organização de serviços críticos exige a presença de intensivista na equipe multidisciplinar, enfermagem, fisioterapeutas, nutricionistas e farmacêuticos clínicos. O cuidado multidisciplinar liderado por um intensivista é preconizado como um elemento crucial para uma bem-sucedida prática baseada em evidências no manejo de pacientes criticamente doentes.

CORRELAÇÃO COM O CASO CLÍNICO

- Ver também Caso 2 (Transferência do paciente da unidade de terapia intensiva), Caso 3 (Escores e prognósticos dos pacientes) e Caso 4 (Monitorização hemodinâmica).

QUESTÕES DE COMPREENSÃO

1.1 Uma mulher com 71 anos é trazida para a UTI por uma enfermeira devido à confusão, à febre e à dor no flanco. Ao exame físico, sua temperatura é de 38,5 °C, PA de 82/48 mmHg, FC de 123 bpm e FR de 30 ipm. Também são notados ao exame físico mucosas secas, dolorimento no ângulo costovertebral, reduzido turgor cutâneo e ausência de edema. Os leucócitos estão em 15.600/μL; o exame qualitativo da urina (EQU) mostra 50 a 100 leucócitos e muitas bactérias por campo de alta resolução. A paciente apresenta acidose metabólica com diferença de ânions (*anion gap*) elevada e nível de lactato elevado. Antibioticoterapia é iniciada. Qual das medidas a seguir, mais provavelmente, melhora a sobrevida desta paciente?

   A. Ressuscitação volêmica agressiva
   B. Infusão de albumina humana a 25%

C. Monitorização hemodinâmica com cateter de artéria pulmonar
D. Manutenção da hemoglobina acima de12 g/dL
E. Manutenção da PCO_2 abaixo de 50 mmHg

1.2 Um homem com 29 anos é submetido a uma colecistectomia por videolaparoscopia sem intercorrências. Na noite após a cirurgia, a enfermeira é chamada para atender o paciente por queixa de dor abdominal e identifica uma queda da hemoglobina de 3 g/dL em relação ao valor do pré-operatório, uma FC de 130 bpm, uma PA de 80/40 mmHg e um débito urinário de 120 mL nas últimas oito horas. Qual dos itens a seguir é o diagnóstico mais provável?
A. Choque séptico
B. Choque hemorrágico
C. Choque cardiogênico
D. Embolia pulmonar
E. Choque anafilático

RESPOSTAS

1.1 **A.** Agressiva ressuscitação volêmica com resolução da acidose láctica dentro das primeiras seis horas tem um efeito benéfico na sobrevida de pacientes com sepse grave. Esta paciente tem sepse grave presumivelmente secundária à pielonefrite. O tempo de início da ressuscitação influencia a sobrevida. Terapia precoce guiada por metas que incluam intervenções oferecidas nas primeiras seis horas visando a manter uma saturação venosa central de oxigênio ($SvcO_2$) > 70% e resolver a acidose láctica ocasionam melhores taxas de sobrevida do que a ressuscitação iniciada mais tardiamente. Cristaloides são administrados muito mais frequentemente do que coloides, pois não há dados suportando a utilização rotineira de coloides no lugar de cristaloides. Transfusões sanguíneas podem fazer parte do esforço de ressuscitação para pacientes anêmicos em choque. Em pacientes estáveis na UTI que não estão em choque, um limiar transfusional de 7 g/dL de hemoglobina é uma meta conservadora aceitável, mas isto não se aplica ao tratamento de pacientes com sepse grave, nos quais um hematócrito < 30% é um razoável disparador para transfusão.

1.2 **B.** Este paciente tem hipotensão e taquicardia, além de oligúria. O débito urinário é < 0,5 mL/kg/h. Esta constelação de achados em um paciente no pós-operatório é mais consistente com choque hemorrágico ou choque hipovolêmico. Provavelmente, há uma lesão vascular intra-abdominal, a menos que se prove o contrário. Os primeiros passos no tratamento deste paciente devem incluir a colocação de dois acessos venosos calibrosos, a infusão imediata de solução fisiológica e a avaliação rápida para hemorragia intra-abdominal com correção cirúrgica, caso confirmada.

> **DICAS CLÍNICAS**
>
> ▶ O reconhecimento precoce de alterações nos sinais vitais e no sensório é crucial para a detecção precoce de declínio no estado do paciente e na prevenção de parada cardiorrespiratória.
> ▶ A monitorização à beira do leito, contínua ou frequente, da SaO_2 é considerada atualmente o quinto sinal vital e fornece uma leitura confiável do pulso e aproximada da PaO_2 (gasometria arterial, SvO_2).
> ▶ A expressão "quinto sinal vital" pode referir-se à dor ou à SaO_2 como um sinal vital.
> ▶ As ERRs guiadas por protocolos têm reduzido significativamente a morbidade e a mortalidade de pacientes hospitalizados, em parte pelo grande decréscimo ras paradas cardiorrespiratórias intra-hospitalares.
> ▶ A saturação de oxigênio de 90%, medida pela oximetria, é equivalente a uma PaO_2 de 60 mmHg, sendo o ponto de inflexão da curva de dissociação da hemoglobina, este valor de SaO_2 é considerado o mínimo aceitável.
> ▶ Febre e outros sinais vitais são fundamentais para o diagnóstico da SIRS, podendo ser causada por sepse, mas também por causas não infecciosas.

REFERÊNCIAS

Clifford S, Deutschman MS. *Evidence-Based Practice of Critical Care*. Philadelphia, PA: Saunders; 2010.

Loscalzo J. *Harrison's Pulmonary and Critical Care Medicine*. New York, NY: McGraw-Hill; 2010.

Rhodes A, Bennett ED. Early goal-directed therapy: an evidence-based review. *Crit Care Med*. 2004; 32:S448-S450.

Rubenfeld GD, Caldwell E, Peabody E, et al. Incidence and outcomes of acute lung injury. *N Engl J Med*. 2005;353:1685-1693.

Toy E, Simon B, Takenaka K, Liu T, Rosh A. *Case Files Emergency Medicine*. 2nd ed. New York, NY: McGraw-Hill/Lange Medical Books, 2013.

CASO 2

Um homem negro, 55 anos, é internado na UTI com um infarto agudo do miocárdio com supradesnível do segmento ST (IAMCSST) em parede anterior. A consultoria com o cardiologista indicou angiografia coronariana percutânea como a melhor opção. Uma alternativa é a possível inserção de *stents* nas artérias coronárias com suporte para cirurgia de revascularização miocárdica, se necessário, disponível por meio de uma transferência disponível em 30 minutos. Até a transferência, o ativador do plasminogênio tecidual (t-PA) é a única opção terapêutica disponível. Ao chegar, o paciente recebeu 325 mg de ácido acetilsalicílico, além do início de uma infusão de heparina não fracionada, de uma infusão de nitroglicerina e de uma dose de ataque de clopidogrel. Isto ocorreu dentro de uma hora do início dos sintomas.

▶ Quais são as prioridades que devem ser estabilizadas para uma transferência inter-hospitalar segura?
▶ O que está envolvido no transporte intra-hospitalar (TIH) (dentro da própria instituição) de pacientes criticamente doentes?
▶ Que outros ajustes devem ser feitos antes da transferência inter-hospitalar?

RESPOSTAS PARA O CASO 2
Transferência do paciente da UTI

Resumo: este homem com 55 anos internou com um IAMCSST de início agudo e necessita de transferência para uma angioplastia coronária transluminal percutânea (ACTP) com possível inserção de *stents*, que não está disponível na instituição atual. A transferência, sob diretrizes de transporte aceitáveis, para outra instituição, que possui condições de realizar ACTP, deve ser a melhor escolha para o tratamento deste paciente, oferecendo um ótimo resultado, se possível.

- **Prioridades necessitando estabilização:** estabilizar os sinais vitais do paciente, iniciar tratamento clínico de emergência e transferir para outra instituição com os mesmos tratamentos e pessoal disponível na UTI. Pessoal experiente em transferência de pacientes criticamente doentes deve ser incorporado à tarefa.
- **Transporte de pacientes criticamente doentes:** (1) Transportar o paciente de forma segura, com documentação apropriada para deixar a UTI. (2) A mesma monitorização que o paciente recebe na UTI deve ser mantida durante o seu transporte.
- **Outros ajustes anteriores à chegada à nova instituição:** (1) Aceitação prévia da outra instituição. (2) É importante a ativação do pessoal-chave para evitar uma interrupção no cuidado do paciente. (3) Um acordo a respeito dos melhores métodos de transferência deve ser combinado. A mais rápida e mais segura rota de transferência é a melhor opção. (4) O método escolhido de transporte deve possuir todo o equipamento necessário para fazer uma transferência segura.

ANÁLISE
Objetivos

1. Descrever como avaliar os benefícios e os riscos de transferir pacientes criticamente doentes.
2. Discutir as modalidades de transferência inter-hospitalar e suas vantagens e desvantagens.
3. Desenhar as necessidades para transferência de pacientes criticamente doentes.
4. Listar os efeitos adversos de transferência intra e inter-hospitalar de pacientes de UTI.

Considerações

Antes da transferência, deve ficar demonstrado que haja um claro benefício no tratamento disponível no hospital que receberá o paciente comparado ao hospital de origem. O paciente neste cenário é um homem com 55 anos com IAMCSST e ele deve beneficiar-se de uma ACTP que não está disponível no hospital de origem.

Depois de assegurar a estabilização e a ausência de condições de risco de vida ou arritmias, ele pode ser transferido com monitorização e pessoal apropriados. A instituição que receberá o paciente está cerca de 30 minutos de distância, o que é uma distância razoável para o transporte. Comunicação e coordenação são fundamentais para uma transferência bem-sucedida.

ABORDAGEM À
Transferência de pacientes criticamente doentes

Fornecer cuidado apropriado durante o transporte de e para uma UTI representa um grande desafio. O transporte de pacientes críticos tem se tornado um evento frequente. A centralização de especialidades terapêuticas e um crescente número de opções diagnósticas e terapêuticas fora da UTI são as maiores razões para esta necessidade. Aproximar do paciente os melhores métodos diagnósticos e serviços médico-cirúrgicos reduz os efeitos adversos que acompanham o transporte para fora da UTI. As taxas de infecção também são menores em pacientes que são transportados menos frequentemente para fora da UTI. Na maioria das ocasiões, o transporte de pacientes críticos ocorre dentro do hospital. **Porém, o transporte de pacientes críticos é de alto risco, independente da localização.** Planejamento adequado, equipamento apropriado e equipe treinada podem minimizar os riscos. O transporte inter-hospitalar de pacientes criticamente doentes é mais problemático do que o TIH em função da distância, do perfil diferente entre hospitais e de planejamento subótimo. Diretrizes do pessoal necessário, incluindo médicos, enfermeiros e paramédicos, foram criadas a partir da experiência adquirida previamente. Vantagens e desvantagens do transporte por ar ou solo devem ser pesadas. Tratamentos específicos, como intubação prévia ao transporte e outros aspectos de suporte avançado de vida, podem ser necessários (Quadro 2.1).

Distúrbios fisiológicos significativos são frequentes durante o TIH, incluindo variações na frequência cardíaca (FC), na pressão arterial (PA) ou na saturação de oxigênio (SaO_2). Contudo, a variabilidade fisiológica também é comum em pacientes criticamente doentes em circunstâncias estacionárias, ocorrendo em 60% desses pacientes em comparação a 66% em pacientes transportados. Uma equipe de transporte apropriadamente treinada pode tratar com segurança estas alterações fisiológicas, mas ainda assim podem ocorrer eventos adversos sérios. Taxas de parada cardiorrespiratória de 1,6% têm sido documentadas durante o TIH. Redução na relação pressão parcial arterial de oxigênio/fração inspirada de oxigênio (PaO_2/FiO_2) ocorreu em pacientes transportados em ventilação mecânica (VM), sendo comuns alterações graves (redução > 20% do valor basal). Tais alterações persistiram por > 24 horas em 20% dos pacientes transportados. O transporte para fora da unidade foi um fator de risco independente para pneumonia associada à ventilação mecânica (PAVM). O TIH também é um dos fatores associados com extubação acidental

Quadro 2.1 • TERMINOLOGIA DA TRANSFERÊNCIA HOSPITALAR	
Terminologia	Descrição
Transferência clínica	Um paciente é transferido para outro hospital visando a cuidados terciários ou facilidades que não estão disponíveis no hospital de origem
Transferência não clínica	Um paciente é transferido de um hospital por ausência de leitos disponíveis
Readmissão	Um paciente retorna ao hospital de origem quando um leito se torna disponível
Pacientes criticamente doentes	Um paciente em risco, ou mostrando sinais de deterioração e que necessita de transferência para uma região que ofereça níveis mais elevados de cuidado para qualquer forma de suporte de órgãos (pacientes nível 2 ou nível 3)
Nível 2	Pacientes nível 2 necessitam de observação detalhada ou de intervenção, incluindo suporte para um único órgão falho ou cuidado pós-operatório. Além disso, pacientes com redução de um grau mais elevado de cuidado são classificados como de nível 2
Nível 3	Pacientes nível 3 necessitam de suporte respiratório avançado isolado ou de suporte respiratório básico associado a pelos menos dois outros órgãos falhos. Este nível inclui todos os pacientes complexos necessitando de suporte para disfunção de múltiplos órgãos

em pacientes em VM. Comparados a controles que não necessitaram transporte, os pacientes submetidos à TIH têm uma mortalidade mais elevada (28,6% *vs.* 11,4%) e uma média de internação na UTI superior. O aumento na mortalidade não foi diretamente atribuível às complicações do transporte, refletindo a maior gravidade da doença em pacientes que necessitaram ser transportados. Contudo, eventos adversos graves ocorrem em 6% de todos os transportes. Ver Quadro 2.2.

Problemas relacionados ao transporte foram causas de complicações. Reavaliar o paciente e o equipamento e assegurar assistência treinada antes da transferência foram medidas preventivas importantes.

Transporte do bloco cirúrgico para a UTI. Variabilidade hemodinâmica é mais comum em pacientes que são transferidos do bloco cirúrgico para a UTI do que para a realização de procedimentos diagnósticos fora da UTI. Provavelmente, isto é relacionado à necessidade do despertar do paciente após a anestesia. Informação completa e acurada é importante para essas transferências. Idealmente, tanto a equipe médica (cirurgiões e anestesiologistas) quanto a equipe de enfermagem devem passar as informações importantes para a equipe da UTI. Pode ser útil ter uma forma protocolar para que a informação apropriada seja transmitida com seguran-

Quadro 2.2 • FATORES DE RISCO PREDITIVOS DE EVENTOS ADVERSOS DURANTE O TRANSPORTE INTRA-HOSPITALAR	
1. Lesões secundárias prévias ao transporte em vítimas de lesão	2. Níveis de FiO_2 superiores a 50% são preditivos de deterioração respiratória durante o transporte
3. Lesões severas com escore elevado, idade superior a 43 anos	4. Número de bombas de infusão e número de infusões recebidas
5. Escores de intervenções terapêuticas graves (TISS, do inglês *therapeutic interventions severity score*) elevados, mas não o escore Acute Physiology and Chronic Health Evaluation Scoring System (APACHE II)	6. O tempo despendido fora da unidade tem se mostrado correlacionado com o número de eventos adversos técnicos

ça. Por outro lado, é vital definir claramente qual médico será responsável por quais aspectos do cuidado do paciente.

Risco e benefício do transporte intra-hospitalar. Estudos sugerem que o TIH é importante em muitas circunstâncias. Exames diagnósticos disponíveis por meio de TIH têm gerado mudanças de tratamento em até 39% dos pacientes. Exames radiológicos em pacientes de UTI podem ajudar no direcionamento de importantes alterações terapêuticas.

Organização do transporte. Estudos têm mostrado que a utilização de respiradores de transporte reduz a variabilidade dos parâmetros gasométricos comparados à ventilação manual. No entanto, foi demonstrado que a ventilação manual com monitorização do volume de ar corrente foi superior à VM. Nenhuma variação significativa nos parâmetros gasométricos foi encontrada em pacientes transportados que receberam ventilação manual sob a supervisão de um fisioterapeuta. Alterações nos parâmetros gasométricos se correlacionam com distúrbios hemodinâmicos, como arritmias e hipotensão. A monitorização da capnometria (pressão parcial de gás carbônico exalado [$PETCO_2$]) claramente reduz a variabilidade da pressão parcial arterial de gás carbônico ($PaCO_2$) em adultos. Em crianças, menos de um terço dos pacientes em ventilação manual sem monitorização da $PETCO_2$ tem parâmetros ventilatórios dentro da faixa desejada.

Hipotermia. Aquecimento ativo durante o transporte previne hipotermia, a qual é comum em pacientes com trauma sob TIH. O uso de equipes de transporte especialmente treinadas foi associada com menos complicações em relação a controles históricos. A presença de médicos durante o transporte não foi claramente relacionada com redução no risco de eventos adversos.

Transferência inter-hospitalar. Os benefícios de um cuidado ideal em outra instituição devem ser pesados contra os riscos consideráveis do transporte.

Eventos adversos. O transporte inter-hospitalar de pacientes críticos é associado a um aumento da morbidade e da mortalidade durante e após o transporte. Mesmo com equipes especializadas em transporte crítico móvel, a mortalidade antes e durante o transporte é significativa (2,5%), independentemente de uma baixa incidência de mortes preveníveis durante o transporte (0,02%-0,04%). Outros têm relatado uma taxa de mortalidade intertransporte ainda mais elevada, com 24% a 70% destes incidentes sendo evitáveis. Deteriorações fisiológicas ocorrem durante 25% a 34% dos transportes de adultos e em 10% a 20% dos transportes de crianças e de neonatos. Em **adultos**, estas ocorrências são **predominantemente respiratórias ou cardiovasculares, sendo as mais comuns a dessaturação arterial,** uma relação PaO_2/FiO_2 reduzida (hipoxemia), hipotensão arterial e taquicardia, respectivamente. O prognóstico a longo prazo de pacientes críticos que necessitam de transporte inter-hospitalar é pior em relação ao dos que não necessitam ser transportados. **Pacientes transportados apresentam uma mortalidade na UTI mais elevada, bem como uma permanência na UTI mais prolongada em relação aos controles.** Estudos têm encontrado um aumento de 4% na mortalidade de pacientes transferidos, independentemente de ajuste para o diagnóstico. Não é claro se isto resulta do tempo necessário para o transporte ou de variáveis de confusão não reconhecidas, as quais podem causar um aumento na mortalidade como desfecho de uma elevação na gravidade da doença do paciente.

Predição de eventos adversos. A predição da deterioração do paciente durante o TIH tem se mostrado difícil. O APACHE II, o TISS e o escore fisiológico agudo rápido (RAPS, do inglês *rapid acute physiology score*) não se correlacionam com eventos em adultos, e, nas crianças, o escore de risco de morte pediátrico (PRISM, do inglês *pediatric risk of mortality*) também tem se mostrado não confiável. As variáveis que predizem deterioração em adultos são: **idade avançada, necessidade de FiO_2 elevada, lesões múltiplas e estabilização inadequada.**

Planejamento do transporte. A importância de planejar e preparar o TIH não pode ser menosprezada. Planos ruins levam a um aumento na incidência de eventos adversos e na mortalidade. Em uma auditoria de transferências para um centro neurocirúrgico, 43% dos pacientes tiveram uma avaliação inadequada da sua lesão e 24% receberam ressuscitação subótima. Deficiências na avaliação e na ressuscitação antes da transferência foram identificadas em todos os pacientes que vieram a óbito. Foram desenvolvidas diretrizes para atender esta questão, mas avaliação e ressuscitação inadequadas permanecem sendo problemas frequentes. Alguns encontraram que a aplicação de diretrizes nacionais levou a melhoras modestas no cuidado dos pacientes, com incidência de hipóxia e hipotensão permanecendo inaceitavelmente elevadas.

Seleção de pessoal. Um mínimo de duas pessoas, além do(s) motorista(s), deve acompanhar um paciente crítico durante o transporte. O coordenador da equipe pode ser um enfermeiro ou um médico, dependendo das circunstâncias clínicas e locais. É imperativo que o coordenador da equipe tenha treinamento adequado em transporte médico e em suporte avançado de vida cardiovascular (ACLS, do inglês *advanced cardiac life support*). Enfermeiras e médicos adequadamente treinados são aceitáveis para o transporte de crianças criticamente doentes. Especialistas equipados e em quantidade apropriada são superiores a equipes improvisadas para transferência de adultos e crianças criticamente doentes, com registros de uma redução de até 80% em incidentes graves durante o transporte inter-hospitalar de pacientes pediátricos.

Modo de transporte. A escolha entre as três opções (por terra, helicóptero ou avião) é afetada por três fatores básicos: distância, quadro clínico do paciente e condições climáticas. Uma revisão de dados retrospectivos sobre transferência de adultos não demonstrou diferença em mortalidade ou morbidade entre pacientes transportados por ar ou por terra. Uma coorte prospectiva revelou que o transporte aéreo é mais rápido do que o transporte por terra, e que para transferências entre distâncias inferiores a 225 km, o transporte por helicóptero é mais rápido do que por avião. Pacientes politraumatizados graves submetidos a um transporte inter-hospitalar apresentam mortalidade reduzida quando transportados pelo ar em relação ao transporte por terra.

Equipamento e monitorização. As extensas listas de equipamentos e medicações necessárias para o transporte de pacientes críticos devem ser idênticas às utilizadas na UTI. Respiradores mecânicos de transporte utilizados em transferência intra-hospitalar geram menos flutuação dos parâmetros ventilatórios do que a ventilação manual (Ambu). Porém, quando comparados aos respiradores convencionais da UTI, os respiradores de transporte são inferiores em relação à oferta do volume de ar corrente programado, além de apresentarem maior risco de alçaponamento de ar. Atenção extra é necessária quando se troca o respirador da UTI pelo respirador de transporte. Gasometria arterial durante transferência inter-hospitalar permite uma identificação precoce e modificação de alterações de troca gasosa.

Pessoal pré-hospitalar, tempo pré-hospitalar e eficiência na recepção do paciente. O atendimento pré-hospitalar de pacientes politraumatizados apresenta menor mortalidade secundária ao trauma quando este manejo é realizado por médicos em relação ao cuidado prestado por paramédicos. Os médicos tendem a tratar os pacientes mais agressivamente do que os paramédicos. Quando o cuidado pré-hospitalar é retardado por mais de 60 minutos, pacientes politraumatizados graves apresentam alto risco de morte, tempo de permanência hospitalar prolongado e maior número de complicações. Há uma redução da mortalidade em pacientes politraumatizados graves quando são transferidos imediatamente para um centro de trauma nível I. Pacientes tratados inicialmente em centros de trauma nível I apresentam menores taxas de mortalidade em um ano do que pacientes tratados em outros locais. Análise por subgrupos sugeriu que o benefício sobre a mortalidade foi restrito aos pacientes mais gravemente politraumatizados.

CORRELAÇÃO COM O CASO CLÍNICO

- Ver também Caso 1 (Detecção precoce de doença crítica), Caso 3 (Escores e prognósticos dos pacientes) e Caso 4 (Monitorização hemodinâmica).

QUESTÕES DE COMPREENSÃO

2.1 Após uma noite de consumo de álcool elevado, um homem com 29 anos, correu por um corredor e atravessou uma janela de vidros duplos, caindo em pé de uma altura de sete andares. Ele estava inicialmente inconsciente na cena do acidente. Ao entrar na UTI, os seus sinais vitais eram: PA 118/68 mmHg, FC 94 batimentos por minuto (bpm), frequência respiratória (FR) 21 inspirações por minuto (ipm) e SaO_2 de 100% com uma máscara facial a 10 L. Ao recuperar a consciência, ele estava extremamente combativo, queixando-se de dor intensa nas fraturas das suas extremidades inferiores. Foi intubado utilizando-se sequência rápida. Apesar da intubação bem-sucedida, o paciente apresentava dessaturação importante intermitente à oximetria. Seu murmúrio vesicular era reduzido bilateralmente e uma grande quantidade de enfisema subcutâneo era identificado no pescoço e na parede anterior do tórax. A radiografia torácica identificou pneumotóraces bilaterais significativos, tratados com a inserção de drenos. Qual é o próximo passo ideal a ser seguido?
   A. Estabilizar o paciente à beira do leito.
   B. Realizar uma tomografia computadorizada (TC) do tórax.
   C. Realizar uma TC do abdome.
   D. Transportar o paciente para a instituição mais próxima que possua serviços mais especializados.
   E. Completar todo diagnóstico por imagem para auxiliar na priorização do tratamento.

2.2 Um menino de 16 anos chega à emergência de um pequeno hospital rural depois de ser retirado de uma casa em chamas com aproximadamente 40% de superfície corporal total queimada. O paciente está respirando espontaneamente, mantendo SaO_2 a 100% com 10 L/min de oxigênio por cateter nasal. Sua expectoração apresenta-se escurecida (carbonácea). O hospital que o está atendendo não possui respiradores mecânicos ou um centro para queimados com câmara de oxigenoterapia hiperbárica. Os níveis sanguíneos de monóxido de carbono estão em 40%. Ele está acordado e responsivo. Os sinais vitais, o leucograma e os eletrólitos estão normais. O ECG e a radiografia torácica são normais. A família deseja transferi-lo para um centro mais bem equipado. O próximo passo mais apropriado no manejo deste paciente é:
   A. Checar o nível de carboxi-hemoglobina.
   B. Oferecer O_2 a 100% e transferi-lo para o hospital mais próximo que possua unidade para atendimento de queimados.
   C. Monitorar o paciente atentamente para o desenvolvimento de insuficiência respiratória.
   D. Levar o paciente para o bloco cirúrgico para imediato desbridamento e enxertia.
   E. Transferir o paciente para um centro para queimados via ambulância ou helicóptero.

RESPOSTAS

2.1 **A.** Estabilização na emergência ou na UTI, se necessário, para preparar o paciente para um transporte seguro visando à investigação adicional. É aconselhado não transferi-lo, exceto quando necessário, para um procedimento cirúrgico, ou até estar estabilizado. Contusões pulmonares bilaterais, um grande pneumomediastino ou volumoso enfisema subcutâneo têm de ser controlados com drenagem torácica bilateral. Não há necessidade de transferência inter-hospitalar. Na sequência, o paciente melhorou rapidamente e teve alta da UTI cirúrgica. Ele continuou evoluindo de forma favorável na unidade de internação e teve alta hospitalar no sétimo dia.

2.2 **B.** Estabilização na emergência e na UTI é fundamental para um transporte seguro até um hospital que possa tratar vítimas de queimaduras e de intoxicação por monóxido de carbono, que tenha VM disponível. Embora este paciente necessite de transferência para um hospital equipado para o manejo de vítimas de queimaduras, o primeiro passo é estabilizá-lo. Independente da sua saturação de 100%, a presença de expectoração carbonácea é um sinal perigoso e deve ser considerada uma indicação da necessidade de intubação e de VM. Outros sinais e sintomas que sugerem esta necessidade são: rouquidão; sibilos; estridor; queimaduras envolvendo as narinas, a boca ou a face; um nível de carboxi-hemoglobina > 10% e um nível de monóxido de carbono > 20%. O bom estado neurológico sugere que os níveis de carboxi-hemoglobina e monóxido de carbono poderão cair após duas horas de oferta de oxigênio a alto fluxo. Descompensação pode indicar a necessidade de intubação para obstrução de via aérea superior secundária ao edema. Desde que intubado e estável, o paciente deve ser transferido pela rota mais rápida disponível para um hospital com unidade para atendimento de queimados, acompanhado por pessoal treinado e todo o equipamento necessário para um transporte seguro.

DICAS CLÍNICAS

▶ O transporte de pacientes críticos tem se tornado uma parte necessária e importante da prática clínica.
▶ A deterioração fisiológica durante o transporte é ligeiramente mais frequente do que nos pacientes de UTI não transportados.
▶ O risco do transporte pode ser reduzido pelo planejamento apropriado, incluindo a disponibilidade de pessoal treinado em transporte hospitalar e a adequada estabilização do paciente prévia ao transporte.
▶ Equipes treinadas e experientes são fundamentais no transporte inter-hospitalar de pacientes críticos.
▶ As intervenções pré-hospitalares associadas a um melhor prognóstico são (1) transporte de pacientes gravemente politraumatizados por helicóptero; (2) presença de um médico na equipe de transporte pré-hospitalar; (3) um tempo entre trauma e hospital inferior a 60 minutos; e (4) transferência direta para um centro de trauma nível I.
▶ A transferência correta de pacientes politraumatizados graves e críticos tem mostrado benefício a longo prazo, avaliado após um ano da transferência.

REFERÊNCIAS

Deutschman CC, Neligan PJ. *Evidence Based Practice of Critical Care, Expert Consult.* Philadelphia: Saunders Publishers; 2011.

Hurst JM, Davis K, Johnson DJ, et al. Cost and complications during in-hospital transport of critically ill patients: A prospective cohort study. *J Trauma.* 1992;33:582-585.

Koppenberg J, Taeger K. Inter-hospital transport: transport of critically ill patients. *Curr Opin Anaesthesiology.* 2002;15:211-215.

CASO 3

Um homem com 78 anos foi internado na UTI por descompensação devido à insuficiência cardíaca congestiva (ICC). Durante os primeiros dois dias de sua estada na UTI, seu quadro clínico piorou, e ele necessitou intubação orotraqueal e ventilação mecânica (VM). Os familiares, em conversa com os médicos, questionaram sobre o prognóstico do paciente e a sua opinião sobre as chances de recuperação e tempo de sobrevida.

▶ O que pode ser usado para predizer a recuperação ou o óbito neste paciente?
▶ Quais são os escores prognósticos para determinação de gravidade de doença em UTI?

RESPOSTAS PARA O CASO 3
Escores e prognóstico dos pacientes

Resumo: um homem com 78 anos é internado na UTI por descompensação de ICC. No segundo dia na UTI, ele mostra sinais de piora progressiva e é colocado em VM. A família está esperançosa que o médico possa ajudá-los a entender seu potencial de recuperação e sobrevida.

- **Predizendo prognóstico:** uma variedade de modelos está disponível para estratificação de gravidade de doença e prognosticação dos desfechos. Estes modelos são necessários para controle de qualidade e gestão em UTI. Ainda que estes sistemas sejam úteis para predição prognóstica em várias populações de pacientes críticos, geralmente, não são adequados para predição prognóstica em nível individual.
- **Sistemas prognósticos disponíveis para determinação da gravidade em UTI:** os escores em UTI são geralmente divididos em quatro grupos: (1) Escores gerais de prognóstico de risco (isto é, avaliação fisiológica aguda e de doenças crônicas [APACHE, do inglês, *acute physiology and chronic health evaluation*], APACHE II, APACHE III, APACHE IV, modelo de predição de mortalidade [MPM, do inglês *mortality prediction model*], escore simplificado fisiológico agudo [SAPS II e III, do inglês *simplified acute physiology score*]). (2) Escores específicos para doenças e órgãos (isto é, escore da escala de coma de Glasgow [GCS, do inglês *Glasgow coma score*]; classificação de Child-Pugh; modelo para doença hepática em estágio final [MELD, do inglês *model for end-stage liver disease*]; risco, lesão, insuficiência e doença renal em estágio final [RIFLE, do inglês *risk, injury, loss, and end-stage kidney*]; classificação para lesão renal aguda [AKI, do inglês *acute kidney injury*] e escores de insuficiência cardíaca [IC]). (3) Escores de disfunção orgânica (isto é, escores de insuficiência orgânica relacionada à sepse [SOFA, do inglês *sepsis-related organ failure score*], escore de disfunção múltipla de órgãos [MODS, do inglês *multiple-organ dysfunction score*], sistema de disfunção de órgãos logístico [LODS, do inglês *logistic organ dysfunction system*]). (4) Escores de trauma (isto é, escore de gravidade das lesões [ISS, do inglês *injury severity score*], escore de trauma revisado [RTS, do inglês *revised trauma score*]).

ANÁLISE

Objetivos

1. Aprender os vários escores aplicáveis à população de pacientes críticos.
2. Aprender a aplicabilidade e as limitações dos escores prognósticos na prática clínica.

Considerações

Como provedor de cuidados críticos, frequentemente se é solicitado por familiares de pacientes a fornecer uma opinião, ou o "melhor palpite", sobre as perspectivas futuras dos seus entes queridos. Nestas situações, é importante ajudar a família a entender que não há ferramentas que permitam a qualquer um predizer de forma confiável o curso clínico e o prognóstico de um paciente individual. Contudo, vários modelos estão disponíveis para estimar a probabilidade de morte intra-hospitalar e mortalidade em um ano em pacientes hospitalizados por IC. Esses modelos podem ajudar a fornecer algum entendimento a respeito de quais eventos podem ocorrer durante a permanência na UTI e no hospital. (Quadro 3.1).

Tais modelos preditivos para prognóstico em IC levam em conta variáveis clínicas e laboratoriais, como idade, comorbidades, sinais vitais; dados laboratoriais, como sódio e ureia séricos; além da presença de disfunção ventricular esquerda. Para este paciente, podem-se utilizar os dados pertinentes em um ou mais desses modelos de predição de risco e calcular as probabilidades de sobrevida intra-hospitalar e a longo prazo. É responsabilidade, como intensivista, lembrar aos familiares do paciente de que as probabilidades projetadas são a estimativa possível baseada em observações prévias de coortes de pacientes com IC, e que estas projeções podem ou não ser verdadeiras para este paciente.

ABORDAGEM AOS
Escores e prognóstico dos pacientes

DEFINIÇÕES

SISTEMAS GERAIS DE PROGNOSTICAÇÃO DE RISCO: estes sistemas foram desenvolvidos com base na premissa de que a gravidade da doença aguda pode ser mensurada pelas características do paciente e pelo grau das anormalidades de diversas variáveis fisiológicas. Os sistemas gerais de prognosticação de risco são o modelo APACHE, introduzido em 1985, sendo um dos escores deste tipo mais comumente aplicado em UTI. Tais sistemas são desenhados para auxiliar a determinar a sobrevida em populações e são úteis para avaliação da qualidade da assistência e do prognóstico em coortes de pacientes. *Esses escores podem prover uma boa estimativa do número de pacientes com chance de óbito em uma população de pacientes similares; porém, estes escores não podem ser usados para predizer exatamente quais destes pacientes irão a óbito.*

ESCORES PROGNÓSTICOS POR DOENÇAS OU ÓRGÃOS ESPECÍFICOS: são escores utilizados para quantificar o prognóstico na insuficiência de um órgão único ou em uma doença específica. Exemplos são o GCS, a classificação de Child-Pugh, o MELD, a classificação de RIFLE e a variedade de modelos preditivos para IC descritos. Ao contrário dos escores gerais, estes são razoavelmente eficazes para o

Quadro 3.1 • MODELOS PROGNÓSTICOS EM INSUFICIÊNCIA CARDÍACA

Estudo	População de pacientes	Variáveis	Desfecho	Referência
AHA-GWTG-HF (2010)	Pacientes hospitalizados	Sistema de escore com base em sete fatores clínicos coletados à admissão (idade, PAS, sódio sérico, ureia sérica, DPOC, etnia)	Estratificação da mortalidade intra-hospitalar baseada no número de pontos	Circ Cardiovasc Qual Outcomes. 2010;3:25-32
OPTIMIZE-HF (2008)	Pacientes hospitalizados	Idade, FC, PAS, sódio, creatinina, função de VE e IC como razão da admissão como fatores usados para desenvolver um nomograma para predição prognóstica	Predição de morte intra-hospitalar baseada no nomograma	J Am Coll Cardiol. 2008;52: 347-356
EFFECT (2003)	Pacientes hospitalizados	Idade, FR, ureia, sódio, comorbidades (AVE, DPOC, cirrose, demência ou câncer)	Cálculo da mortalidade em 30 dias e em um ano com base nos pontos	JAMA. 2003;290: 2581-2587
Seattle Heart Failure Model (2006)	Pacientes hospitalizados e ambulatoriais	Idade, sexo, classificação da AHA, peso, FEVE, PAS, medicações, doses de diuréticos, dados laboratoriais e utilização de dispositivo de assistência ventricular foram variáveis que ajudaram a determinar o prognóstico	Mortalidade em um, dois e três anos	Circulation. 2006;113: 1414-1433

PAS, pressão arterial sistólica; FC, frequência cardíaca; IC, insuficiência cardíaca; DPOC, doença pulmonar obstrutiva crônica; AVE, acidente vascular encefálico; FEVE, fração de ejeção ventricular esquerda; FR, frequência respiratória; VE, ventrículo esquerdo; AHA, American Heart Association.

prognóstico de risco para um órgão específico, sendo habitualmente aplicados para a tomada de decisão clínica.

ESCORES DE DISFUNÇÃO DE ÓRGÃOS: há vários escores que são utilizados para quantificar e monitorar a progressão de pacientes com síndrome de disfunção múltiplo-orgânica. São o SOFA, o MODS e o LODS. Tais escores não são úteis à beira do leito para tomada de decisão clínica, mas são úteis para avaliação da qualidade da assistência e do prognóstico em coortes de pacientes.

ESCORES DE TRAUMA: são dois os escores comumente utilizados para pacientes com trauma: o RTS e o ISS. O RTS se baseia em três parâmetros fisiológicos (GCS, PAS e FR), ao passo que o ISS é um escore com base na anatomia, quantificando o número e a gravidade das lesões em seis regiões corporais distintas (cabeça, face, tórax, abdome, extremidades e externas). O RTS é um sistema útil para a avaliação sequencial de pacientes traumatizados, particularmente durante a fase inicial do atendimento. O ISS é mais útil para avaliação da qualidade da assistência e do prognóstico em coortes de pacientes, porém não é usado para a tomada de decisão clínica.

ABORDAGEM CLÍNICA

A avaliação quantitativa da gravidade da doença e a determinação prognóstica em UTI têm se tornado cada vez mais importantes. Do ponto de vista do cuidado do paciente individual, a habilidade para avaliar precisamente a gravidade da doença e, assim, determinar o nível de função de órgãos específicos é muito útil na tomada de decisão clínica e na determinação dos recursos de que o paciente pode necessitar. Escores que têm se tornado uma parte integral do cuidado cotidiano de pacientes na UTI são o **GCS**, o **MODS**, o **MELD** e o **SOFA**. As maiores razões para estes escores adquirirem popularidade no cuidado direto são a facilidade de calculá-los e a reprodutibilidade destes cálculos entre observadores. A desvantagem de utilizar qualquer escore para determinação prognóstica é que embora todos os escores sejam úteis para indicar quando a condição do paciente está melhorando ou piorando, ajudando a projetar a probabilidades de desfechos clínicos, eles não são preditivos de desfechos individuais. Como todos os escores são modelos matemáticos, a utilidade de cada modelo é influenciada pela sua *discriminação* e pela *calibração*.

A **discriminação** de um modelo preditivo mensura a habilidade para distinguir pacientes que terão um ou outro prognóstico (isto é, viver ou morrer). **A discriminação é expressa mais habitualmente pela curva ROC** (do inglês *receiver operating curve*). **A curva ROC é construída pela relação entre a sensibilidade de um teste (eixo y) contra 1-especificidade (eixo x). A área sob a curva ROC (aROC) representa o desempenho do modelo.** Um modelo perfeito apresenta uma aROC de 1, e uma aROC de 0,5 sugere que o modelo não é a melhor garantia do que a chance determinada ao acaso. A maioria dos modelos preditivos úteis tem uma aROC ≥ 0,7, sendo uma aROC > 0,8 considerada boa e uma aROC > 0,9 considerada excelente. Com uma discriminação melhor, a curva terá uma inclinação mais verticalizada seguida de uma extensão mais horizontalizada (Figura 3.1).

A **calibração** de um escore é a medida da sua acurácia a diferentes níveis de risco. A calibração de um escore pode ser examinada utilizando-se o método estatísti-

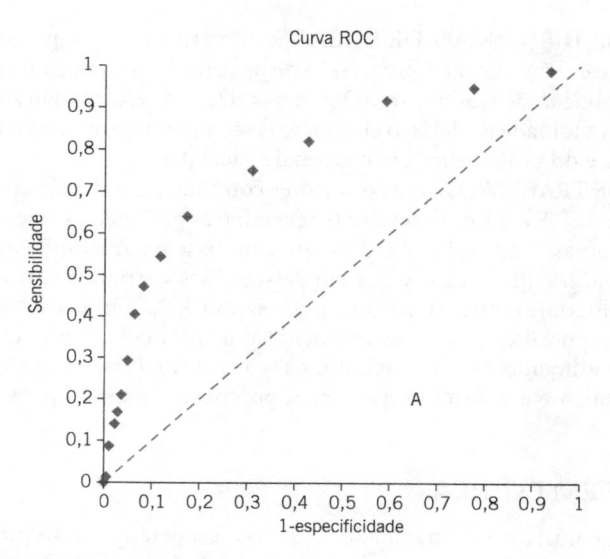

Figura 3.1 Exemplo de curva ROC.

co *goodness-of-fit*, que detecta a diferença entre frequência observada e frequência esperada para uma grande faixa de grupos de pacientes. O teste Hosmer-Lemeshow é um teste estatístico *goodness-of-fit* para modelos de regressão logística, utilizado para testar se o prognóstico esperado combina com o prognóstico observado em vários subgrupos da população. Um valor p pode ser calculado, e se é elevado, o modelo está bem calibrado ou encaixa bem com os dados (Figura 3.2).

APLICAÇÕES DOS ESCORES

Escores prognósticos órgão-específicos são frequentemente utilizados para o seguimento do progresso de um paciente na UTI e para guiar decisões clínicas. Estes sistemas são fáceis de serem usados e apresentam boa reprodutibilidade interobservador. A maioria dos escores dará boas estimativas prognósticas em populações de pacientes, embora os escores não tenham sido desenhados para predizer prognóstico em pacientes individuais. A predição da mortalidade utilizando escores de gravidade sequenciais tem sido avaliada por diversos grupos. Estes resultados têm demonstrado que, com a avaliação de escores sequenciais, como o APACHE II e o APACHE III, a especificidade dos modelos preditivos pode ser melhorada. Os valores da maioria dos escores são úteis para avaliação do desempenho da UTI e

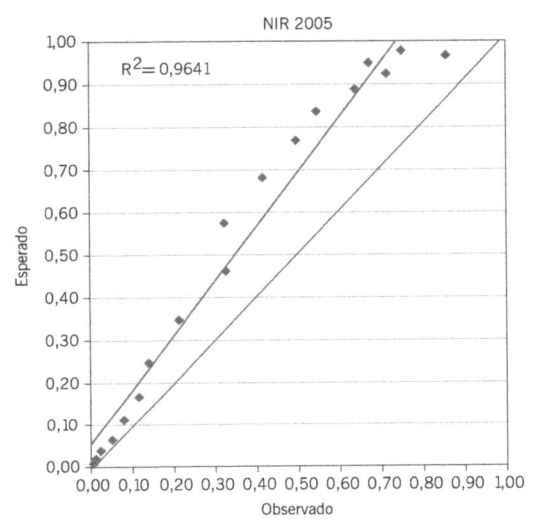

Figura 3.2 Um exemplo de curva *goodness-of-fit* (neste exemplo, os prognósticos observados são próximos aos prognósticos esperados em coortes de baixo risco, quando comparados a coortes nos grupos com risco mais elevado).

para determinação da elegibilidade para inclusão em estudos clínicos (ver Quadro 3.2). Quando os escores são utilizados para avaliação do desempenho da UTI, é importante que a escolha do modelo seja apropriada. Por exemplo, uma UTI com uma mortalidade menor em relação à mortalidade esperada não necessariamente indica que o cuidado é melhor. Múltiplos fatores podem influenciar a mortalidade na UTI, incluindo a mescla de casos, as políticas de admissão e alta da unidade e os recursos disponíveis (como a equipe).

> **CORRELAÇÃO COM O CASO CLÍNICO**
> - Ver também Caso 1 (Detecção precoce de doença crítica), Caso 2 (Transferência do paciente da unidade de terapia intensiva) e Caso 4 (Monitorização hemodinâmica).

Quadro 3.2 • ESCORES GERAIS DE PROGNÓSTICO DE RISCO PARA PREDIÇÃO DE MORTALIDADE

	Ano de introdução	Origem do sistema	Faixa etária da população (anos)	aROC do relato original	Parâmetros	Aplicações
APACHE II	1985	Estados Unidos	> 16	0,86	17 variáveis selecionadas por um painel de especialistas: idade, estado fisiológico, condições agudas e doenças crônicas	Pesquisa, comparação para melhoria da qualidade assistencial
APACHE III	1991	Estados Unidos	> 16	0,90	26 variáveis selecionadas por regressão logística múltipla: idade, doenças crônicas e condições agudas	Pesquisa, comparação para melhoria da qualidade assistencial; aplicação sequencial para monitorar progressão clínica
APACHE IV	2006	Estados Unidos	> 16	0,88	Melhoria em relação ao APACHE III, permitindo predizer tempo de internação na UTI, o qual permite comparações quanto à eficiência e utilização de recursos pelas UTIs	Pesquisa, comparação para melhoria da qualidade assistencial; aplicação sequencial para monitorar progressão clínica
SAPS II	1993	Europa e América do Norte	> 18	0,86	17 variáveis desenvolvidas por regressão logística múltipla com base em dados coletados durante as primeiras 24 h de admissão na UTI	Pesquisa, comparação para melhoria da qualidade assistencial; aplicação sequencial para monitorar progressão clínica

(Continua)

Quadro 3.2 • ESCORES GERAIS DE PROGNÓSTICO DE RISCO PARA PREDIÇÃO DE MORTALIDADE (continuação)

	Ano de introdução	Origem do sistema	Faixa etária da população (anos)	aROC do relato original	Parâmetros	Aplicações
SAPS III	2005	Multinacional	> 16	0,85	Modificações do SAPS II: 20 variáveis divididas em três subescores relacionadas às características do paciente prévias à admissão na UTI, circunstâncias da admissão na UTI e alterações que ocorreram na primeira hora de admissão na UTI	Pesquisa, comparação para melhoria da qualidade assistencial; aplicação sequencial para monitorar progressão clínica
MPM II 0	1993	América do Norte e Europa	> 18	0,82	Um escore para a admissão com cinco variáveis	Pesquisa, comparação para melhoria da qualidade assistencial
MPM II 24	1993	América do Norte e Europa	> 18	0,84	Um segundo escore 24 h após a admissão, incluindo oito variáveis adicionais	Pesquisa, comparação para melhoria da qualidade assistencial

aROC, área sob a curva ROC; APACHE II, *acute physiology and chronic health evaluation*; SAPS, *simplified acute physiology score*; MPM, *mortality prediction model*; ROC, *receiver operating curve*.

QUESTÕES DE COMPREENSÃO

3.1 Um estudante do quarto ano de medicina está iniciando um estágio na UTI e é orientado para pesquisar a aplicabilidade clínica de vários escores. Há vários pacientes na UTI, incluindo vítimas de trauma, doença cerebrovascular, sepse e cardiopatias. Quais dos seguintes escores se correlacionam diretamente com a mudança do quadro do paciente e é mais útil para a tomada de decisão à beira do leito?
  A. ISS
  B. RTS
  C. MODS
  D. APACHE II
  E. APACHE III

3.2 Qual dos escores abaixo é um escore órgão-específico, e não um escore geral de prognóstico de risco?

A. APACHE II
B. SAPS II
C. MPM II
D. APACHE III
E. GCS

3.3 Um coordenador de UTI está iniciando um processo de melhoria da qualidade assistencial em uma UTI geral clínico-cirúrgica. Qual destes escores é mais útil para manutenção do controle de qualidade nesta unidade?
A. MODS
B. ISS
C. MELD
D. RIFLE
E. APACHE III

RESPOSTAS

3.1 **B.** O ORTS é um escore fisiológico. Ele se baseia na GCS do paciente, na PAS e na FR. Uma queda no RTS ≥ 2 durante o período inicial após o trauma geralmente indica uma piora da condição do paciente e requer avaliação do quadro. O ISS é um escore de trauma com base na anatomia e é mais útil quando utilizado para avaliar prognóstico de populações e na gestão da qualidade assistencial em serviços de trauma. O MODS é um escore para documentar a gravidade das disfunções orgânicas. Ele é utilizado para direcionar o cuidado quando há um padrão de mudança inesperado. Não é, contudo, tão útil como o RTS na tomada de decisão na UTI. Os escores APACHE II e APACHE III são escores prognósticos gerais que são predominantemente aplicados para gestão da qualidade assistencial. Alguns grupos têm mostrado que medições seriadas dos escores APACHE II e III podem ser utilizadas para o prognóstico de desfechos individuais.

3.2 **E.** O GCS não é um escore geral de prognóstico de risco, ao passo que todos os outros escores listados, sim.

3.3 **E.** Em uma população combinada de pacientes críticos clínico-cirúrgicos, o escore APACHE III deve ser o mais útil para predição prognóstica e controle de qualidade assistencial. O MODS é um escore de disfunção de órgãos que não pode capturar todos os prognósticos em uma população crítica mista. Da mesma forma, o ISS é uma graduação da gravidade do trauma. O MELD e o RIFLE são escores órgão-específicos para quantificação de doença hepática e lesão renal. Portanto, esses escores não podem capturar todas as variáveis importantes que influenciam a sobrevida.

DICAS CLÍNICAS

▶ Escores de prognóstico de risco mais gerais são desenhados para o prognóstico de risco de populações e não possuem especificidade para prognosticar risco individual.
▶ Alguns desses escores doença-específicos são úteis para tomada de decisão à beira do leito. São os escores GCS, RIFLE e MELD.
▶ O escore APACHE provavelmente é o sistema mais comumente utilizado em UTI geral. Quanto mais elevado o escore, maior a mortalidade: APACHE II de 25 prediz mortalidade de 50%, e um escore acima de 35 prediz mortalidade de 80%.
▶ O escore RIFLE aplica-se à lesão renal aguda e pode ser facilmente lembrado, porque RIFLE inicia com a letra "R" de "Renal".
▶ O escore MELD é utilizado para avaliar insuficiência hepática, e o "LD" de MELD significa "Liver Disease (doença hepática)".
▶ O escore RTS é útil na tomada de decisão à beira do leito para pacientes com trauma. Seu peso é basicamente dado pelo GCS (trauma craniencefálico [TCE] significativo) e por alterações fisiológicas importantes (PAS e FR).

REFERÊNCIAS

Capuzzo M, Moreno RP, Le Gall J-R. Outcome prediction in critical care: the simplified acute physiology score models. *Curr Opin Crit Care.* 2008;14:485-490.

Gartman EJ, Casserly BP, Martin D, Ward NS. Using serial severity scores to predict death in ICU patients: a validation study and review of the literature. *Curr Opin Crit Care.* 2009;15:578-582.

Strand K, Flaatten H. Severity scoring in the ICU: a review. *Acta Anesthesiol Scan.* 2008;52: 467-478.

Vicent J-L, Bruzzi de Carvalho F. Severity of illness. *Semin Resp Crit Care Med.* 2010;31:31-38.

Vincent J-L, Moreno R. Clinical review: scoring systems in the critically ill. *Critical Care.* 2010;14:207-215.

CASO 4

Um homem com 55 anos, com uma longa história de doença arterial coronariana (DAC), é internado na UTI com hipotensão após um episódio de 24 horas de dor torácica intermitente. A dor é aliviada com início da infusão de nitroglicerina. No segundo dia de hospitalização, ele desenvolveu dor torácica súbita, dispneia e alteração do sensório. Um cateter de artéria pulmonar (CAP) foi inserido e permitiu a mensuração dos seguintes parâmetros hemodinâmicos: pressão venosa central (PVC) 12 mmHg (0-5 mmHg), pressão arterial pulmonar (PAP) 40/15 mmHg (20-25/5-10 mmHg), pressão de oclusão da artéria pulmonar (POAP) 18 mmHg (6-12 mmHg), débito cardíaco (DC) 3,0 L/min (4-8 L/min). Ao exame físico, sua temperatura estava em 38,2 °C, frequência cardíaca (FC) de 140 batimentos por minuto (bpm), pressão arterial (PA) em 75/45 mmHg e frequência respiratória (FR) de 35 inspirações por minuto (ipm). A pressão venosa jugular era de difícil avaliaçãc. A ausculta pulmonar revelou estertores bilaterais. A ausculta cardíaca revelou um ritmo regular, uma B_1 normofonética e uma B_2 hiperfonética, além de um galope B_3 novo. Os membros inferiores apresentavam edema com cacifo até o nível dos joelhos. As extremidades estavam frias e os pulsos débeis.

▶ Qual é o diagnóstico mais provável?
▶ Idealmente, quais são os próximos passos no tratamento deste paciente?

RESPOSTAS PARA O CASO 4
Monitorização hemodinâmica

Resumo: este homem com 55 anos, com DAC, apresenta uma descompensação aguda do seu quadro basal. Os dados da monitorização hemodinâmica (MH) evidenciam choque cardiogênico (CC), com hipotensão, hipoperfusão, redução do sensório e extremidades frias. Está com um galope B_3 novo. Os dados do CAP indicam sobrecarga volêmica com elevação da PVC e da POAP.

- **Diagnóstico mais provável:** choque cardiogênico, em função da POAP elevada com DC baixo.
- **Passos terapêuticos ideais:** iniciar inotrópicos e otimizar líquidos parenterais de acordo com o DC e a POAP. Iniciar administração de medicamentos redutores da pós-carga e então ajustá-los pela mensuração do CAP e valores do DC. Um balão intra-aórtico (BIA) também pode estar indicado.

ANÁLISE
Objetivos

1. Entender as metas da MH.
2. Avaliar as várias formas disponíveis para MH aguda.
3. Ser capaz de interpretar os dados da MH.

Considerações

Este é um homem com 55 anos, com angina instável, necessitando infusão de nitroglicerina. No segundo dia de internação hospitalar, apresentou uma piora súbita e sinais de choque cardiogênico. A sua PA é baixa, seu DC é reduzido e ele desenvolveu edema pulmonar. A causa mais provável é falência de bomba cardíaca. Ele necessita de uma rápida reversão de hipoperfusão orgânica com líquidos e vasopressores, incluindo a possibilidade de utilização de BIA como ponte para uma intervenção definitiva, como revascularização miocárdica cirúrgica. A esta altura, o paciente está criticamente enfermo, e diagnóstico e intervenção rápidos e precisos são críticos para que ele sobreviva. A MH invasiva ajuda a otimizar a administração de líquidos e de medicamentos inotrópicos e vasopressores.

ABORDAGEM À
Monitorização hemodinâmica

METAS DA MONITORIZAÇÃO HEMODINÂMICA

A meta da MH é avaliar os sinais vitais necessários para **manter perfusão tissular adequada**. A MH pode ser feita de forma não invasiva (preferida) ou invasiva.

A contínua permite um reconhecimento precoce da redução da perfusão tissular em função de um baixo fluxo sanguíneo. O CAP invasivo fornece dados sobre as pressões venosas, arterial pulmonar e arterial sistêmica, além de mensuração do DC. Desde que o fluxo sanguíneo para os órgãos não possa ser mensurado diretamente, uma PA normal e, mais especificamente, uma pressão arterial média (PAM) > 60 mmHg e o débito urinário preservado são utilizados como indicadores indiretos de perfusão tissular adequada. Na UTI, **hipotensão tem sido identificada como a causa mais comum de instabilidade hemodinâmica.** Assumindo que a PVC e a POAP fornecem uma estimativa adequada da volemia das circulações sitêmica e pulmonar, respectivamente, pode-se criar uma relação entre PVC ou POAP com o DC ou com o volume sistólico (VS). Isto pode ser traçado em uma curva de Starling, determinando a faixa ideal de volume diastólico final e DC para cada paciente. Leituras equivocadas podem ocorrer com relações de pressão/volume anormais (complacência) de ventrículo (VD) ou ventrículo esquerdo (VE), pressão intratorácica elevada (PEEP, auto-PEEP, pressão intra-abdominal) e doença cardíaca valvar (estenose mitral).

A PVC é frequentemente utilizada como o único guia para monitorar função hemodinâmica. Técnicas como ecocardiografia transtorácica, ecocardiografia transesofágica, Doppler e monitorização baseada em volumes podem ser utilizadas. Até hoje, não foi comprovado que qualquer técnica de monitorização melhore a sobrevida. **Assegurar a veracidade dos dados é fundamental para uma correta interpretação.** O tempo é crucial para o diagnóstico precoce de uma catástrofe hemodinâmica e para a aplicação de terapias efetivas. As tendências dos dados são mais confiáveis do que medidas isoladas.

Monitores

Pacientes críticos necessitam de monitorização contínua para diagnosticar e manejar suas condições clínicas complexas. Isto é atingido mais usualmente pela utilização de sistemas que monitoram diretamente a pressão. A mensuração da PAP é menos utilizada hoje do que foi no passado. As monitorizações da PVC e da pressão sanguínea intra-arterial são abordagens comuns para se avaliar o desempenho hemodinâmico. A maioria dos hospitais utiliza monitorização não invasiva das funções hemodinâmicas da PA e outros sinais vitais básicos.

Sinais vitais contínuos

Modernos equipamentos eletrônicos monitoram continuamente até cinco sinais vitais (FC, FR, temperatura da pele, saturação de oxigênio e PA). Os dados são constantemente visíveis na tela do monitor. A equipe de enfermagem pode revisar esses sinais vitais e o estado do paciente regularmente para identificar quais deles apresentam disfunção. Isto melhora o processo de estabilização do paciente e permite iniciar a terapia guiada por metas para recuperação destas alterações. Isto deve levar a menos internações não planejadas na UTI, além de minimizar as paradas cardiorrespiratórias que ocorrem fora da UTI, reduzindo, portanto, custos e salvando vidas.

Monitorização da função cardíaca

A avaliação da função ventricular é baseada na mensuração do volume sanguíneo e da pressão sanguínea. A fração de ejeção (FE), como o dp/dt_{max} ventricular esquerdo, tem sido amplamente aceita como um índice de desempenho contrátil do VE. A mensuração da dp/dt_{max} ventricular esquerda é um índice satisfatório da contratilidade ventricular.

Monitorização do eletrocardiograma

Todos os pacientes críticos possuem monitorização eletrocardiográfica contínua. O diagnóstico de arritmias e o início do tratamento rápido é uma meta da MH. A tela do monitor é programada para monitorar as derivações I, II ou V, que mostram os **maiores complexos QRS.** Alarmes devem estar sempre na posição "ligado". Limites altos e baixos dos alarmes são documentados e acessados no registro gráfico. Limites superiores e inferiores são selecionados individualmente. A fita impressa pelo monitor é útil para a interpretação do ritmo. Para a avaliação da morfologia, é necessário um eletrocadiograma (ECG) de 12 derivações.

Monitorização da pressão sanguínea intra-arterial

A monitorização da PA intra-arterial é utilizada para obter mensurações diretas e contínuas em pacientes críticos que estão hipertensos ou hipotensos. A gasometria arterial (GA) e outros exames devem ser coletados repetidamente. Se não há circulação colateral, e a artéria canulada for obstruída, podem ocorrer isquemia e infarto distal à oclusão da artéria. Para checar a presença de circulação colateral da mão, utiliza-se o teste de Allen, que avalia a artéria radial e a ulnar, ou uma ultrassonografia Doppler. No teste de Allen, a artéria radial e a ulnar são comprimidas simultaneamente. O teste de Allen confirma a presença de circulação colateral. Se circulação colateral não estiver presente, deve-se evitar a punção arterial para coleta de gasometria nestes sítios. A preparação de sítios para punção de linhas arteriais e seu subsequente cuidado são semelhantes aos dos cateteres de PVC. **Complicações no uso de linhas arteriais são: obstrução local com isquemia distal, hemorragia externa, equimose maciça com síndrome compartimental, dissecção, embolia gasosa, perda sanguínea, dor, vasoespasmo e infecção.** Medidas de pressão sanguínea são mais comumente obtidas por equipamentos automáticos autoinfláveis. Sob a maioria das circunstâncias, estas medidas produzem resultados comparáveis aos das linhas arteriais. Medidas não invasivas devem ser evitadas nos braços com fístulas arteriovenosas para evitar a sua oclusão.

Cateterizar ou não cateterizar?

No passado, o CAP com balonete na extremidade distal e termodiluição era o padrão-ouro para avaliar a função circulatória de pacientes na UTI. Uma maior mortalidade tem sido relatada em pacientes em que o CAP foi inserido. O MH por meio do CAP é bem-sucedido em melhorar o prognóstico de pacientes submetidos a cirurgias eletivas de grande porte. Este benefício não tem sido transposto para outros pacientes críticos. A monitorização por CAP tem suas limitações, sendo a mais significativa a interpretação equivocada dos dados, mesmo por intensivistas e cardiologistas bem treinados. A monitorização pelo CAP fornece medidas da PAP, da POAP e da pressão atrial direita. Variáveis de fluxo, como o DC e a saturação venosa central de oxigênio ($SvcO_2$), também são mensuradas. São obtidos cálculos da resistência vascular sistêmica (RVS) e da resistência vascular pulmonar (RVP) e dos trabalhos ventricular direito e ventricular esquerdo (TVD e TVE). Não há diferenças significativas no prognóstico ou nas complicações pós-operatórias se o manejo é feito pela PVC ou pelo CAP (ver Quadro 4.1).

Cateter venoso central

A utilização do CAP não tem melhorado a sobrevida ou a disfunção de órgãos e tem sido associada a um maior número de complicações do que a terapia guiada pela PVC. Cateteres mais atuais de PVC fornecem uma leitura contínua da saturação de oxigênio, a qual auxilia na **manutenção de metas de saturação venosa de oxigênio (SvO_2) > 70 a 75%**. Cateteres de PVC devem ser inseridos guiados por ultrassonografia. Cateteres centrais inseridos perifericamente (CCIP) são uma opção à linha central. A POAP nem sempre reflete o volume diastólico final do ventrículo esquerdo (VDFVE). A PVC e a POAP variam em paralelo nos pacientes com FE > 50%. Se a FE for < 40%, a correlação entre PVC e POAP diminui devido a alterações na complacência miocárdica causadas por hipertrofia miocárdica ou espessamento de VE. Pacientes manejados por CAP recebem mais líquidos nas primeiras 24 horas e tem uma incidência maior de insuficiência renal e trombocitopenia dos que os manejados por PVC. Infecção cateter-relacionada é uma das complicações mais importantes. Complicações ocorrem em aproximadamente 20% das vezes, quando o cateter permanece no sítio por mais de seis dias.

Saturação venosa mista de oxigênio

A monitorização contínua da SvO_2 por reflectometria detecta imediatamente tendências e alterações abruptas na relação entre oferta e demanda de oxigênio. O valor da SvO tem sido defendido como um indicador de alterações do DC. **Valores normais de SvO_2 variam de 70 a 75%**. Uma correlação linear tem sido demonstrada entre o DC e a SvO_2. A SvO_2 reflete a reserva global de oxigênio do organismo. Uma SvO normal não descarta oferta de oxigênio reduzida para órgãos individuais. A artéria pulmonar conduz sangue de todos os leitos vasculares do corpo; portanto, a SvO_2 representa a quantidade de oxigênio na circulação sistêmica após a passagem por todos os tecidos. Dessa forma, a SvO_2 serve como uma medida da oxigenação global. Os determinantes da SvO são a saturação arterial de oxigênio (SaO_2), a VO_2 (consumo de O_2) sistêmica, o DC e a Hb.

$$SvO_2 = (SaO_2 - VO_2)/(1{,}39 \times Hb \times CO)$$

Quadro 4.1 • ALTERAÇÕES HEMODINÂMICAS EM VÁRIOS CENÁRIOS

		Pressão atrial (mmHg)	Sistólica do ventrículo direito (mmHg)	Diastólica do ventrículo direito (mmHg)	Sistólica da artéria pulmonar (mmHg)	Diastólica da artéria pulmonar (mmHg)	POAP (mmHg)	Índice cardíaco (L/min)/m2	RVS (dyne x s)/cm5
Valores normais		< 6	< 25	0-12	< 25	0-12	< 6-12	2,5	(800-1.600)
Infarto do miocárdio sem edema pulmonar		-----	-----	-----	-----	-----	13 (5-18)	2,7 (2,2-4,3)	-----
Edema pulmonar		Sem Δ ou elevada	Sem Δ ou elevada	Sem Δ ou elevada	Elevada	Elevada	Elevada	Sem Δ ou elevada	Elevada
Choque cardiogênico	Falência de VE	Sem Δ ou elevada	Sem Δ ou elevada	Sem Δ ou elevada	Sem Δ ou elevada	Elevada	Elevada	Diminuída	Sem Δ ou elevada
	Falência de VD	Elevada	Sem Δ, elevada ou diminuída	Elevada	Sem Δ, elevada ou diminuída	Sem Δ, elevada ou diminuída	Sem Δ, elevada ou diminuída	Diminuída	Elevada
Tamponamento cardíaco		Elevada	Sem Δ ou elevada	Elevada	Sem Δ ou elevada	Sem Δ ou elevada	Sem Δ ou elevada	Diminuída	Elevada
Insuficiência mitral aguda		Sem Δ ou elevada	Elevada	Sem Δ ou elevada	Elevada	Elevada	Elevada	Sem Δ ou diminuída	Sem Δ ou elevada
Ruptura do septo interventricular		Elevada	Sem Δ ou elevada	Elevada	Sem Δ ou elevada	Sem Δ ou elevada	Sem Δ ou elevada	Aumento do FSP Redução do FSS	Sem Δ ou elevada
Choque hipovolêmico		Diminuída	Sem Δ ou diminuída	Sem Δ ou diminuída	Diminuída	Diminuída	Diminuída	Diminuída	Elevada
Choque séptico		Diminuída	Sem Δ ou diminuída	Sem Δ ou diminuída	Diminuída	Diminuída	Diminuída	Elevada	Diminuída

• Diferentes subgrupos de doenças têm diferentes valores

Δ, variação; FSP, fluxo sanguíneo pulmonar; FSS, fluxo sanguíneo sistêmico; RVS, resistência vascular sistêmica; POAP, pressão de oclusão da artéria pulmonar; VD, ventrículo direito; VE, ventrículo esquerdo.

Um aumento na VO$_2$ ou uma queda da Hb, do DC ou da oxigenação arterial levarão a um decréscimo da SvO$_2$. A interpretação dos valores de SvO pode ser difícil em condições nas quais as relações DO$_2$/VO$_2$ estejam alteradas. Desvios na microcirculação arteriovenosa vistos em pacientes com sepse podem aumentar o valor da SvO, mesmo que disóxia regional esteja presente.

Monitorização do ventrículo direito

O VD é responsável por receber sangue venoso e bombeá-lo através da circulação pulmonar. A homeostase circulatória depende de uma função adequada e sincronização dos dois ventrículos. Alterações nas dimensões de um ventrículo influenciam a geometria do outro. A monitorização da PVC tem demonstrado seu valor no julgamento da função ventricular direita. Além disso, o uso do volume diastólico final do VD e da FE do VD não é afetado por zeragens arbitrárias e pouco reprodutíveis dos transdutores de pressão. A mensuração por termodiluição da FE do VD é fácil de ser realizada.

Mensuração da água pulmonar extravascular e do volume sanguíneo intratorácico

A redução do desempenho ventricular esquerdo aumenta a pressão hidrostática na circulação pulmonar, influenciando o fluxo de líquidos através da membrana microvascular pulmonar lesada. A água pulmonar extravascular pode ser mensurada à beira do leito com a técnica de duplo contraste da indocianina verde. O volume sanguíneo intratorácico parece ser um indicador mais confiável da pré-carga do que as pressões cardíacas de enchimento.

Ecocardiografia

Avaliar a função global e segmentar do VE é a função principal do ecocardiograma, seja por meio do ecocardiografia transtorácico (ETT) ou do ecocardiograma transesofágico (ETE). O ecocardiograma bidimensional fornece informações significativas: tamanho da cavidade ventricular esquerda, encurtamento fracional e anormalidades segmentares na contratilidade ventricular. O ecocardiograma bidimensional a cores permite quantificar *shunts*, DC e fornece uma avaliação não invasiva de doença valvar concomitante. **A presença e a extensão de cardiopatia isquêmica são determinadas pela monitorização da contratilidade segmentar da parede ventricular.** Estas anormalidades são marcadores indiretos da perfusão miocárdica que podem persistir por períodos prolongados na ausência de infarto. O ETE fornece informação mais precisa do tamanho ventricular do que o ETT-padrão. O volume diastólico final do VE é um preditor do desempenho miocárdico superior à POAP. O ecocardiograma é o primeiro método diagnóstico a ser utilizado na suspeita de dissecção de aorta, endocardite ou embolia pulmonar (EP) com instabilidade hemodinâmica. Hipovolemia, insuficiência ventricular esquerda, função sistólica global e tamanho de ambos os ventrículos podem ser rapidamente identificados utilizando-se o ETT ou o ETE. Anormalidades valvares e cardiopatia funcionalmente importante podem ser prontamente determinadas.

Monitorização da perfusão orgânica e da microcirculação

A monitorização da oxigenação tecidual e da função de órgãos na prática clínica é baseada na mensuração de variáveis da hemodinâmica global, oximetria de pulso, enchimento capilar, débito urinário ou por meio de marcadores bioquímicos indiretos. Essas variáveis são indicadoras de disóxia que apresentam baixa sensibilidade e são consideradas substitutas pobres para a mensuração do O_2 em nível tecidual. O balanço final entre oferta e demanda de O_2 celular determina o estado da oxigenação tecidual. Disóxia tecidual regional pode persistir independente da presença de fluxo sanguíneo sistêmico, pressão e conteúdo arterial de oxigênio adequados.

Oferta e consumo de oxigênio

A perfusão e a oxigenação corporal total dependem da SaO_2 adequada, de concentração de hemoglobina (Hb) apropriada e do DC preservado. A quantidade total de oxigênio (DO_2) ofertado por minuto aos tecidos periféricos pode ser calculada como $DO_2 = CO \times CaO_2$, com o $CaO_2 = (Hb \times 1,39 \times SaO_2)$. Em condições basais, o consumo de oxigênio a partir do sangue arterial (VO_2) representa a soma de todas as reações metabólicas oxidativas do organismo. A VO_2 pode ser mensurada pela análise do ar expirado ou calculada a partir do DC e de amostras de sangue arterial e venoso misto. A VO_2/DO_2 é a taxa de extração do oxigênio. A dependência VO_2/DO_2 ocorre quando o aumento na extração de oxigênio não é capaz de compensar plenamente a queda da DO_2. A relação entre DO_2 e VO_2 pode ser utilizada para avaliar a adequação da oxigenação tecidual. A determinação da DO_2 e da VO_2 necessita da cateterização do VD para mensurar o DC.

Níveis de lactato sanguíneo

Tem sido provado que os níveis de lactato arterial em pacientes críticos são muito úteis. O lactato é formado a partir do piruvato pela enzima citosólica desidrogenase láctica. Uma concentração de lactato > 2 mmol/L geralmente é considerada um indicador bioquímico de oxigenação inadequada. Falência circulatória com perfusão tecidual inadequada é a causa mais comum de acidose láctica. Outros mecanismos além da perfusão tecidual inadequada causam aumento nos níveis de lactato, incluindo ativação da glicólise, redução da atividade da desidrogenase pirúvica ou insuficiência hepática. O processo complexo da produção e utilização do lactato tecidual exige um conhecimento da utilidade e das limitações dos níveis de lactato. Níveis de lactato elevados devem despertar a atenção do médico para a necessidade de pronta avaliação do estado circulatório.

Monitorização respiratória

As ondas da respiração são mostradas por derivações-padrão de UTI utilizadas para monitorização eletrocardiográfica. Uma mudança na FR perturba o triângulo elétrico formado pelas derivações que mensuram a FR e a ocorrência de apneia. Este método não é preciso e pode gerar dados incorretos. A monitorização não invasiva da função pulmonar é mais importante em pacientes em ventilação mecânica (VM). O sistema respiratório precisa gerar pressão para que a insuflação supere as propriedades resistivas e elásticas do pulmão. A resistência está localizada predominantemente nas vias aéreas. Várias técnicas estão disponíveis para mensurar a mecânica respiratória, mas o método mais prático é a técnica de rápida oclusão das vias aéreas. Essa técnica estima a pressão de recolhimento elástico dos alvéolos pela mensuração da pressão de platô (Pplatô) das vias aéreas. A monitorização pulmonar funcional tem valor prognóstico questionável e seu uso é limitado na prática diária. A monitorização à beira do leito da complacência estática e da Pplatô devem ser realizadas rotineiramente para detectar a presença de superdistensão alveolar, o que, em tese, avalia qualitativamente o risco de lesão pulmonar induzida pela ventilação (VILI, do inglês *volume-induced lung injury*). Um aspecto importante da mecânica respiratória é a pressão positiva ao final da expiração (PEEP, do inglês *positive end-expiratory pressure*). Esta medida é geralmente feita pela oclusão da via aérea no final da expiração. A PEEP causa redução do DC, superdistensão alveolar, aumento do trabalho respiratório e assincronia do paciente em VM. Se a PEEP for negligenciada, pode haver uma subestimação da complacência.

Saturação arterial de oxigênio

A determinação da SaO_2 por meio da oximetria de pulso é uma ferramenta valiosa para a monitorização clínica do nível de oxigênio arterial. Quando aplicada apropriadamente, indica de forma confiável a FC e a SaO_2 do paciente. Sincronização com o ECG reduz os artefatos de movimento quando a onda R é detectada. O **diagnóstico de hipoxemia necessita da GA e é geralmente definida por uma pressão parcial arterial de oxigênio (PaO_2) < 60 mmHg ou uma SaO_2 < 90%**. A oximetria de pulso é comumente utilizada para a avaliação de hipoxemia. Porém, esta técnica mensura apenas a saturação da hemoglobina, e não a PaO_2, mesmo que pareça refletir todo o oxigênio dissolvido no sangue, tanto ligado como não ligado. Portanto, um paciente com anemia grave pode ter uma PaO_2 normal, mas um baixo conteúdo de O_2. Valores de oximetria de pulso < 90% coincidem com hipoxemia significativa, mas saturação normal de oxigênio não exclui hipoxemia, especialmente em pacientes com fração inspirada de oxigênio (FiO_2) elevada.

Níveis normais de PaO_2 em indivíduos saudáveis variam de 80 a 100 mmHg. Os valores da oximetria de pulso podem permanecer normais até a PaO_2 reduzir-se a < 60 mmHg. Por esta razão, o gradiente alvéolo-arterial de oxigênio deve ser avaliado em pacientes com FiO_2 elevada. Um gradiente amplo é sinal de hipoxemia crescente. A oximetria de pulso pode não ser confiável em casos de anemia grave, intoxicação pelo monóxido de carbono, metaglobinemia ou vasoconstrição periférica.

Monitorização do gás carbônico expiratório final

A monitorização do gás carbônico (CO_2) expiratório final é atualmente indispensável no manejo intraoperatório. Esta monitorização é particularmente importante, porque a forma mais comum de monitorização respiratória é a oximetria de pulso. A capnometria ou a monitorização do gás carbônico expiratório final ($PetCO_2$) é utilizada para avaliar os níveis de pressão parcial arterial de oxigênio ($PaCO_2$) durante cirurgias ou em pacientes intubados na UTI. Em crianças, a monitorização da $PetCO_2$ durante ventilação manual tem sido associada a leituras de $PaCO_2$ dentro da faixa pretendida.

Pressão vesical

A mensuração da pressão intra-abdominal (PIA) em pacientes críticos é realizada por meio de sondas vesicais com balonete (Foley). A monitorização da PIA para prevenir e detectar a síndrome compartimental do abdome é cada vez mais recomendada e defendida para pacientes no pós-operatório de cirurgias abdominais. A PIA é geralmente estimada indiretamente pela mensuração da pressão intravesical (PIV).

Monitorização eletrencefalográfica

A monitorização eletrencefalográfica contínua (EEGc) é uma ferramenta poderosa para avaliar a função cerebral em paciente obnubilados e comatosos. A análise do EEGc é uma tarefa muito difícil devido à quantidade de dados gerados e à interpretação do EEG quase em tempo real. Atualmente, métodos de detecção computadorizada de convulsões têm permitido revisões focadas dos pontos de interesse do EEG. Assim, mesmo uma equipe inexperiente com o uso do EEGc pode reconhecer rapidamente alterações significativas.

Mensuração da pressão esofágica

A parede torácica também inclui o abdome. As patologias abdominais afetam a mecânica respiratória. A pressão esofágica e a pressão de via aérea definem a contribuição destes compartimentos para a mecânica respiratória e em especial para a complacência. Mensurações em posição supina são menos confiáveis.

Espectroscopia próxima do infravermelho

A espectroscopia próxima do infravermelho (NIRS, do inglês *near-infrared spectroscopy*) é uma forma não invasiva de mensurar a Hb oxigenada e desoxigenada, assim como o estado redox do citocromo 3 por meio de um valor médio arterial, venoso e capilar. Primariamente, tem sido usada em estudos de oxigenação cerebral ou muscular em diversos tipos de lesões hipóxicas.

CORRELAÇÃO COM O CASO CLÍNICO

- Ver também Caso 5 (Medicamentos vasoativos e farmacologia) e Caso 16 (Insuficiência cardíaca aguda).

QUESTÕES DE COMPREENSÃO

4.1 Um homem com 45 anos é internado na UTI após um acidente automobilístico. A enfermeira lhe avisa que a SvO_2 contínua caiu nas últimas horas de 75 para 65%. Qual é a causa mais provável?
   A. Insuficiência cardíaca congestiva classe I
   B. Doença arterial não compressível
   C. Doença venosa periférica
   D. Hipoperfusão sistêmica
   E. Doença pulmonar obstrutiva crônica (DPOC)

4.2 Uma gestante, com 20 anos, desenvolve infecção urinária com hemoculturas positivas. Ela é internada na UTI com uma PA de 88/52 mmHg, que persiste independentemente de um desafio hídrico. O seu quadro piora e ela desenvolve insuficiência respiratória compatível com síndrome da angústia respiratória aguda (SARA), é intubada e colocada em VM. O residente insere um CAP para mensurar as pressões vasculares. Quais dos seguintes dados de MH são os mais prováveis neste caso?
   A. Baixa POAP, baixo DC
   B. Baixa POAP, alto DC
   C. Alta POAP, baixo DC
   D. Alta POAP, alto DC
   E. DC normal, POAP normal

RESPOSTAS

4.1 **D.** Hipoperfusão sistêmica com aumento de consumo tecidual e redução da oferta de oxigênio, especialmente em órgãos com demanda elevada, leva à queda da saturação venosa de O_2. O aumento da diferença no consumo de oxigênio e uma saturação venosa de O_2 menor sinalizam diretamente uma redução da oferta de oxigênio, causada por queda de débito cardíaco, anemia grave, SARA, hipoxemia ou sepse.

4.2 **A.** Em uma paciente com SARA consequente à sepse, deve-se esperar que a POAP varie entre um valor baixo a normal acompanhada de um DC baixo. Considerando-se urossepse por gram-negativos, descrita neste caso, a endotoxina produzida pela bactéria infectante age como um cardiodepressor. As mensurações de SvO_2 direcionarão o tratamento, com a meta de se atingir um valor > 70 a 75%. Dobutamina é indicada para tratar redução de DC, neste caso induzida pelo choque séptico por gram-negativo.

DICAS CLÍNICAS

- Não há técnica específica de monitorização que melhore sobrevida.
- Não tem se demonstrado que o CAP melhore desfechos.
- O CAP é raramente utilizado hoje, exceto em casos selecionados.
- Uma PAM de 60 mmHg é uma meta associada com débito urinário e MS adequados.
- PVC e POAP são comparáveis em pacientes com FE > 50% e indica volume diastólico final.
- Manutenção de pressão alveolar de platô < 30 cmH_2O reduz distensão alveolar e barotrauma.
- A PEEP é titulada clinicamente pela mensuração dos seus efeitos na troca gasosa e na hemodinâmica.
- As características mecânicas do sistema respiratório são a complacência, a resistência à PEEP intrínseca. Todas podem ser mensuradas em respiradores convencionais com manobras à beira do leito.
- A monitorização da pressão esofágica pode auxiliar na avaliação do grau de distensão alveolar com o uso de PEEP.

REFERÊNCIAS

Loscalzo J. *Harrison's Pulmonary and Critical Care Medicine*. New York, NY: McGraw-Hill; 2010.

Pulmonary-Artery versus Central Venous Catheter to Guide Treatment of Acute Lung Injury. The National Heart, Lung, and Blood Institute Acute Respiratory Distress Syndrome (ARDS) Clinical Trials Network. *N Engl J Med*. 2006;354:2213-2224.

Summerhill EM, Baram M. Principles of pulmonary artery catheterization in the critically ill. *Lung*. 2005;183:209-219. [PMID: 16078042]

CASO 5

Você é chamado para atender uma mulher com 62 anos de idade internada em choque séptico. A paciente está recebendo vancomicina, levofloxacina e gentamicina intravenosas (IV), por suspeita de urossepse e talvez pneumonia. Ela é transferida para a UTI. Os sinais vitais indicam uma pressão arterial (PA) de 100/60 mmHg, frequência cardíaca (FC) de 120 batimentos por minuto (bpm), frequência respiratória (FR) de 30 inspirações por minuto (ipm), além de um débito urinário de 20 mL/h. Dois litros de solução fisiológica (SF) são dados em uma hora sem melhora significativa da PA ou da FC. Uma linha venosa central registra saturação venosa de oxigênio (SvO_2) de 60%.

- Qual é o próximo passo em relação à PA?
- Quais as outras medidas que devem ser adotadas neste caso?

RESPOSTAS PARA O CASO 5
Medicamentos vasoativos e farmacologia

Resumo: uma mulher com 62 anos de idade está em choque séptico, hipotensa, com sinais de hipovolemia e baixo débito cardíaco (DC).

- **Próximo passo em relação à pressão arterial:** considerando-se a hipotensão e a taquicardia, o primeiro passo para elevar os níveis tensionais é a administração de líquidos, basicamente SF, seguida por medicamentos vasoativos apropriados, se não houver resposta. A PA deve ser corrigida para assegurar fluxo sanguíneo suficiente aos órgãos-alvo.
- **Outras medidas:** manutenção de volemia adequada por meio da aderência à terapia guiada por metas. Um pH de pelo menos 7,20 é necessário para que os vasopressores sejam efetivos.

ANÁLISE
Objetivos

1. Descrever as indicações dos medicamentos vasoativos.
2. Conhecer a farmacologia dos medicamentos vasoativos.

Considerações

Esta mulher com 62 anos de idade é internada na UTI com urossepse e possível pneumonia. A hipotensão e a redução do débito urinário da paciente indicam choque séptico severo. O essencial no tratamento para melhora de sobrevida são a rápida correção dos parâmetros hemodinâmicos anormais e o reconhecimento precoce da etiologia da sepse. Isto significa administração precoce (dentro de uma hora para pacientes hospitalizados a até seis horas para pacientes externos) e correta de medicamentos.

ABORDAGEM À
Utilização de líquidos e medicamentos vasoativos

LÍQUIDOS INTRAVENOSOS

Líquidos IV geralmente são o **primeiro tratamento para hipotensão.** Administração de líquidos é efetiva em expandir a volemia intravascular (VIV), o que, por sua vez, eleva a PA. Um líquido ideal deve manter a VIV sem expandir o espaço intersticial (EI). Cristaloides são universalmente utilizados para a ressuscitação volêmica inicial. Na sepse, após a ressuscitação volêmica, ocorre acumulação significativa de líquidos no interstício com consequentes efeitos adversos. Cristaloides podem ser isotônicos, hipotônicos ou hipertônicos e são os líquidos de primeira escolha na ressuscitação de pacientes críticos. A definição de qual cristaloide utilizar permanece controversa. Ressuscitação agressiva com cristaloides causa aumento dramático no líquido extracelular, alterações nos equilíbrios acidobásico e hidreletrolítico, no balanço de coloides e na coagulação. Combinações de cristaloides e coloides administrados juntos têm eficácia comprovada, pois a perfusão tecidual é significativamente superior à administração isolada de cristaloides.

O volume de distribuição de 1 L de NaCl 0,9% deve expandir a VIV em 250 mL e o EI em 750 mL. Por outro lado, a administração de albumina a 5% aumenta a volemia em 52% do volume infundido. A albumina é significativamente superior à solução salina na elevação do índice cardíaco, além de apresentar um efeito significativo na diluição da hemoglobina (Hb). A tendência dos cristaloides ao extravasamento pode levar à hipoperfusão relativa. Há **evidência crescente que líquidos IV podem apresentar uma propriedade anti-inflamatória intrínseca.** Os achados de estudos com soldados feridos em choque no Iraque que foram ressuscitados com baixo volume de solução salina hipertônica demonstraram uma elevação da PA sem elevação de marcadores inflamatórios. **Solução salina isotônica, quando administrada em grandes volumes, é associada com acidose metabólica hiperclorêmica.** Durante a sepse, há um aumento drástico na permeabilidade capilar. Nestas circunstâncias, até 80% dos cristaloides administrados causam edema, o qual varia linearmente com o volume de cristaloides infundidos.

Solução de Ringer lactato

A infusão de Ringer lactato é associada à expressão de moléculas de adesão no pulmão e no baço, mesmo sem ocorrência de hemorragia. Quando precedido por choque, a utilização de Ringer lactato para ressuscitação é associada com evidência histológica de aumento da inflamação e do edema pulmonar. Ringer lactato e outros cristaloides isotônicos podem ativar citocinas pró-inflamatórias resultando em apoptose e, possivelmente, aumentando a lesão pulmonar.

Etilpiruvato

Cetonas tamponadas por líquidos IV, como o etilpiruvato, podem ter efeitos anti-inflamatórios. Em animais, etilpiruvato causa menos apoptose no pulmão do que o Ringer lactato.

Solução salina hipertônica

A osmolaridade normal do plasma é de 280 a 295 mOsm/L. Qualquer solução com osmolaridade acima de 310 mOsm/L é considerada hipertônica. Solução salina hipertônica (SSH) e bicarbonato de sódio são exemplos de líquidos hipertônicos. As concentrações mais comuns de SSH são 1,8%, 3%, 7,5% e 23,4%. Quanto maior a concentração de sódio na SSH, maior a quantidade de líquido que permanece no espaço intravascular. As duas indicações definidas de soluções hipertônicas são: expansão do espaço intravascular no choque hipovolêmico, como forma de ressuscitação com volume baixo e impacto imediato (isto é, vítimas de guerra com trauma fechado); e como um corolário da primeira indicação, basicamente por depleção do volume intracelular. Esta segunda indicação é muito apreciada na neurocirurgia e no neurointensivismo, quando a redução do volume cerebral e da hipertensão intracraniana (HIC) é mais importante. A SSH aumenta drasticamente a pressão osmótica no compartimento em que é administrada. O fluxo de líquidos através do gradiente osmótico expande por várias horas este compartimento e também parece aumentar a contratilidade miocárdica. As consequências metabólicas da SSH são hipernatremia, hiperosmolaridade e acidose metabólica hipoclorêmica com hiato aniônico (*anion gap*) normal.

Alguns estudos e relatos de casos sugerem que pacientes que receberam SSH apresentam perfil hemodinâmico mais adequado do que os que receberam cristaloides isotônicos. Nenhum estudo com administração pré-hospitalar de SSH demonstrou benefício estatisticamente significativo. Benefício em sobrevida tem sido identificado em pacientes cirúrgicos que receberam SSH e dextran juntos, em nível pré-hospitalar, em comparação com pacientes que receberam igual volume de cristaloides isotônicos. Wade e colaboradores relataram uma melhora de sobrevida em vítimas de trauma penetrante que receberam SSH. A maior controvérsia no trauma não é a utilidade da SSH, mas o momento ideal para seu uso. Não há estudos prospectivos grandes sobre o uso de SSH na sepse. Em tese, a SSH deve melhorar a perfusão sistêmica e presumivelmente a oferta de oxigênio, além de poder modular a resposta inflamatória.

Albumina

A albumina é um expansor volêmico que pode ser utilizado em concentrações de 5 a 25%. A albumina contém de 130 a 160 mEq de sódio por litro de solução. A solução a 5% é iso-oncótica em relação ao plasma; a solução a 25% é 4 a 5 vezes mais ativa oncoticamente. As soluções albuminadas não parecem alterar a coagulação. A administração de albumina é associada a uma expansão volêmica rápida, embora imprevisível. Não há evidência de que a administração de albumina reduza a mortalidade. A albumina é segura, mas seu custo é elevado. Não há evidência que a administração de albumina melhore a recuperação na sepse.

Coloides

Soluções com alto peso molecular (coloides) frequentemente são usadas como substitutas do plasma. Os coloides permanecem no espaço intravascular devido ao seu tamanho molecular maior, o que lhes confere baixa permeabilidade transmembrana. Os coloides também podem ocluir capilares com permeabilidade elevada, aumentando a pressão coloidosmótica (PCO) com consequente expansão intravascular. Eles podem atingir expansão volêmica igual ou superior ao volume administrado, o que reduz o edema tecidual. Porém, os coloides são de alto custo, escapam para o espaço extracelular e alteram a coagulação. **Hemoderivados são discutidos em outra seção.**

AGENTES VASOPRESSORES

Vasopressores são utilizados quando há hipotensão não responsiva à administração de volume, como a causada por sepse. Vasopressores são usados para auxiliar na manutenção dos níveis tensionais, ao passo que inotrópicos são usados para elevar o DC, o índice cardíaco, o volume ejetado e a saturação venosa de oxigênio (SvO_2). O alvo ideal da PAM é incerto, porque cada paciente autorregula seus limites de forma individualizada. A autorregulação em diversos leitos vasculares pode ser perdida abaixo de uma determinada PAM. Isto pode criar condições nas quais a perfusão tecidual se torna linearmente dependente da PA. É conhecido que a titulação da noradrenalina (NA) para manter uma PAM de pelo menos 65 mmHg preserva a perfusão tecidual. Um paciente com hipertensão preexistente pode necessitar de uma PAM mais elevada para uma perfusão tecidual adequada. O medicamento "pressor" ideal deve restaurar a PA mantendo o DC, além de perfundir preferencialmente o cérebro, o coração, o leito esplâncnico e os rins. Todos os vasopressores podem produzir efeitos adversos (Quadro 5.1).

Dobutamina

A **dobutamina** é uma catecolamina sintética que age primariamente como β_1-agonista, aumentando a contratilidade miocárdica. O aumento na FC causado pela dobutamina é contrabalançado pelo seu efeito vasodilatador com pouco impacto final na PA. O uso principal da dobutamina é em pacientes com insuficiência cardíaca congestiva (ICC) refratária, hipotensão ou em indivíduos sépticos com hipoperfusão, nos quais os vasodilatadores não podem ser utilizados devido aos seus efeitos na PA. A ação da dobutamina ocorre em 1 a 10 minutos após o início da sua administração, com pico de ação em 10 a 20 minutos. A faixa habitual de dose para adultos é de 2,5 a 20 µg/kg/min com uma dose máxima recomendada

Quadro 5.1 • MEDICAMENTOS VASOATIVOS COMUNS E SUAS AÇÕES				
	Dopamina	**β_1**	**β_2**	**α**
Dopamina	++++	++ (dose moderada)	++	+++ (dose alta)
Dobutamina (β_1-agonista)	0	++++	++	+
Adrenalina* (α e $\beta_{1/2}$-agonista)	0	++++	+++	+++
Noradrenalina* (α e β_1-agonista)	0	++++	0	++++
Fenilefrina (α-agonista exclusivo)	0	0	0	++++

* Adrenalina e noradrenalina são também conhecidos como epinefrina e norepinefrina.

de 40 μg/kg/min. É importante titular a dose para se atingir o alvo desejado de aumento no DC. Vasopressores devem ser administrados em veias calibrosas e preferencialmente por acesso venoso central. **A dobutamina tem menos efeito sobre a FC do que a dopamina.** A dobutamina parece ser particularmente efetiva na ressuscitação esplâncnica, aumentando o pH intramucosal gástrico, com perfusão de mucosa superior à obtida pela dopamina. Como parte de um protocolo de ressuscitação precoce guiada por metas que combinava intensa vigilância médica e de enfermagem com ressuscitação volêmica agressiva e transfusão de concentrados de hemácias, a utilização da dobutamina foi associada com uma significativa redução absoluta da mortalidade.

Dopamina

A dopamina em dose baixa a moderada (até 10 μg/kg/min) tem efeitos predominantemente β-adrenérgicos. É convertida à NA no miocárdio, ativando, assim, os receptores adrenérgicos. Em doses elevadas, a sua capacidade de sensibilizar os receptores α-adrenérgicos causa vasoconstrição. **A dopamina é tanto inotrópica como vasoconstritora.** A qualquer dose é um cronotrópico potente. A dopamina causa mais taquicardia e é mais arritmogênica do que a NA. Evidências sugerem que a dopamina não apresenta um efeito renal substancial. Ela pode interferir com a função da tireoide e da hipófise, podendo apresentar um efeito imunossupressor. O uso de "dopamina em dose renal" tem se comprovado falacioso. Uma síndrome conhecida como **choque séptico resistente à dopamina (CSRD)** tem sido descrita, sendo definida por uma PAM < 70 mmHg, independente da administração de uma dose de dopamina igual ou superior a 20 μg/kg/min. A incidência de CSRD pode atingir 60%, e estes pacientes têm uma mortalidade de 78%, ao passo que pacientes sensíveis à dopamina apresentam uma mortalidade de 16%.

Noradrenalina

A NA apresenta efeitos farmacológicos tanto em receptores adrenérgicos α_1 como β_1. A NA é utilizada para manter a PA em pacientes hipotensos, sendo um vasoconstritor mais potente do que a fenilefrina. A dose de manutenção geralmente é de 2 a 4 μg/min. Doses elevadas como 0,5 a 1,5 μ/Kg/min por 1 a 10 dias têm sido usadas em pacientes com choque séptico. O potencial para extravasamento é evitado pela administração em uma via venosa calibrosa. Atualmente, a NA é o medicamento de escolha para o paciente que necessita ressuscitação volêmica, ainda que isto seja controverso. Tanto a vasoconstrição como o aumento na PAM são evidentes quando a NA é utilizada na faixa de dose normal. A NA não aumenta a FC. O principal efeito benéfico da NA é melhorar a perfusão dos órgãos pelo aumento do tônus vascular. Estudos que têm comparado à NA com a dopamina têm favorecido a NA no que concerne à melhora global da oferta de oxigênio, à perfusão de órgãos e ao consumo de oxigênio. A oferta e o consumo de oxigênio aumentaram nos pacientes estudados tanto com a dopamina quanto com a NA. A NA é menos ativa metabolicamente do que a adrenalina e reduz os níveis séricos de lactato. A NA melhora significativamente a perfusão renal e o fluxo sanguíneo esplâncnico na sepse, em particular quando combinada com a dobutamina.

Adrenalina

A adrenalina apresenta atividade adrenérgica β_1, β_2 e α_1, ainda que o aumento na PAM em pacientes sépticos é basicamente consequente ao aumento no DC (volume ejetado). Há três problemas principais na utilização deste medicamento: (1) a adrenalina aumenta a demanda miocárdica de oxigênio; (2) aumenta os níveis séricos de glicose e de lactato, basicamente por um efeito calorigênico (aumenta a liberação de glicose e a sua quebra anaeróbia); e (3) a adrenalina parece ter efeitos adversos no fluxo sanguíneo esplâncnico, redirecionando o sangue para os tecidos periféricos. A combinação de dopamina e NA aumenta mais o fluxo sanguíneo da mucosa gástrica do que a administração isolada de adrenalina. Há poucos dados que distinguem adrenalina e NA em relação à sua capacidade de atingir metas hemodinâmicas, mas a adrenalina é superior como inotrópico. A preocupação sobre o impacto da adrenalina na perfusão esplâncnica deve ser considerada. Preocupações em relação ao aumento dos níveis séricos de lactato e ao desenvolvimento de hiperglicemia têm limitado a utilização da adrenalina. Hipocaliemia e arritmias resultam do β_2-agonista da adrenalina, que direciona o potássio para o interior das células reduzindo os níveis séricos deste eletrólito.

Fenilefrina*

A fenilefrina é um agonista adrenérgico quase puramente α_1, de potência moderada. Ainda que muito utilizada no manejo da hipotensão iatrogênica em anestesiologia, é frequentemente ineficaz no tratamento da sepse. A fenilefrina é um medicamento adrenérgico que provavelmente causa menos taquicardia. É um vasoconstritor menos eficaz do que a NA ou a adrenalina. Em comparação à NA, é mais eficaz em reduzir o fluxo sanguíneo esplâncnico, a oferta de oxigênio e a captação de lactato. A fenilefrina pode ser uma boa opção terapêutica quando taquiarritmias limitam a utilização de outros vasopressores.

Vasopressina

A arginina-vasopressina é um hormônio endógeno que é liberado em resposta a reduções na volemia e ao aumento da osmolaridade plasmática. A vasopressina causa contração direta da musculatura lisa vascular através dos receptores V_1. Também aumenta a responsividade da vasculatura às catecolaminas. A vasopressina é um análogo ao hormônio antidiurético (HAD) secretado pela hipófise posterior. Atualmente, é o primeiro medicamento a ser administrado em adultos com parada cardiorrespiratória extra-hospitalar por assistolia, sendo 40 unidades IV a dose-padrão. Se a circulação espontânea não é restaurada em três minutos, então esta dose é repetida, ou a adrenalina intermitente é iniciada. Se nenhum acesso IV for disponível, 40 unidades devem ser diluídas em solução salina para um volume total de 10 mL a ser administrado através do tubo orotraqueal. Administração intra-

---

* N. de R.T. Este medicamento não se encontra disponível no Brasil.

-óssea pode ser utilizada como acesso parenteral alternativo. Vasopressina pode ser utilizada em pacientes com choque refratário quando a ressuscitação volêmica e outros vasopressores não conseguem aumentar a PA. A vasopressina tem emergido como um vasoconstritor adicional em pacientes sépticos resistentes às catecolaminas. Parece haver uma deficiência quantitativa deste hormônio na sepse, e a administração de vasopressina associada à NA aumenta o fluxo sanguíneo esplâncnico e o débito urinário. A vasopressina não aumenta significativamente a demanda miocárdica de oxigênio, e seus receptores não são afetados pela acidose.

Neosinefrina

A fenilefrina e a neosinefrina são agonistas seletivos dos receptores α_1-adrenérgicos, sendo utilizados primariamente como descongestionantes nasais, para dilatação pupilar e para aumento da PA. Infarto do miocárdio pode ocorrer pelo uso frequente ou exagerado destes medicamentos como *spray* nasal. O efeito na PA e a ocorrência de efeitos colaterais com esses medicamentos os tornam inadequados para o uso em UTI. A NA e a fenilefrina são utilizadas mais comumente em situações envolvendo anestesia ou terapia intensiva. A fenilefrina é especialmente útil para contrabalançar os efeitos hipotensores de anestésicos epidurais e subaracnóideos. Como sua atividade é puramente α-adrenérgica, não possui efeito inotrópico ou cronotrópico, elevando a PA sem aumentar a frequência ou a contratilidade cardíaca. Bradicardia reflexa pode ser causada pela elevação da PA, e este efeito pode ser útil em pacientes hipotensos com taquiarritmia.

Levosimendan

O levosimendan é um sensibilizador ao cálcio. Aumentando a sensibilidade do coração ao cálcio, eleva a contratilidade cardíaca sem forçar uma elevação do cálcio intracelular. As ações combinadas inotrópica e vasodilatadora resultam em um aumento potente da contração com redução de pré-carga e pós-carga.

Outros medicamentos vasoativos

Uma variedade de outros medicamentos vasopressores está disponível, e alguns destes que podem ser utilizados são os inibidores da fosfodiesterase, como a milrinona e a enoximona. Parecem ser alternativas à dobutamina no tratamento da miocardiopatia do paciente, além de restaurarem o fluxo sanguíneo esplâncnico.

CORRELAÇÃO COM O CASO CLÍNICO

- Ver também Caso 4 (Monitorização Hemodinâmica), Caso 16 (Insuficiência cardíaca aguda), Caso 28 (Trauma fechado) e Caso 41 (Hemorragia e coagulopatia).

CASOS CLÍNICOS EM TERAPIA INTENSIVA 71

QUESTÕES DE COMPREENSÃO

5.1 Um homem com 75 anos de idade, institucionalizado, é trazido à emergência por confusão, febre e dor em flanco. Ao exame físico, a sua temperatura é de 38,8 °C, a PA é de 78/46 mmHg, a FC é de 117 bpm e a FR é de 29 ipm. As mucosas estão secas, o turgor cutâneo está reduzido, há dolorimento no ângulo costovertebral, mas não há edema ao exame físico. Há leucocitose de 22.000 células/mm3 e o EQU apresenta 3+ de leucocitúria. O paciente tem uma acidose metabólica com hiato aniônico elevado e hiperlactatemia. Antibioticoterapia é iniciada. Qual é, das alternativas a seguir, que deve melhorar a sobrevida do paciente?
A. Ressuscitação volêmica e correção da PA e da acidose láctica
B. Administração de albumina a 25%
C. Monitorização hemodinâmica com cateter de artéria pulmonar (CAP)
D. Manter a Hb acima de 12 g/dL
E. Manter a PCO_2 abaixo de 50 mmHg

5.2 Você é chamado às três horas da manhã pela enfermeira da UTI para avaliar um homem com 72 anos de idade que apresentou uma queda da PA de 114/78 para 82/48 mmHg na última hora. As suas mucosas estão secas. Você identifica que o paciente internou há seis horas com uma temperatura de 38,5 °C, PA 118/84 mmHg, FC de 104 bpm e FR de 28 ipm. Na admissão, apresentava 18.000 leucócitos/mm3. O paciente está recebendo uma solução salina a 200 mL/h nas últimas seis horas. Qual das alternativas a seguir é a intervenção farmacológica inicial ideal para melhorar a PA do paciente?
A. Adrenalina isolada
B. Noradrenalina
C. Dobutamina
D. Vasopressina
E. Fenilefrina

RESPOSTAS

5.1 **A.** Ressuscitação volêmica agressiva, administração de antibióticos IV e resolução da acidose láctica devem ter um efeito benéfico na sobrevida deste paciente. O paciente tem sepse grave, presumivelmente por pielonefrite. O tempo para se atingir a ressuscitação correlaciona-se com a sobrevida. A terapia precoce guiada por metas inclui intervenções que devem ser ofertadas nas primeiras seis horas da apresentação do paciente ao hospital, ou dentro da primeira hora, se o paciente já estava internado. O objetivo é manter uma pressão venosa central (PVC) de 8 a 12 cmH_2O e uma SVO_2 acima de > 70%. Isto resulta em taxas de sobrevida mais elevadas do que tentativas de ressuscitação mais tardias. A reversão da acidose láctica é fundamental.

5.2 **B.** Este paciente apresenta choque séptico hiperdinâmico. O choque séptico hiperdinâmico se caracteriza por hipotensão, baixa resistência vascular sistêmica

(RVS) e índice cardíaco elevado. A NA e a fenilefrina são os medicamentos de escolha para o controle do choque séptico hiperdinâmico. A NA deve ser usada inicialmente seguida da fenilefrina, se nenhuma melhora for notada. A NA é um vasoconstritor mais potente do que a fenilefrina. A adrenalina não é um tratamento de primeira linha como vasopressor em pacientes sépticos. A dopamina em dose elevada é mais eficaz no tratamento do choque séptico hipodinâmico, que se caracteriza por hipotensão, RVS baixa e índice cardíaco baixo com extremidades frias. A dobutamina é usada na sepse para reverter a depressão miocárdica induzida pela sepse por gram-negativos, porém sem elevação significativa da PA. A vasopressina tem sido efetiva como um medicamento suplementar na hipotensão refratária.

DICAS CLÍNICAS

- Cristaloides são universalmente utilizados para a ressuscitação volêmica inicial, compensando o débito de líquidos na sepse e no choque séptico.
- Coloides atingem mais rapidamente e com menos volume administrando os objetivos hemodinâmicos do que os cristaloides.
- A solução salina isotônica administrada em grande quantidade é associada com acidose hiperclorêmica, o que pode afetar o fluxo sanguíneo esplâncnico e ser nefrotóxico.
- A dobutamina é um inotrópico potente que pode ser um adjunto útil à ressuscitação volêmica na sepse precoce.
- A adrenalina é um vasoconstritor potente e também inotrópico. Causa uma acidose láctica precoce secundária à glicólise anaeróbia, podendo reduzir o fluxo sanguíneo esplâncnico.
- A NA é um vasoconstritor potente que mantém o DC e restaura o fluxo sanguíneo a órgãos dependentes.
- É essencial que os pacientes sejam ressuscitados volemicamente antes que se inicie a terapia vasopressora.
- O objetivo do suporte vasopressor é manter a PA dentro da faixa de autorregulação dos órgãos.
- A fenilefrina pode ser uma boa opção terapêutica quando as taquiarritmias limitam a utilização de outros vasopressores.

REFERÊNCIAS

Loscalzo J. *Harrison's Pulmonary and Critical Care Medicine.* New York, NY: McGraw-Hill; 2010.

Roberts I, Alderson P, Bunn F, et al. Colloids versus crystalloids for fluid resuscitation in critically ill patients. *Cochrane Database Syst Rev.* 2004;CD000567.

Toy S, Takenaka, LR. *Case Files Emergency Medicine.* 2nd ed, New York, NY: McGraw-Hill, Lange, 2013.

CASO 6

Um homem com 44 anos de idade com hemorragia subaracnóidea e escore da escala de coma de Glascow (GCS, do inglês *Glasgow coma score*) 9, foi internado na UTI após avaliação inicial na emergência, onde foi intubado e colocado em ventilação mecânica (VM). Uma TC de cérebro revelou hemorragia subaracnóidea e hemorragia intracerebral. Várias horas após a chegada à UTI, o paciente apresentou uma elevação das pressões inspiratórias e um decréscimo do murmúrio vesicular à esquerda. A saturação arterial de oxigênio (SaO_2) permaneceu em 100%.

▸ Quais são as causas possíveis para a mudança no quadro do paciente?
▸ Quais são os métodos de imagem que você pode utilizar para avaliar o problema do paciente?

RESPOSTAS PARA O CASO 6
Exames de imagem em terapia intensiva

Resumo: um homem com 44 anos de idade com hemorragia subaracnóidea desenvolve aumento das pressões inspiratórias e redução do murmúrio vesicular à esquerda.

- **Possíveis causas para o quadro do paciente:** intubação seletiva ou pneumotórax à esquerda.
- **Exames confirmatórios:** radiografia torácica para determinar se o paciente desenvolveu um pneumotórax e/ou se o tubo endotraqueal avançou para o brônquio principal direito. A ecografia à beira do leito também pode ser utilizada para determinar a presença (ou ausência) de deslizamento das pleuras viscerais e parietais. A presença desta interface tecidual deve confirmar um pulmão esquerdo totalmente expandido e excluir o diagnóstico de pneumotórax esquerdo.

ANÁLISE
Objetivos

1. Aprender sobre o valor e a indicação da radiografia torácica realizada na UTI.
2. Conhecer as indicações e aplicações da ultrassonografia à beira do leito na UTI (diagnóstico e orientação de procedimentos).
3. Saber como aplicar a ecocardiografia e a tomografia computadorizada (TC) no manejo dos pacientes críticos.

Considerações

Este paciente é um homem com 44 anos de idade que está recebendo VM com pressões positivas e recentemente foi transferido da emergência para fazer uma TC e, posteriormente, para a UTI. Além disso, pacientes com traumas craniencefálicos (TCE) são frequentemente submetidos a procedimentos invasivos, como introdução de cateteres venosos centrais (CVCs), para monitorização de pressão venosa central (PVC). Estas situações os colocam em risco, tanto de mau posicionamento do tubo endotraqueal para o brônquio principal direito como de desenvolvimento de pneumotóraces. As duas condições podem se apresentar clinicamente com redução do murmúrio vesicular à esquerda.

ABORDAGEM AOS
Exames de imagem em pacientes críticos

DEFINIÇÕES

RADIOGRAFIA TORÁCICA OBTIDA COM APARELHO PORTÁTIL: modalidade para realização de radiografias torácicas à beira do leito. Pacientes frequentemente estão em posição supina ou semissupinados para realização da técnica anteroposterior, na qual as partículas de raio X atravessam o tórax entrando através da parede anterior. Esta orientação reduz a qualidade da imagem e a capacidade de detectar pequenos pneumotóraces e hemotóraces em função da posição supina. Radiografias obtidas com aparelho portátil são úteis para confirmar a posição de tubos endotraqueais e identificar infiltrados ou derrames potencialmente patológicos.

ULTRASSONOGRAFIA: as interfaces teciduais refletem as ondas sonoras. Estes "sinais acústicos" podem ser transformados em imagens bidimensionais que representam a anatomia abaixo do transdutor do aparelho de ultrassonografia. As imagens mostradas no alto do visor são as mais próximas do transdutor, ao passo que as mais afastadas do transdutor aparecem na base do visor. Ar no subcutâneo e estruturas densas (isto é, ossos, cálculos e corpos estranhos) podem criar artefatos que distorcem as imagens da ultrassonografia. A compleição física e a falta de interface entre a pele e o transdutor secundária a curativos cirúrgicos ou feridas também podem limitar a visibilidade e a qualidade das imagens. A ultrassonografia (US) na UTI é útil para fins diagnósticos (detecção de pneumotóraces, de líquido intraperitoneal ou da presença de urina na bexiga), ou para guiar procedimentos à beira do leito (punção de acessos venosos centrais, punção de linha arterial, punção de acessos venosos periféricos e drenagem de coleções pleurais e intraperitoneais).

ECOCARDIOGRAFIA: é a ultrassonografia utilizada especificamente para avaliar a anatomia e a função cardíacas. Os ecocardiógrafos atuais também possuem funções computadorizadas, como o Doppler a cores e a análise da forma das ondas para quantificação dos padrões de fluxo através (e dentro) das regiões anatômicas do coração. A adição da análise de fluxo a um programa de mensuração de volume aumenta a capacidade diagnóstica dos ecocardiogramas. Como nas outras formas de ultrassonografia, ar no subcutâneo, feridas e compleição física também interferem na qualidade das imagens obtidas em nível individual. A ecocardiografia é útil para determinação do desempenho cardíaco e do estado volêmico em pacientes com choque.

ABORDAGEM CLÍNICA

Radiografias de tórax portáteis na unidade de terapia intensiva

Radiografias torácicas obtidas com aparelho portátil permitem a avaliação de pacientes críticos com alterações respiratórias agudas ou progressivas. Uma das maiores vantagens destes procedimentos à beira do leito é que se evita a instabilidade durante o transporte. Independentemente da redução na qualidade da imagem, radiografias de tórax à beira do leito são úteis na identificação de diversas situações que exigem intervenção imediata (Quadro 6.1).

Radiografias torácicas obtidas com aparelho portátil são menos úteis no diagnóstico de tromboembolia pulmonar (TEP) como causa de insuficiência respiratória. Pacientes com radiografias aparentemente normais podem ter TEP como causa das suas alterações de ventilação-perfusão. Se os achados da radiografia não elucidam a causa e o paciente é de risco para TEP, angiografia por TC (angio-TC) pode

> **Quadro 6.1 •** INDICAÇÕES DIAGNÓSTICAS DAS RADIOGRAFIAS OBTIDAS COM APARELHO PORTÁTIL
>
> - Intubação seletiva do brônquio principal direito
> - TET em posição alta (isto é, quando o balonete do TET está ao nível ou acima das cordas vocais)
> - Mau posicionamento de outros equipamentos médicos (isto é, sondas nasoenterais, linhas centrais e drenos torácicos)
> - Pneumotórax
> - Hemotórax
> - Derrame pleural
> - Edema pulmonar
> - Pneumonia
> - Colapso lobar por tampões mucosos
> - Infiltrados bilaterais secundários à SARA

TET, tubo endotraqueal; SARA, síndrome da angústia respiratória aguda.

ser útil para confirmar ou descartar TEP. Historicamente, a prática de radiografias diárias "rotineiras" era comum em UTI. Em uma metanálise recente, esta prática foi comparada à alternativa de somente realizar as radiografias quando clinicamente indicado. Não houve diferença na mortalidade, no tempo de internação na UTI ou do número de dias em VM nos dois grupos. Pacientes que foram avaliados somente quando clinicamente indicado foram expostos a menos radiação, além de ter havido redução dos custos hospitalares.

Ultrassonografia à beira do leito na unidade de terapia intensiva

O advento de ultrassonógrafos pequenos e portáteis com boa resolução de imagem e melhor visualização de estruturas profundas tem feito da US à beira do leito uma ferramenta valiosa em terapia intensiva. Em comparação aos tomógrafos, a US dispensa o transporte do paciente crítico e não é associada à exposição de radiação ou contraste intravenoso. Com frequência, está mais disponível e pode ser repetida mais facilmente do que a TC. Acessibilidade e a facilidade de uso têm tornado a ultrassonografia uma extensão do exame físico na avaliação dos pacientes críticos. A ultrassonografia pode ser utilizada em quase todas as regiões anatômicas. No tórax, a avaliação ultrassonográfica da pleura pode confiavelmente descartar pneumotórax. A função cardíaca pode ser avaliada de várias formas, incluindo estimativas da fração de ejeção e avaliação qualitativa da simetria da contração miocárdica. No abdome, a visualização das variações do diâmetro da veia cava inferior (VCI) durante o ciclo respiratório pode fornecer uma estimativa do estado volêmico venoso central. A avaliação ultrassonográfica focada para o trauma (FAST, do inglês *focused assessment with sonography for trauma*) permite avaliações iniciais e sequenciais quanto ao aumento de líquido intraperitoneal, o que pode significar hemorragia não controlada após trauma abdominal (Quadro 6.2).

A ultrassonografia também oferece opções terapêuticas. Visualização em tempo real de estruturas venosas centrais durante inserção de cateteres é associada com menor incidência de complicações relacionadas ao procedimento, sendo uma prá-

CASOS CLÍNICOS EM TERAPIA INTENSIVA 77

> **Quadro 6.2 • AVALIAÇÃO ULTRASSONOGRÁFICA FOCADA PARA O TRAUMA**
>
> Ainda que este método tenha sido desenvolvido para a avaliação de pacientes com trauma na emergência, oferece uma abordagem organizada para avaliação do compartimento abdominal na UTI. Três dos quatro pontos do FAST avaliam o abdome, e o ponto não abdominal avalia o pericárdio do paciente.
>
> Componentes abdominais do FAST:
> 1. Quadrante superior direito – determina a presença de líquido infra-hepático
> 2. Quadrante superior esquerdo – determina a presença de líquido em torno do baço
> 3. Região suprapúbica – determina a presença de líquido na pelve

FAST, avaliação ultrassonográfica focada para o trauma; UTI, unidade de terapia intensiva.

tica endossada pela maioria das entidades médicas. Líquido pericárdico pode ser puncionado de forma mais segura quando a pericardiocentese é guiada pela ultrassonografia. Controle de foco infeccioso, algumas vezes, pode ser realizado pela drenagem guiada por US de coleções torácicas, pericárdicas, abdominais ou em tecidos moles. (Figuras 6.1 a 6.4).

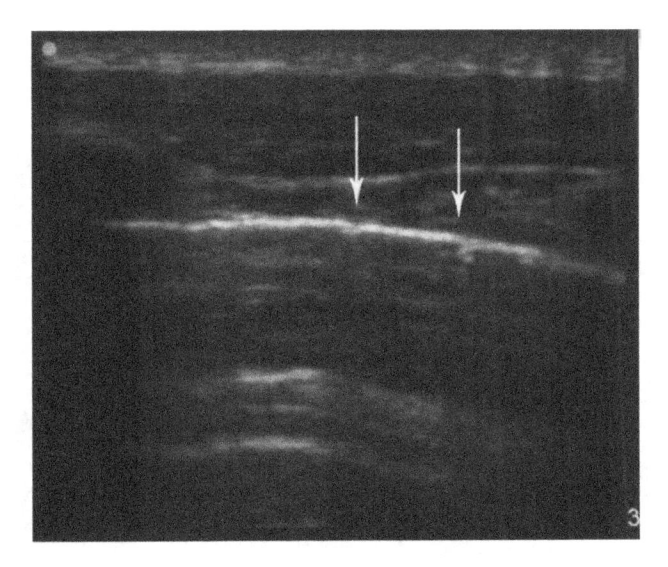

Figura 6.1 Deslizamento pleural para descartar pneumotórax: a linha branca brilhante significa a aposição das pleuras parietal e visceral. A seta mostra artefatos tipo "cauda de cometa", criados pela interface das paredes pleurais. Quando estes achados estão ausentes, aumenta a chance de apresentar pneumotórax. (Cortesia de Arun Ngdev, M.D., Emergency Medicine Residency Program, Alameda Health System.)

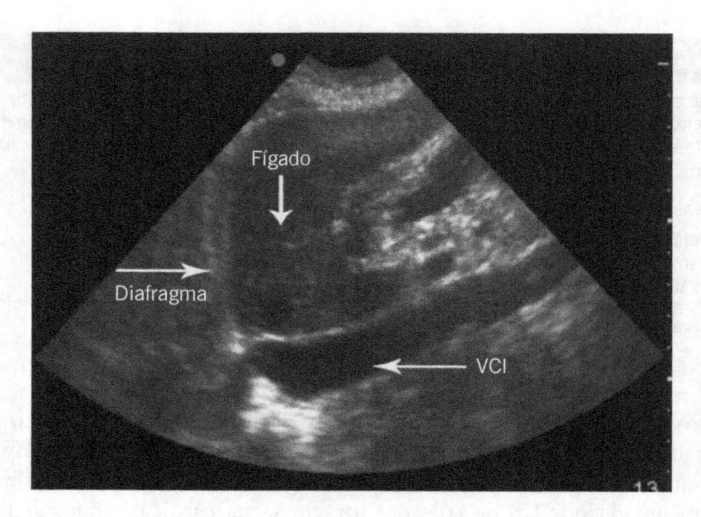

Figura 6.2 Anatomia da veia cava inferior (VCI) visualizada por meio de ultrassonografia. A visualização da VCI durante o ciclo respiratório permite uma estimativa confiável da volemia. No estado normovolêmico, a VCI estreita-se durante a inspiração e distende-se durante a expiração. Na hipovolemia grave, a VCI colapsa. Na hipervolemia, a VCI não se altera por meio do ciclo respiratório. (Cortesia de Arun Ngdev, M.D., Emergency Medicine Residency Program, Alameda Health System.)

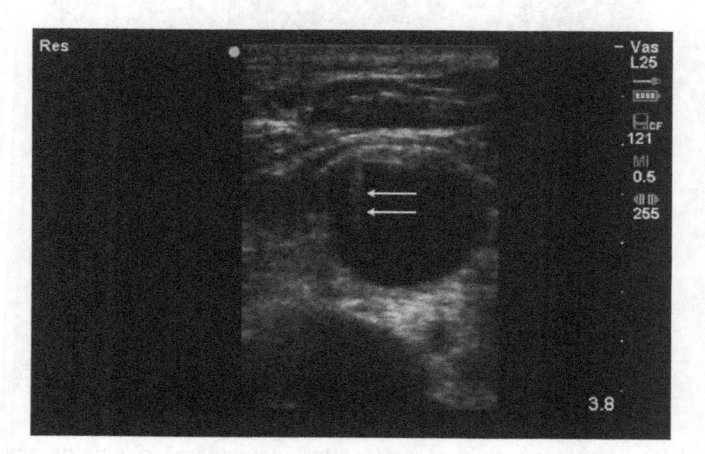

Figura 6.3 Introdução de uma linha venosa guiada pela ultrassonografia. Visualização em tempo real para introdução do cateter: as setas brancas mostram uma agulha entrando na veia jugular interna para um acesso venoso central. (Cortesia de Arun Ngdev, M.D., Emergency Medicine Residency Program, Alameda Health System.)

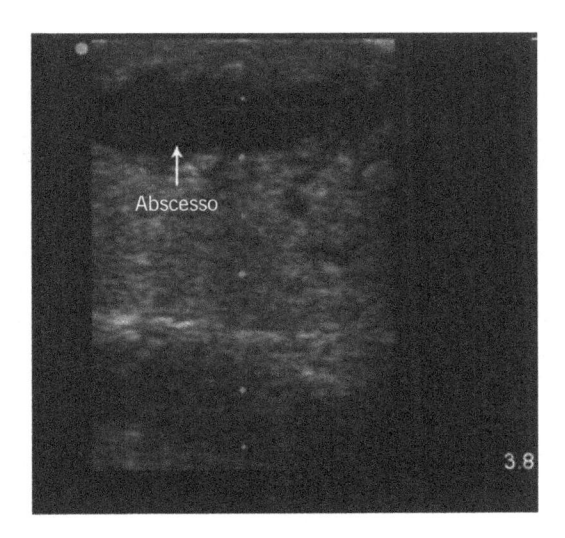

Figura 6.4 Imagem de um abscesso à ultrassonografia. Abscesso subcutâneo. (Cortesia de Arun Ngdev, M.D., Emergency Medicine Residency Program, Alameda Health System.)

Aprendendo a aplicar a ecocardiografia e as tomografias computadorizadas no manejo do paciente crítico

Quando pacientes críticos estão hemodinamicamente instáveis e esforços para ressuscitação não melhoram a perfusão, deve-se considerar se há disfunção cardíaca contribuindo para o quadro clínico. **Ecocardiografia à beira do leito oferece uma avaliação em tempo real da função cardíaca do paciente.** A ecocardiografia pode ser utilizada para estimar a movimentação da parede do ventrículo esquerdo (VE), a fração de ejeção (FE), os volumes de enchimento do coração direito e as pressões venosas pulmonares. As informações obtidas com estas avaliações podem direcionar o início de medicamentos inotrópicos, a necessidade de mais volume, ou a necessidade de vasoconstritores.

Função ventricular esquerda: ecocardiografia à beira do leito pode avaliar qualitativamente a movimentação da parede ventricular esquerda e estimar a função ventricular. Estas estimativas qualitativas com ultrassonógrafos podem ser realizadas por clínicos com treinamento básico em ultrassonografia. Mensurações quantitativas mais sofisticadas podem ser realizadas com equipamentos ligeiramente mais modernos, que podem ser encontrados em muitas UTIs. Esses equipamentos permitem imagens mais claras da parede endocárdica obtendo áreas ventriculares ou volumes durante o ciclo cardíaco. Por registrarem as mudanças nas áreas mensuradas ou volumes do ventrículo durante a diástole e durante a sístole, *encurtamentos fracionais ou FE* podem ser calculados.

$$\text{Encurtamento fracional} = \frac{\text{Área diastólica final} - \text{Área sistólica final}}{\text{Área diastólica final}}$$

$$\text{Fração de ejeção} = \frac{\text{Volume diastólico final} - \text{Volume sistólico final}}{\text{Volume diastólico final}}$$

Função ventricular direita: o ventrículo direito (VD) normalmente é uma câmara complacente com paredes finas e baixas pressões. No paciente crítico, contudo, fatores como o aumento da resistência vascular pulmonar (RVP), disfunção ventricular esquerda ou marcada sobrecarga volêmica podem alterar as pressões rotineiramente encontradas no VD. Um aumento agudo nas pressões ventriculares direitas causa disfunção ventricular direita e, se grave, insuficiência ventricular direita. Assim como na avaliação do VE, a ecocardiografia pode avaliar o VD, qualitativa ou quantitativamente. Achados qualitativos de aumento do VD e movimento paradoxal do septo interventricular sugerem disfunção ventricular direita grave. Para medidas quantitativas, a resolução da imagem deve ser a ideal, para avaliar o volume das câmaras e as medidas de fluxo por Doppler. Se os clínicos estão preparados com treinamento e equipamento básicos, ou mesmo com treinamento mais avançado e equipamentos ligeiramente mais sofisticados, a ecocardiografia à beira do leito oferece um auxílio acessível e não invasivo para o diagnóstico de pacientes críticos instáveis.

Estado volêmico: a avaliação da ressuscitação adequada é fundamental no manejo de pacientes em choque. A ecocardiografia oferece diversas opções não invasivas para avaliação da pré-carga (isto é, o estado volêmico). Como previamente mencionado, as mudanças do diâmetro da VCI durante o ciclo respiratório podem estimar confiavelmente a pressão venosa central (PVC). Equipamentos capazes de mensurar os padrões de fluxo por Doppler podem elucidar a pré-carga pela mensuração do fluxo por meio da valva mitral e no interior da artéria pulmonar. Além disso, a avaliação ecocardiográfica dos volumes do VE durante o ciclo cardíaco pode estimar a pré-carga ventricular esquerda ao mensurar os volumes diastólicos finais. A tecnologia do Doppler pode ser usada para mensurar o fluxo pela via de saída do VE, permitindo estimar o débito cardíaco (DC).

Patologia anatômica: além de avaliar as anormalidades de movimentação da parede miocárdica, a ecocardiografia à beira do leito pode ser utilizada para diagnosticar vegetações valvares, ruptura de músculo papilar e aneurismas ventriculares. Defeitos do septo atrial ou do septo ventricular, além de regurgitação valvar, podem ser visualizados com o efeito Doppler. Excesso de líquido pericárdico e o seu efeito sobre o enchimento dos ventrículos durante a diástole identificarão tamponamento fisiológico se a pré-carga estiver comprometida pela quantidade de líquido no espaço pericárdico. Além disso, o manejo do tamponamento pericárdico pode ser efetuado pela pericardiocentese guiada pela US.

Tomografia computadorizada: a TC necessita transporte do paciente à radiologia. Contudo, em alguns casos, a informação obtida supera o risco do transporte.

Arteriogramas por TC são o método de escolha para o diagnóstico de TEP. As TCs de tórax, de abdome e de pelve podem determinar focos de sepse que são muito profundos para detecção ou são obscurecidos por artefatos durante a realização de US à beira do leito. As TCs podem guiar a introdução de cateteres de drenagem percutâneos para controle de focos, um componente-chave do tratamento do paciente séptico.

Identificação de focos: quando pacientes pioram clinicamente, a imagem desempenha um papel-chave na identificação do foco do problema (ver Quadro 6.3). Radiografias obtidas com aparelho portátil e ultrassonografias são facilmente acessíveis e não necessitam administração de contraste intravenoso e exposição à radiação. Estes métodos podem ser inespecíficos, e no caso da ultrassonografia, operador-dependente. Além disso, há regiões do abdome, do mediastino e do crânio que são de difícil visualização por meio de US, em função da densidade das estruturas adjacentes, especialmente as ósseas. A TC oferece uma forma mais sensível e específica para avaliar o cérebro, o tórax e o abdome. As TCs podem identificar coleções líquidas, áreas de hemorragia ativa, inflamação ou edema.

Quando o declínio agudo do quadro é neurológico, a TC não contrastada é utilizada para avaliar patologias intracranianas, como a piora em pacientes com TCE, hemorragias intracerebrais ou doença cerebrovascular isquêmica. A TC não contrastada é menos sensível na determinação de isquemia cerebral. A TC perfusional (quando disponível) melhora a acurácia da detecção de isquemia cerebral irreversível. Ainda que a ressonância magnética (RM) seja mais sensível para a ava-

Quadro 6.3 • MÉTODOS DE IMAGEM PARA VÁRIAS SITUAÇÕES CLÍNICAS

Sintomas	Diagnóstico	Métodos de imagem
Febre, leucocitose Instabilidade hemodinâmica	Sepse	Radiografias torácicas obtidas com aparelho portátil (infiltrados sugerem pneumonia) Ultrassonografia (especialmente na suspeita de foco biliar) TC (possibilita avaliação anatômica total)
Febre, leucocitose Instabilidade hemodinâmica	SIRS	TC (se nenhum achado novo após o controle do foco, provavelmente há SIRS)
Alteração do sensório	Doença cerebrovascular	TC não contrastada de crânio
Insuficiência Respiratória	Pneumotórax Hemotórax Pneumonia TEP	Radiografias obtidas com aparelho portátil (pneumonia, pneumo/hemotórax) TC (angiograma, se suspeita de TEP)

SIRS, síndrome da resposta inflamatória sistêmica (do inglês *systemic inflammatory response syndrome*); TC, tomografia computadorizada. TEP, tromboembolia pulmonar).

liação de isquemia cerebral, é menos factível em pacientes críticos, pois necessita que o paciente fique isolado no cilindro do equipamento por um período de tempo prolongado para a realização do exame. Pacientes em VM, monitorização rigorosa e com intervenções frequentes não são bons candidatos para este método diagnóstico.

> **CORRELAÇÃO COM O CASO CLÍNICO**
>
> - Ver também Caso 13 (Trombose venosa profunda/Embolia pulmonar), Caso 16 (Insuficiência cardíaca aguda) e Caso 28 (Trauma fechado).

QUESTÕES DE COMPREENSÃO

6.1 Qual dos métodos a seguir fornece a abordagem mais segura para a introdução de cateteres centrais em veia jugular interna (VJI)?
   A. Ultrassonografia para marcar a posição da veia antes da preparação estéril da pele
   B. Radiografia torácica obtida com aparelho portátil antes e após procedimento
   C. Ecocardiograma para visualizar o cateter no átrio direito
   D. Imagem da veia pela ultrassonografia no momento da punção
   E. Ultrassonografia dos ápices pulmonares durante o procedimento, para evitar pneumotóraces

6.2 Uma mulher com 22 anos de idade foi internada na UTI após uma cirurgia eletiva de fixação de fêmur. Durante o transporte, sua SaO_2 caiu para 82%. O fisioterapeuta relatou que, para ela, a ventilação com o Ambu (equipamento de ventilação de transporte) ficou mais difícil. No seu exame preliminar, ela tinha murmúrio vesicular ausente à direita e sua frequência respiratória (FR) era de 34 inspirações por minuto (ipm), sua SaO_2 estava agora em 87%, com um aumento da fração inspirada de oxigênio (FiO_2) no respirador para 100%. A pressão arterial (PA) da paciente é 115/70 mmHg e sua frequência cardíaca (FC) é de 110 batimentos por minuto (bpm). Qual dos métodos diagnósticos a seguir provavelmente é o mais útil?
   A. Ultrassonografia do abdome
   B. TC do tórax
   C. Radiografia torácica obtida com aparelho portátil
   D. Imagem por RM do tórax
   E. Cintilografia pulmonar

6.3 Um homem com 67 anos de idade é trazido à emergência após ser encontrado inconsciente em seu quintal. Na avaliação inicial, está irresponsivo, sua pele está pálida, as extremidades estão frias e ele está sudorético. Sua PA é 80/65 mmHg, a FC é de 102 bpm, e as suas veias do pescoço estão distendidas.

Ele está intubado e apresenta murmúrio vesicular uniformemente audível. Simultaneamente, há vários outros pacientes sendo ressuscitados por trauma, e você deve escolher um exame diagnóstico (porque todos os equipamentos estão sendo compartilhados). Qual equipamento você escolheria?
- A. Radiografia torácica obtida com aparelho portátil
- B. Eletrocardiógrafo
- C. Ultrassonografia com transdutor para ecocardiografia e fluxo por Doppler
- D. Tomografia computadorizada
- E. Ultrassonografia com transdutor de tecidos moles para tórax e abdome

6.4 Um hospital recentemente identificou que o transporte de pacientes críticos para a TC apresenta riscos inerentes. Qual dos pacientes a seguir provavelmente é o mais apropriado para realizar uma TC?
- A. Uma mulher com 87 anos de idade com PA de 110/70 mmHg, FC de 90 bpm, FR de 14 ipm, SaO_2 de 95% e redução do murmúrio vesicular ipsilateral ao sítio de punção de um acesso venoso central.
- B. Um homem com 168 Kg, com um abscesso sub-hepático e extenso enfisema subcutâneo. Ele está plenamente ressuscitado, mas continua recebendo dois medicamentos vasopressores com uma PAM de 72 mmHg.
- C. Um homem com 43 anos de idade em VM com pressões elevadas de vias aéreas, trabalho respiratório elevado e redução do murmúrio vesicular à esquerda.
- D. Uma mulher com 92 anos de idade com PA de 86/48 mmHg, FC de 105 bpm, FR de 18 ipm, creatinina sérica (CrS) de 2,1 mg/dL e veias cervicais distendidas.
- E. Um homem com 22 anos de idade, que foi esfaqueado no terceiro espaço intercostal, lateralmente ao mamilo direito, com PA de 128/78 mmHg, FC de 82 bpm e FR de 12 ipm.

RESPOSTAS

6.1 **D.** Imagem em "tempo real" da VJI durante a canulação tem sido reconhecida como a abordagem mais segura em comparação à técnica dos marcos anatômicos ou à identificação da posição da veia anteriormente ao procedimento.

6.2 **C. A radiografia torácica é o método mais apropriado.** Ainda que a TC possa fornecer informações valiosas sobre a fisiopatologia do tórax, o paciente apresenta-se com dificuldade respiratória e sinais sugestivos de pneumotórax à direita. O transporte para o tomógrafo, nesta situação limítrofe, pode ser catastrófico. Modalidades como ultrassonografia torácica para avaliar a presença ou ausência de deslizamento pleural e radiografias obtidas com aparelho portátil (realizados imediatamente) também podem identificar um pneumotórax clinicamente significativo. Uma toracotomia com agulha pode ser realizada se a suspeita de pneumotórax é elevada. Este procedimento, quando realizado apropriadamente, é de baixo risco relativo e oferece benefício transitório. Ausculta repetida com o ambiente em silêncio é rápida, fácil e pode ajudar a confirmar a presença ou ausência de murmúrio vesicular. O ponto importante

aqui é que se o paciente está instável e o diagnóstico pode ser efetuado à beira do leito, é mais seguro não transportá-lo.
6.3 **C.** O pacientes está em choque e sem história disponível. Achados clínicos sugerem disfunção cardíaca com má perfusão grave e veias cervicais distendidas. Ainda que um eletrocardiograma (ECG) possa fornecer alguma informação imediata que permita descartar um potencial infarto, uma ecocardiografia à beira do leito pode identificar rapidamente anormalidades anatômicas e funcionais como tamponamento pericárdico, ruptura do músculo papilar, anormalidades graves de movimentação da parede ventricular, ruptura de septo, e assim por diante. Com a ecocardiografia, o estado volêmico do paciente também pode ser estimado, assim como a presença de pressões vasculares pulmonares elevadas. Se houver tamponamento, a ecocardiografia pode ser utilizada em tempo real como um método seguro para a realização de uma pericardiocentese.
6.4 **B.** Dos pacientes listados, o homem obeso com enfisema subcutâneo provavelmente será tecnicamente desafiador para uma drenagem de um abscesso sub-hepático guiada pela ultrassonografia à beira do leito. Sua compleição física e o ar subcutâneo aumentarão os artefatos e tornarão a técnica guiada pela ultrassonografia menos segura. A drenagem guiada pela TC oferece uma rota muito mais segura para pacientes com visão limitada à ultrassonografia. Os pacientes "A, C e E" têm suspeita de patologias pulmonares que podem ser avaliadas por radiografias obtidas com aparelho portátil ou ultrassonografia torácica. O paciente "D" provavelmente tem uma origem cardíaca para seus sintomas e pode ser avaliado por uma ecocardiografia à beira do leito.

REFERÊNCIAS

Beaulieu Y, Marik PE. Bedside ultrasound in the ICU: Part 1. *Chest.* 2005;128:881-895.

Guillory RK, Gunter OL. Ultrasound in the surgical intensive care unit. *Curr Opin Crit Care.* 2008;14: 415-422.

McLean AS, Needham A, Stewart D, et al. Estimation of cardiac output by noninvasive echocardiographic techniques in critically ill subjects. *Anaesth Intensive Care.* 1997;25:250-254.

Oba Y, Zaza T. Abandoning daily routine chest radiography in the intensive care unit: meta-analysis. *Radiology.* 2010;255:386-395.

Vigno P, Mucke F, Bellec F, et al. Basic critical care echocardiography: validation of a curriculum dedicated to noncardiologist residents. *Crit Care Med.* 2011;39:636-642.

CASO 7

Um homem com 25 anos, que havia manifestado previamente aos seus familiares o desejo de ser doador de órgãos, sofre um trauma craniencefálico (TCE) grave após um acidente com motocicleta e é declarado em morte encefálica. Ele está intubado, em ventilação mecânica (VM), com uma frequência respiratória (FR) de 16 inspirações por minuto (ipm), um volume de ar corrente (VAC) de 450 mL e uma fração inspirada de oxigênio (FiO_2) de 35%. A gasometria revela um pH de 7,36, uma pressão parcial arterial de gás carbônico ($PaCO_2$) de 36 mmHg e uma pressão parcial arterial de oxigênio (PaO_2) de 150 mmHg (com uma FiO_2 de 35%). A equipe de retirada e o bloco cirúrgico estão em alerta. A pressão arterial sistólica (PAS) está em 110 mmHg, a pressão arterial diastólica (PAD) está em 60 mmHg, a frequência cardíaca (FC) está em 110 batimentos por minuto (bpm), com ritmo regular, e a temperatura está em 35,6 °C. O peso do paciente é de 70 kg e a sua altura é de 1,57 m. Os eletrólitos são: sódio (Na^+) 155 mEq/L, potássio (K^+) 4 mEq/L, cloro (Cl^-) 105 mEq/L e bicarbonato (HCO_3) 20 mEq/L. O débito urinário é de 150 mL/h.

▶ Quais são os passos mais apropriados a partir de agora enquanto se aguarda a retirada de órgãos?
▶ Qual é o parâmetro mais importante que influencia a sobrevida dos órgãos?

RESPOSTAS PARA O CASO 7
Questões éticas

Resumo: este paciente, de 25 anos, está em morte encefálica e é um doador de órgãos. O suporte vital deve continuar visando à manutenção das variáveis fisiológicas e laboratoriais "dentro dos limites da normalidade" para que se preserve a integridade dos órgãos, até que a retirada seja efetuada pelas equipes cirúrgicas.

- **Próximos passos enquanto se aguarda a retirada dos órgãos:** manter os parâmetros fisiológicos do doador tão próximos da normalidade quanto possível.
- **O parâmetro mais importante para a sobrevida dos órgãos:** o tempo, que é essencial nesta situação. Devem-se coordenar todos os aspectos burocráticos e solicitar os exames confirmatórios assim que possível. Reduzir este tempo significa aumentar a sobrevida das células e dos órgãos.

ANÁLISE

Objetivos

1. Conhecer o cuidado básico de doadores adultos em morte encefálica.
2. Saber sobre as alterações fisiológicas que ocorrem em doadores de órgãos.

Considerações

Este homem, de 25 anos, sofreu um acidente automobilístico e teve o diagnóstico de morte encefálica, presumivelmente por perda global e irreversível das funções do tronco cerebral. Ele é um candidato à doação de órgãos e tecidos, pois expressou previamente este desejo a seus familiares. Questões emocionais significativas afetam os seus entes queridos neste momento. Em função disso, um membro de uma equipe intra-hospitalar especialmente treinada, ou um representante de uma organização de procura de órgãos, conversa com os familiares a respeito das decisões difíceis que necessitam ser tomadas, respeitando os seus desejos. A declaração de morte encefálica exige que o paciente esteja em coma e sem reflexos de tronco (isto é, não respirar independentemente, não apresentar reação pupilar ao estímulo luminoso, não movimentar os olhos e não movimentar os membros para longe de estímulos álgicos). Para a obtenção do resultado mais adequado para os órgãos doados, é importante manter a fisiologia do paciente tão próxima da normal quanto possível, preservando PA, FR, oxigenação e balanço hidreletrolítico. Uma equipe bem coordenada é fundamental para auxiliar a família neste processo doloroso e interagir com a equipe médica assistencial e com as equipes de transplante.

ABORDAGEM ÀS
Questões gerais da doação de órgãos

Nesta situação, são aplicados os conhecimentos de senso comum em terapia intensiva. Geralmente, as diretrizes incluem a otimização das funções cardiovascular e pulmonar, a correção do balanço hidreletrolítico, a identificação e o tratamento de infecções e, eventualmente, a administração de reposição hormonal. Órgãos doados são influenciados pela fisiologia sistêmica prevalente (ou seja, oferta de oxigênio, composição dos eletrólitos sanguíneos, citocinas regionais e sistêmicas). Parâmetros gerais para o cuidado otimizado devem ser atendidos, assim como fatores individuais que possam afetar o órgão transplantável (ver Quadro 7.1).

TEMPO DE MANEJO

É importante minimizar o tempo entre a retirada e o implante dos órgãos doados. Centros especializados que aplicam as diretrizes da prática ideal têm apresentado um grande impacto na otimização do tempo de manejo. **Especialistas em transplantes encorajam níveis glicêmicos discretamente elevados.** Em indivíduos em morte encefálica, a ocorrência de neuroglicopenia consequente à insulinoterapia deixa de ser uma preocupação. O efeito imunossupressor induzido pela hiperglicemia pode beneficiar o receptor.

Coagulopatia e terapia transfusional

Os níveis ótimos de hemoglobina (Hb) e de hematócrito (Ht) para os doadores são mostrados no Quadro 7.1. A exigência de oferta de oxigênio adequada também não precisa mais levar em conta o cérebro, que é um órgão de grande consumo de oxigênio. A redução no débito cardíaco (DC) diminui a oferta de oxigênio para os órgãos transplantáveis. Itens preocupantes são a carga de mediadores inflamatórios, a presença de lesão pulmonar aguda e a possível transmissão viral ao receptor. O efeito potencial da imunossupressão secundária às transfusões é desconhecido. Em geral, múltiplas transfusões sanguíneas aumentam o sucesso do transplante. Hemorragia não é desejável, mas anticoagulação "intrínseca" pode ser benéfica para a perfusão dos órgãos. **Infusão de fatores de coagulação presentes no plasma fresco congelado (PFC) e nos concentrados de plaquetas** tem sido associada à **lesão pulmonar aguda relacionada à transfusão** (TRALI, do inglês *transfusion related acute lung injury*) em pacientes críticos clínicos, uma síndrome indistinguível da síndrome da angústia respiratória aguda (SARA). O uso do fator recombinante VIIa é um assunto especial. Mesmo que seja frequentemente utilizado para hemorragias em

Quadro 7.1 • PARÂMETROS RECOMENDADOS POR DIRETRIZES PARA O CUIDADO DE DOADORES	
PVC 4-12 mmHg	Glicose 70-150 mg/dL
POAP 8-12 mmHg	pH 7,40-7,45
Índice cardíaco > 2,4 L/min/m	$PaCO_2$ 30-35 mmHg
DC > 3,8 L/min	PaO_2 80-90 mmHg
PAM 60 mmHg	Hb > 10 g/dL
PAS > 90 e < 120 mmHg	Ht > 30%
Débito urinário 1 a 3 mL/kg/h	

PVC, pressão venosa central; POAP, pressão de oclusão da artéria pulmonar; DC, débito cardíaco; PAM, pressão arterial média; PAS, pressão arterial sistólica; $PaCO_2$, pressão parcial arterial de gás carbônico; PaO_2, pressão parcial arterial de oxigênio; Hb, hemoglobina; Ht, hematócrito.

trauma e neurocirurgia, o seu valor não tem sido demonstrado em doadores. A transfusão de plaquetas pode precipitar lesão pulmonar e liberar substâncias pró-inflamatórias. O benefício ou o risco potencial da transfusão de plaquetas para correção de trombocitopenia após o uso recente de medicamentos antiplaquetários permanece desconhecido.

Temperatura corporal e reposição hormonal

Após a morte encefálica, a maioria dos doadores desenvolve hipotermia leve a moderada, a qual pode ser importante para redução do metabolismo. Os efeitos colaterais perigosos de hipotermia são poliúria, coagulopatia e arritmias. A poliúria pode responder à administração de vasopressina e líquidos. Hipoadrenalismo primário pode ser causado por morte encefálica ou por lesões e doenças prévias do doador. Corticoides em doses suprafisiológicas são frequentemente utilizados para permitir a doação pulmonar. Mineralocorticoides podem corrigir hiponatremia em doadores, embora isto seja contrabalançado pela incidência elevada de diabetes insípido (DI) concomitante. Doses adicionais de corticoides ou infusões intravenosas (IV) podem ser necessárias se o cuidado do doador estender-se por 8 a 12 horas ou mais. Mais órgãos podem ser recuperados quando várias combinações sinergísticas de hormônios são utilizadas. Corticoides, mesmo quando não utilizados para aumentar as taxas de doação pulmonar, podem ser administrados em "doses de estresse", especialmente quando houver hipotensão persistente independente do tratamento adequado com líquidos e medicamentos vasoativos. O **hormônio tireóideo**[*] é utilizado em muitos centros de forma rotineira, ou como resgate, na presença de hipotensão refratária a inotrópicos ou vasopressores. A dose recomendada de tri-iodotironina (T3) é de 2 a 3 mg, a cada hora, infundida por via IV.

---

[*] N. de R.T. Em nosso meio, o hormônio tireóideo na sua formulação parenteral não está habitualmente disponível.

Poliúria, que é comum após morte encefálica, coloca os órgãos em risco secundariamente à hipovolemia, à hipotensão e à hipoperfusão. As causas de poliúria são: diurese fisiológica, efeitos residuais dos diuréticos administrados para o manejo da hipertensão intracraniana (HIC), diurese osmótica secundária ao manitol, hiperglicemia ou DI. Poliúria por outras causas que não o DI em geral não produz hipernatremia significativa. A presença de hipernatremia no doador é associada à redução da função hepática no receptor. Sódio sérico > 155 mEq/L é considerado o limite máximo aceitável. A reposição IV de soluções salinas balanceadas ou de soluções salinas hipotônicas é recomendada quando o débito urinário está acima de 150 a 200 mL/h. Hiperglicemia significativa pode ocorrer se soluções com excesso de dextrose e água são administradas, e deve ser tratada. Vasopressina aquosa pode ser administrada em bólus IV repetidos (5-10 U) ou por meio de uma infusão titulada para o manejo de poliúria. A desmopressina também é efetiva quando administrada como bólus IV (0,5-2 microgramas), podendo ser repetida quantas vezes forem necessárias para se atingir o débito urinário desejado.

Nutrição, reperfusão e pré-condicionamento

Os nutrientes podem facilitar a deposição de glicogênio no fígado, aumentar a disponibilidade de ácidos graxos e de glutamina para o coração, além de fornecer ácidos graxos ômega-3 e aminoácidos para proteção renal. A administração da coenzima CoQ10 é uma estratégia promissora para proteção cardíaca. Estudos têm mostrado que a CoQ10 reduz discretamente a PA e, potencialmente, protege o coração contra o decréscimo da síntese desta enzima pelo miocárdio, o que pode ocorrer pelo uso de estatinas.

Lesão aos órgãos transplantados ocorre pela produção e liberação de radicais livres e outras substâncias tóxicas na implantação, no reaquecimento e/ou na reperfusão. Além disso, a lesão também ocorre quando hipotensão significativa é seguida por ressuscitação e melhora da perfusão tecidual ao órgão transplantado. Porém, um episódio de hipotensão controlado pode pré-condicionar alguns órgãos (especialmente o fígado) antes da explantação, aumentando a tolerância à lesão de reperfusão após a implantação. O uso de dopamina não é benéfico em prevenir lesão de reperfusão.

Conclusão

O cuidado do doador de órgãos é uma tarefa complexa. Ofertar os melhores órgãos para os receptores demanda atenção a múltiplas variáveis. A escassez de dados com base em evidências é um desafio para a terapia intensiva, para as organizações de procura de órgãos e para as equipes transplantadoras. Ordens "para não ressuscitar" (PNR) são problemas éticos frequentes em UTI. Essas ordens devem estar registradas claramente no prontuário do paciente. Se tais ordens não estão presentes, o paciente deve ser questionado a respeito dos seus desejos quanto à ressuscitação, caso venha a sofrer uma parada cardiorrespiratória ou uma arritmia potencialmente fatal. Como muitas outras decisões médicas, definir quanto a ressuscitar ou não um paciente que sofre uma parada cardiorrespiratória envolve uma consideração cuidadosa do potencial benefício frente às preferências desse paciente e também ao provável prognóstico. Decisões de não ofertar uma ressuscitação cardiorrespiratória são difíceis devido às diferenças reais ou percebidas nestas situações.

QUANDO A RESSUSCITAÇÃO CARDIOPULMONAR DEVE SER OFERTADA?

A ressuscitação cardioardiopulmonar (RCP) e o suporte avançado de vida cardiovascular (ACLS, do inglês *advanced cardiac life support*) são uma série de procedimentos médicos desenhados para restabelecer a circulação e a respiração dos pacientes. A RCP e o ACLS são desenhados para manter a perfusão a órgãos vitais enquanto são feitas tentativas para restaurar a respiração espontânea e o ritmo cardíaco pela desfibrilação à beira do leito. Se o paciente para de respirar ou apresenta uma parada cardíaca intra-hospitalar, o cuidado-padrão é realizar uma RCP caso não haja uma ordem válida para não realizá-la. Paramédicos atendendo a uma parada devem fornecer RCP. Hospitais devem possuir políticas escritas que descrevam as situações nas quais a RCP pode ser evitada. Algumas situações gerais que justificam evitar uma RCP são:

- Quando se julgar que a RCP não trará qualquer benefício.
- Quando o paciente, que é capaz de tomar decisões, indica claramente que não deseja uma RCP, com documentação assinada que confirme claramente este desejo escrito em linguagem preferencialmente médica e não jurídica.*
- Quando o paciente demonstrar uma capacidade reduzida de tomar decisões, um substituto pode tomá-las. O substituto pode indicar claramente que o paciente não desejava uma RCP.

A RCP é inútil quando não oferece benefício clínico para o paciente. Nestas circunstâncias, os médicos têm justificativa ética para não proceder a uma RCP. Claramente, é importante definir o que significa "benefício". A distinção entre oferecer efeitos meramente mensuráveis (isto é, normalização do potássio sérico) ou oferecer benefícios significativos à saúde é importante ao se deliberar sobre o assunto.

Uma abordagem para definir "benefício" examina a probabilidade de que uma intervenção leve a um prognóstico desejado. A RCP tem sido avaliada prospectivamente em diversas situações clínicas. O conhecimento da probabilidade de sucesso com a RCP pode ser usado para determinar a sua utilidade.

Também se pode considerar que a RCP não tem benefício quando a qualidade de vida do paciente é tão limitada que nenhuma melhora significativa é esperada com a ressuscitação. O julgamento de "qualidade de vida" pode levar a visões

---

* N. de R.T. O PSDA (patient self-determination act) é uma regulamentação existente nos EUA, desde 1992, dando caráter jurídico ao exercício da autonomia do paciente. Embora ainda não formalizado no Brasil, o exercício da autonomia do paciente vem sendo cada vez mais estimulado.

preconceituosas de pacientes com doenças crônicas ou com sequelas incapacitantes. Há evidência substancial de que pacientes com algumas condições crônicas frequentemente têm qualidade de vida muito superior à de indivíduos saudáveis. Porém, provavelmente, é um consenso que pacientes em estado vegetativo permanente possuem uma qualidade de vida que poucos desejariam. Portanto, a RCP é geralmente considerada "inútil" em pacientes em estado vegetativo persistente.

Não há obrigação de prover RCP quando se julga que ela é medicamente inútil. No entanto, de acordo com o princípio da autonomia, o paciente e/ou seus familiares devem ter um papel na decisão sobre ordens PNR.

Em muitos casos, o paciente e seus familiares concordam com a ordem PNR após uma explicação franca, porém solidária, da situação clínica. Nestes casos, uma ordem PNR pode ser escrita. Cada hospital deve ter procedimentos específicos para escrever uma ordem PNR válida. Em todos os casos, a ordem deve ser escrita pelo médico assistente ou acordada com ele. Uma decisão de não administrar RCP pode também resultar de uma vontade expressa do paciente de que o procedimento não seja realizado. Se o paciente conhece a condição médica existente e possui uma capacidade de decisão intacta, a solicitação deve ser respeitada.

Eticistas e médicos se dividem sobre como proceder quando os familiares discordam da decisão do paciente.

Uma ordem PNR somente pode ser escrita quando há total concordância do paciente e seus familiares. Um esforço razoável deve ser feito para se explicar todos os detalhes da situação clínica às partes envolvidas, o que, em geral, leva à resolução do conflito. Em casos difíceis, uma consultoria ética pode ser útil. Contudo, RCP deve ser ofertada nestes casos, mesmo que seja considerada inútil. A **realização de esforços parciais** de ressuscitação **não é eticamente justificável.** Estas ações minam os direitos dos pacientes e violam a confiança da relação médico-paciente. Na maioria das vezes, a decisão para iniciar ou negar RCP ocorre em momentos nos quais o paciente é incapaz de participar do processo decisório e suas preferências não são conhecidas. Há duas abordagens gerais para este dilema: diretivas avançadas e tomadores substitutos de decisão.

Diretiva avançada

A diretiva avançada é um documento detalhando as decisões que o paciente provavelmente tomaria, caso estivesse incapaze de opinar, no momento em que a decisão crítica tiver de ser tomada. Este documento pode listar ou indicar decisões específicas (isto é, **vontade de viver**). Por outro lado, pode designar uma pessoa específica para tomar estas decisões (isto é, **empoderamento legal de um advogado ou outros substitutos**). Há alguma controvérsia do quão literalmente a vontade de viver deve ser interpretada. Preferências expressas como vontade de viver são mais interessantes quando elas refletem, de forma consistente, as visões do paciente ao longo da vida. Frequentemente, isto pode ser determinado por meio de conversas com familiares, amigos íntimos, ou profissionais da saúde que tenham um relacionamento de longa data com o paciente.

Tomador de decisão substituto

Na ausência de um documento escrito, a lei* norte-americana reconhece uma hierarquia de relações familiares que determina qual familiar deve ser o "porta-voz" oficial. Ver Quadro 7.2.

CONCLUSÕES

O tratamento médico básico não deve ser negado ao paciente, mas práticas médicas e éticas estabelecidas devem ser respeitadas. Quando confrontado com decisões sobre intervenções como a RCP, a equipe de saúde deve demonstrar respeito pela autonomia pessoal e fornecer um termo de consentimento informado. Ordens PNR não devem ser convertidas em ordens para não tratar ou ordens para não salvar na ausência de documentação adequada. O cuidado médico o mais adequado possível deve ser prestado em situações emergenciais, conforme o consentimento informado do paciente. O padrão de cuidado é o mesmo na doença e na saúde, incluindo emergências clínicas e cirúrgicas.

> ### CORRELAÇÃO COM O CASO CLÍNICO
> - Ver também Caso 3 (Escores e prognósticos dos pacientes).

QUESTÕES DE COMPREENSÃO

7.1 O Sr H é um homem com 24 anos de idade que mora em uma clínica, onde está em reabilitação após um trauma de medula espinal. A lesão o deixou tetraplégico. Ele tem uma função cognitiva normal e nenhum problema respiratório. Ele é internado no seu serviço para tratar uma pneumonia. O médico residente sugere antibióticos, fisioterapia e hidratação. O interno diz "ele deve ser PNR, em função da futilidade médica". Em qual dos seguintes cenários a RCP oferece o seu maior benefício?

Quadro 7.2 • HIERARQUIA DAS RELAÇÕES FAMILIARES NA TOMADA DE DECISÃO	
1. Tutor legal com autoridade para tomada de decisão	4. Indivíduo com poder legal permanente para tomada de decisões
2. Esposa	5. Filhos adultos do paciente (todos em concordância)
3. Pais do paciente	6. Irmãos adultos do paciente (todos em concordância)

---

* N. de R.T. No Brasil, não há uma determinação legal da hierarquia decisória.

A. Paciente crítico com acidente vascular encefálico (AVE) agudo
B. Paciente com neoplasia metastática
C. Paciente em choque séptico
D. Paciente com insuficiência renal aguda (IRA)
E. Paciente com pneumonia grave

7.2 Uma mulher com 82 anos de idade, portadora de neoplasia de colo intestinal com metástases hepáticas, é internada para realização de quimioterapia. Devido ao prognóstico reservado, ela é questionada sobre uma ordem PNR, porém a paciente deseja atendimento pleno, incluindo manobras de RCP. Qual é o manejo mais apropriado neste caso?

A. Explicar para a paciente que uma ordem PNR significa que ela receberá cuidados paliativos.
B. Enfatizar com compaixão que uma decisão deverá ser tomada nas próximas horas, caso ocorra uma parada cardiorrespiratória.
C. Não dividir esta decisão com os familiares, pois isto frequentemente é um fator complicador.
D. Discutir com a paciente que uma ordem PNR não significa que ela não receberá outros cuidados.

RESPOSTAS

7.1 **D. Insuficiência renal, tanto aguda como crônica, pode ser tratada com diálise.** Outras alternativas apresentam maior futilidade médica, de forma que intervenções como RCP não oferecem chance de benefício significativo para o paciente. Intervenções podem ser consideradas inúteis se a probabilidade de sucesso (alta hospitalar) é < 1% e/ou se a qualidade de vida está abaixo do mínimo aceitável para o paciente. Neste caso, a probabilidade de sobrevida do paciente após uma RCP é abaixo da média, considerando-se sua quadriplegia e pneumonia leve. De fato, em casos de pneumonia grave com insuficiência respiratória, a sobrevida é < 1%. A sua qualidade de vida não é sem valor. Desde que ele esteja totalmente alerta e desperto, o Sr. H pode ser questionado a respeito da sua visão sobre qualidade de vida. É importante discutir sobre os prováveis cenários nos quais ele possa ter uma parada cardiorrespiratória e necessitar de uma RCP. Dessa forma, o Sr. H poderá dizer se ele deseja uma RCP ou não. Nenhum julgamento sobre a possível utilidade ou futilidade de uma RCP baseada na atual condição do Sr. H pode ser tomada sem discussão. A decisão sobre ressuscitação deve ser tomada somente após consultar o paciente e seus familiares acerca da sua situação, desejando uma definição em conjunto.

7.2 **D.** Esta paciente é uma senhora idosa com diagnóstico de neoplasia metastática. Alta hospitalar não é esperada, caso ela necessite uma RCP. Portanto, uma RCP poderia ser considerada como um esforço "inútil", porém a paciente não atinge outros critérios para futilidade e é mentalmente capaz. Uma ordem PNR não deve ser redigida, mesmo que seja julgada inútil, se não houver concordância da paciente e seus familiares. Ela deve ter tempo para conhecer a gravidade do seu diagnóstico. Questionamento periódico sobre a realização de RCP deve ser feito com ela e seus familiares. A forma mais correta de fazê-lo é no contexto de outras decisões médicas durante o cuidado da paciente. É preciso enfatizar que uma ordem PNR não significa que a paciente será abandonada ou receberá um cuidado inferior ao padrão.

DICAS CLÍNICAS

- ▶ É fundamental uma abordagem coordenada para o cuidado do doador e dos seus familiares, atendendo necessidades emocionais e espirituais, otimizando parâmetros fisiológicos do doador em articulação com as equipes transplantadoras.
- ▶ Embora os dados em relação a esta área sejam limitados, a opinião de especialistas recomenda a manutenção ou restauração de parâmetros fisiológicos e laboratoriais normais.
- ▶ Instabilidade cardiovascular ocorre frequentemente durante o curso da morte encefálica em função da tempestade catecolaminérgica, da produção de citocinas e de alterações neurovasculares.
- ▶ Intervenções agressivas em terapia intensiva podem corrigir instabilidade cardiovascular e reverter ou preservar a função normal de órgãos, permitindo que os transplantes sejam realizados.
- ▶ Mais estudos são necessários para que se defina o nível de variabilidade fisiológica que pode ser aceito em doadores de órgãos.

REFERÊNCIAS

Annas GJ. Standard of care: in sickness and in health and in emergencies. *N Engl J Med.* 2010;362: 2126-2131.

Cherniack EP. Increasing use of DNR orders in the elderly worldwide: whose choice is it? J Med Ethics. 2002 Oct;28(5):303-307.

Deutschman C, Neligan P. *Evidence-Based Practice of Critical Care.* Philadephia: Saunders, Elsevier; 2010.

Holmquist M, Chabalewski F, Blount T, et al. A critical pathway: guiding care for organ donors. Crit Care Nurse 1999;19:84-98.

Loscalzo J. *Harrison's Pulmonary and Critical Care Medicine.* New York: McGraw-Hill; 2010.

Wood KE, Becker BN, McCartney JG, et al. Care of the potential organ donor. N Engl J Med. 2004;351: 2730-2739.

CASO 8

Você é chamado para manejar a via aérea de um rapaz com 22 anos, lutador de boxe, que foi internado na UTI por estridor inspiratório após um trauma de crânio e pescoço durante um combate profissional no início da mesma noite. Ele apresenta rabdomiólise e concussão. Encontra-se confuso em relação às horas que se seguiram ao evento. Uma tomografia computadorizada (TC) de crânio revela edema cerebral leve, sem evidência de hemorragia intracraniana. Ele está responsivo ao comando verbal vigoroso. É um rapaz com 1,83 m de altura e 80 kg de peso.

▶ Qual é a primeira conduta no manejo deste paciente?
▶ Quais são as outras condutas no manejo deste paciente?

RESPOSTAS PARA O CASO 8
Manejo de via aérea/Insuficiência respiratória

Resumo: este boxeador de 22 anos tem estridor inspiratório, o que indica insuficiência respiratória por obstrução ou por colapso de via aérea.

- **Primeira conduta:** (1) Intubação em sequência rápida (ISR) para proteção de via aérea; (2) evitar o uso de sonda nasogástrica (SNG), pois este paciente tem trauma de face e há risco de perfuração da placa cribiforme pela SNG. Inserção da SNG por via oral é a opção mais adequada.
- **Outras condutas:** radiografia torácica para avaliar a traqueia, corrigir a posição do tubo endotraqueal (TET) e pesquisar a presença de pneumotórax. Se edema cerebral estiver presente, um volume-minuto elevado deve ser utilizado para indução de alcalose respiratória e consequente redução da pressão intracraniana (PIC). A pressão positiva ao final da expiração (PEEP) não deve ser excessiva, para que se evite aumento da PIC. Propofol é o medicamento indicado para indução e sedação, pois reduz a PIC, tem atividade anticonvulsiva e permite uma melhor avaliação neurológica pela sua rápida eliminação sérica, quando suspensa.

ANÁLISE

Objetivos

1. Conhecer as indicações e as contraindicações de intubação endotraqueal (IET).
2. Ter informações acerca dos métodos alternativos para o controle da via aérea.
3. Identificar as complicações mais comuns da IET.
4. Saber sobre os passos e as ferramentas necessários para a IET.

Considerações

Este boxeador de 22 anos sofreu um trauma craniencefálico (TCE), bem como trauma de pescoço, apresentando estridor inspiratório, o que sugere um possível colapso de via aérea. Isto necessita uma ISR para proteção e controle da via aérea. Um manejo expectante neste paciente provavelmente levaria a consequências devastadoras. Uma SNG pode ser necessária para reduzir o risco de aspiração de sangue. A prevenção de aspiração é feita com a elevação da cabeceira a 45 graus. A ventilação mecânica (VM) é iniciada em modo assisto-controlado, com uma frequência respiratória (FR) de 22 inspirações por minuto (ipm), um volume de ar corrente de 500 mL, uma fração inspirada de oxigênio (FiO_2) de 100% e uma PEEP de 5. A utilização de um volume-minuto mais elevado é prudente, com o objetivo de decrescer a pressão intracerebral.

ABORDAGEM AO
Manejo da via aérea/Suporte ventilatório

INTUBAÇÃO EM SITUAÇÕES CRÍTICAS

A indicação mais comum de IET é o tratamento de insuficiência respiratória hipoxêmica ou insuficiência ventilatória hipercápnica. O tratamento inicial da hipoxemia começa com a administração de oxigênio a baixo fluxo por cateter ou óculos nasal, o que fornece uma FiO_2 aproximada de 30%. Se necessário, pode-se elevar a FiO_2 até 100% com a utilização de uma máscara de alto fluxo. Pacientes com piora do sensório e incapacidade de proteção da via aérea apresentam indicações secundárias de IET. É preciso assegurar-se de que o paciente não possua qualquer documentação prévia, na qual tenha se recusado a receber IET, ou mesmo possua uma ordem para não ressuscitar (PNR) definida. Os desejos do paciente ou dos seus familiares, ou mesmo de um tutor legal, devem ser considerados previamente à oferta de procedimentos invasivos. Outras indicações para IET são: aspiração de partículas sólidas, necessidade de fibrobroncoscopia e lavado broncoalveolar (LBA), necessidade de sedação profunda em pacientes com lesões traumáticas e/ou neurológicas previamente à realização de exames de imagem ou procedimentos terapêuticos, e em pacientes com estado de mal epiléptico que necessitem de sedação e paralisia muscular para o tratamento das convulsões.

Intubação endotraqueal

A IET é o método definitivo para o controle da via aérea, sendo um procedimento comum em pacientes com anestesia geral. O equipamento de via aérea por máscara laríngea (VAML) não exige um tubo inserido na traqueia ou a utilização de um laringoscópio para o procedimento, sendo uma alternativa para determinados pacientes que se submeterão a uma cirurgia eletiva de menor duração. O VAML é similar a um TET curto, porém circundado e mantido no seu lugar por uma máscara laríngea. A extremidade da máscara com sua porção distal aberta empurra a língua para baixo e a *úvula* para trás. A VAML é efetiva como uma opção de curta duração e não necessita tanto treinamento como a IET. Pacientes que podem necessitar de VAML variam desde aqueles submetidos a anestesia para cirurgias eletivas até aqueles críticos, com disfunção ou lesões de múltiplos órgãos. Situações emergenciais, como parada respiratória ou cardiorrespiratória, necessitarão IET. A IET é efetiva para proteger a via aérea de aspiração, combater oxigenação ou ventilação inadequada e na presença ou risco de obstrução de via aérea. As indicações para controle de via aérea estão se tornando mais complexas na era da tecnologia avançada de sistemas de oferta de oxigênio e de formas de ventilação não invasiva (VNI). Podem ser divididas em três categorias básicas: (1) insuficiência respiratória hipoxêmica (pressão parcial arterial de oxigênio [PaO_2] reduzida), (2) insuficiência ventilatória hipercápnica (incluindo parada cardiorrespiratória), intoxicação por medicamentos (pressão parcial arterial de gás carbônico [$PaCO_2$] elevada) e (3) piora do nível de consciência, necessitando proteção de via aérea para prevenção de aspiração.

A presença de secreções excessivas e a incapacidade do paciente em eliminá-las são indicadores mais importantes de proteção da via aérea e necessidade de IET do que a ausência do reflexo de tosse. **A falta de reflexo de tosse não é um preditor sensível para indicar a necessidade de IET para controle da via aérea.**

O teste do reflexo de tosse deve ser realizado com equipamento de sucção à mão, pois pode induzir vômitos e causar aspiração. A acumulação de grande quantidade de secreções na cavidade oral, sem a capacidade de eliminá-las, é uma indicação para IET. Se o paciente pode falar, é cooperativo e responde ao comando verbal, um teste com VNI deve ser tentado, desde que não retarde uma eventual IET. A assistência ventilatória por meio da VNI pode dar o tempo necessário para que o tratamento da condição de base, por meio de corticoides, broncodilatadores, diuréticos, nitratos ou outras medicações funcione.

Insuficiência respiratória hipoxêmica

Insuficiência respiratória hipoxêmica, ou insuficiência respiratória Tipo 1, é definida pela presença de hipoxemia sem hipercapnia. Uma piora da troca gasosa através da membrana alvéolo-capilar (> gradiente A-a) causa hipoxemia, levando à redução da oferta de oxigênio às células e aos tecidos. Uma forma rápida e fácil para calcular o gradiente A-a é mostrada a seguir (pode-se observar pela equação a seguir que jamais se terá um gradiente A-a negativo):

$$\text{Gradiente A-a} = (FiO2 \times 7) - PaO_2 - (PaCO_2 \times 1,2) \Rightarrow \text{o valor normal é} < 20 \text{ mmHg}$$

O tratamento inicial de todas as causas de hipoxemia inclui: (a) assegurar via aérea patente, (b) fornecer ventilação adequada e (c) ofertar oxigênio suplementar. Uma PaO_2 de 60 mmHg ou uma saturação de arterial de oxigênio (SaO_2) de 90 a 92% são sugeridas como um valor minimamente aceitável. Pacientes com hipoxemia melhorarão com a oferta de níveis crescentes de FiO_2, o que indica a desigualdade ventilatório-perfusional (V/Q) como o processo fisiopatológico de base. Se a hipoxemia é resistente à elevação da FiO_2, a causa mais provável é a presença de *shunt* (isto é, síndrome da angústia respiratória aguda [SARA]).

O tratamento da hipoxemia inicia ao se assegurar uma via aérea patente para adequada ventilação e oxigenação do paciente. Tentativas de VNI podem estar indicadas, mas isto não deve retardar uma intubação e VM, quando necessárias. Se a SaO_2 não melhorar com FiO_2 a 100%, então IET e VM devem ser instituídas, bem como a PEEP deve ser administrada.

Insuficiência ventilatória hipercápnica

Insuficiência respiratória hipercápnica ocorre quando há incapacidade de remoção do dióxido de carbono (CO_2) alveolar. Isto pode resultar de uma doença pulmonar primária ou ser secundária a causas cardíacas, neurológicas ou metabólicas.

Os sintomas e sinais de hipercapnia são explicados pelo fato de que o aumento da $PaCO_2$ causa vasoconstrição, confusão, sedação e acidose. O diagnóstico de hipercapnia é confirmado por meio de uma gasometria arterial (GA) demonstrando uma $PaCO_2$ > 45 mmHg e uma acidemia significativa secundária à elevação da $PaCO_2$. A velocidade de elevação da $PaCO_2$ afetará os sinais e sintomas. Se a elevação for gradual, então o início de sintomas como letargia, cefaleia e confusão será mais gradual. Contudo se a $PaCO_2$ elevar-se rapidamente, então o início dos sintomas será mais marcado. **O tratamento da insuficiência ventilatória hipercápnica inclui suplementação de oxigênio e garantia de via aérea patente.** O tratamento deve ser direcionado especificamente para a doença de base. Se a condição do paciente não melhorar com o tratamento inicial, o aumento da ventilação-minuto se tornará necessário.

A VNI por pressão positiva deve ser tentada inicialmente, a menos que haja uma necessidade óbvia de IET. As indicações de progressão para IET são insuficiência respiratória, independente da pressão positiva contínua na via aérea (CPAP) e dos sinais de insuficiência respiratória iminente, como piora da dispneia, taquipneia, utilização da musculatura acessória da respiração e volume de ar corrente (VAC) reduzido.

Piora do nível de consciência e proteção da via aérea

Pacientes com valores da escala de coma de Glasgow (GCS, do inglês *Glasgow coma score*) menores ou iguais a 8 devem ser intubados devido à diminuição do nível de consciência, à hipoventilação persistente e à necessidade de proteção da via aérea. Pacientes comatosos apresentam redução do estímulo respiratório, hipoventilação, obstrução de via aérea e reduzida capacidade de eliminar secreções.

Trinta por cento dos pacientes com hemorragia subaracnóidea e TCE provavelmente desenvolverão edema pulmonar, lesão pulmonar aguda grave do adulto ou SARA. Quando há temor em relação ao aumento da PIC e ao risco de herniação uncal, hiperventilação com alcalose tem se mostrado útil para indução de vasoconstrição cerebral. Também se tem demonstrado que a utilização de propofol para sedação reduz a PIC. Hiperventilação prolongada para profilaxia de hipertensão intracraniana (HIC) deve ser evitada, pois acarreta risco de isquemia encefálica. Outras indicações para IET são trauma ou edema de face ou de pescoço, ou outros processos obstrutivos da via aérea.

Contraindicações para a intubação endotraqueal

Devido à urgência de suporte ventilatório ou de controle da via aérea, há poucas indicações relativas para a IET. Laringoscopia direta é contraindicada em pacientes com transecção parcial da traqueia, pois isto pode causar a perda completa da via aérea. Nesta situação, deve-se estabilizar a via aérea por meio de cirurgia. Se a coluna cervical é instável para ser estendida durante a intubação, é necessária uma estrita estabilização linear, que deve ser mantida durante todo o procedimento, para se evitar lesão medular e consequente tetraplegia. De fato, a colocação de um TET com o auxílio de um videolaringoscópio tem reduzido a necessidade de hiperextensão cervical durante a intubação.

Considerações especiais

Antes da intubação, todo equipamento necessário deve estar à mão. O equipamento recomendado inclui luvas, escudo transparente de proteção facial, sistema de sucção, ambu ligado a uma fonte de oxigênio, TET com guia, seringa de 10 mL, fixador do TET, capnógrafo, estetoscópio e laringoscópio com lâminas ou com tecnologia de fibra ótica. O laringoscópio com fibra ótica permite que se guie por visualização direta a lâmina e que se veja a inserção do TET através das cordas vocais. Os dois tipos de lâminas mais comumente utilizadas são a lâmina reta de Miller e a lâmina curva de MacIntosh. TETs são disponibilizados em diferentes diâmetros internos: 7,0; 7,5, e 8,0 mm. Em adultos, quando possível, deve ser utilizado o diâmetro de 8,0 mm. O tamanho da traqueia é mais bem estimado pelo índice de massa corporal (IMC) predito do que pelo IMC real. Os TETs são disponibilizados com balonete e sem balonete. Os tubos sem balonete são geralmente utilizados em crianças menores, e os tubos com balonete são usados em crianças maiores e adultos. Os balonetes não devem ser hiperinsuflados, pois eles são projetados para serem sistemas de alto volume e baixa pressão, a fim de prevenir lesão isquêmica da mucosa da traqueia. A pré-oxigenação com máscara a 100% ou com ambu é necessária para aumentar a oxigenação sanguínea. Isto ocorre pela substituição da maior proporção de N_2 do ar ambiente por oxigênio. Isto é obtido pela utilização de O_2 a 100%, o que também aumenta a capacidade de reserva funcional do paciente e aumenta o intervalo de tempo até uma próxima dessaturação. Aumentar a oferta de oxigênio reduz a quantidade de pressão positiva necessária, reduzindo o risco de aspiração de conteúdo gástrico.

Antes de qualquer procedimento a ser realizado, deve-se confirmar a assinatura do consentimento informado, exceto em situações de emergência. No caso de emergência, deve-se assegurar que não haja uma ordem PNR, ou uma ordem para não intubar (PNI). Uma guia, normalmente flexível é, em geral, colocada no interior do TET para manter-se a curvatura normal da via aérea. Acesso intravenoso deve ser obtido, e os sinais vitais do paciente devem ser monitorizados continuamente. O posicionamento apropriado do paciente, prévio à intubação, é fundamental. A cabeça do paciente deve estar no nível da porção distal do esterno. A posição ideal da cabeça é obtida pela colocação de um travesseiro ou de uma toalha dobrada sob a nuca do paciente. O alinhamento da cavidade oral, faringe e laringe é fundamental para a visualização das cordas vocais e é arranjado pela flexão do pescoço e extensão da cabeça. Dentaduras ou próteses móveis devem ser removidas. Um auxiliar deve realizar a manobra de Sellick (aplicando uma pressão firme sobre a cartilagem cricoide), o que comprime o esôfago entre a cartilagem cricoide e a vértebra cervical e evita aspiração de conteúdo gástrico. Esta manobra reduz o risco de aspiração passiva de conteúdo gástrico e melhora a visualização da glote.

ACESSO INTRAVENOSO E MEDICAMENTOS PARA SEDAÇÃO E PARALISIA MUSCULAR

Bloqueadores neuromusculares e sedativos potentes são utilizados para melhorar a visualização das cordas vocais e reduzir o risco de vômitos e aspiração. Midazolam e fentanil são os agentes hipnóticos geralmente utilizados para indução. Outras combinações são tiopental e cetamina. Um bloqueador neuromuscular habitualmente utilizado é a succinilcolina. Rocurônio é uma alternativa quando há contraindicação à succinilcolina, em especial hipercaliemia. Succinilcolina deve ser evitada na presença de hipercaliemia devido à despolarização da junção neuromuscular. Edema, obstrução, tumores, trauma e infecções podem aumentar a dificuldade para intubar. Outras situações que podem tornar a intubação mais difícil são uma mandíbula pequena, uma mobilidade limitada do pescoço e uma língua edemaciada (angioedema, amiloidose). *Bloqueadores neuromusculares* utilizados para paralisar o paciente para VM são associados com déficits e sequelas neurológicas, devendo ser evitados.

Confirmação

Após a introdução, o TET deve ser posicionado em posição mediana na traqueia, com a extremidade do TET mantida 3 a 4 cm acima da carena. Murmúrio vesicular bilateral e expansão uniforme dos pulmões devem ser registrados. Um **detector de dióxido de carbono ao final da expiração (capnografia) deve ser conectado ao TET, e este monitor deve mudar a coloração após as primeiras seis inspirações.** A ausência de mudança da coloração sugere que o TET não está na traqueia. O TET deve ser reposicionado até que o monitor de CO_2 confirme a posição endotraqueal correta pela mudança da coloração. Uma radiografia torácica é necessária para se verificar a posição do TET e para assegurar que o TET não tenha migrado para o brônquio principal direito ou esquerdo. Após uma adequada IET, o tubo deve ser seguro na posição por meio de um cadarço fixador ou por meio de uma fita adesiva.

A barba deve ser aparada se interferir com a fixação do TET.
As complicações mais importantes relacionadas à introdução de um TET são broncoespasmo, hipoxemia, hipercapnia, ou mesmo óbito. Vômitos, bradicardia, laringospasmo, pneumonite e pneumonia também são descritas. Algumas autoridades recomendam a administração de lidocaína intravenosa antes da IET, para redução de broncoespasmo induzido pelo procedimento. IET e VM também têm sido associadas com um aumento no número de casos de *delirium* em pacientes críticos.

RESUMO

O principal objetivo da IET e da VM é permitir uma via aérea patente para a administração de oxigênio e ventilação apropriada, fundamentais para a sobrevida do paciente. Isso também permite aspiração de secreções, aplicação de PEEP e administração de medicações na forma de aerossol. A decisão de realizar uma IET exige um conhecimento das alterações fisiológicas e patológicas que a indicam. Um monitor qualitativo colorimétrico da pressão parcial de gás carbônico exalado ($PEtCO_2$) é comumente utilizado para determinar a posição do TET, sendo praticamente 100% sensível e 100% específico para a identificação de um posicionamento correto.

> **CORRELAÇÃO COM O CASO CLÍNICO**
>
> - Ver também Caso 3 (Escores e prognósticos dos pacientes), Caso 9 (Manejo ventilatório), Caso 11 (Exacerbação asmática) e Caso 12 (Métodos não invasivos de suporte ventilatório).

QUESTÕES DE COMPREENSÃO

8.1 Um homem com 34 anos chega à emergência 45 minutos após ser baleado no abdome com uma pistola calibre 38. Na chegada, o paciente está alerta, orientado no tempo e espaço, com uma pressão arterial (PA) de 76/50 mmHg, uma frequência cardíaca (FC) de 140 batimentos por minuto (bpm), uma frequência respiratória (FR) de 32 ipm e oximetria de pulso em 72% ao ar ambiente. A radiografia torácica mostra pneumotórax bilateral com colapso pulmonar parcial. Uma ISR é realizada com um TET de 8 mm. Drenos torácicos são inseridos bilateralmente. O paciente é colocado em ventilação por pressão de suporte com pressão inspiratória de 10 mmHg, PEEP de 0 e FiO_2 de 100%. Radiografia de controle e GA ainda não estão disponíveis. Qual das alternativas a seguir traz a confirmação mais confiável da adequada posição do TET?

A. Facilidade de ventilar o paciente com ambu
B. Alterações colorimétricas positivas em um monitor de CO_2 conectado ao TET
C. Ausculta de murmúrio vesicular uniforme e distribuído bilateralmente
D. Oximetria de pulso acima de 95%
E. Expansão torácica a cada inspiração

8.2 Você é chamado para avaliar um homem branco, de 45 anos, que desenvolveu pneumotórax após uma laparotomia. Ele pesa 60 kg e havia sido previamente intubado com um TET de 8 mm para o procedimento anestésico. O seu dente incisivo está na marca de 32 cm do TET. O exame físico revela presença de murmúrio vesicular e expansão do hemitórax direito, mas ausência de murmúrio vesicular e expansão do hemitórax esquerdo. Qual é a etiologia mais provável destes achados?

A. Intoxicação por monóxido de carbono
B. Baixa FiO_2 programada
C. SARA
D. Intubação esofágica
E. TET introduzido no brônquio principal direito

RESPOSTAS

8.1 **B. Os métodos mais confiáveis para confirmar que o TET está na traqueia são** a visualização do TET passando entre as cordas vocais ou a observação das alterações de coloração de um monitor de CO_2 conectado ao TET com o paciente em ventilação. Independente disso, uma radiografia torácica é realizada para a confirmação da posição do tubo. Algumas vezes, a fibrobroncoscopia pode ser necessária para confirmar a posição correta ou para auxiliar a introdução do TET. A ponta do TET deve estar 3 a 4 cm acima da carena. A flexão da cabeça empurra a ponta do TET para longe da carena, podendo ocasionar extubação enquanto a extensão da cabeça empurra a ponta do TET em direção à carena, podendo ocasionar intubação seletiva do brônquio principal direito. Outras manobras geralmente realizadas são a oximetria de pulso e a ausculta dos campos pulmonares, porém tais manobras não são preditoras tão boas de uma intubação correta.

8.2 **E.** O TET do paciente está muito distal, causando intubação seletiva à direita, porque o ângulo do brônquio principal direito é mais vertical do que o ângulo do brônquio principal esquerdo. O brônquio principal esquerdo sai da traqueia em um ângulo de 45°, tornando a sua intubação seletiva menos provável. Um erro comum é a intubação esofágica. A colocação apropriada do TET necessita confirmação visual ou por meio de um monitor de CO_2 conectado ao TET. Uma radiografia torácica assegura um posicionamento correto do TET, e a sua extremidade distal deve ser mantida 3 a 4 cm acima da carena.

DICAS CLÍNICAS

▶ A avaliação clínica combinada com a experiência é a ferramenta mais importante para identificar os pacientes que necessitam de intubação.
▶ Indicações para IET e VM são geralmente divididas em insuficiência respiratória hipoxêmica, insuficiência ventilatória hipercápnica, redução do nível de consciência e necessidade de proteção da via aérea.
▶ IET planejada é sempre preferível ao manejo emergencial da via aérea.
▶ A ventilação pode ser monitorizada pela capnografia, a qual mensura de forma não invasiva a $PaCO_2$ no ar expirado.
▶ A GA e a mensuração da $PaCO_2$ são necessárias para se avaliar insuficiência ventilatória hipercápnica, pois a oximetria pode permanecer próxima da normalidade até a ocorrência de um colapso ventilatório.
▶ Ao contrário da oximetria de pulso para a detecção de hipoxemia, a monitorização à beira do leito para detecção de hipercapnia não é rotineiramente disponível.
▶ As indicações neurológicas de IET por piora do nível de consciência e presumida proteção de via aérea podem responder por 20% dos pacientes intubados em UTI.
▶ Ausculta não é confiável para se determinar a posição do TET.
▶ Em geral, pacientes necessitando ISR apresentam dispneia, taquipneia, utilização de musculatura respiratória acessória e VAC reduzido com respiração paradoxal.

REFERÊNCIAS

Grekin P, Chin MM. Syncope, In: Toy EC, Simon BC, Takenaka KY, Baker B, Rosh AJ. Syncope. *Case Files, Emergency Medicine*, Second Edition. New York, NY: McGraw-Hill, 2009.

Loscalzo J. *Harrison's Pulmonary and Critical Care Medicine*. New York, NY: McGraw-Hill; 2010.

Orebaugh S, Snyder JV. *Direct Laryngoscopy and Tracheal Intubation in Adults*. Waltham, MA: UpToDate; 2011.

CASO 9

Você é chamado para programar os parâmetros do respirador de um homem com 24 anos de idade, vítima de um quase afogamento. O paciente foi intubado por paramédicos com um tubo endotraqueal (TET) de 8 mm no local do acidente. A fração inspirada de oxigênio (FiO_2) foi colocada a 100% mantendo-se uma saturação arterial de oxigênio (SaO_2) de 92%. O paciente estava em uma festa de Ano Novo. Ele está desperto e responde a estímulos profundos. A radiografia torácica mostra infiltrado intersticial bilateral, um coração de tamanho normal e um ângulo costofrênico limpo. A ponta do TET está 3 cm acima da carena. A sua frequência respiratória (FR) é de 12 inspirações por minuto (ipm). A pressão arterial (PA) é de 100/50 mmHg, a frequência cardíaca (FC) é de 150 batimentos por minuto (bpm) e a temperatura é de 35 °C. Ele pesa 70 kg. O paciente está esperando uma transferência para a unidade de terapia intensiva (UTI) para o prosseguimento do tratamento.

▶ Qual é o modo ventilatório mais adequado e os melhores parâmetros a serem inicialmente programados para este paciente?
▶ Quais são as complicações mais comuns da ventilação mecânica (VM)?
▶ Quais são os problemas que comumente ocorrem em vítimas de quase afogamento?

RESPOSTAS PARA O CASO 9
Manejo ventilatório

Resumo: este paciente é um homem com 24 anos de idade, vítima de quase afogamento, que apresenta síndrome da angústia respiratória aguda (SARA). A sua FC é de 150 bpm e a PA é normal.

- **Modo ventilatório mais adequado e melhores parâmetros iniciais:** os objetivos em relação a este paciente são atingir ventilação e oxigenação adequadas e reduzir o trabalho respiratório. O modo assisto-controlado (AC) instituído segue as diretrizes da VM de estratégia protetora com baixo volume de ar corrente (VAC), isto é, 6 a 8 mL/kg como VAC inicial, além de uma meta de pressão de platô (Pplatô) < 30 cmH$_2$O. Outros parâmetros iniciais são uma FR de 16 ipm, uma FiO$_2$ de 100% e uma pressão positiva ao final da expiração (PEEP) de 5 cmH$_2$O.
- **Complicações mais comuns da ventilação mecânica:** barotrauma, intubação equivocada (esofágica) e intubação seletiva do brônquio principal direito.
- **Problemas especiais em vítimas de quase afogamento:** controle de hipotermia e combate às atelectasias.

ANÁLISE
Objetivos

1. Iniciar a VM com os parâmetros que melhor assegurem pH, pressão parcial arterial de gás carbônico (PaCO$_2$) e pressão parcial arterial de oxigênio (PaO$_2$) aceitáveis (isto é, modo AC com FR de 16, VAC de 6 a 8 mL/Kg, FiO$_2$ de 100% e PEE de 5 cmH$_2$O).
2. Modificar para pressão de suporte tão logo seja possível, visando a aumentar o conforto do paciente e reduzir a necessidade de sedação.
3. Manter a cabeceira elevada a um mínimo de 45° para prevenção de aspirações.

Considerações

O paciente é um homem com 24 anos de idade e SARA secundária a um quase afogamento. Ele necessita intubação em sequência rápida (ISR) e instituição de VM. Devido à SARA, é indicada uma estratégia com baixo VAC (6 a 8 mL/kg) e uma Pplatô < 30 mmHg. O TET deve ter 8 mm ou mais de diâmetro para permitir a realização de fibrobroncoscopia ótica (FBO) com o objetivo de identificar material aspirado sem interrupção da VM. Hipotermia pode alterar o quadro neurológico do paciente, impedindo uma avaliação confiável até a correção da temperatura central. Quando a radiografia torácica mostra atelectasias ou redução do volume pulmonar, especialmente na vigência de pressões ventilatórias elevadas, deve-se suspeitar de obstrução brônquica. Deve-se considerar a realização de FBO para investigar a aspiração de areia ou outros corpos estranhos.

ABORDAGEM À
Ventilação mecânica

A utilização da oximetria de pulso é recomendada em todos os pacientes em VM. **Deve-se manter uma SaO_2 igual ou maior do que 90%, o que significa uma PaO_2 de pelo menos 60 mmHg.** Este é um objetivo de oxigenação consagrado pelo uso e representa o ponto de inflexão de dissociação da hemoglobina (Hb). Uma melhora do quadro neurológico é outro preditor de bom prognóstico. Interessantemente, a maioria das vítimas de quase afogamento sofrem mais de asfixia (espasmo faríngeo resultante do medo de respirar dentro d'água) com pulmões secos do que pela aspiração de água e pulmões encharcados. Níveis elevados de PEEP e FiO_2 de 100% podem ser necessários para manter esta meta de SaO_2 (ver Quadro 9.1). A PEEP pode prevenir o colapso das vias aéreas distais e dos alvéolos, mantendo o recrutamento alveolar. A PEEP melhora a oxigenação e a homogeneidade da distribuição ventilatório-perfusional (V/Q).

VENTILADORES MECÂNICOS

A indicação mais comum de VM é insuficiência respiratória devido à sepse, à pneumonia, à SARA, à doença pulmonar obstrutiva crônica (DPOC), a edema pulmonar ou a coma. O objetivo da VM é reduzir o trabalho respiratório e reverter hipoxemia potencialmente fatal, hipercapnia e acidose. O consumo de oxigênio consequente ao trabalho respiratório elevado compromete a circulação sistêmica (rins, coração, cérebro e trato gastrintestinal [TGI]). A VM é ofertada por TET ou traqueostomia. O TET apresenta mais espaço morto do que a traqueostomia. Dessa forma, quando se utiliza a VM pela traqueostomia se necessita de menor VAC. A intubação com auxílio da fibrobroncoscopia é mais fácil do que com o laringoscópio, além de ter o benefício adicional de permitir a visualização direta do TET passando entre as cordas vocais. A administração de lidocaína prévia à intubação pode reduzir a taxa de arritmias cardíacas e outras respostas indesejadas à inserção

---

Quadro 9.1 • MODOS COMUNS DE VENTILAÇÃO MECÂNICA

- Ventilação mandatória controlada (CMV)
- Ventilação assisto-controlada (AC)
- Ventilação mandatória intermitente sincronizada (SIMV)
- Ventilação por pressão de suporte (PSV)
- Ventilação com controle de pressão (PCV)
- Ventilação com pressão positiva contínua na via aérea (CPAP, do inglês *continuous positive airway pressure ventilation*)
- Ventilação por liberação de pressão de vias aéreas (APRV, do inglês *airway pressure release ventilation*)
- Ventilação a jato e de alta frequência (HFOV, do inglês *JET ventilation and high-frequency ventilation*)

endotraqueal do tubo. O respirador é uma máquina, com parâmetros ventilatórios ajustáveis, tanto na inspiração como na expiração. Parâmetros independentes são programados e monitorizados por microprocessadores e mostrados nos monitores. A VM pode oferecer respiração por pressão positiva de muitas maneiras. Esta inspiração por pressão positiva ofertada pelo respirador é contrária à ciclagem fisiológica do paciente, que se dá por pressão negativa. Alguns dos modos ventilatórios mais comuns são: assisto-controlada (AC), ventilação mandatória intermitente sincronizada (SIMV, do inglês *synchronized intermittent mandatory ventilation*), ventilação por pressão de suporte (PSV, do inglês *pressure support ventilation*), ventilação mandatória controlada (CMV, do inglês *controlled mandatory ventilation*) e ventilação por liberação de pressão (PRV, do inglês *pressure release ventilation*).

O respirador pode controlar o VAC, a FiO_2, a FR, a PEEP, a pressão de pico inspiratória (PIP, do inglês, *peak inspiratory pressure*), a umidificação e o aquecimento do ar inspirado.

Os diferentes modos ventilatórios oferecem uma mistura predeterminada de inspirações disparadas pelo paciente (espontâneas) e inspirações controladas pelo respirador (ver Quadro 9.1 para os modos ventilatórios mais comuns). A escolha mais adequada é um modo que atinja as necessidades fisiológicas de oxigenação e ventilação, porém mantendo o conforto do paciente com a mínima necessidade possível de sedativos.

Os respiradores têm sensores que devem ser ativados para que se inicie uma inspiração. No interior das tubulações do respirador, umidificadores artificiais de passagem aquecem e umidificam o circuito respiratório. O umidificador artificial de passagem reduz a contaminação por patógenos respiratórios presentes na água condensada, pois elimina a necessidade de reservatórios de água para aquecimento. O aquecimento e a umidificação da via aérea superior também são atingidos pelo próprio sistema respiratório do paciente. Os circuitos do respirador não devem ser trocados rotineiramente, exceto por uma razão específica (p. ex., fuga aérea). Redução da manipulação dos circuitos do respirador tem diminuído as taxas de infecção e a contaminação dos pacientes por germes resistentes. Os circuitos dos respiradores são equipados com cateteres de aspiração reutilizáveis, que é um sistema fechado, no qual um cateter plástico colapsável corre por dentro do TET quando a aspiração é necessária, podendo ser reutilizado. Respiradores também têm a flexibilidade para permitir a oferta de medicações aerossolizadas sem a necessidade de desconectar o paciente em VM.

Medicações que são frequentemente utilizadas em VM são os β_2-agonistas, brometo de ipatrópio, corticoides, antibióticos e mucolíticos. Ventilação invasiva é indicada quando a ventilação não invasiva (VNI) falha ou em situações em que se necessita do controle da via aérea. Pacientes intubados por insuficiência respiratória desenvolvem fadiga muscular e necessitam retreinamento. A disfunção muscular deve ser revertida. A ansiedade, que é o efeito colateral tratável mais comum da VM, pode ser minimizada com pressão de suporte ou utilizando-se de outros modos ventilatórios disparados pelo paciente (SIMV). A SIMV é associada com melhor sincronização entre o padrão respiratório natural do paciente e o do respirador. A demanda respiratória e a quantidade de suporte ventilatório necessários determinam o modo a ser escolhido (ver Quadro 9.2).

A **ventilação AC** geralmente é o modo ventilatório de escolha inicial, pois assegura FR e volume-minuto mínimos, independentemente da contribuição do paciente. A SIMV ou a ventilação mandatória intermitente (IMV, do inglês *intermitente mandatory ventilation*) são equivalentes desde que todas as inspirações geradas pelo modo IMV estejam sincronizadas com o esforço do paciente. O objetivo primário da VM é suprir ventilação e oxigenação necessárias, retreinar e reforçar o sistema respiratório, mantendo a musculatura respiratória em repouso. Outro objetivo é exercitar a musculatura em repouso para permitir uma extubação bem-sucedida. A extubação é considerada bem-sucedida quando a reintubação não é necessária nas primeiras 48 horas após a retirada do TET. Radiografias diárias à beira do leito são indicadas para todos os pacientes em VM no curso agudo da sua enfermidade. Isto ajuda não somente a avaliar a posição do TET, mas também a identificar novos infiltrados, desenvolvimento de barotrauma e posição de cateteres venosos centrais (CVCs), mas também para detectar anormalidades na posição de SNG e ou de SNE.

O afastamento do queixo em relação à parede torácica anterior pode mover o TET distalmente direcionando-o exclusivamente brônquio principal direito. Por outro lado, a aproximação do queixo em relação à parede torácica anterior pode tracionar proximalmente o TET e extubar o paciente, caso o TET não esteja colocado adequadamente. A posição recomendada da extremidade distal do TET é 3 a 4 cm acima da carena (ao nível da 4ª vértebra torácica) para que se evitem estas intercorrências.

VENTILAÇÃO ASSISTO-CONTROLADA

No modo **AC, as inspirações são ofertadas a uma frequência e VAC predeterminados.** Se um esforço espontâneo não é realizado em um tempo pré-especificado, uma inspiração mecânica será oferecida a uma periodicidade predeterminada conforme a FR programada. Por exemplo, o respirador ciclará uma inspiração a cada três segundos se uma frequência de 20 ipm estiver programada, mesmo se nenhum esforço espontâneo ocorrer dentro deste minuto. O paciente pode somente respi-

Quadro 9.2 • PRINCÍPIOS GERAIS DOS RESPIRADORES MECÂNICOS E SEUS MODOS VENTILATÓRIOS

Respiração ofertada por pressão positiva, pressão inspiratória intratorácica positiva	Pode ser disparado pelo paciente, pelo aparelho, ou por ambos	FiO_2, VAC, fluxo, PEEP, PSV, IPAP, EPAP podem ser ofertados, mensurados e monitorizados pelo respirador

FiO_2, fração inspirada de oxigênio; VAC, volume de ar corrente; PEEP, pressão positiva ao final da expiração (do inglês *positive end-expiratory pressure*); PSV, ventilação por pressão de suporte; IPAP, pressão positiva inspiratória na via aérea (do inglês *inspiratory positive airway pressure*); EPAP, pressão positiva expiratória na via aérea (do inglês *expiratory positive airway pressure*).

rar e receber inspirações acima desta frequência programada, mas nunca abaixo dela. A falta de coordenação das inspirações do paciente com as inspirações do respirador pode causar desconforto significativo e aumento do trabalho respiratório (ver Figura 9.1 para a representação das diferentes formas de onda destes modos ventilatórios).

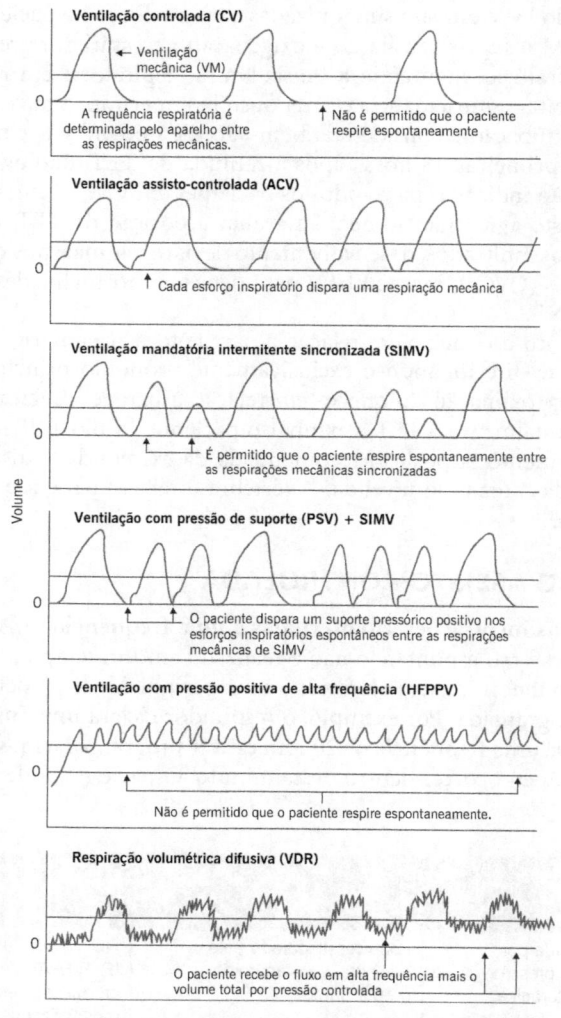

Figura 9.1 Modos ventilatórios. Curvas respiratórias de vários modos ventilatórios na forma de volume em função do tempo. (Reproduzida, com permissão, de Gomella LG, Haist SA. Clinician's Pocket Reference. 11th ed. New York, NY: McGraw-Hill Education; 2007; Figure 20-20.).

Os objetivos da VM são a oferta de um volume-minuto (Vm = FR × VAC) adequado com mínimo risco de barotrauma. Em um modo AC, se o paciente respirar acima da FR programada, o aparelho oferecerá o VAC programado, o que pode levar à alcalose respiratória aguda. Taquipneia no modo AC pode levar ao alçaponamento de ar pelo decréscimo do tempo expiratório, causando auto-PEEP. A PEEP intrínseca e a auto-PEEP são resultado de FRs elevadas e tempos expiratórios encurtados (relação I:E invertida). Se durante a expiração, a pressão não retornar ao valor basal (0), esta PEEP intrínseca aumentará o esforço respiratório do paciente, que na próxima inspiração deverá superar esta nova pressão basal para disparar a oferta do VAC pelo respirador. O aumento do tempo expiratório, por meio da redução do VAC ou da frequência alivia este problema e diminui a PEEP intrínseca/auto-PEEP. A desconexão do paciente do circuito do respirador perde a PEEP e o recrutamento alveolar. Este alvéolo colapsará e a sua reexpansão será difícil. Se a auto-PEEP for causa de deterioração hemodinâmica, uma manobra de desconexão transitória do respirador poderá salvar a vida do paciente. O volume intravascular deve ser expandido com líquidos, e o nível de PEEP deve ser reduzido.

VENTILAÇÃO MANDATÓRIA INTERMITENTE SINCRONIZADA

A SIMV é similar à AC, exceto pelo fato de as **inspirações serem geradas espontaneamente pelo paciente sem ativar uma respiração mecânica.** As respirações iniciadas pelo paciente são apenas com o VAC gerado por ele próprio, e não com um valor programado no aparelho. As respirações espontâneas do paciente podem ser apoiadas por suporte pressórico (PSV). A SIMV não deve ser utilizada isoladamente sem PSV, pois isto aumenta o trabalho respiratório. A SIMV com pelo menos 5 cmH$_2$O de ventilação por pressão de suporte (PSV) deve ser aplicada. Todas as IMVs são sincronizadas para evitar que o respirador ofereça um VAC contra a expiração do paciente. Isto evita barotrauma e um possível pneumotórax secundário ao aumento das pressões intrabrônquicas.

VENTILAÇÃO POR PRESSÃO DE SUPORTE OU VENTILAÇÃO COM CONTOLE DE PRESSÃO

A PSV e a PCV foram projetadas originalmente para o desmame ou liberação do paciente em da VM. Estas modalidades devem ser utilizadas em combinação quando se opta pela SIMV, pois esta necessita de um modo suportado.

Na PSV, o paciente respira espontaneamente, e cada esforço é auxiliado por uma pressão de suporte em cmH$_2$O. Pressões podem ser programadas para inalação e exalação, assim como para aplicação contínua ou intermitente. Com o aumento da pressão inspiratória, o VAC se eleva. Este efeito, em geral, é obtido com pressões máximas de 25 a 30 cmH$_2$O. A PSV atua como um auxílio que permite ao paciente estabelecer o VAC e a FR em níveis que lhe são mais confortáveis. Este modo não necessita de muita sedação. A PCV se ativa somente se o nível de pressão predeterminado não é atingido pelo próprio esforço do paciente. Tecnicamente, são conhecidas como ventilações disparadas por tempo, cicladas por tempo e limitadas por pressão. A PSV e PCV são idealmente utilizadas quando são necessárias pressões de vias aéreas menores, como em pacientes com pneumotórax ou quando há preocupação em relação à ocorrência de barotraumas.

PRESSÃO POSITIVA CONTÍNUA NA VIA AÉREA

A CPAP é o modo ventilatório de suporte mais comumente utilizado para reduzir a necessidade de VM ou acelerar a liberação do paciente da VM. Na CPAP, há uma pressão contínua, de tal forma que cada inspiração é assistida por um nível de pressão predeterminado. Como a CPAP é contínua, atua como PEEP durante a expiração. A ventilação em CPAP ocorre por meio de respirações espontâneas do paciente. Nenhuma respiração mecânica programada ocorre, o que leva a um maior conforto do paciente e a uma redução da necessidade de sedativos.

VENTILAÇÃO POR LIBERAÇÃO DE PRESSÃO DE VIAS AÉREAS

A APRV é outro modo ventilatório que permite ao paciente respirar espontaneamente dentro de níveis intermitentes e variáveis de CPAP.

A APRV pode ser entendida como níveis alternados de CPAP com ou sem pressão de suporte. A APRV permite ao paciente respirar espontaneamente dentro de níveis intermitentes e alternados de CPAP. Os objetivos destes níveis alternados são, no nível mais elevado, atuar como manobra de recrutamento e, no nível menor (ou PEEP), manter a patência destas vias aéreas recrutadas. Na APRV, o ciclo inspiratório é programado pela extensão do tempo inspiratório. Por exemplo, um tempo ciclado de 6 segundos = FR de 10 ipm (60 segundos/6 segundos = 10 ciclos). A APRV funciona melhor com FR < 15 ipm, de preferência 12 ipm ou menos. Os alvéolos são recrutados, e o seu colapso é evitado pela pressão contínua programada e mantida pela APRV.

VENTILAÇÃO A JATO E VENTILAÇÃO DE ALTA FREQUÊNCIA

A ventilação a jato é raramente utilizada na prática rotineira. A fístula broncopleural é uma situação na qual a HFOV pode ser útil por auxiliar a cicatrização em função das baixas pressões de insuflação. Para a HFOV, o paciente deve ser temporariamente curarizado, pois a oxigenação é controlada por difusão, e a $PaCO_2$ é controlada pela ventilação. O uso de curarizantes causa sequelas neurológicas significativas nos pacientes que se recuperam. Um VAC pequeno é oferecido a FRs muito elevadas, variando de 180 a 600 ipm. A HFOV, ou ventilação a jato, é um modo ventilatório alternativo para proteção pulmonar. A maioria dos estudos clínicos com HFOV tem sido realizada em neonatos. A preocupação com os efeitos lesivos da VM tem levado a um renovado interesse e a avanços na utilização da **HFOV em adultos com lesão pulmonar aguda (LPA)/SARA. A HFOV caracteriza-se por oscilações rápidas** de um diafragma (a frequências de 3-10 Hz, ou seja, a 180-600 ipm) geradas por um pistão.

As oscilações de pressão tornam-se mais atenuadas quando elas se movem mais distalmente, ou seja, das vias aéreas proximais em direção aos alvéolos, resultando em VACs muito pequenos. O uso da HFOV nas lesões de inalação tem sido um tratamento efetivo. Alsaghir e colaboradores demonstraram que a posição prona pode melhorar a oxigenação e reduzir a mortalidade em pacientes com SARA grave, porém, essa posição dificulta os cuidados de enfermagem.

RESPIRAÇÃO VOLUMÉTRICA DIFUSIVA

A **respiração volumétrica difusiva (VDR, do inglês volume diffuse respirator)**, uma forma de **ventilação de alta frequência,** é muito efetiva em pacientes com fibrose cística e em vítimas de inalação de fumaça, pois são situações em que há grande quantidade de secreções respiratórias. A VDR exige tempo e um grau elevado de treinamento do fisioterapeuta e do médico responsável. A VDR atua como um ventilador percussivo de alta frequência, facilitando a eliminação de secreções.

SEDAÇÃO E OUTRAS QUESTÕES RELACIONADAS À VENTILAÇÃO MECÂNICA

O maior objetivo da sedação em VM é controlar a ansiedade e permitir a melhor sincronia entre os esforços inspiratórios gerados pelo paciente e o respirador. Propofol (recentemente famoso pela morte do cantor Michael Jackson) é um medicamento frequentemente utilizado para este propósito. O propofol é um medicamento *hipnótico* administrado por via *IV* com efeito de curta duração. Suas indicações são indução e manutenção de *anestesia geral*, sedação para pacientes adultos *mecanicamente ventilados* e para *sedação durante procedimentos*. É um medicamento com duração de efeito muito curto, que frequentemente causa vasodilatação e hipotensão. A hipotensão, em geral, responde à administração de líquidos ou à interrupção do medicamento. Em pacientes críticos, o propofol é considerado superior ao *lorazepam*, tanto em eficácia quanto em custo.* É o medicamento preferido por neurologistas e neurocirurgiões, pois reduz a pressão intracraniana (PIC) e, como é rapidamente metabolizado, permite uma pronta avaliação neurológica quando a sua infusão é interrompida. Não possui propriedades analgésicas.

Uma **síndrome do propofol** tem sido descrita em torno de 1% dos pacientes, caracterizando-se por **rabdomiólise e acidose metabólica.** O propofol produz sedação sem causar depressão respiratória, o que torna a VM fácil de ser administrada. Curares devem ser evitados, a menos que absolutamente necessários devido às sequelas neurológicas frequentes.

A **supressão da acidez gástrica com um inibidor da bomba de prótons (IBP) ou com um antagonista H_2** é recomendada para prevenir hemorragia digestiva de origem gástrica. O efeito colateral mais importante desses medicamentos é o aumento da proliferação bacteriana causada pela supressão ácida, levando à pneu-

---

* N. de R. T. No Brasil, esta medicação não é disponibilizada na formulação parenteral, sendo o midazolam o benzodiazepínico parenteral mais frequentemente utilizado. As considerações do autor em relação ao lorazepam podem ser consideradas para o midazolam.

monia de aspiração por germes potencialmente multirresistentes. Neste aspecto, os antagonistas H_2 podem ser superiores aos IBP. A dose a ser ofertada de medicações aerossolizadas como β_2–agonistas e brometo de ipatrópio em pacientes intubados em VM deve ser o dobro da dose mais usada. O TET aumenta a área de deposição do aerossol, necessitando, portanto, maior volume de medicação para atingir as vias aéreas. Noventa por cento do volume das medicações aerossolizadas permanece na tubulação do equipamento.

> ### CORRELAÇÃO COM O CASO CLÍNICO
> - Ver também Caso 8 (Manejo de via aérea/Insuficiência respiratória), Caso 11 (Exacerbação asmática) e Caso 12 (Métodos não invasivos de suporte ventilatório).

QUESTÕES DE COMPREENSÃO

9.1 A ventilação com baixo volume é necessária em pacientes sépticos, SARA e hipoxemia grave com FiO_2 de 90%. A radiografia torácica mostra infiltrados bilaterais, com área cardíaca de tamanho normal, que é típica de SARA. O paciente pesa 80 kg. Qual é o VAC ideal a ser administrado inicialmente para este paciente?

 A. 750 mL de VAC
 B. 480 mL de VAC
 C. 300 mL de VAC
 D. 550 mL de VAC
 E. 250 mL de VAC

9.2 Você é chamado para avaliar um paciente em VM por hipotensão de início súbito. A PA está em 100/60 mmHg, com 20 mmHg de pulso paradoxal e turgência jugular a uma cabeceira elevada a 45 graus. O paciente está com sibilos difusos e apresenta uma FR de 35 ipm em SIMV. O modo está programado para ofertar uma FR de 20 ipm, um VAC de 800 mL, um nível de PS de 10 mmHg, uma PEEP de 10 mmHg e uma FiO_2 de 40%. A GA neste contexto apresenta uma pH de 7,36, uma $PaCO_2$ de 45mm Hg, uma PaO_2 de 77 mmHg. Qual é o manejo adequado para combater a hipotensão?

 A. Reduzir a PEEP e a auto-PEEP pela diminuição da FR e do VAC
 B. Iniciar vasopressores para reversão dos efeitos hemodinâmicos da PEEP
 C. Aumentar a PEEP para melhorar a hemodinâmica
 D. Trocar para o modo AC, mantendo o mesmo valor de PEEP
 E. Não fazer modificações

RESPOSTAS

9.1 **B.** No passado, acreditava-se que VACs de 10 a 15 mL/kg eram necessários para a prevenção de atelectasias em pacientes em VM, porém estes volumes elevados não são mais utilizados. As Diretrizes de Sobrevivência à Sepse (Surviving Sepsis Guidelines) recomendam uma estratégia de ventilação com baixo volume, de 6 a 8 mL/kg, e uma Pplatô < 30 mmHg H_2O. Este método é denominado ventilação com baixos volumes e é muito efetivo para o suporte de pacientes com sepse e SARA. O VAC ideal inicial é de aproximadamente 480 mL (6 mL/kg). O pH arterial deve ser mantido igual ou acima de 7,20. A administração de bicarbonato deve ser considerada quando o pH está abaixo de 7,20. Este método de ventilação com baixos volumes é efetivo na prevenção e no tratamento da SARA. Ao aplicar este método, sedação é necessária para o conforto do paciente.

9.2 **A.** A PEEP elevada ou a auto-PEEP aumentam a pressão intratorácica (PIT) e reduzem o retorno venoso ao coração. Isto reduz o enchimento ventricular direito, podendo diminuir o débito cardíaco (DC) e causar hipotensão. Tentativas devem ser feitas para aumentar o tempo expiratório e reduzir a auto-PEEP. **Quando ocorre hipotensão grave consequente à auto-PEEP, a desconexão do paciente do respirador permite uma expiração prolongada, em geral, corrigindo as alterações hemodinâmicas.** A redução dos níveis de auto-PEEP pode ser atingida reduzindo-se a FR, reduzindo-se o VAC ou aumentando-se o tempo expiratório. A administração de líquidos IV expande a volemia e restabelece a pré-carga. Dessa forma, restaurando-se a volemia e o enchimento ventricular direito, a PA é normalizada.

DICAS CLÍNICAS

- A ventilação com baixos volumes é importante em pacientes com SARA para a prevenção de barotrauma alveolar.
- A PSV ajuda a reduzir a necessidade de sedação.
- A supressão ácida com IBPs ou bloqueadores de histamina-2 (H_2) aumenta o risco de pneumonia bacteriana nosocomial por germes resistentes aos antibióticos, sendo os IBPs de maior risco do que os bloqueadores H_2.
- A PSV aumenta o conforto do paciente e reduz a sua resistência à respiração espontânea.
- Devem-se evitar bloqueadores neuromusculares, pois são associados com sequelas neurológicas a longo prazo.
- Não trocar os circuitos do respirador, a menos que necessário. Trocas desnecessárias aumentam as taxas de infecção.
- O uso de umidificadores artificiais de passagem reduz o risco de infecções respiratórias por germes presentes no líquido condensado, em comparações com os umidificadores por vapor d'água.
- A VDR facilita a eliminação de secreções abundantes causadas por lesão de inalação ou por fibrose cística.

REFERÊNCIAS

Alsaghir Ah, Martin CM. Effect of prone positioning in patients with acute respiratory distress syndrome: a meta-analysis. *Crit Care Med.* 2008;36(2):603-609.

Loscalzo J. *Harrison's Pulmonary and Critical Care Medicine.* New York, NY: McGraw-Hill; 2011.

Malhotra A. Clinical therapeutics, low-tidal-volume ventilation in the acute respiratory distress syndrome. *N Engl J Med.* 2007;357:1113-1120.

Tobin MJ. Advances in mechanical ventilation. *N Engl J Med.* 2001;344:1986-1996.

Toy EC, Simon B, Takenaka K, Liu T, Rosh A. *Case Files Emergency Medicine.* 2nd ed. New York: McGraw-Hill; 2009.

CASO 10

Uma mulher, com 27 anos, tem fibrose cística e apresenta uma pneumonia bacteriana necessitando de intubação e de ventilação mecânica (VM). No terceiro dia de UTI, a sua saturação de oxigênio (SaO_2) é de 93%, com uma fração inspirada de oxigênio (FiO_2) de 30% e uma pressão de suporte de 10 cmH_2O. A sua frequência respiratória (FR) espontânea é de 14 inspirações por minuto (ipm) e a pressão positiva ao final da expiração (PEEP, do inglês *positive end-expiratory pressure*)) é de 2,5 cmH_2O. Parâmetros de desmame (medidos durante os esforços respiratórios espontâneos da paciente) mostram que ela está gerando um volume de ar corrente (VAC) médio de 400 mL e uma pressão inspiratória negativa de 35 cmH_2O. A gasometria arterial (GA) mostra um pH de 7,39, uma pressão parcial arterial de gás carbônico ($PaCO_2$) de 37 mmHg e uma pressão parcial arterial de oxigênio (PaO_2) de 100 mmHg. Ela está afebril nas últimas 48 horas, e seu leucograma é normal. Ao exame físico, ela não apresenta disfunção e responde aos questionamentos acenando com a cabeça ou escrevendo em uma folha de papel. A sua temperatura é de 36,9 °C, a pressão arterial (PA) é de 132/66 mmHg, a frequência cardíaca (FC) é de 76 batimentos por minuto (bpm) e a frequência respiratória (FR) é de 14 ipm. A ausculta pulmonar revela um murmúrio vesicular uniformemente distribuído. A radiografia torácica indica uma melhora do infiltrado pulmonar à esquerda, presente à admissão hospitalar.

▶ Qual é a primeira conduta no manejo desta paciente?
▶ Quais são as condutas seguintes que devem ser consideradas?

RESPOSTAS PARA O CASO 10
Desmame da ventilação mecânica

Resumo: esta mulher com 27 anos apresentou uma melhora importante da pneumonia e da insuficiência respiratória. Todos os parâmetros de desmame apontam para uma extubação bem-sucedida. A VM não é mais necessária e deve ser descontinuada. Depois de conduzir um teste de respiração espontânea com sucesso, a paciente pode ser liberada da VM.

- **Primeira conduta:** um teste de respiração espontânea (TRE) deve ser realizado, pois os parâmetros de desmame são aceitáveis. Se o TRE for bem-sucedido, pode-se evoluir para a extubação.
- **Outras condutas:** preparar a paciente para desmame e extubação e observá-la estritamente após a extubação. Elevar a cabeceira para minimizar o risco de aspiração. Na presença de fibrose cística, é fundamental a eliminação e o controle das secreções respiratórias.

ANÁLISE
Objetivos

1. Conhecer os parâmetros clínicos e numéricos que predizem uma liberação bem-sucedida da VM.
2. Identificar os preditores de falência do desmame.
3. Saber sobre a abordagem lógica ao desmame.

Considerações

Esta mulher com 27 anos e com fibrose cística necessitou intubação por insuficiência respiratória e pneumonia. Ela foi tratada na UTI por dois dias. A paciente está alerta e responsiva na maior parte do tempo. Os parâmetros de desmame são favoráveis, com uma PaO_2 de 60, ou mais, uma $FiO_2 < 60\%$ e uma PEEP < 5 cmH_2O. Quando a VM atinge estes critérios, é seguro fazer um TRE. Se o teste for bem-sucedido, o próximo passo é a extubação e a liberação da VM. Ventilação por pressão de suporte (PSV) ou pressão positiva contínua na via aérea (CPAP, do inglês *continuous positive airway pressure ventilation*) são as melhores opções para desmamar esta paciente.

ABORDAGEM AO
Desmame da ventilação mecânica

INTRODUÇÃO

O desmame ou a liberação de VM invasiva ou não invasiva é o processo de retirada da paciente em VM por pressão positiva (ver Caso 11 para mais informações sobre ventilação não invasiva [VNI]). Devido à causa da morbidade significativa e da mortalidade associada à VM prolongada, em geral se aceita que todos os pacientes críticos em VM devem ser avaliados diariamente para desmame. Essa avaliação inclui a interrupção da sedação, considerando a possibilidade de não haver reintrodução. O desmame pode ser iniciado após a primeira avaliação formal das condições respiratórias da paciente que indique chance de sucesso com a descontinuação da VM. Aproximadamente 50% das autoextubações inadvertidas durante o desmame não necessitam reintubações. É importante estar atento à frequência de falhas do desmame e aos preditores dessas falhas.

ABORDAGEM AO DESMAME

A retirada da VM é um componente central do cuidado dos pacientes críticos. Para iniciar o desmame, o paciente deve estar pronto para o processo e com boa possibilidade de sucesso (Quadro 10.1). A doença de base deve estar controlada, pois a persistência do quadro inicial pode contribuir para uma necessidade mais prolongada de VM. O desmame bem-sucedido depende de muitas variáveis, incluindo sensório adequado, necessária força muscular para manter a respiração espontânea e estabilidade hemodinâmica. Os dados gasométricos são aceitáveis? Os eletrólitos (Mg^+, K, Ca^{2+} e PO_4) estão normais? Nutrição adequada deve ser mantida, porém excesso de oferta nutricional deve ser evitado, especialmente com carboidratos, pois estes aumentam a produção de CO_2 e o volume-minuto (Vm). Dietas ricas em lipídeos são aconselhadas, pois fornecem mais energia do que dietas ricas em carboidratos (8 kcal por cada grama de lipídeos vs. 4 kcal por cada grama de carboidratos) com menor produção de CO_2. Alguns critérios mínimos devem ser atingidos para o desmame: PaO_2 igual ou maior do que 60 mmHg com uma $FiO_2 < 60\%$ e uma PEEP < 5 cmH_2O. Quando a paciente atinge tais critérios, é seguro realizar períodos de respiração espontânea, progredindo para a extubação e a descontinuação da VM.

PREDITORES DE DESMAME

O desmame é a redução progressiva do nível de suporte fornecido pelo respirador. A expressão **desmame** frequentemente é utilizada para descrever a transição desde a intubação com pleno suporte mecânico até a respiração espontânea com a via aé-

Quadro 10.1 • SEIS PASSOS PROPOSTOS PARA SEREM CONSIDERADOS PARA O DESMAME (CONSENSO DE ESPECIALISTAS)	
1. Resolução da insuficiência respiratória aguda	4. TRE
2. Julgamento clínico de que o desmame é possível	5. Extubação
3. Avaliação da capacidade de desmame	6. Possível reintubação

TRE, teste de respiração espontânea.

rea protegida. Os preditores de desmame agem como diretrizes que identificam os pacientes qualificados para os períodos de respiração espontânea e para liberação da VM com extubação bem-sucedida. Esses preditores se baseiam em medidas do trabalho respiratório, que ajudam a determinar se o sistema respiratório do paciente pode readaptar-se à respiração espontânea desassistida.

Uma força inspiratória negativa (FIN) > -25 cmH$_2$O é preditora de desmame bem-sucedido. Este dado confirma que a força da musculatura respiratória do paciente é apropriada e que o sistema respiratório é condicionado para respirar sem o suporte do respirador. É crítico que **durante o processo de desmame** haja estabilidade dos sinais vitais e melhora do quadro clínico basal. Os sinais vitais estáveis podem ser utilizados para predizer dados gasométricos favoráveis, reduzindo a necessidade de coletas arteriais repetidas. Gasometrias têm custo, são dolorosas e não são isentas de complicações, incluindo oclusão arterial distal ou dissecção vascular. Uma ventilação-minuto espontânea < 10 L/min (mantendo oxigenação sem trabalho respiratório excessivo) é um excelente preditor de liberação bem-sucedida da VM.

TÉCNICAS DE DESMAME

Um teste bem-sucedido de respiração espontânea é o padrão-ouro do desmame. Todo paciente intubado em VM deve ser avaliado diariamente com alguma forma de respiração espontânea. Pausas de sedação também devem ser tentadas diariamente, com reinício utilizando metade da dose anterior, se for o caso. O paciente deve ser mantido com uma dose mínima para se evitar depressão da função respiratória. Testes de ventilação espontânea devem ser tentados com ou sem assistência do respirador. Teste de desmame com assistência do respirador aumenta a segurança do procedimento, porque os parâmetros ventilatórios são monitorizados mais precisamente, e o processo de deterioração do paciente pode ser detectado precocemente. O tradicional teste com peça T[*] e oferta de O$_2$ através de cateter sem o respirador fornece uma avaliação realista da respiração do paciente sem o apoio do equipamento e sem a resistência das conexões. Pesquisas das práticas adotadas têm mostrado que ventilação mandatória intermitente sincronizada (SIMV, do inglês *syncronized intermitente mandatory ventilation*) com ou sem pressão de suporte foi o método de desmame mais comumente adotado. Esse método é seguido de perto pelos testes com peça T e por desmame com ventilação por pressão de suporte (PSV) exclusiva. A utilização do índice de respiração rápida e superficial (FR/VAC) < 105, descrito por Yang e Tobin, tem um excelente valor preditivo para falha de extubação. Diferentes parâmetros de desmame são preditores melhores em doenças específicas.

---

[*] N. de R.T. Em nosso meio, a peça T é denominada Ayre (embora não sejam iguais, serão utilizadas intercambiavelmente, para efeito deste texto).

Testes com peça T

Testes com peça T são conduzidos com o paciente respirando espontaneamente por meio de um TET conectado a um dos lados da barra horizontal do T, uma fonte de oxigênio conectada à barra vertical do T e o outro lado da barra horizontal do T aberto para o ar ambiente. Este é o método mais antigo e permanece sendo a técnica mais efetiva de desmame. O aumento progressivo da quantidade de tempo ventilando espontaneamente aumenta a perspectiva de liberação completa da VM. Um teste diário com tempo progressivamente maior de respiração espontânea é tão eficiente e eficaz como múltiplos e curtos períodos fora da VM, além de ser menos trabalhoso. Se necessário, sempre se pode adicionar PEEP ao circuito por meio de uma válvula expiratória ou de uma forma melhor, com o paciente respirando espontaneamente conectado à VM, o nível de PEEP desejado programado e a CPAP programada em 0 cmH_2O. Estas medidas não são necessárias se a PEEP está < 5 cmH_2O. A fonte de O_2 deve umidificá-lo, criando uma mistura na abertura da peça T. Se este aerossol fino desaparece completamente durante a inspiração, o fluxo inspiratório do paciente está superando o fluxo inspiratório de O_2 e inalando ar ambiente (O_2 a 21%) por meio do tubo. Esta situação causa uma FiO_2 real menor do que a FiO_2 programada, afetando os valores gasométricos, pois uma redução da FiO_2 diminuirá a PaO_2 (Quadro 10.2).

Ventilação não invasiva

A VNI é uma ferramenta útil em pacientes com desmame difícil. Ela evita as complicações da intubação e da sedação, reduzindo o tempo total de VM invasiva. O objetivo da VNI no desmame pode ser dividido em duas indicações: prevenir falha de extubação e fornecer um resgate para insuficiência respiratória pós-extubação. A VNI permite extubar precocemente pacientes que falham em atingir os critérios para extubação bem-sucedida.

Desmame por ventilação por pressão de suporte

A PSV permite ao paciente determinar a profundidade, o tempo inspiratório, o fluxo e a FR que lhe são mais confortáveis. É utilizada como uma ferramenta de desmame que permite reduzir gradualmente o nível de pressão-suporte em 2 a 4 cmH_2O, na

---

Quadro 10.2 • ABORDAGEM À FALHA DOS TESTES DE RESPIRAÇÃO ESFONTÂNEA

Se o paciente falha em um teste de respiração espontânea, o intensivista deve:

1. Avaliar todas as possíveis causas que possam estar contribuindo para a falha de desmame
2. Não repetir um novo teste de respiração espontânea nas 24 horas subsequentes
3. Colocar o paciente em repouso com um modo ventilatório que não induza fadiga (em geral, PSV)
4. Considerar VNI, se apropriado
5. Considerar traqueostomia

PSV, ventilação por pressão de suporte (do inglês *pressure support ventilation*); VNI, ventilação não invasiva.

medida em que o paciente tolere estas reduções. Isto resulta em uma redução progressiva do suporte ventilatório em horas ou dias. A PSV é superior à ventilação mandatória intermitente sincronizada (SIMV, do inglês *syncronized intermitente mandatory ventilation*) na redução da duração da VM em pacientes com desmame difícil. A comparação do desmame por PSV com o desmame pela peça T revelou que o desmame pela peça T é superior. Contudo, um pequeno estudo prospectivo recente sugeriu que o desmame por PSV é superior ao desmame pela peça T em pacientes com doença pulmonar obstrutiva crônica (DPOC).

Desmame por volume mandatório intermitente

A SIMV é um modo menos eficiente de desmame (exceto quando utilizada associada à PS), e não deve ser usada como método isolado. Desmame com SIMV associada à PS significa uma redução progressiva na FR em passos de 1 a 3 ipm. A SIMV pode contribuir para a fadiga da musculatura respiratória devido ao trabalho respiratório consequente a fatores do respirador (esforço elevado para ativar a válvula de demanda da SIMV, além de dessincronia inspiratória e expiratória). A SIMV associada a respirações espontâneas pela peça T resultou em VM de duração mais prolongada quando comparada à PS. A SIMV apresentava taxas mais elevadas de falha do desmame. As estratégias de desmame baseadas em SIMV levam a uma duração mais prolongada da VM (cinco dias) quando comparadas às estratégias baseadas em PSV (quatro dias) ou na peça T (três dias).

Tubo endotraqueal

O tubo endotraqueal (TET) que puder ser inserido com segurança deve ser utilizado (≥ 8 mm). Um calibre maior facilita a remoção de secreções pela aspiração, reduzindo a resistência ao fluxo aéreo. Reduzir pressões de platô (Pplatô) elevadas a < 30 cmH$_2$O, com VAC de 6 a 8 mL/Kg, evita barotraumas. **A mera presença de um TET na traqueia pode induzir broncoespasmo significativo.** Isto é frequentemente percebido no bloco cirúrgico após a intubação durante o período anestésico. A administração de lidocaína intravenosa (IV) prévia à intubação pode prevenir broncoespasmo associado ao TET. Corticoides IV podem ser utilizados, ainda que a maioria dos anestésicos voláteis seja um excelente broncodilatador. O acréscimo de β$_2$-agonistas por aerossol também podem ser utilizados, sendo facilmente administrados ao paciente.

Papel da traqueostomia no desmame

Traqueostomias podem ser importantes em pacientes com desmame difícil. **Uma traqueostomia é de longe menos irritante para o paciente do que um TET, e a necessidade de menos sedação facilita o desmame.** A traqueostomia fornece uma via aérea segura, que reduz o trabalho respiratório e minimiza o risco de pneumonia associada à ventilação mecânica (PAVM). Estudos não têm conseguido definir se há superioridade entre a realização precoce ou tardia de traqueostomia.

MANEJO DO PACIENTE COM DESMAME DIFÍCIL

O paciente com desmame difícil é definido como aquele que falhou em pelo menos um TRE ou que necessitou reintubação nas primeiras 48 horas após a extubação. A falha de um TRE pode ser seguida por um aumento significativo do esforço inspiratório e fadiga muscular respiratória, o que pode induzir taquipneia de curta duração. Falha de um TRE ou de extubação exige identificação dos fatores que causaram a falha. Ajustes devem ser feitos para aumentar a taxa de sucesso do desmame e para fornecer um suporte ventilatório adequado. O intensivista deve conduzir um exame físico cuidadoso e revisar os exames laboratoriais do paciente para identificar e tratar quaisquer fatores que possam estar levando à falha do desmame.

Os modos ventilatórios utilizados mais frequentemente são ventilação (volume) assisto-controlada (ACV, do inglês *assist control ventilation*), SIMV e PSV. Um sistema de classificação em UTI divide os pacientes críticos em dois grupos: desmame fácil e desmame difícil (também chamado desmame prolongado).

- **Pacientes com desmame fácil** são os que são extubados de forma bem-sucedida na primeira tentativa. Este grupo é formado por pacientes críticos (em UTI) (em torno de 69%), com baixa taxa de mortalidade (cerca de 5%).
- **Pacientes com desmame difícil ou desmame prolongado** (necessitam até três tentativas ou até sete dias a partir do início do processo de desmame) exigem maiores esforços para serem liberados com sucesso da VM.

Os pacientes com desmame difícil ou desmame prolongado apresentam uma taxa de mortalidade de 25%. A duração prolongada de VM é associada a uma mortalidade elevada e maiores custos (VM custa mais de $2.000/dia) e tem sido estimado que os 6% dos pacientes que necessitam de VM prolongada consomem aproximadamente 37% dos recursos de UTI.

Em geral, pacientes mais gravemente enfermos necessitam de um período mais prolongado de VM. Globalmente, 40 a 50% do tempo gasto em VM ocorrem após o início do processo de desmame. A maioria dos pacientes críticos necessita de um período de repouso após a intubação, porém o processo de desmame deve iniciar logo que possível.

PROTOCOLOS DE DESMAME

A desatenção ao avaliar a capacidade do paciente em passar pelo processo de desmame ou demora desnecessária na progressão nos passos do desmame são associados com aumento de morbidade e mortalidade. O uso adequado de protocolos de desmame tem reduzido as taxas de PAVM, as de autoextubação e as de traqueostomia, além de minimizar os custos hospitalares. Para serem efetivos, esses protocolos de desmame devem incluir uma equipe com abordagem interdisciplinar, tendo enfermeiros e fisioterapeutas, em conjunto com os intensivistas, experiência no uso da VM e nos procedimentos de desmame.

> **CORRELAÇÃO COM O CASO CLÍNICO**
> - Ver também Caso 8 (Manejo de via aérea/Insuficiência respiratória), Caso 9 (Manejo ventilatório), Caso 11 (Exacerbação asmática) e Caso 12 (Métodos não invasivos de suporte ventilatório).

QUESTÕES DE COMPREENSÃO

10.1 Você é chamado para continuar o desmame da VM de um homem com 42 anos de idade que está no quarto dia de admissão. Ele foi intubado por síndrome da angústia respiratória aguda (SARA) secundária à inalação de fumaça, ocorrida durante a sua atividade profissional como bombeiro. A gasometria arterial (GA) da manhã, coletada com o paciente alerta e sentado no leito, demonstra um pH de 7,38, uma $PaCO_2$ de 39 mmHg e uma PaO_2 de 99 mmHg em modo CPAP com 5 cmH_2O, mais 5 de PEEP, VAC espontâneo de 400 mL e FiO_2 de 28%. Seus parâmetros espontâneos de desmame revelam uma força inspiratória negativa (FIN) menor do que 30 cmH_2O, FR de 20 ipm, VAC de 450 mL, CVF de 1,5 L. Ele está apirético e respira confortavelmente com estes parâmetros. Qual, das alternativas a seguir, é o próximo manejo no desmame deste paciente?
A. Reduzir os parâmetros ventilatórios e continuar o processo de desmame
B. Parar a VM, extubar o paciente e iniciar O_2 por cateter nasal
C. Mudar para ACV
D. Aumentar a pressão de suporte para 10 cmH_2O
E. Fazer um TRE de 2 horas

10.2 Um homem branco com 35 anos de idade permaneceu em VM por sete dias. Ele sofre de paralisia ascendente. Ele tem uma FIN de -5 cmH_2O e não tolera TRE além de poucos minutos sem apresentar disfunção respiratória. Ele apresenta secreções volumosas. A opção mais adequada para a VM é:
A. Testar desmame com PSV
B. Considerar traqueostomia e planejar VM a longo prazo
C. Alterar para ACV
D. Fazer um TRE
E. Testar VNI

RESPOSTAS

10.1 **B.** O paciente obviamente recuperou seu controle ventilatório e a capacidade de respirar e oxigenar sem a necessidade de suporte ventilatório. A melhora do quadro respiratório é percebida clinicamente, e o paciente preenche os parâmetros objetivos de desmame. Os parâmetros de desmame são preditores positivos de uma extubação bem-sucedida. Em particular, a FIN de -30 cmH$_2$O e a PaO$_2$/FiO$_2$ > 300 são significativas. O próximo passo é liberar o paciente da VM, extubá-lo e iniciar O$_2$ por cateter nasal visando a uma SAO$_2$ de 92 a 95%, monitorizada pela oximetria de pulso. Em geral, aerossol com β$_2$-agonistas e brometo de ipatrópio é administrado após a retirada do TET desde que aspiração em pequena quantidade seja frequente após a extubação e, junto com a manipulação do TET, induzem broncoespasmo e tosse.

10.2 **B.** O paciente apresenta paralisia respiratória ascendente conhecida como síndrome de Guillain-Barre. A fraqueza muscular grave persistirá por um período de tempo significativo e exigirá VM a longo prazo. Como a extubação é improvável em um futuro próximo, uma traqueostomia é indicada visando a cuidados respiratórios a longo prazo. A traqueostomia permite um manejo mais adequado de secreções graças à possibilidade de aspiração frequente, além de reduzir o espaço morto e melhorar o conforto do paciente. A confecção de uma traqueostomia é uma estratégia importante para o paciente com desmame difícil. Em geral, a cânula de traqueostomia é menos irritante do que o TET, auxiliando na redução da necessidade de sedativos, facilitando estratégias de desmame que, de outra forma, não seriam possíveis. A traqueostomia também permite uma via aérea mais segura, reduzindo o trabalho respiratório pela diminuição do espaço morto e reduzindo a taxa de PAVM. As cânulas de traqueostomia fenestradas ou as que possuem o balonete em posição mais distal permitem que o paciente fale. Uma válvula de sentido único, como a válvula de Passy-Muir, pode ser utilizada para auxiliar a fala. Esta válvula permite que o ar entre durante a inspiração e se feche durante a expiração, forçando o ar exalado a passar através das cordas vocais, o que permite que o paciente fale. Essa válvula pode ser usada com ou sem respirador. Estudos não têm conseguido determinar o momento ideal para a realização de uma traqueostomia, se precoce (< 7 dias) ou tardiamente (> 7 dias).

DICAS CLÍNICAS

▶ A PSV é o método mais simples e mais efetivo para o desmame da VM.
▶ O desmame aumenta o esforço respiratório do paciente e a demanda miocárdica de oxigênio, o que faz dele um teste de estresse cardiopulmonar.
▶ A avaliação do momento certo para iniciar o desmame e a redução na infusão de sedativos devem ser consideradas, precoce e frequentemente, em pacientes críticos em VM.
▶ Depois que a lesão aguda melhorou ou resolveu, o limiar para o manejo de um TRE em todos os pacientes críticos deve ser baixo.
▶ Uma relação FR/VAC < 105 é uma excelente preditora de sucesso do desmame, especialmente quando combinada com uma FIN maior do que -25 cmH$_2$O e um quadro clínico estável.
▶ Protocolos de desmame não substituem o manejo por um intensivista experiente.
▶ A aplicação de VNI pós-extubação pode ser útil após a retirada da VM.

REFERÊNCIAS

Brochard L. Pressure support is the preferred weaning method. Paper presented at the 5th International Consensus Conference in Intensive Care Medicine: Weaning from Mechanical Ventilation. 2005 April 28-29.

Loscalzo J. *Harrison's Pulmonary and Critical Care Medicine.* New York, NY: McGraw-Hill; 2011.

Slutsky AS. Mechanical ventilation. American College of Chest Physicians' Consensus Conference. *Chest* 1993;104:1833-1859.

Toy EC, Simon B, Takenaka K, Liu T, Rosh A. *Case Files Emergency Medicine.* 2nd ed. New York: McGraw-Hill; 2009.

CASO 11

Uma mulher com 35 anos de idade apresenta asma grave persistente e está sendo atendida na emergência. Em uma admissão anterior, ela necessitou de ventilação mecânica (VM) e de internação na unidade de terapia intensiva (UTI) por exacerbação asmática. Na última semana, ela aumentou em 6 a 8 vezes a dose de β_2-agonistas como resgate, além de ter apresentado diversas exacerbações noturnas. Ao exame físico, ela está em sofrimento respiratório com batimentos de asas do nariz e um tórax silencioso com mínima sibilância. Gasometria arterial (GA) com oxigênio a 30% mostra pH de 7,35, pressão parcial arterial de gás carbônico ($PaCO_2$) de 42 mmHg, pressão parcial arterial de oxigênio (PaO_2) de 89 mmHg e bicarbonato (HCO_3) de 23 mEq/L. As taxas de pico de fluxo expiratório estão abaixo de 40% dos valores preditos para esta paciente. A sua frequência respiratória (FR) é de 30 inspirações por minuto (ipm), a frequência cardíaca (FC) é de 110 batimentos por minuto (bpm), o ritmo é sinusal, e a pressão arterial (PA) é de 150/78 mmHg com pulso paradoxal de 10 mmHg.

▶ Qual é a conduta mais importante no manejo desta paciente?
▶ Quais são as outras condutas que devem ser tomadas em paralelo?
▶ Quais são os preditores que apontam para um alto risco de intubação?

RESPOSTAS PARA O CASO 11
Exacerbação asmática

Resumo: uma mulher com 35 anos de idade apresenta uma exacerbação grave de asma e está sendo atendida na emergência. Ela está em insuficiência respiratória. O grave sofrimento respiratório é confirmado por uma GA mostrando acidose respiratória aguda. O tórax silencioso ao exame físico, o aumento do uso de medicações de resgate e uma história de VM no passado são sinais de alarme neste caso de exacerbação aguda da asma e insuficiência respiratória, apontando a necessidade de intubação em sequência rápida e instituição de VM protetora.

- **Conduta mais importante no manejo desta paciente:** intubação em sequência rápida (ISR) e VM.
- **Outras condutas:** broncodilatadores aerossolizados em altas doses a curtos intervalos de tempo, utilizando-se albuterol (salbutamol) e brometo de ipatrópio. Corticoides intravenosos (IV) e infusão de magnésio devem ser iniciados. VM com baixos volumes é a opção mais adequada. Sedação para redução de ansiedade e para melhor sincronia com a VM deve ser utilizada.
- **Preditores de alto risco para intubação:** episódio prévio de asma grave com necessidade de VM, tórax silencioso, aumento na utilização de medicações de resgate, exacerbações noturnas frequentes e acidose respiratória.

ANÁLISE
Objetivos

1. Conhecer a fisiopatologia da exacerbação aguda da asma.
2. Descrever os achados clássicos e sua correlação com a exacerbação aguda da asma.
3. Identificar o tratamento correto, passo a passo, de uma exacerbação aguda da asma.

Considerações

A paciente está em estado asmático com insuficiência respiratória hipercápnica. Ela tem história de um episódio de asma grave com necessidade de intubação endotraqueal e VM. A ISR e a VM são indicadas para o tratamento da insuficiência respiratória. Em asmáticos, recomenda-se a utilização de tubos endotraqueais (TET) grandes ($\geq$ 8 mm), pois facilitam a aspiração de secreções e reduzem a resistência ao fluxo aéreo durante a VM. Broncodilatadores, corticoides e sulfato de magnésio devem ser iniciados imediatamente. A ventilação não invasiva (VNI) pode ser útil em pacientes mais estáveis; portanto, provavelmente, não será efetiva nesta paciente.

ABORDAGEM À
Exacerbação asmática

PRIORIDADES INICIAIS

Aliviar a insuficiência respiratória e controlar a via aérea são fundamentais neste caso.

"[Ele] apresenta-se com sofrimento por querer respirar com uma sensação de grande opressão torácica. Logo, os esforços respiratórios se tornam violentos e toda musculatura acessória passa a ser utilizada. Em poucos minutos, o doente está em um paroxismo da mais intensa dispneia."

Sir William Osler

ABORDAGEM AO PACIENTE ASMÁTICO

Internações em UTI por asma refratária variam de 2 a 20% e são afetadas em algum grau pela adesão aos protocolos de melhores práticas. Quando esses protocolos são utilizados, as internações em UTI caem em 41%. Do contrário, quando um grupo novo de médicos assume os atendimentos na emergência, em geral, aumentam as internações em UTI. É indicada broncodilatação agressiva com a inalação de β_2-agonistas adrenérgicos, como o albuterol (salbutamol) e o brometo de ipatrópio, seja com aerossol em altos volumes, seja pelo aumento da frequência de administração. Também são utilizados corticoides IV para alívio da inflamação e broncodilatação. Os corticoides aumentam o número de β_2-receptores disponíveis, elevando, portanto, a eficácia dos β_2-agonistas e evitando taquifilaxia a estes agentes. A utilização de aerossol em pacientes intubados deve ser feita com o dobro da dose normalmente recomendada. Isto supera a perda consequente à deposição do aerossol no TET. Sedação com propofol IV traz conforto para o paciente e reduz as pressões necessárias para a VM. O propofol causa relaxamento da musculatura respiratória, aumentando a complacência da parede torácica, além de reduzir o débito cardíaco (DC) e causar vasodilatação, o que pode decrescer a PA. Administração elevada de líquidos se faz necessária. O uso de VM com pressões seguras pode exigir a aceitação de hipercapnia permissiva. A sedação auxilia o paciente a tolerar a sensação de $PaCO_2$ elevada. Sulfato de magnésio IV também pode melhorar a força da musculatura respiratória. É necessário ventilar o paciente com pressões de vias aéreas seguras, a fim de evitar barotrauma e pneumotórax. A VM com baixo volume de ar corrente (VAC) (6 a 8 mL/kg do peso corpóreo ideal) é necessária para evitar pressões elevadas e perigosas. O pH deve ser mantido acima de 7,20, independentemente do valor da $PaCO_2$, desde que não haja hipóxia.

Grosso modo, a prevalência de asma nos EUA é de 10%, tendo se elevado em 61% nos últimos 20 anos. Esses pacientes são predispostos a exacerbações graves por muitos motivos: exposição a alérgenos, induzidas pelo exercício, infecções (virais ou bacterianas), exposição ao ar frio, estresse emocional, doença do refluxo gastresofágico (DRGE), sinusite e gota pós-nasal. A etiologia da asma permanece desconhecida. Asma responde por cerca de 2 milhões de visitas às emergências, 500.000 internações e 5.000 mortes por ano nos EUA, e é a terceira causa prevenível de internação hospitalar. Asma é responsável por 10 milhões de dias escolares perdidos a cada ano a um custo superior a 12 bilhões de dólares por ano.

A mortalidade da asma não tem se reduzido nos últimos 20 anos, mesmo com avanços terapêuticos. O processo inflamatório leva à obstrução da via aérea, aumento da produção de muco e hipertrofia de musculatura lisa. Estas alterações levam a estreitamento de via aérea e obstrução do fluxo aéreo expiratório. Se não controladas, desenvolvem-se remodelamento e obstrução irreversível das vias aéreas.

As fases precoces e tardias da resposta alérgica contribuem para a inflamação de via aérea e produção elevada de muco. A **resposta precoce** ocorre na primeira hora após a exposição ao alérgeno e é marcada pela liberação de histamina e outros mediadores e por sintomas alérgicos, como espirros, prurido ocular e coriza, além de sintomas respiratórios como sibilos, tosse e dispneia. A **resposta tardia** ocorre 3 a 10 horas após a exposição, pode durar até 24 horas, prolongar o ataque asmático e resultar em aumento da congestão e inflamação.

DIAGNÓSTICO

Pacientes atendidos na emergência por asma devem ser rapidamente avaliados e triados para determinar a gravidade e a necessidade de intervenção urgente, desde que essa avaliação não retarde o início do tratamento. O médico emergencista deve identificar os pacientes que apresentam sinais de asma de alto risco (Quadro 11.1). Em geral, quaisquer dessas situações são indicativas da necessidade de internação hospitalar. Atenção deve ser dada a fatores associados com elevado risco de morte por asma, como intubação e internação crítica prévias, necessidade de duas ou mais hospitalizações por asma no ano precedente, baixo nível socioeconômico e comorbidades.

MANEJO

Todos os pacientes devem ser tratados com oxigênio para atingir uma saturação arterial de oxigênio (SaO_2) acima de 90%, com β_2-agonistas de ação rápida e corticoides sistêmicos. Tem sido mostrado que brometo de ipatrópio em doses elevadas, quando utilizado em conjunto com os β_2-agonistas de ação rápida, **aumenta** a broncodilatação.

Oxigênio, ar comprimido e heliox

Deve-se administrar oxigênio. Pacientes com asma grave e hipercapnia crônicas devem ser monitorizados cuidadosamente, pois oxigenoterapia excessiva pode levar à piora da hipercapnia, secundária à hipoventilação. **O ponto de inflexão da curva de dissociação da hemoglobina (Hb) ocorre a uma saturação de 90%, o que equivale a uma PaO_2 de 60 mmHg.** Pequenos decréscimos abaixo deste ponto levam a

Quadro 11.1 • FATORES DE ALTO RISCO EM EXACERBAÇÃO ASMÁTICA

- Redução do sensório
- Respiração paradoxal
- Ausência de sibilos ou tórax silencioso
- Intubações ou internações prévias em UTI
- Utilização excessiva de medicações de resgate
- Despertares e exacerbações noturnas frequentes
- Visitas frequentes à emergência
- Comorbidades como ICC, DPOC e DAC
- Uma segunda visita à emergência no mesmo dia

ICC, insuficiência cardíaca congestiva; DPOC, doença pulmonar obstrutiva crônica; DAC, doença arterial coronariana.

quedas drásticas na oferta de oxigênio. **Deve-se evitar o aumento da pressão positiva ao final da expiração (PEEP) intrínseca, secundária à redução do tempo expiratório.** A utilização de uma fração inspirada de oxigênio (FiO_2) a 100% não é rara. O oxigênio pode ser tóxico e é um agente oxidante potente quando utilizado a concentrações elevadas por períodos prolongados de tempo. O heliox é uma mistura de hélio e oxigênio com uma densidade de cerca de um terço do ar, que reduz a resistência ao fluxo aéreo na árvore brônquica nos pontos de maior turbulência. **O heliox reduz a resistência ao fluxo na via aérea,** facilita o trabalho respiratório e melhora a oferta de medicações por aerossol. O heliox pode ser usado em casos graves. Como o hélio ocupa parte do volume inspirado, quanto maior a porcentagem de hélio utilizado, menor será a FiO_2 máxima que pode ser atingida. Os papéis do sulfato de magnésio IV e do heliox são controversos. O maior benefício do seu uso pode ser como forma de evitar uma intubação.

Agentes adrenérgicos

Os β_2-agonistas devem ser administrados imediatamente a pacientes com asma exacerbada. A administração pode ser repetida até três vezes, a cada 20 minutos, via aerossol ou continuamente por nebulímetros de alto volume. Os agonistas adrenérgicos, como o albuterol (salbutamol), são os medicamentos de escolha para resgate. O levalbuterol, o isômero D do salbutamol, é eficaz com metade da dose do salbutamol, porém estudos não mostraram sua superioridade sobre a mistura racêmica. Inalação contínua de β_2-agonistas em altas doses pode ser associada ao brometo de ipatrópio, outro broncodilatador de ação rápida. Se o paciente estiver intubado, a dose recomendada de salbutamol deve ser duplicada, e o uso concomitante de ipatrópio é recomendado devido à deposição desses medicamentos no TET. A administração oral ou parenteral β_2-agonistas não é recomendada, pela elevada frequência de efeitos colaterais. Em casos graves, pode-se utilizar outro β_2-agonista, como a adrenalina (solução 1/1000), por via subcutânea, até um máximo de três doses a intervalos de pelo menos 20 minutos. Geralmente, isto é reservado para pacientes mais jovens com obstrução das vias aéreas superiores por anafilaxia grave.

Nestes casos, a administração de terbutalina subcutânea ou adrenalina IV pode ter um perfil mais vantajoso de efeitos colaterais.

Agentes anticolinérgicos

Quando adicionado aos β_2-agonistas, o **brometo de ipatrópio** melhora os sintomas e a função pulmonar de forma equivalente ao uso associado de salmeterol, um β_2-agonista de ação prolongada. Em asmáticos pouco controlados, a adição de tiotrópio em dose única por um inalador de dose calibrada (MDI, do inglês *metered dose inhaler*) foi superior à duplicação da dose de corticoide inalado e equivalente à adição de salmeterol inalado. Ipatrópio ou tiotrópio adicionados a um β_2-agonista geram broncodilatação mais potente e de duração mais prolongada. O uso de ipatrópio associado a β_2-agonistas em obstrução grave do fluxo aéreo reduz a taxa de hospitalização em 25% quando comparado ao uso isolado de β_2-agonistas. O benefício de continuar o uso de brometo de ipatrópio após a alta hospitalar foi demonstrado em fumantes, em pacientes com bronquite crônica e com DPOC.

Corticoides

Corticoides sistêmicos são fundamentais para o tratamento bem-sucedido da maioria dos indivíduos com exacerbações de asma. O seu uso é associado com uma melhora rápida da função pulmonar, taxas menores de hospitalização e taxas menores de recaída após a liberação da emergência. Ainda que a dose ótima de corticoides não seja conhecida, estudos clínicos não têm demonstrado qualquer efeito adicional com doses de prednisolona superiores a 100 mg/d. As diretrizes mais recentes recomendam o uso de 40 a 80 mg de prednisolona administrada em dose única ou em duas doses diárias.

Corticoides inalados, hidratação

A evidência disponível não suporta o uso de corticoides inalados nas exacerbações agudas de asma. **Hidratação agressiva e agentes mucolíticos não são recomendados em exacerbações de asma.** Autópsias de asmáticos mostram muco impactado nas vias aéreas. A elevação da cabeceira do leito a 45 graus é importante para a prevenção de aspirações.

Antagonistas dos leucotrienos

A eficácia dos antagonistas dos leucotrienos na apresentação aguda da asma não é clara. São medicamentos excelentes com perfil favorável de efeitos colaterais em casos leves a moderados de asma. Uma melhora em 20% nos testes de função pulmonar e na taxa de pico de fluxo expiratório, similar ao ritmo circadiano normal, pode ser acentuada em asmáticos.

Magnésio

Magnésio (Mg$^+$) desempenha um papel na função neuromuscular e é mais eficaz no alívio das exacerbações **graves** de asma do que nos quadros leves a moderados. O **magnésio reduz a contração muscular ao competir com o cálcio, evitando a liberação de acetilcolina e consequente diminuição de GMP cíclico**. A liberação de histamina também é reduzida. O magnésio é um cofator importante em muitas reações enzimáticas e há evidências de que a administração IV de magnésio induz broncodilatação e reduz a reação neutrofílica da resposta inflamatória. Os efeitos do magnésio IV são rápidos, iniciando em 5 a 10 minutos, porém a duração da ação também é curta. Com dosagens de 2 a 4 g por hora, administradas IV contínua, apresenta uma margem terapêutica excelente, sendo muito usado na asma refratária ao tratamento-padrão. Em **crianças, o magnésio IV pode melhorar significativamente a função pulmonar e reduzir as taxas de internação hospitalar**. O efeito benéfico do sulfato de magnésio por via inalatória é menos comprovado.

Metilxantinas

Metilxantinas, no passado um tratamento rotineiro para asmáticos em emergência, são raramente utilizadas atualmente devido aos seus efeitos colaterais (margem terapêutica estreita) e pela ausência de eficácia comprovada. Esses medicamentos (teofilina, aminofilina) não são mais recomendados rotineiramente. A teofilina permanece sendo utilizada em casos mais graves, nos quais qualquer melhora é bem-vinda. Os principais efeitos colaterais das metilxantinas são taquicardia, arritmias cardíacas, náuseas e vômitos. Níveis séricos devem ser monitorizados e mantidos até 8 µg/dL, pois são associados com efeito broncodilatador máximo e efeitos colaterais mínimos.

Antimicrobianos

Antibióticos não devem ser utilizados rotineiramente, sendo reservados para pacientes com provável infecção bacteriana (p. ex., pneumonia ou sinusite). A maioria das exacerbações de asma é causada por infecções virais, as quais podem cursar com superinfecção bacteriana secundária. Os antibióticos escolhidos devem ser direcionados aos patógenos mais prováveis (pneumococo, *Haemophilus influenzae* e micoplasma).

Anestésicos voláteis

Anestésicos voláteis são broncodilatadores potentes. Testes convencionais de resistência de vias aéreas demonstram pouca diferença entre halotano, isoflurano e enflurano. Halotano parece ser um broncodilatador mais potente do que isoflurano. O TET pode, por si só, induzir broncoespasmo grave. Anestésicos voláteis são úteis no tratamento da asma grave em pacientes irresponsivos aos tratamentos convencionais. O isoflurano pode ser a escolha mais adequada entre os anestésicos voláteis pela sua mínima depressão cardiovascular e mínimo potencial arritmogênico. O uso de agentes voláteis pode ser associado a aumento no fluxo cerebral, edema cerebral e elevação da pressão intracraniana (PIC) em pacientes hipercápnicos que sofreram lesão cerebral hipóxica.

BiPAP, CPAP e ventilação por pressão positiva

Ver Capítulo 12 sobre VNI.

Intubação e ventilação mecânica

A utilização de suporte ventilatório invasivo pode salvar vidas na exacerbação asmática. **Cerca de 30% (variando de 2 a 70%) destes pacientes internados em UTI necessitam de intubação.** A decisão de instituir VM é baseada no julgamento clínico. **Hipercapnia progressiva, piora do sensório, fadiga e parada cardiorrespiratória iminente** são fortemente sugestivas da necessidade de suporte ventilatório. Especialistas concordam que intubação deve ser considerada antes destes sinais surgirem. Idealmente, um médico intensivista deve manejar a VM. Na VM, devemos utilizar VACs baixos (6 a 8 mL/kg do peso corpóreo ideal) em modo assisto-controlado (AC) com uma FR de 8 a 10 ipm, objetivando se evitar pressão de platô (Pplatô) e auto-PEEP elevadas. Se possível, a Pplatô deve ser mantida < 30 cmH_2O para se evitar barotrauma. Hipercapnia passiva com um pH igual ou maior do que 7,20 pode ser necessária para se atingir pressões ventilatórias seguras. Sedação com medicamentos de tempo de ação curto, como o propofol, auxilia o paciente a tolerar este tratamento. Bicarbonato deve ser reservado para pacientes com pH arterial inferior a 7,20. *Hipercapnia permissiva* não é sempre efetiva, e o acompanhamento de médicos intensivistas é apropriado para se evitar riscos maiores.

Deve haver facilidade para se introduzir um dreno de tórax no caso de ocorrer pneumotórax. Estratégias que visam à redução de auto-PEEP frequentemente causam hipoventilação. A consequente hipercapnia, chamada *hipercapnia permissiva*, é bem tolerada quando se desenvolve lentamente e quando o nível de dióxido de carbono permanece ≤ 90 mmHg. Quando necessário, o pH pode ser manejado farmacologicamente. Radiografias torácicas e GAs diárias devem ser realizadas. Sedação pode ser necessária para manter o paciente confortável e sincrônico com a VM. Geralmente, isto pode ser atingido com benzodiazepínicos combinados com opioides ou propofol. Cetamina é um medicamento interessante devido às suas propriedades broncodilatadoras, porém os seus efeitos sobre o sistema nervoso central (SNC), a ocorrência de taquicardia e de hipertensão limitam o seu uso. Quando for possível, a troca para CPAP com ventilação por pressão de suporte (PSV, do inglês *pressure support ventilation*) ajudará o paciente a tolerar a VM, melhorando a sincronia. A cabeceira deve ser mantida elevada a 45 graus para se evitar aspiração. A auto-PEEP é um problema comum em pacientes com suporte ventilatório parcial ou total, especialmente nos que necessitam de altas pressões ventilatórias ou apresentam tempos expiratórios curtos. Intensivistas devem estar em alerta para a ocorrência de alçaponamento, tomando medidas para reduzi-lo, pois pode causar consequências graves. O intensivista precisa conhecer totalmente a fisiologia da auto-PEEP, de forma a escolher os parâmetros ideais do respirador. Alguns exemplos são a manutenção do maior tempo expiratório possível, a redução da FR e a manutenção de VACs baixos. A programação inicial recomendada é: VAC de 6 a 8 mL/kg, FR de 11 a 14 ipm, fluxo de 100 L/minuto e PEEP de 5. Permitir o tempo máximo possível para exalação, combinando-se VACs pequenos e tempos inspiratórios curtos. Níveis pressóricos estáticos ao final da inspiração (Pplatô) ≥ 30 cmH_2O se correlacionam com hiperinsuflação e auto-PEEP. Auto-PEEP eleva-se em proporção direta à elevação do volume-minuto. Os pulmões e a parede torácica tornam-se menos elásticos, e o trabalho respiratório aumenta. O retorno venoso, a PA e o DC caem. Bloqueadores neuromusculares são associados à miopatia que, por sua vez, prolonga a hospitalização em um dia, atingindo 4,5 dias em pacientes intubados. A mortalidade por asma na UTI é, em média, 2,7%. Em pacientes intubados, a taxa se eleva a 8,1%. As mortes relatadas por exacerbação aguda de asma, em geral, são < 0,5%. Lavado pulmonar com auxílio de fibrobroncoscopia é utilizado para remoção de tampões mucosos, frequentemente encontrados em pacientes com asma grave, porém este procedimento apresenta algum risco.

CRITÉRIOS DE ADMISSÃO OU LIBERAÇÃO DA EMERGÊNCIA

A decisão quanto à admissão ou liberação do paciente da emergência deve ser tomada nas primeiras quatro horas após a sua chegada. O **paciente pode ser liberado se o volume expiratório forçado no primeiro segundo (VEF_1) ou o pico de fluxo expiratório (PFE) é de 70% ou mais do seu melhor valor individual ou do seu valor predito, após as medidas terapêuticas.** O início de corticoides inalatórios no momento da liberação reduz o risco de recaída. Liberar um paciente em uso de corticoides orais, já com plano de redução gradual da dose, somente é necessário se o medicamento for utilizado em doses elevadas e por períodos de tempo superiores a duas semanas. O paciente deve estar sem sintomas noturnos e com um mínimo de tratamento de resgate durante o dia. O paciente deve ser orientado quanto às medicações, à técnica de inalação e a como reduzir a exposição a estimulantes de reações alérgicas. Eles devem ter um plano de ação para a asma e receber instruções para monitorizar seus sintomas e implementar este plano em nível domiciliar. Um seguimento com seu médico assistente deve ser agendado para uma semana após a liberação da emergência

Para prevenir readmissão, o tratamento a ser prescrito na liberação do paciente deve incluir o uso de β_2-agonistas como resgate, se necessário, uso continuado de corticoides inalatórios em combinação com β_2-agonistas de ação prolongada, além da utilização de um antagonista dos leucotrienos, por exemplo, o monteleucaste de sódio, antes de dormir. Adicionalmente, se o paciente tem história de tabagismo ou bronquite crônica, brometo de ipatrópio ou corticoides orais, ou azitromicina devem ser considerados quando uma exacerbação aguda é iminente. Deve ser fornecida instrução quanto ao uso apropriado de MDI e nebulizadores domiciliares. Vacinações contra *influenza* e pneumococo devem ser administradas.

CONCLUSÃO

Exacerbações asmáticas graves permanecem um grande desafio. De maneira geral, os médicos têm mostrado pouca capacidade de julgar a gravidade de um ataque de asma, sendo essencial utilizar critérios objetivos ao se direcionar um paciente para um leito não monitorizado ou para um leito de UTI. As medicações básicas no tratamento da exacerbação são os β_2-agonistas e a administração precoce de corticoides sistêmicos, atualmente com o benefício adicional de um anticolinérgico. Quando o suporte ventilatório é necessário, VNI pode ser tentada, porém não se deve retardar a indicação adequada de intubação e VM. O estado asmático apresenta complicações significativas, inclusive o óbito.

> **CORRELAÇÃO COM O CASO CLÍNICO**
>
> - Ver também Caso 9 (Manejo ventilatório), Caso 10 (Desmame da ventilação mecânica) e Caso 12 (Métodos não invasivos de suporte ventilatório).

QUESTÕES DE COMPREENSÃO

11.1 Um homem com 45 anos de idade que está intubado e em VM por exacerbação asmática grave apresenta uma redução significativa da PA, elevação da FR, redução do tempo expiratório e aumento das pressões de via aérea. A SaO_2 está em 95% com os parâmetros atuais. O que deve ser realizado para descartar auto-PEEP como causa da deterioração clínica?

    A. Realizar uma GA com os atuais parâmetros ventilatórios
    B. Desconectar o paciente do respirador e observar se há uma melhora imediata
    C. Realizar uma radiografia torácica
    D. Instalar heliox
    E. Inserir um dreno torácico por provável pneumotórax

11.2 Uma mulher com 22 anos de idade apresenta uma exacerbação asmática grave e sofrimento respiratório. Qual é, das alternativas a seguir, a primeira conduta a ser tomada neste caso?

    A. Administrar uma combinação de corticoides e β_2-agonistas de ação prolongada, ambos por via inalatória
    B. Corticoides IV
    C. Heliox
    D. Infusão de magnésio
    E. β_2-agonistas de ação rápida por via inalatória

RESPOSTAS

11.1 **B.** Auto-PEEP ocorre mais frequentemente do que se pensava no passado. A redução no tempo expiratório causa alçaponamento de ar e elevação da pressão intratorácica. Colapso vascular progressivo advém pela redução da pré-carga e consequentes hipotensão e taquicardia. Auto-PEEP e hiperinsuflação dinâmica causam desconforto significativo e precipitam assincronia do paciente com o respirador. Auto-PEEP aumenta o trabalho respiratório, piora a troca gasosa e reduz o DC, o que, por sua vez, causa hipotensão. A desconexão do paciente do respirador reduz imediatamente a pressão intratorácica. Uma melhora drástica na PA é um forte indicativo de que a auto-PEEP era a causa da hipotensão.

11.2 **E.** β_2-agonistas de ação rápida por via inalatória devem ser administrados imediatamente em um paciente asmático que se apresenta com exacerbação. β_2-agonistas podem ser repetidos a cada 20 minutos ou serem administrados como nebulização contínua de alto volume. β_2-agonistas como o salbutamol são os primeiros medicamentos a serem administrados para combater o broncoespasmo. Levalbuterol, o enantiômero D do salbutamol, é eficaz com a metade da dose deste, porém estudos não têm comprovado uma vantagem clínica consistente do levalbuterol sobre a mistura racêmica. Inalação contínua de β_2-agonistas de ação rápida e brometo de ipatrópio é uma excelente combinação terapêutica para broncodilatação de resgate.

DICAS CLÍNICAS

▶ O TET deve ser igual ou maior do que 8 mm para permitir aspiração adequada e para reduzir a resistência durante a VM nestes pacientes.
▶ Os VACs de 6 a 8 mL/kg do peso corpóreo ideal devem ser utilizados na VM para evitar-se barotrauma.
▶ Heliox e anestésicos gerais são benéficos em pacientes irresponsivos às medicas iniciais.
▶ Um tórax silencioso na exacerbação asmática é um sinal de mau prognóstico, sendo associado à diminuição da ventilação.
▶ Intubação prévia, utilização excessiva de medicações de resgate e despertares noturnos são sinais de alto risco na exacerbação asmática, indicando a necessidade de internação hospitalar e tratamento agressivo.
▶ Inalação continua de altas doses de β_2-agonistas de ação rápida e de brometo de ipatrópio é de grande valor para o combate do broncoespasmo no tratamento agudo.
▶ Magnésio IV e heliox podem ser utilizados como terapêuticas adjuntas.
▶ Complicações da ventilação por pressão positiva são comuns em pacientes asmáticos.

REFERÊNCIAS

Bordow RA, Ries AL, Morris TA. *Manual of Clinical Problems in Pulmonary Medicine*. 6th ed. Philadelphia, PA: Lippincott Williams and Wilkins; 2005.

Deutschman CS, Neligan PJ. *Evidence Based Practice of Critical Care*. Philadelphia: Saunders; 2010.

Lazarus SC. Emergency treatment of asthma. *N Engl J Med.* 2010;363:755-764.

Toy EC, Simon B, Takenaka K, Liu T, Rosh A. *Case Files Emergency Medicine.* 2nd ed. McGraw-Hill Medical, 2009.

CASO 12

Um homem com 75 anos de idade é internado na UTI por doença pulmonar obstrutiva crônica (DPOC) exacerbada e insuficiência cardíaca congestiva (ICC). O paciente teve dor torácica retroesternal que durou quatro minutos e que melhorou após a administração sublingual de 5 mg de isorcil. Ao exame físico, a frequência respiratória (FR) é de 35 inspirações por minuto (ipm), a frequência cardíaca (FC) é de 123 batimentos por minuto (bpm) com ritmo sinusal, e a pressão arterial (PA) é de 189/98 mmHg. À ausculta, estão presentes crepitantes nas bases pulmonares e sibilos esparsos. Há um desdobramento patológico da 2ª bulha (B_2) e um galope de 3ª bulha (B_3) à ausculta. As extremidades inferiores apresentam edema com cacifo 2+. A radiografia torácica revela um padrão de ICC e cardiomegalia, hiperinsuflação e alterações compatíveis com DPOC, porém sem infiltrados. A gasometria arterial (GA) mostra um pH de 7,45, uma pressão parcial arterial de gás carbônico ($PaCO_2$) de 35 mmHg e uma pressão parcial arterial de oxigênio (PaO_2) de 100 mmHg com fração inspirada de oxigênio (FiO_2) de 100%. O nível de peptídeo natriurético tipo B (BNP, do inglês, β *natriuretic peptide*) é de 1.000 pg/mL (normal < 100) e o de troponina I é de 5 ng/mL (normal < 0,5).

▶ Qual é a primeira conduta no manejo do quadro respiratório deste paciente?
▶ Quais são as outras condutas que devem ser adotadas em conjunto?

RESPOSTAS PARA O CASO 12
Métodos não invasivos de suporte ventilatório

Resumo: este homem com 75 anos de idade está em sofrimento respiratório evidente, causado por edema pulmonar após infarto agudo do miocárdio (IAM).

- **Primeira conduta**: este paciente necessita de suporte ventilatório, e a pressão positiva em dois níveis na via aérea (BiPAP, do inglês *bi-level positive airway*) é a escolha ideal, pois o paciente tem DPOC, edema pulmonar agudo cardiogênico e ICC. A BiPAP pode ser iniciada com 10 cmH$_2$O de pressão positiva inspiratória na via aérea (IPAP, do inglês *inspiratory positive airway pressure*), 5 cmH$_2$O de pressão positiva expiratória na via aérea (EPAP < do inglês *expiratory positive airway pressure*)/pressão positiva ao final da expiração (PEEP) e FiO$_2$ de 100%.

- **Outras condutas**: outras intervenções devem ser dirigidas à melhora da perfusão cardíaca e do débito cardíaco (DC): vasodilatadores intravenosos (IV) (nitroprussiato) e nitratos IV (nitroglicerina ou monocordil) para indução de vasodilatação coronariana com alívio de dor torácica e redução de pré-carga, melhorando o DC. Indução de diurese com diuréticos de alça como furosemida, inalação de β_2-agonistas e ipatrópio e corticoides IV também são indicados.

ANÁLISE

Objetivos

1. Familiarizar-se com os métodos de ventilação não invasiva (VNI).
2. Conhecer as indicações dos diferentes métodos de VNI.
3. Aprender os parâmetros ventilatórios da VNI.
4. Saber como desmamar o paciente da VNI.

Considerações

Este é um paciente com 75 anos de idade com DPOC e edema pulmonar agudo por IAM. A abordagem inicial mais adequada para este paciente, que está acordado e cooperativo, é utilizar a VNI para alívio da insuficiência respiratória causada pelo edema pulmonar. A insuficiência respiratória aumenta o trabalho respiratório. Dessa forma, ao contrário do direcionamento fisiológico de 1% do DC para a respiração, até 20% do DC é direcionado para a respiração na insuficiência respiratória. Se não combatida rapidamente, a intubação em sequência rápida (ISR) e a ventilação mecânica (VM) podem ser necessárias. A VNI é indicada neste paciente para reduzir o trabalho respiratório, além de O$_2$ e broncodilatadores. Se não há uma melhora rápida com a VNI, a intubação e a VM não podem ser postergadas. A VNI com BiPAP reduz o trabalho respiratório, diminui a ansiedade e melhora o edema pulmonar ao reduzir a pré-carga e o retorno venoso ao ventrículo direito (VD). A

VNI pode evitar a necessidade de intubação. A VNI reduz tanto a pré-carga como a pós-carga, melhorando, assim, o DC.

ABORDAGEM À
Ventilação não invasiva

INTRODUÇÃO

A VNI é efetiva principalmente em duas situações: (1) exacerbações de DPOC e (2) descompensações de ICC. A utilização bem-sucedida da VNI evita a necessidade de intubação e VM, sempre mais arriscadas. A pressão positiva aumenta a pressão intratorácica e reduz o retorno venoso, causando um decréscimo na pré-carga e atuando como um tratamento imediato para a ICC. A aplicação da ventilação por pressão de suporte (PSV) em VNI alivia o sofrimento respiratório e melhora a ventilação e a oxigenação. A oxigenação ocorre por difusão, e a eliminação de CO_2 necessita alterações na ventilação. **A utilização da VNI também pode reduzir a mortalidade nestas doenças.** A BiPAP é o modo mais comum de VNI, ofertando uma quantidade pré-estabelecida de IPAP e EPAP. A diferença entre IPAP e EPAP é a PSV efetivamente fornecida para o paciente.

INTERVENÇÕES INICIAIS

A oxigenoterapia suplementar é utilizada para atingir a FiO_2 desejada em PSV por meio de uma máscara firmemente ajustada. Esta tem se tornado a forma predominante de VNI. A VNI bem-sucedida leva à redução da FR, ao aumento do volume de ar corrente (VAC) e à redução da dispneia. Outros benefícios incluem a redução das pressões transdiafragmáticas à eletromiografia (EMG), a melhora da hipercapnia e a queda do trabalho respiratório. **A VNI é ofertada por meio de uma série de interfaces, como peças bucais, máscaras nasais, máscaras orofaciais e máscaras faciais totais. As máscaras orofaciais são mais frequentemente utilizadas.** Alguns modos podem ser utilizados para VNI, como ventilação por volume (VV), pressão de suporte (PSV), BiPAP, ventilação proporcional assistida (PAV, do inglês *proportional assist ventilation*), CPAP, tanto em respiradores específicos para VNI como em respiradores convencionais conectados a estas máscaras. A utilização da VNI tem aumentado marcadamente nas últimas duas décadas, tendo se tornado uma ferramenta integral no manejo tanto da insuficiência respiratória aguda como da insuficiência respiratória crônica. Pode ser utilizada nas emergências, nas UTIs e em nível domiciliar. A VNI tem sido utilizada como um substituto da ventilação invasiva.

INDICAÇÕES PARA VENTILAÇÃO NÃO INVASIVA

A seleção de pacientes para VNI deve ser feita com cuidado. **Insuficiência respiratória por edema pulmonar agudo cardiogênico/ICC e DPOC** são as indicações principais, pois a insuficiência respiratória nestas situações é rapidamente reversível. A VNI é um complemento ideal no manejo da disfunção respiratória nestas situações.

Critérios de inclusão dos pacientes

- Paciente cooperativo e respirando espontaneamente
- Dispneia moderada a grave, porém com insuficiência respiratória de início recente
- Taquipneia (> 24 ipm)
- Trabalho respiratório elevado (utilização de musculatura acessória e dos lábios para auxiliar a respiração)
- Hipercapnia com acidose respiratória (pH de 7,10 a 7,35 e $PaCO_2$ > 42 mmHg)
- Hipoxemia (PaO_2/FiO_2 < 200 mmHg, PaO_2 < 60 mmHg em ar ambiente)

As duas melhores indicações para VNI são a DPOC e o edema pulmonar cardiogênico. Outras condições que também respondem à VNI são mostradas no Quadro 12.1. **Os principais critérios de exclusão são** os casos leves e os casos muito graves.

Aplicação da ventilação não invasiva

A experiência da equipe assistencial, especialmente da enfermagem e da fisioterapia, é um aspecto que não deve ser subestimado. A implementação da VNI é dependente da curva de aprendizado da equipe e exige tempo de dedicação da enfermagem e da fisioterapia (Quadro 12.2). Outra consideração importante é o risco de retardar o tratamento definitivo.

Interfaces entre o paciente e a ventilação não invasiva e máscaras utilizadas

A VNI difere da ventilação invasiva pela natureza da interface entre o paciente e o respirador. O suporte invasivo ocorre pelo tubo endotraqueal (TET) ou pela cânula

---

Quadro 12.1 • INDICAÇÕES DE VENTILAÇÃO NÃO INVASIVA

- Após descontinuação da VNI
- Pneumonias
  - Pneumonia comunitária
  - Pneumonia leve por *Pneumocystis jiroveci*
  - Pneumonia bacteriana leve
  - Fibrose cística
- Exacerbação asmática
- SARA (leve)
- Indivíduos imunocomprometidos com sofrimento respiratório
- Pacientes com ordem para não intubar
- Insuficiência respiratória neuromuscular
- Sofrimento respiratório ou insuficiência respiratória pós-operatória
- Síndrome da apneia obstrutiva do sono ou *cor pulmonale* descompensados

VNI, ventilação não invasiva; SARA, síndrome da angústia respiratória aguda.

Quadro 12.2 • LOCAIS DE APLICAÇÃO DE VENTILAÇÃO NÃO INVASIVA				
UTI	Unidades com telemetria	Suporte intermitente/ noturno	Unidades de internação (se intubação não está sendo considerada)	Emergência
Unidades intermediárias (quadros de menor gravidade)	DPOC com gravidade moderada (pH >7,30)	Adequada em unidades especializadas	As mesmas considerações das unidades intermediárias	Treinamento pode reduzir a necessidade de internação na UTI ou em unidades intermediárias

de traqueostomia. Para a VNI, são utilizadas várias interfaces, com evolução nas modificações, visando a uma maior eficácia e ao conforto do paciente. **Máscaras nasais e máscaras orofaciais** foram as primeiras interfaces utilizadas, posteriormente seguidas das **máscaras faciais totais, das peças bucais e dos suportes nasais**. Máscaras nasais e máscaras orofaciais são as mais comumente utilizadas. Máscaras orofaciais são utilizadas duas vezes mais do que máscaras nasais.

O ajuste apropriado da máscara é fundamental para VNI bem-sucedida. A máscara deve ser mantida no lugar, inicialmente de forma manual pelo fisioterapeuta até que o paciente se familiarize com a máscara e o respirador. Preferencialmente, deve-se escolher a menor máscara que fique bem ajustada e seja a mais eficaz. Após, a máscara deve ser fixada no lugar. O maior problema do uso das máscaras é o escape aéreo. Deve-se tomar cuidado para minimizar a pressão excessiva na face ou no nariz, pois podem ocorrer úlceras de pressão. Pressão excessiva aumenta o risco de solução de continuidade e de necrose cutâneas. A pressão da câmara de ar deve ser mantida abaixo de 25 mmHg, para prevenir necrose tecidual. As questões básicas influenciando a escolha de uma máscara orofacial ou nasal são destacadas nos Quadros 12.3 e 12.4.

Quadro 12.3 • VANTAGENS E DESVANTAGENS DAS MÁSCARAS OROFACIAIS	
Vantagens	Desvantagens
Mais adequadas para aqueles pacientes menos cooperativos	Claustrofobia
Mais propícias para pacientes com quadros de maior gravidade	Impede a fala e a tosse adequadas
Forma ideal para pacientes desdentados, que respiram pela boca ou utilizando os lábios	Risco de aspiração com vômitos
A ventilação geralmente é mais efetiva	

Quadro 12.4 • VANTAGENS E DESVANTAGENS DAS MÁSCARAS NASAIS	
Vantagens	Desvantagens
Em geral, são mais bem toleradas, sendo melhores para pacientes mais cooperativos e não claustrofóbicos	Maior incidência de escapes aéreos
Ideal para pacientes com quadros clínicos menos graves, possuindo menos risco de aspiração se houver vômitos	Efetividade é limitada se houver deformidade nasal ou obstrução nasal
Permitem que o paciente fale, beba, tussa, facilitando a aspiração de secreções	Efetividade é limitada a pacientes claustrofóbicos

Respiradores utilizados em ventilação não invasiva

Opções de respiradores que permitem VNI têm aumentado continuamente. Os respiradores específicos apresentam menos opções de modos e de faixas de ajuste, mas são mais tolerantes ao escape aéreo. Muitos respiradores atualmente em uso na terapia intensiva também apresentam opção para VNI, seja como parte da programação original ou como resultado de atualizações. A seleção do equipamento ideal depende de diversos fatores, incluindo a familiaridade da equipe com a máquina escolhida e a disponibilidade de outras opções. Muitos hospitais continuam a ofertar VNI com respiradores específicos.

Modos de ventilação não invasiva

A maioria dos pacientes tratados com VNI recebem PSV com CPAP, que é o nível de suporte mais básico. A BiPAP é o modo mais comum de suporte e exige o controle dos níveis de IPAP e EPAP. A diferença entre IPAP e EPAP é a quantidade de pressão de suporte ofertada ao paciente pelo respirador. A EPAP é equivalente à PEEP. Embora respiradores volumétricos possam ser utilizados para VNI, os modelos específicos previamente descritos são melhores. Menos sedação é necessária, porque o paciente fica mais confortável em VNI.

Parâmetros e ajustes iniciais do respirador

Os objetivos primários da VNI são: (1) ventilação e oxigenação adequadas, (2) correção da insuficiência respiratória e (3) níveis aceitáveis de tolerância e conforto do paciente. Frequentemente, são necessários ajustes para estas metas serem atingidas. Os parâmetros iniciais devem estar focados em se atingir o volume adequado de ar corrente, em geral, na faixa de 5 a 7 mL/kg. Suporte adicional é fornecido para reduzir a FR a < 25 inspirações por minuto. A FiO_2 é ajustada para se atingir uma oxigenação adequada com oximetria de pulso de 90 a 92%. Seguidas GAs são essenciais para monitorizar a resposta ao tratamento e para guiar ajustes subsequentes.

*Parâmetros iniciais de pressão positiva inspiratória
na via aérea/pressão positiva expiratória na via aérea*

Iniciar a 10 cmH_2O de IPAP e 5 cmH_2O de EPAP. Pressões < 8 cmH_2O de IPAP e < 4 cmH_2O de EPAP não são recomendadas, pois podem ser inadequadas. Ajustes devem ser feitos para se atingir um VAC de 5 a 7 mL/kg (IPAP e/ou EPAP).

Ajustes subsequentes conforme as gasometrias arteriais

- Aumentar a IPAP em 2 cmH_2O se a hipercapnia persistir.
- Aumentar a IPAP e a EPAP em 2 cmH_2O se a hipoxemia persistir.
- A IPAP deve ser limitada em 20 a 25 cmH_2O (para evitar distensão gástrica e melhorar o conforto do paciente).
- A EPAP deve ser limitada em 10 a 15 cmH_2O.
- Iniciar com FiO_2 a 100% e ajustar até o nível mais baixo com uma oximetria de pulso aceitável.
- Manter uma FR de segurança em 12 a 16 ipm.

Preditores de sucesso incluem uma resposta favorável a um teste com VNI por 1 a 2 horas, com uma redução de $PaCO_2$ > 8 mmHg do valor basal e uma melhora no pH > 0,06 unidades. Preditores de falha incluem uma piora do quadro clínico e a presença de acidose (pH < 7,25) especialmente por hipercapnia ($PaCO_2$ > 80). Certos pacientes podem beneficiar-se de um teste com VNI, porém limitar a duração dos testes é importante para se evitar demora no tratamento definitivo. Testes com VNI podem durar poucos minutos em pacientes com falha imediata e provavelmente não devam exceder duas horas se os pacientes não melhoram. Se a VNI falha, o paciente deve ser intubado. É importante usar as diretrizes para auxiliar na decisão de quando intubar o paciente.

COMPLICAÇÕES DA VENTILAÇÃO NÃO INVASIVA

Algumas complicações da VNI são similares às da ventilação invasiva, porém são menos frequentes. Quando comparada à CPAP, a BiPAP apresenta menor morbidade, menor mortalidade, menos efeitos adversos e menor utilização de medicamentos em adultos com DPOC e insuficiência respiratória aguda. A VNI também é eficaz em perioperatórios e no pós-transplante. **Úlceras de pressão faciais e nasais e escapes aéreos** são as principais complicações da VNI. A pressão cutânea pode ser minimizada pela aplicação intermitente de VNI a intervalos programados de 30 a 90 minutos. Ajuste da tensão dos fixadores para minimizar escapes aéreos, sem pressão excessiva, também é útil. Cuidado precoce das lesões é fundamental. Distensão gástrica pode ser evitada limitando-se a pressão inspiratória de pico a < 25 cmH^2O. Sondas nasogástricas podem ser introduzidas, mas aumentam o escape das máscaras. As sondas nasogástricas ultrapassam o esfíncter esofágico inferior e podem aumentar o refluxo. Pode ocorrer aspiração de conteúdo gástrico em VNI, especialmente durante vômitos. A VNI deve ser evitada em pacientes com vômitos ou hematêmese.

O **barotrauma** complica tanto a VNI como a ventilação invasiva, mas é menos frequente com VNI. Hipotensão secundária à elevada pressão positiva intratorácica pode ser revertida com líquidos IV. Sedativos são usados em < 15% dos pacientes em VNI. A VNI é amplamente utilizada na Europa (> 80% dos pacientes críticos). As atuais diretrizes sobre VNI sugerem um aumento do seu uso em função da disseminação de protocolos, o que evita os custos da intubação endotraqueal e da VM, reduz o tempo de internação na UTI e no hospital e elimina os custos associados às complicações infecciosas. Episódios de pneumonia associada à ventilação mecânica (PAVM) são reduzidos pela metade ou mais com a utilização de VNI.

CONCLUSÕES

A DPOC é a condição mais adequada para a VNI. É mais efetiva em pacientes com quadros moderados a graves. Em geral, os que apresentam acidose respiratória hipercápnica são os que respondem melhor (pH 7,20-7,30). A CPAP e a BiPAP são modalidades efetivas, com a CPAP possivelmente sendo a mais eficaz entre estas duas. O maior benefício é o alívio sintomático. A redução nas taxas de intubação e nas taxas de mortalidade não é vista universalmente. A VNI também é efetiva após a extubação em alguns pacientes até que estejam em plenas condições de respirar sem auxílio, especialmente portadores de DPOC. **Não tem sido mostrado benefício da VNI em pacientes com pneumonia comunitária.** Secreções podem limitar o uso da VNI.

A VNI é efetiva em pacientes com distrofia muscular, cifoescoliose e em indivíduos com sequela de poliomielite, assim como em casos de hipoventilação associada à obesidade ou à síndrome de apneia obstrutiva do sono (SAOS). Na SAOS, a VNI corrige a hipercapnia, facilita a diurese e dá oportunidade para um sono restaurador. A VNI deve ser utilizada com cautela em casos de obstrução parcial das vias aéreas superiores, especialmente se há potencial para obstrução completa. A VNI também é utilizada durante procedimentos invasivos, como fibrobroncoscopia e confecção de gastrostomia percutânea.

CORRELAÇÃO COM O CASO CLÍNICO

- Ver também Caso 8 (Manejo de Via Aérea/Insuficiência Respiratória), Caso 9 (Manejo ventilatório), Caso 10 (Desmame da ventilação mecânica) e Caso 11 (Exacerbação Asmática).

QUESTÕES DE COMPREENSÃO

12.1 A VNI é iniciada em um homem com 72 anos de idade que consulta na emergência apresentando um IAM sem elevação do segmento ST e edema pulmonar agudo. Ele tem história de DPOC e tabagismo (40 maços/ano). Ele queixa-se de falta de ar e está respirando a 30 ipm com utilização dos lábios e da musculatura acessória. A sua FC está em 120 bpm e o ritmo é sinusal. A sua pressão arterial está em 140/80 mmHg e a temperatura está em 36,7 °C. A saturação de oxigênio está em 90% com oxigênio a 1 L por cateter nasal. Ele está alerta e cooperativo e sem dor torácica após ter recebido nitrato. Qual modalidade de ventilação não invasiva deve ser utilizada inicialmente neste paciente?

A. BiPAP com 10 cmH$_2$O de pressão de IPAP e 5 cmH$_2$O de pressão de EPAP
B. Pressão positiva intermitente
C. CPAP a 5 cmH$_2$O
D. CPAP nasal
E. CPAP a 35 cmH$_2$O

12.2 Uma mulher com 35 anos de idade esteve na BiPAP por dois dias devido a uma pneumonia comunitária e exacerbação asmática com moderado sofrimento respiratório. No terceiro dia, está afebril, alerta e cooperativa, com secreção controlada, FR de 10 ipm e ausculta pulmonar limpa. Não está utilizando musculatura acessória. A saturação de oxigênio (SO$_2$) atingiu 95% com parâmetros de 8 cmH$_2$O de IPAP e 4 cmH$_2$O de EPAP a uma FiO$_2$ de 30%. Estes parâmetros são menores do que os valores da internação: 10 cmH$_2$O de IPAP e 5 cmH$_2$O de EPAP a uma FiO$_2$ de 50%. Qual deve ser o passo seguinte a ser tomado em relação à BiPAP nesta paciente?

A. Manter os atuais parâmetros da BiPAP
B. Interromper a BiPAP e observar intensivamente a paciente
C. Reduzir mais a IPAP e a EPAP
D. Trocar para CPAP
E. Manter a BiPAP somente à noite

RESPOSTAS

12.1 **A.** Quando um paciente apresenta sofrimento respiratório, especialmente por DPOC ou edema pulmonar cardiogênico, a utilização da VNI é o tratamento de escolha. A oferta da VNI deve ser feita com BiPAP, iniciada a um mínimo de 10 cmH$_2$O de IPAP e 5 cm H$_2$O de EPAP com uma concentração de oxigênio (FiO$_2$) apropriada para manter valores gasométricos aceitáveis. Estes parâmetros equivalem a um PEEP de 5 cm H$_2$O como EPAP e uma pressão de suporte efetiva de 5 cm H$_2$O, resultante da diferença entre a IPAP e a EPAP. Os valores máximos, geralmente efetivos, são 15 de IPAP e 8 de EPAP. Os valores mínimos de suporte durante o desmame são 8 de IPAP e 4 de EPAP.

12.2 **B.** Uma melhora do quadro clínico com a VNI deve levar a um teste de retirada do suporte ventilatório. A melhora e a estabilização da paciente sugerem que se deva descontinuar a VNI, avaliando a resposta. A gasometria é aceitável com BiPAP a pressões mínimas recomendadas de 8 de IPAP e 4 de EPAP. Vigiar estritamente a paciente após a extubação com monitorização contínua do ECG e da SO$_2$. Repetir a gasometria, se necessário. Os parâmetros mínimos de

BiPAP equivalem a um teste de respiração espontânea e um teste de estresse respiratório bem-sucedido. Não se devem prolongar estes testes, pois, em alguns casos, podem levar à fadiga. Liberar a paciente da VNI, se ela demonstrar que pode respirar por si mesma.

DICAS CLÍNICAS

▶ A VNI é a mais bem indicada para pacientes com exacerbações moderadas de DPOC e/ou edema pulmonar cardiogênico.
▶ Máscaras nasais e orofaciais são as interfaces mais frequentemente utilizadas. Entre as duas, as máscaras orofaciais são as mais utilizadas nos quadros agudos.
▶ A BiPAP é a modalidade mais utilizada de VNI.
▶ A VNI funciona em pacientes com desconforto moderado, sendo menos útil nos quadros mais leves ou nos quadros mais graves, devendo ser evitada em pacientes com redução do sensório.
▶ As complicações da VNI são similares às encontradas nos pacientes em ventilação invasiva, porém ocorrem com menor frequência.
▶ As taxas de intubação e de VM invasiva têm sido reduzidas com a utilização da VNI.

REFERÊNCIAS

Bordow RA, Ries AL, Morris TA. *Manual of Clinical Problems in Pulmonary Medicine*. Philadephia: Lippincott Williams and Wilkins, 6th ed., 2005.

Rabe KF, Hurd S, Anzueto A, et al. Global strategy for the diagnosis, management, and prevention of chronic obstructive pulmonary disease: GOLD executive summary. *Am J Respir Crit Care Med*. 2007;176(6):532-555.

Tobin MJ, ed. *Principles and Practice of Mechanical Ventilation*. 2nd ed. New York, NY: McGraw-Hill; 2006:1442; ISBN: 978-0-07-144767-6.

Toy EC, Simon B, Takenaka L, Liu T, Rosh A. *Case Files Emergency Medicine*. 2nd ed. McGraw-Hill Medical, 2009.

CASO 13

Uma mulher com 43 anos de idade foi atropelada por um automóvel enquanto atravessava a rua. Ela apresenta contusões cerebrais bifrontais, fratura do platô tibial direito, fraturas costais à esquerda e laceração esplênica grau 2. Os traumas de crânio, tórax e abdome estão sendo manejados de forma conservadora. No 4º dia de hospitalização, ela desenvolve insuficiência respiratória e é transferida para a UTI. Ao exame físico, sua pressão arterial (PA) é 130/80 mmHg, a frequência cardíaca (FC) é de 110 batimentos por minuto (bpm), a frequência respiratória (FR) é de 32 inspirações por minuto (ipm) e o escore da escala de coma de Glasgow (GSC, do inglês *Glasgow coma scale*) é 15. A radiografia torácica é normal. Você é chamado para avaliar e manejar esta paciente.

▶ Qual é o diagnóstico mais provável e os fatores de risco para este quadro clínico?
▶ Quais são as prioridades no manejo desta paciente?
▶ Qual é o diagnóstico diferencial deste quadro respiratório?

RESPOSTAS PARA O CASO 13
Trombose venosa profunda/Embolia pulmonar

Resumo: uma mulher com 43 anos de idade e múltiplas fraturas consequentes de um trauma fechado desenvolve insuficiência respiratória aguda, necessitando de transferência para a UTI no 4º dia de hospitalização.

- **Provável diagnóstico e fatores de risco: embolia pulmonar (EP).** Fatores de risco para doença venosa tromboembólica: **estase** (repouso no leito, imobilização), **hipercoagulabilidade** (trauma, estrogênios) e lesão **endotelial** (trauma). Fatores associados a um risco elevado de EP após trauma incluem idade acima de 40 anos, fratura pélvica, fraturas de extremidades inferiores, choque, trauma de medula espinal e trauma craniencefálico (TCE). Variáveis associadas a alto risco de EP são cirurgias de grande porte, lesões venosas e mais de três dias em ventilação mecânica (VM) (associados a dois ou mais fatores de alto risco).
- **Prioridades no manejo:** a prioridade inicial é oxigenação e ventilação. Deve-se determinar a capacidade da paciente em manter a patência da via aérea. Ela deve receber oxigênio a alto fluxo. O sensório, o grau de dor, a oxigenação e o equilíbrio acidobásico também devem ser levados em conta para determinar a necessidade de intubação e VM. Em função do quadro de politrauma recente, ela apresenta alto risco de complicações venosas tromboembólicas. Uma angiotomografia (angio-TC) de tórax deve ser realizada para confirmar ou excluir o diagnóstico de EP. Documentar a presença de trombose venosa profunda (TVP) e EP é prioritário antes de se iniciar a anticoagulação, pois há alto risco de hemorragia associada ao TCE e ao trauma esplênico. Em pacientes com baixo risco de hemorragia ou naqueles em que a angio-TC vai demorar, anticoagulação deve ser iniciada imediatamente, se há suspeita de EP.
- **Diagnóstico diferencial:** outras causas possíveis de insuficiência respiratória são pneumonia, tampão mucoso, pneumotórax, lesão pulmonar aguda (LPA), sobrecarga hídrica, EP e isquemia miocárdica.

ANÁLISE

Objetivos

1. Conhecer os fatores de risco e as estratégias preventivas para TVP/PE em situações críticas.
2. Estar informado acerca das estratégias diagnósticas em pacientes com suspeita de TVP/EP.
3. Saber sobre as estratégias terapêuticas para pacientes com EP.

Considerações

Esta mulher é uma vítima de politrauma com TCE fechado, lesões torácicas, lesão esplênica e lesões ortopédicas que desenvolveu insuficiência respiratória aguda no

4º dia de hospitalização. Imediatamente após a estabilização do quadro respiratório, é necessário identificar a causa desta piora clínica súbita.

Radiografia torácica, eletrocardiograma (ECG) e troponinas séricas são úteis na identificação de etiologias cardiológicas, LPA e infecções pulmonares. Angio-TC de tórax é útil para identificar a presença de doença pulmonar tromboembólica. Anticoagulação sistêmica é indicada, se EP for diagnosticada.

ABORDAGEM À
Tromboembolia venosa

TROMBOSE VENOSA PROFUNDA

A **TVP** é a formação de coágulos nas veias profundas, predominantemente nas extremidades inferiores e na pelve. Uma **veia profunda** é definida como qualquer veia acompanhada de uma artéria específica. A maioria das TVPs ocorre quando coágulos se formam nas valvas venosas da panturrilha. Uma vez desenvolvidas, 20% das TVPs distais dos membros inferiores (nível tibial) propagam-se proximalmente, com potencial para causarem EP. Rudolph Virchow, um médico alemão do século 19, foi o primeiro a descrever a tríade de estase circulatória, hipercoagulabilidade e lesão endotelial como os fatores que contribuem para as doenças venosas tromboembólicas. **Estase circulatória** significa a estagnação do fluxo sanguíneo normal ao nível das veias. A estagnação do fluxo sanguíneo dá tempo para que ocorram as ligações entre os polímeros de fibrina com consequente formação do coágulo. As condições associadas à estase são o repouso no leito, as viagens (especialmente viagens aéreas longas), a imobilidade (p. ex., manter o membro inferior estendido), a paralisia de membros inferiores, o trauma de medula espinal e a obesidade.

Nestas circunstâncias comuns, os sistemas da coagulação e da fibrinólise mantêm um equilíbrio delicado entre trombogênese e trombólise. Um **estado hipercoagulável** significa um desequilíbrio na homeostase da circulação, geralmente associado com a alteração de uma proteína ou de um receptor proteico envolvido na cascata da coagulação. Exemplos clínicos de estados hipercoaguláveis são neoplasias, trauma, gestação, condições inflamatórias e trombocitose.

Deficiência de proteína S, de proteína C e de antitrombina III causam um excesso de fatores Va e VIIIa, gerando trombose. A deficiência de antitrombina III causa a ativação dos fatores XIIa, XIa, e IXa, levando, também, à trombose. A mutação do Fator V de Leiden torna o Fator V resistente à proteína C, sendo a causa genética mais comum de hipercoagulabilidade, atingindo 5 a 8% da população. Indivíduos heterozigotos para a mutação do Fator V de Leiden apresentam um risco sete vezes maior de trombose do que a população geral e, homozigotos apresentam um risco 80 vezes maior.

A lesão endotelial pode ser causada por cirurgia ou trauma, ativando a via extrínseca da cascata da coagulação. A ativação da via extrínseca leva à ativação do fator VIIa. O complexo formado pelo fator tecidual, fator VIIa e cálcio ativa o fator Xa, e este ingressa na via comum da cascata da coagulação.

Estratégias de prevenção de trombose venosa profunda/embolia pulmonar (tromboprofilaxia)

Estratégias de prevenção de TVP/embolia pulmonar devem ser implementadas em todos os pacientes hospitalizados, especialmente nos que apresentam **risco moderado a alto**. Pacientes com baixo risco são os que foram submetidos a cirurgias de menor porte ou pacientes clínicos com mobilização plena, indivíduos que não são geralmente encontrados em UTI. Pacientes com risco moderado são aqueles submetidos à maioria das cirurgias gerais, cirurgias ginecológicas abertas, cirurgias urológicas e pacientes clínicos que estão acamados. Pacientes de alto risco são os submetidos à artroplastia de bacia ou de joelho, à cirurgia por fratura de bacia, além de vítimas de politrauma grave ou trauma de medula espinal. Com este sistema de estratificação de risco, **o risco estimado de TVP sem profilaxia é < 10% em pacientes com baixo risco, 10 a 40% em pacientes com risco moderado e 40 a 80% em pacientes de alto risco.** A estratégia recomendada de profilaxia para grupos de baixo risco é simplesmente a deambulação precoce. A recomendação para o grupo com risco moderado é a utilização de heparinas de baixo peso molecular (HBPM), heparina não fracionada em baixa dose (HNFBD) ou fondaparinux. Contudo, se o paciente tem risco elevado de hemorragia, deve-se fornecer tromboprofilaxia mecânica. Para pacientes de alto risco, é recomendada profilaxia com HBPM, fondaparinux ou antagonista oral da vitamina K (INR 2-3). Para pacientes de alto risco, com risco elevado de hemorragia, é recomendada a tromboprofilaxia mecânica.

Diagnóstico de trombose venosa profunda

O diagnóstico de TVP pode ser feito por meio de uma combinação de dados clínicos, laboratoriais e métodos de imagem. Os métodos de imagem fornecem a informação diagnóstica mais sensível e específica. O **escore de Wells** consiste na soma de pontos dados a uma lista de critérios clínicos, com cada critério recebendo um único ponto (Quadro 13.1), o que permite calcular a probabilidade clínica do diagnóstico de TVP em pacientes hospitalizados.

- Escores de Wells ≥ 3 estão associados a uma alta probabilidade de TVP.
- Escores de 1 a 2 estão associados a uma probabilidade moderada.
- Escores de 0 apresentam uma baixa probabilidade de TVP.

O escore de Wells correlaciona-se com a confirmação por imagem de TVP em 76, 21 e 10% dos pacientes com probabilidade alta, média e baixa, respectivamente. **O sinal de Homans (dor na panturrilha à flexão do joelho) não é confiável para o diagnóstico de TVP**, pois está presente em somente um terço dos casos. Os produtos de degradação da fibrina (D-dímeros) podem estar elevados em pacientes com TVP. O método mais comum de quantificação dos D-dímeros é o teste ELISA, que é útil para a avaliação de pacientes clínicos e assintomáticos ao nível extra-hospitalar. Nos pacientes **críticos, a elevação dos D-dímeros pode ser resultado de intervenções clínicas, tornando o teste não confiável.** Em geral, o diagnóstico

> **Quadro 13.1 • CRITÉRIOS PARA PREDIÇÃO DE TROMBOSE VENOSA PROFUNDA PELO ESCORE DE WELLS**
>
> 1 ponto por critério. Escores ≥ 3 apresentam alta probabilidade, escores de 1 a 2 apresentam probabilidade moderada e escores de 0 apresentam baixa probabilidade de trombose venosa profunda
> - Neoplasias malignas
> - Repouso no leito > 3 dias
> - Dor no trajeto de uma veia profunda
> - Paralisias
> - Edema de toda a perna
> - Circunferência da perna suspeita ao nível da panturrilha > 3 cm em relação à perna assintomática
> - Edema compressível na perna afetada
> - Veias colaterais superficiais não varicosas

de TVP é confirmado por meio dos métodos de imagem. **A ultrassonografia (US) é um exame reprodutível e não invasivo que pode demonstrar características de fluxo e compressibilidade das veias femorais e poplíteas, devendo ser o primeiro exame de imagem a ser feito.** A ultrassonografia das veias poplítea e femoral tem sensibilidade e especificidade para TVP proximal de 100 e 99%, respectivamente. A **ultrassonografia é menos sensível e específica (70 e 60% respectivamente) para TVP nas pernas.** Duas ultrassonografias negativas realizadas com uma semana de intervalo praticamente excluem o diagnóstico de TVP.

Tratamento da trombose venosa profunda

Anticoagulação sistêmica é o tratamento de escolha para TVP. As opções de anticoagulação são as HBPM por via subcutânea, a HNF por via intravenosa, a HNF subcutânea monitorada, a HNF em dose fixa ou o fondaparinux subcutâneo. Quando possível, deve-se iniciar os antagonistas da vitamina K (varfarina) por via oral junto com o início da heparina ou da HBPNM. Quando se opta pela HNF, deve-se administrar um bólus intravenoso (IV) de 80 U/kg, seguido por uma infusão contínua a 18 U/kg/h ajustada para manter um TTPA > 1,5 vezes o valor normal. Em adultos, a administração de 150 a 200 U/kg subcutâneas de HBPM uma vez ao dia é tão eficaz quanto 100 U/kg subcutâneas de HBPM duas vezes ao dia, ou HNF IV contínua ajustada para manter um tempo de tromboplastina parcial ativada (TTPA) > 1,5 vezes o valor normal. A HBPM diária tem a vantagem de apresentar uma curva dose-resposta estável, portanto sem a necessidade de monitorização laboratorial frequente. **Em comparação à heparina intravenosa contínua, a HBPM apresenta as vantagens de ter menor risco de trombocitopenia induzida pela heparina** e menor custo.

Para a prevenção de recaídas, pacientes com TVP e TVP/EP necessitam um período prolongado de anticoagulação com HBPM ou varfarina. A duração da anticoagulação depende das circunstâncias de formação do coágulo. Uma TVP que ocorre após um evento desencadeador reversível (p. ex., cirurgia, trauma ou gestação) necessita de pelo menos três meses de tratamento. TVP sem evento desencadeador e sem fatores de risco para hemorragia necessita de pelo menos três meses de tratamento, porém anticoagulação por tempo indefinido deve ser considerada. TVP distal isolada pode ser tratada com três meses de anticoagulação.

Fibrinólise sistêmica não é recomendada para o tratamento de TVP. Quando comparada à heparinização, a fibrinólise sistêmica aumenta a trombólise e reduz o risco de síndrome pós-flebítica. Porém, este tratamento é associado a um **risco significativamente elevado de complicações hemorrágicas.** Não há diferenças significativas do risco de morte ou recaída de TVP entre a fibrinólise sistêmica e a infusão parenteral contínua de heparina. Fibrinólise regional guiada por cateter tem apresentado sucesso moderado no tratamento de TVP, dissolvendo totalmente os coágulos em 31% e parcialmente em 52% dos pacientes tratados. Fibrinólise regional tem evoluído e pode ser combinada com trombectomia mecânica percutânea. Várias séries de casos têm relatado que esta combinação apresenta 82 a 100% de sucesso. Trombólise regional guiada por cateter é associada a uma incidência de 1% de EP e nenhum aumento na mortalidade ou nas taxas de acidente vasculocerebral. Hemorragia no sítio do cateter é uma complicação potencial que necessita transfusões em 4 a 14% dos pacientes tratados. Trombectomia mecânica percutânea parece segura, mas há evidência insuficiente para suportar seu uso rotineiro até o momento.

Filtros de veia cava

As indicações de filtro de veia cava inferior (VCI) são resumidas no Quadro 13.2. Ainda que raramente aplicadas, as indicações relativas de filtros de VCI são: (1) colocação profilática em pacientes politraumatizados e (2) colocação profilática em pacientes com risco extremamente elevado, por exemplo, indivíduos imobilizados com estados hipercoaguláveis. O estudo PREPIC é o único ensaio clínico controlado randomizado que avaliou a eficácia do filtro de VCI na prevenção de EP em pacientes com TVP proximal. Neste estudo, EP ocorreu em 1,1% dos pacientes com filtro de VCI e em 4,8% dos pacientes em que não se introduziu um filtro de VCI. Após dois anos de seguimento, a recorrência de TVP foi vista em 20,8% dos pacientes com filtro de VCI e em 11,6% dos pacientes sem filtro de VCI. Após oito anos de

---

Quadro 13.2 • INDICAÇÕES DE FILTRO DE VEIA CAVA

- Evidência de EP ou de TVP ileofemoral com:
  - contraindicação à anticoagulação, ou
  - complicação na anticoagulação, ou
  - falha na anticoagulação
- EP maciça com evidência de TVP
- Trombo livre flutuante na veia ileofemoral ou na VCI
- TVP na presença de doença cardiopulmonar grave
- Pobre tolerância à anticoagulação

EP, embolia pulmonar; TVP, trombose venosa profunda; VCI, veia cava inferior.

seguimento, EP sintomática ocorreu em 6,2% dos pacientes com filtro de VCI e em 15,1% dos pacientes sem filtro de VCI. A incidência de síndrome pós-trombótica e morte foi similar nos dois grupos. **A conclusão do estudo foi que os filtros de VCI são benéficos apenas em pacientes com alto risco e que seu uso mais amplo não é recomendado.**

Tromboembolia pós-trauma

Fatores associados a um alto risco de EP após trauma: idade ≥ 40 anos, fratura pélvica, fraturas de extremidades inferiores, choque, trauma de medula espinal ou TCE. Variáveis de alto risco em pacientes submetidos a cirurgias de grande porte são lesões venosas, > 3 dias de VM e ter dois ou mais fatores de alto risco. Os pacientes politraumatizados de alto risco são as vítimas de trauma de medula espinal que apresentam taxas de TVP de 80% e taxas de EP de 5%. A **EP é a causa mais comum de óbito em vítimas de trauma de medula espinal.** Os autores de um estudo com o National Trauma Data Bank propuseram uma estratégia profilática para pacientes politraumatizados com risco de TVP/EP. Pacientes com alto risco para TVP/EP e sem contraindicação à heparina deveriam receber doses profiláticas de HBPM. Pacientes com contraindicação à heparina devem receber compressão mecânica intermitente durante todo o tempo. Os pacientes com risco muito elevado de TVP/EP e sem contraindicação à heparina devem receber doses profiláticas de HBPM combinadas com compressão mecânica. Se os pacientes com risco muito elevado apresentarem contraindicação à heparina, deve-se utilizar a compressão mecânica associada à realização de exames seriados com Doppler colorido, para monitorizar TVP, ou a introdução de filtro de VCI temporário deve ser considerada.

EMBOLIA PULMONAR

A maioria dos episódios de EP ocorre quando parte de um trombo se desprende da parede endotelial, viaja através das câmaras cardíacas direitas e se aloja em um ramo da artéria pulmonar. A EP causa desequilíbrio ventilatório-perfusional, aumenta a resistência vascular pulmonar e induz vasoconstrição da vasculatura pulmonar mediada por citocinas. Os sintomas dependem do grau de obstrução arterial pulmonar, da gravidade da resposta inflamatória e da reserva fisiológica do paciente. A maioria dos pacientes tem dispneia (79% dos pacientes no estudo PIOPED II), ao passo que alguns têm hipoxemia e elevação do gradiente alvéolo-arterial de oxigênio. Em algumas ocasiões, o extravasamento de sangue para dentro dos alvéolos pode causar dor pleurítica, tosse ou hemoptise.

Uma EP maior pode se apresentar como insuficiência cardíaca direita aguda e parada cardiorrespiratória. Pacientes com EP maior podem apresentar distensão de câmaras cardíacas direitas. **Inversões de ondas T nas derivações V_1 e V_2 podem ser identificadas no ECG e são 99% específicas para EP.** A ecocardiografia é um adjunto útil no diagnóstico de EP, com sensibilidade de 51% e especificidade de 87%. A ecocardiografia apresenta sensibilidade de 97% e especificidade de 98% para o diagnóstico de EP maciça. A angio-TC é o método de imagem de escolha, com 82 a 100% de sensibilidade e 89 a 98% de especificidade. A sensibilidade e a especificidade da angio-TC são afetadas pela probabilidade pré-teste da doença. Portanto, em pacientes com alto risco, o valor preditivo negativo da angio-TC é somente 60%. Para os pacientes de alto risco, a combinação da angio-TC com a venotomografia (de coxa superior e pelve) ajuda a melhorar o valor preditivo negativo para 82%. Anticoagulação empírica deve ser considerada em pacientes com alto risco sem chance significativa de hemorragia. Tanto o tratamento com HNF como HBPM é aceitável, e os princípios terapêuticos da EP são similares aos da TVP. Pacientes hemodinamicamente instáveis com grandes EP centrais podem beneficiar-se de terapia direcionada por cateter, como trombolíticos locais ou dissolução mecânica dos coágulos.

CORRELAÇÃO COM O CASO CLÍNICO

- Ver também Caso 8 (Manejo de via aérea/Insuficiência respiratória), Caso 9 (Manejo ventilatório), Caso 10 (Desmame da ventilação mecânica), Caso 11 (Exacerbação asmática) e Caso 12 (Métodos não invasivos de suporte ventilatório).

QUESTÕES DE COMPREENSÃO

13.1 Após chocar-se com uma árvore a 120 km/h, uma mulher com 24 anos de idade é trazida de ambulância à emergência de trauma nível I do seu hospital. Os paramédicos encontraram a paciente ejetada do automóvel, semiconsciente e com uma fratura exposta do fêmur esquerdo. A pressão arterial sistólica (PAS) inicial na emergência era de 80 mmHg. Após transfundir uma unidade de sangue, o sensório da paciente melhorou, e a PA aumentou para 96/40 mmHg. Ao revisar a radiografia pélvica, você identificou uma diástase da articulação sacroilíaca direita e da sínfise púbica. A paciente não apresenta história de patologias prévias. Atualmente, ela está tomando contraceptivos orais. Neste caso, são fatores de risco para tromboembolia venosa, *exceto*:

A. Idade
B. Fratura de extremidade inferior
C. Hipotensão
D. Fraturas pélvicas
E. Contraceptivos orais

13.2 Depois de colocar um fixador pélvico e uma tala na coxa esquerda, a paciente da Questão 13.1 foi levada à TC, na qual foi constatada uma contusão cerebral de 4 cm no lobo frontal direito, fraturas de 3 arcos costais à direita, laceração esplênica grau II e hematoma pélvico extraperitoneal sem hemorragia ativa. Todas as medidas de tromboprofilaxia a seguir são indicadas, *exceto*:

A. Utilização de compressão sequencial bilateral
B. Início imediato de HNF subcutânea profilática à internação na UTI
C. Utilização de compressores graduados
D. Iniciar HNF subcutânea após 48 horas na UTI, se não houver aumento da contusão cerebral
E. Administrar varfarina em dose baixa

13.3 A paciente da Questão 13.1 é internada na UTI para monitorização contínua e exames neurológicos de hora em hora. A paciente desenvolve dor e edema da coxa direita. Qual é o método mais adequado para pesquisar a presença de TVP?
A. Níveis séricos de D-dímeros
B. Plaquetas
C. Venotomografia
D. Ultrassonografia
E. Coagulograma

13.4 No 4º dia de hospitalização, foi iniciada HBPM, as fraturas pélvicas e do fêmur estão estabilizadas com fixadores externos e a paciente está hemodinamicamente estável. Porém, agora, há edema e dor na panturrilha e na coxa direita. Qual é o método diagnóstico ideal neste momento?
A. Angio-TC
B. Venotomografia
C. US bidimensional
D. Ecocardiografia
E. Venografia

13.5 Na ausência de contraindicações à anticoagulação, o tratamento mais apropriado para TVP femoral com EP associada é:
A. Filtro de VCI
B. HNF subcutânea após chegada à UTI
C. HBPM subcutânea 150 a 200 U/d, seguida de transição à varfarina
D. Infusão IV de HNF sem monitorização seguida de transição à varfarina
E. Ácido acetilsalicílico 325 mg uma vez ao dia

RESPOSTAS

13.1 **A.** A paciente apresenta risco muito elevado para TVP/EP, porque tem dois ou mais fatores de alto risco para TVP/EP. Os seus fatores de risco são as fraturas pélvicas, a fratura de membro inferior e o choque. Contraceptivos orais contribuem, aumentando os níveis de estrogênio, os quais também são um fator de risco para TVP/EP. Neste caso, a idade não é um fator de risco, porquê, em geral, somente idade > 45 anos é considerado um fator de risco.

13.2 **B.** A paciente apresenta um risco muito elevado de TVP/EP, pois tem uma fratura de osso longo, fraturas pélvicas e hipotensão. Porém, ela apresenta múltiplas contraindicações à anticoagulação sistêmica no momento, a saber, hemorragia intracerebral e trauma esplênico. Nas primeiras 48 horas, a paciente deve receber compressão graduada e sequencial das duas extremidades inferiores. A paciente *não* deve iniciar HNF subcutânea imediatamente, pois há alto risco de hemorragia. Se o TCE e o trauma esplênico permanecerem estáveis, deve-se iniciar HNF subcutânea profilática após as primeiras 48 horas. Varfarina em dose baixa não é indicada como profilaxia em vítimas de trauma.

13.3 **D.** A ultrassonografia à beira do leito é o padrão-ouro para a pesquisa de TVP. A venotomografia não é um método apropriado para pesquisa de TVP. A contagem de plaquetas e o coagulograma não diagnosticam TVP. A paciente terá elevação dos níveis de D-dímeros em função da contínua formação e degradação de coágulos no politrauma. Ainda que a pesquisa ultrassonográfica seja feita em vários centros de trauma, as Diretrizes de Práticas Clínicas Baseadas em Evidências, publicadas em 2008 pela Associação Americana de Médicos do Tórax, fazem recomendação específica contrária à realização de exames para pesquisa em pacientes assintomáticos.

13.4 **C.** Neste momento, a preocupação deve ser a presença de TVP atingindo as veias proximais. Isto pode ser diagnosticado pela venotomografia, pela venografia ou pela US bidimensional. A venografia apresenta a desvantagem de ser invasiva e exigir a administração de contraste IV. Dessa forma, a US bidimensional é o método diagnóstico preferido para identificar TVP. A angio-TC é útil apenas se a paciente tiver EP. A ecocardiografia não tem utilidade para o diagnóstico de TVP.

13.5 **C.** Deve-se iniciar anticoagulação plena com HBPM, HNF IV monitorada, HNF subcutânea em dose fixa ou fondaparinux subcutâneo. A dose de HBPM é de 150 a 200 U/kg/d, ou 100 U/kg/duas vezes ao dia. Ao se iniciar infusão de heparina, administra-se um bólus de 80 U/kg e se monitora o TTPA para se atingir um alvo de 1,5 vezes o valor normal, iniciando com uma dose contínua de 18 U/kg/h. Independente de qual método de anticoagulação for utilizado, varfarina deve ser iniciada simultaneamente e monitorada para se atingir um INR de 2,5 a 3,0. O filtro de VCI somente pode ser útil se o paciente desenvolver EP com tratamento apropriado para TVP ou quando há contraindicação à anticoagulação.

DICAS CLÍNICAS

▶ A profilaxia de TVP depende do risco de tromboembolia dos pacientes.
▶ A combinação de angio e venotomografia apresenta maior valor preditivo negativo do que a angio-TC isolada para o diagnóstico de EP em pacientes com alto risco.
▶ Dispneia é o sintoma de apresentação mais comum em pacientes com EP.

REFERÊNCIAS

Karthikesalingam A, Young El, Hinchiliffe RJ, et al. A systematic review of percutaneous mechanical thrombectomy in the treatment of deep venous thrombosis. *Euro J Vasc Endovasc Surg.* 2011;41(4): 554-565.

Kearon C, Kahn SR, Agnelli G, Goldhaber S, Raskob GE, Comerota AJ. Antithrombotic therapy for venous thromboembolic disease: American College of Chest Physicians Evidence-Based Clinical Practice Guidelines (8th ed). *Chest.* 2008;133(6 suppl):454S-545S.

Knudson,MM, Ikossi DG, Khaw L, et al. Thromboembolism after trauma: an analysis of 1602 episodes from the American College of Surgeons National Trauma Data Bank. *Annals of Surgery.* 2004;240(3): 490-496; discussion 496-498.

Lensing AW, Prandoni P, Brandjes D, et al. Detection of deep-vein thrombosis by real-time B-mode ultrasonography. *N Engl J Med.* 1989;320(6):342-345.

Wells PS, Hirsh J, Anderson DR, et al. Application of a diagnostic clinical model for the management of hospitalized patients with suspected deep-vein thrombosis. *Thrombosis Haemostasis.* 1999;81(4): 493-497.

CASO 14

Uma mulher com 55 anos de idade está internada há duas horas por dor torácica súbita e dispneia desproporcional à gravidade da sua dor torácica. O eletrocardiograma (ECG) mostra uma frequência cardíaca (FC) de 55 batimentos por minuto (bpm) e elevação de 3 mm do segmento ST nas derivações II, III e aVF. A paciente não possui contraindicações à anticoagulação. Os níveis de troponina são elevados, e a pressão arterial (PA) está 130/70 mmHg. Após o início de uma infusão de nitroglicerina a 5 µg/kg/min, a dor torácica aliviou, mas as alterações eletrocardiográficas persistiram, embora a elevação do segmento ST esteja somente de 1 mm. Ao exame físico, há leve distensão venosa jugular e estertores em ambas as bases pulmonares. A paciente está com uma frequência respiratória (FR) de 25 inspirações por minuto (ipm) e sem sinais de esforço. Ela fuma uma carteira de cigarros por dia e refere ter um diagnóstico prévio de doença pulmonar obstrutiva crônica (DPOC). B_1 e B_2 são normais, não há sopros e não se auscultam B_3 e B_4. Não há edema nos membros inferiores. A paciente recebeu 325 mg de ácido acetilsalicílico (AAS) logo após a chegada à emergência.

▶ Qual é o diagnóstico mais provável?
▶ Quais são as condutas imediatas a serem tomadas?
▶ Quais são as diferentes opções terapêuticas neste caso?

RESPOSTAS PARA O CASO 14
Síndromes coronarianas agudas

Resumo: a paciente está sofrendo um infarto agudo do miocárdio (IAM) com supradesnível do segmento ST (CSST). Ela não apresenta contraindicações à anticoagulação e já recebeu 325 mg de AAS.

- **Diagnóstico mais provável:** IAM de parede inferior com supradesnível do segmento ST (IAMCSST).
- **Manejo imediato:** AAS, anticoagulação, analgesia, β-bloqueadores, preparo para intervenção coronariana percutânea (PCI, do inglês *percutaneous coronary intervention*), aviso ao setor de cardiologia e hemodinâmica.
- **Opções terapêuticas:** são individualizadas e dependerão do fato do IAM ser um IAMCSST ou um IAM sem supradesnível do segmento ST (IAMSSST), sendo a PCI o tratamento preferido. A trombólise medicamentosa é uma opção quando a PCI não é possível. Em casos raros, cirurgia de revascularização miocárdica (CRM) pode estar indicada.

ANÁLISE
Objetivos
1. Conhecer as diferentes síndromes coronarianas agudas (SCA).
2. Identificar as diferenças entre o tratamento de um IAMCSST e um IAMSSST.
3. Estar atualizado acerca das diferentes opções terapêuticas para as SCAs.

Considerações
Esta é uma mulher com 55 anos de idade que apresenta SCA/IAMCSST definida pelas alterações eletrocardiográficas e pela elevação das troponinas. A elevação do segmento ST nas derivações inferiores e a bradicardia indicam um IAM de parede inferior. Como o nó sinoatrial (SA) e a porção inferior do miocárdio são irrigados pela artéria coronária direita, lesão da parede inferior do miocárdio e bradicardia sinusal frequentemente ocorrem de forma associada. Há um dito que "tempo é miocárdio", de modo que, nas horas subsequentes ao diagnóstico da SCA, o paciente deve sofrer intervenção, seja por meio da trombólise medicamentosa, seja pela PCI. A PCI com colocação de um *stent* na artéria coronária afetada apresenta risco de mortalidade em 30 dias menor do que o tratamento pela trombólise medicamentosa.

ABORDAGEM À
Síndrome coronariana aguda

INTRODUÇÃO
A SCA é uma isquemia miocárdica aguda, englobando angina instável, IAMSSST e IAMCSST. Elevação de troponinas é comum em pacientes críticos e nem sem-

pre é secundária à isquemia miocárdica e ao IAM, embora esteja associada a um pior prognóstico. Perda de miocárdio viável é diagnosticada quando as troponinas excedem o percentil 99 e são acompanhadas de pelo menos uma das seguintes alterações:

- Alterações isquêmicas de segmentos ST ou de ondas T
- Bloqueio de ramo esquerdo (BRE) novo
- Ondas Q novas
- PCIs

Enzimas cardíacas podem elevar-se por lesão mecânica que pode ocorrer após CRM, por sepse, por trauma torácico ou após cardioversão elétrica. O IAMCSST tem uma apresentação clínica consistente com IAM e alterações eletrocardiográficas compatíveis com elevação de segmento ST. Angina instável e IAMSSST são relacionados e diferem somente pela gravidade da isquemia. O IAMSSST apresenta elevação de biomarcadores de lesão miocárdica, ao contrário da angina instável, porém o tratamento é idêntico. A SCA resulta da ruptura de uma placa aterosclerótica, da formação de trombo rico em plaquetas e fibrina e da liberação local de substâncias vasoativas. Angina instável e IAMSSST são causados por trombos que não são totalmente oclusivos. Outras formas de angina instável e IAMSSST podem ser consequência de vasoespasmo de artéria coronária epicárdica (angina de Prinzmetal) ou à angina secundária (p. ex., à hipoxemia, à anemia, taquicardia ou a tireotoxicose). Angina vasoespástica também pode ser vista na doença de Raynaud e na esclerodermia. A causa mais comum de IAMCSST é um trombo totalmente oclusivo.

PREVENÇÃO

Adultos assintomáticos ≥ 30 anos de idade devem ser avaliados periodicamente para a presença de dislipidemia, hipertensão e diabetes. Pacientes fumantes devem cessar o tabagismo, já que este é o fator de risco cardiovascular mais significativo que pode ser modificado. O AAS reduz o risco de eventos cardiovasculares inibindo a ativação plaquetária. Atividade física moderada e redução da ingesta alcoólica elevam os níveis do HDL, o qual protege os indivíduos de eventos cardiovasculares. Deve ser instituída uma dieta rica em fibras com frutas frescas e vegetais, pobre em colesterol, pobre em ácidos graxos saturados e pobre em açúcares refinados. A reposição hormonal nas mulheres no período pós-menopausa pode aumentar a incidência de IAM não fatal.

Avaliação de indivíduos assintomáticos

Avaliação rotineira na busca de doença arterial coronariana (DAC) em indivíduos assintomáticos sem fatores de risco cardiovascular não é recomendada. O teste ergométrico é limitado pela baixa prevalência de DAC em adultos assintomáticos. A presença de calcificação nas artérias coronárias, detectada pela angiotomografia (angio-TC) coronariana com escore de cálcio, é preditiva de IAM não fatal. Em 2007, o uso da angio-TC coronariana com escore de cálcio estimou que

10 a 20% de pacientes apresentavam um risco de eventos coronarianos nos 10 anos subsequentes.

DIAGNÓSTICO

Análise do ECG é essencial em pacientes com suspeita de isquemia cardíaca ou de infarto. Achados eletrocardiográficos, como alterações dinâmicas do segmento ST e ondas Q, fornecem informações fundamentais a respeito da duração, da extensão e da localização da lesão. Quando se suspeita de IAM inferior, uma derivação eletrocardiográfica direita deve ser realizada para avaliar a possibilidade de infarto do ventrículo direito (VD). Angina típica, caracterizada por desconforto retroesternal, desencadeada pelo exercício e com alívio imediato após administração de nitrato ou repouso, é associada a uma probabilidade de 94% de DAC. A dificuldade para diagnosticar um IAM em pacientes com sintomas "não cardíacos" ou "atípicos", como dispneia, fadiga, náusea, desconforto abdominal ou síncope, pode acontecer. Quaisquer destes sintomas devem levar à imediata consideração de SCA.

Em torno de 25% das mulheres, dos diabéticos e dos idosos apresentam SCA com sintomas atípicos. Dor torácica pleurítica, em pontada, ou sentida como uma facada, aumenta significativamente a chance de doença pulmonar, e não de SCA. Isoladamente, o exame físico não pode excluir o diagnóstico de SCA. Um sopro cardíaco novo sugere insuficiência valvar causada por ruptura do músculo papilar, exigindo imediata atenção e possivelmente necessitando de balão intra-aórtico (BIA) e/ou cirurgia cardíaca. Um **galope B_4 novo pode significar uma redução da complacência diastólica.** Insuficiência cardíaca pode estar presente se a isquemia causar disfunção diastólica ventricular esquerda, disfunção sistólica ou insuficiência valvar e é um achado de alto risco para evolução ao óbito. **Os achados mais preditivos de IAM ao exame físico são: (1) pressão venosa central (PVC) elevada, (2) hipotensão, (3) crepitantes bibasais e (4) B_3.**

Um ECG deve ser realizado imediatamente em pacientes com suspeita de SCA. **Uma nova elevação de segmento ST e ondas Q** são os preditores mais poderosos de IAM. Um ECG inicial pode não ser diagnóstico, e a realização de ECGs seriados é essencial. A capacidade diagnóstica do ECG é melhorada se o traçado puder ser realizado durante um episódio de dor torácica. IAMCSST é caracterizado por dor torácica acompanhada de elevações de ST > 1 mm, um novo BRE ou evidência de infarto posterior no ECG. Um IAMSSST é definido por elevação de biomarcadores cardíacos e ausência de elevação de segmento ST. Um ECG persistentemente normal reduz a probabilidade de IAM.

Ecocardiograma transtorácico

Ecocardiograma transtorácico (ETT) em pacientes com isquemia miocárdica fornece valiosas informações diagnósticas e prognósticas, além de detectar complicações. O **ETT é recomendado quando isquemia aguda não é detectada, independente de uma alta suspeição.** A presença de disfunção ventricular esquerda (VE) ou de insuficiência mitral após IAM é um achado prognóstico adverso. Após

IAM, ETT pode detectar complicações, como isquemia residual, comunicação interventricular, ruptura ou disfunção do músculo papilar, ruptura de parede livre, lesões regurgitantes, trombo de VE ou tamponamento. Ventriculografia com radionuclídeos, cintilografia miocárdica perfusional (CMP) e ressonância magnética (RM) são técnicas que permitem avaliar a viabilidade do tecido miocárdico e determinar a extensão da lesão tecidual.

Durante o IAM, os miócitos cardíacos perdem a integridade da membrana com consequente extravasamento proteico (p. ex., creatinocinase, mioglobina e troponina cardíaca) (ver Figura 14.1). Pela mensuração seriada da concentração destes marcadores proteicos, pode-se detectar dano miocárdico que ocorreu nas últimas 24 horas. A repetição destas mensurações é recomendada 6 a 12 horas após o início dos sintomas. Em pacientes com elevações agudas do segmento ST, o manejo não deve ser postergado à espera dos valores destes biomarcadores. Uma anormalidade segmentar da movimentação da parede miocárdica detectada por meio do ecocardiograma é útil, especialmente em casos de eletrocardiogramas não diagnósticos, quando há suspeita de IAMSSST ou angina instável. Ecocardiografia pode mostrar o curso progressivo de hipocinesia e acinesia durante isquemia e identificar piora do relaxamento miocárdico durante a diástole.

Um ecocardiograma com movimentação normal de parede exclui a possibilidade de dano miocárdico extenso, mas não descarta IAMSSST. O diagnóstico diferencial de dor torácica aguda é amplo. A ecocardiografia pode ser utilizada para

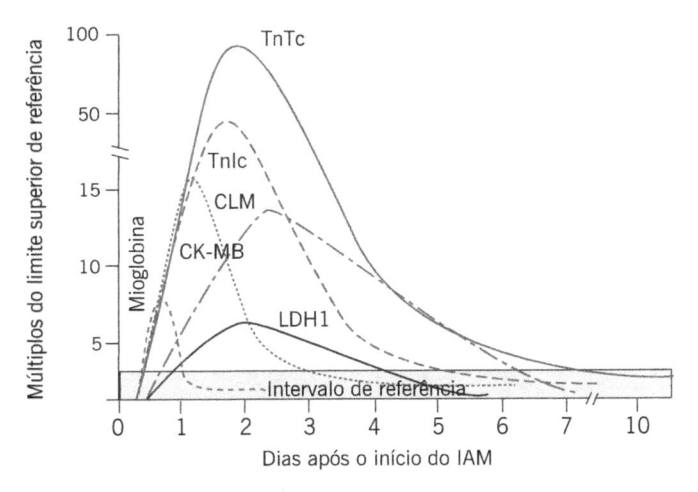

Figura 14.1 Marcadores séricos após infarto agudo do miocárdio (IAM). CK-MB, isoenzima MB da creatinocinase; TnIc, troponina cardíaca I; TnTc, troponina cardíaca T; LDH1, isoenzima desidrogenase láctica 1; CLM, cadeia leve da miosina. (Reproduzida, com autorização, de Tintinalli JE, Stapczynski S, Cline DM, et. al. *Tintinalli's Emergency Medicine*. 7th ed. New York, NY: McGraw-Hill Education; 2011. Figura 52-1.)

identificar alterações não isquêmicas de dor torácica, como miocardite, estenose aórtica, dissecção aórtica, embolia pulmonar (EP) e complicações mecânicas de IAM, como disfunção ou ruptura de músculo papilar e defeito de septo ventricular. A cineangiocoronariografia dá informações detalhadas sobre a anatomia coronariana e permite a abordagem invasiva de artérias coronárias ocluídas. É especialmente útil em pacientes com SCA manifesta por IAMCSST, ou por um novo BRE, situações nas quais a angioplastia imediata é uma opção. Outras situações de potencial benefício são angina instável, IAMSSST e se há achados clínicos com alto risco, como hipotensão, insuficiência cardíaca, insuficiência mitral e SCA recorrente, mesmo com tratamento clínico otimizado.

Complicações mecânicas ocorrem em 0,1% dos pacientes que sofrem um IAM entre o 2º e o 7º dia. Essas complicações são: **comunicação interventricular, ruptura do músculo papilar, causando insuficiência valvar mitral aguda e ruptura da parede livre do VE**, esta última podendo levar a **tamponamento cardíaco**. Comunicação interventricular e ruptura de músculo papilar, em geral, causam um novo sopro sistólico facilmente audível e edema pulmonar agudo ou hipotensão. O diagnóstico é crítico, porque a sobrevida nas primeiras 24 horas após a identificação é de aproximadamente 25% com o tratamento clínico isolado, aumentando para 50% com cirurgia de emergência. Tamponamento pericárdico causado pela ruptura da parede livre geralmente cursa com hipotensão súbita, atividade elétrica sem pulso e morte.

TRATAMENTO

O manejo de IAMCSST inclui:

1. Uso de antitrombóticos (AAS, clopidogrel, heparina, inibidor da glicoproteína IIb/IIIa) e HBPM
2. Uso de β-bloqueadores
3. Uso de inibidores da enzima conversora de angiotensina (ECA)
4. Uso de estatinas
5. Alerta ao setor de cardiologia e ativação da hemodinâmica
6. Opção de poder contar com retaguarda da cirurgia cardíaca
7. Consideração de trombólise medicamentosa somente quando a PCI não for disponível, não possa ser feita no tempo adequado ou caso o paciente recuse o procedimento invasivo

Analgesia efetiva precocemente na evolução da SCA é uma intervenção terapêutica importante. O sulfato de morfina reduz o tono simpático por meio de um efeito ansiolítico mediado ao nível central e reduz a demanda miocárdica de oxigênio. A redução da demanda miocárdica de oxigênio se dá por uma redução de pré-carga e por uma redução da FC, esta última sendo mediada de forma vagal. A **ação vasodilatadora da nitroglicerina causa um efeito combinado de redução, tanto de pré-carga como de pós-carga, reduzindo o trabalho miocárdico e diminuindo a necessidade miocárdica de oxigênio.** Os nitratos podem reduzir a área de infarto, melhorar a função miocárdica regional, prevenir o remodelamento do VE e causar uma pequena redução na mortalidade. Na UTI, os nitratos são administrados por via intravenosa (IV). Os objetivos são a melhora sintomática e/ou a redução da pressão arterial média (PAM) em 10%, mantendo uma PAM ≥ 60 mmHg.

$$PAM = [(2 \times diastólica) + sistólica]/3$$

Terapia antitrombótica

O AAS deve ser administrado o mais rapidamente possível a qualquer paciente com SCA. Heparina é indicada em pacientes com SCA provável ou definida. A combinação de heparina e AAS reduz a incidência de IAM durante a hospitalização e a necessidade de CRM. Nestes casos, a HBPM é superior à heparina não fracionada (HNF).

HBPM apresenta maior biodisponibilidade e uma resposta mais previsível à dose administrada em comparação à HNF, mas deve ser utilizada com cautela em obesos mórbidos e necessita de ajuste da dose na insuficiência renal. Clopidogrel deve ser considerado em pacientes com SCA que não podem ingerir AAS e em pacientes com alto risco, nos quais PCI é planejada. Clopidogrel apresenta um efeito antiplaquetário mais potente do que o AAS. Clopidogrel tem atividade antiplaquetária adicional ao AAS, quando administrados juntos. Clopidogrel deve ser suspenso se CRM é uma possibilidade, em função do alto risco de hemorragia perioperatória. Antagonistas do receptor da glicoproteína (p. ex., abciximab, tirofiban) inibem as ligações cruzadas entre as plaquetas, secundárias à ligação do fibrinogênio ao receptor ativado da glicoproteína IIb/IIIa. Os antagonistas da glicoproteína IIb/IIIa devem ser considerados em adição ao AAS e à heparina em pacientes com IAMSSST e como terapia adjunta em pacientes com IAMCSST submetidos à angioplastia.

β-bloqueadores

Os β-bloqueadores administrados precocemente por via IV (p. ex.: metoprolol, atenolol e carvedilol*) reduzem a área de infarto, diminuem a frequência de isquemia miocárdica recorrente e melhoram a sobrevida a curto e longo prazo. Os β-bloqueadores reduzem a demanda miocárdica de oxigênio por diminuírem a FC, a PA e a contratilidade miocárdica. Os β-bloqueadores prolongam a diástole, aumentando a perfusão ao miocárdio lesado, e podem ser utilizados na disfunção ventricular esquerda se insuficiência cardíaca esquerda estiver controlada.

Inibidores da enzima conversora da angiotensina

Um inibidor da ECA deve ser administrado precocemente para a maioria dos pacientes com SCA. Um inibidor da ECA pode atenuar o remodelamento ventricular, resultando em uma redução na incidência de insuficiência cardíaca e morte.

---

* N. de R.T. No Brasil, só há a disponibilidade de metoprolol e esmolol como formulações parenterais.

Inibidor da ECA reduz o risco de IAM recorrente e de outros eventos vasculares. Em pacientes que não podem tolerar um inibidor da ECA por tosse, um bloqueador do receptor da angiotensina (BRA) é uma alternativa. A estatina melhora a função endotelial e reduz o risco de eventos coronarianos futuros. Um único estudo mostrou uma redução de isquemia recorrente quando estatina em dose elevada é administrada dentro de 24 a 96 horas da internação hospitalar. O conceito do tratamento com estatinas sugere que há um benefício emergente na SCA, além da redução do colesterol LDL.

Bloqueadores da aldosterona

A eplerenona* é um bloqueador seletivo da aldosterona que limita a formação do colágeno e o remodelamento ventricular após IAM. Também apresenta um efeito favorável no perfil neuro-hormonal. A eplerenona reduz a mortalidade quando iniciada 3 a 14 dias após IAM em pacientes com fração de ejeção (FE) ≤ 40% e insuficiência cardíaca clínica ou diabetes. Antagonistas da aldosterona devem ser utilizados com cautela ou devem ser evitados em pacientes com insuficiência renal (creatinina [Cr] >2,5 mg/dL) ou hipercaliemia preexistente (> 5,0 mEq/L).

Angioplastia percutânea e colocação de stent

Angioplastia percutânea e colocação de *stent* é o tratamento de escolha para subgrupos específicos de pacientes com SCA (IAMCSST, BRE novo, ou IAM posterior). A **PCI é associada com menor mortalidade aos 30 dias em comparação à trombólise medicamentosa.** A incorporação de *stents* revestidos com medicamentos tem aumentado ainda mais a vantagem clínica da PCI sobre a trombólise medicamentosa. Angioplastia também é indicada em pacientes com contraindicação aos trombolíticos, ou em pacientes com espasmo coronariano. A angioplastia é mais eficaz nas primeiras 12 horas do início de dor torácica, mas quanto mais precoce é a intervenção, melhor o prognóstico. A imediata transferência do paciente para a hemodinâmica para PCI primária pode ser benéfica, mas depende da transferência ocorrer nas primeiras 2 a 3 horas da chegada ao hospital. Trombolíticos são alternativa à PCI em candidatos adequados com IAMCSST. Ao promover a lise do coágulo, o trombolítico restaura a perfusão na área isquêmica, reduz a área do infarto e melhora a sobrevida.

Cirurgia de revascularização miocárdica

O papel da CRM no tratamento da SCA vem crescendo. **A CRM é preferida em pacientes que apresentam uma grande quantidade de miocárdio em risco de isquemia por doença proximal de tronco coronário esquerdo, ou doença multivasos, especialmente quando a FE ventricular esquerda é reduzida.** A CRM pode ser

---

* N. de R.T. Esta medicação não está disponível no Brasil.

preferida em pacientes com diabetes melito (DM), pois a patência dos vasos no longo prazo é maior, e os prognósticos clínicos são melhores. Há evidência crescente que *stents* revestidos farmacologicamente podem produzir resultados comparáveis à CRM. Indica-se BIA no tratamento de SCA com choque cardiogênico não responsivo ao tratamento clínico, na insuficiência mitral aguda secundária à disfunção do músculo papilar, na comunicação interventricular ou na angina refratária. O BIA reduz a pós-carga durante a sístole ventricular e aumenta a perfusão coronariana durante a diástole. Pacientes com choque cardiogênico refratário, tratados com BIA, apresentam uma mortalidade intra-hospitalar menor do que os pacientes não tratados com este suporte.

Seguimento

Após um IAM, cineangiocoronariografia precoce na hospitalização deve ser considerada em pacientes com sintomas isquêmicos recorrentes, complicações graves ou outros achados com risco intermediário a alto (p. ex., insuficiência cardíaca, disfunção ventricular esquerda e arritmias ventriculares). Estas complicações de SCA são associadas à DAC mais grave e eventos cardíacos subsequentes. **Teste ergométrico após IAM em pacientes sem achados de alto risco é realizado para avaliação prognóstica.** Teste de estresse realizado precocemente após o IAM permite avaliar a capacidade funcional e a eficácia do tratamento clínico e estratificar o risco de eventos cardíacos futuros. **Pacientes com função sistólica ventricular esquerda reduzida apresentam um risco elevado de taquiarritmias ventriculares.** O achado de taquicardia ventricular não sustentada após 48 horas do IAM, especialmente em pacientes com FE < 35%, geralmente exige a imediata necessidade de um estudo eletrofisiológico ou de um cardiodesfibrilador implantável (CDI). Pacientes com alto risco são manejados mais adequadamente com CDI do que com medicações antiarrítmicas.

Manejo de hipertensão, diabetes, níveis lipídicos, cessação do hábito de fumar e início de um programa de atividade física são essenciais. Pacientes devem seguir tomando AAS, β-bloqueadores, inibidores da ECA, estatinas e nitratos, de acordo com a prescrição. Aproximadamente 20% dos pacientes sofrem de depressão após IAM, o que é associado com um risco elevado de hospitalização recorrente e morte. Portanto, pacientes no pós-IAM devem ser avaliados para depressão. Em pacientes com isquemia aguda e instabilidade hemodinâmica, BIA pode ser utilizado como suporte circulatório durante a revascularização. A decisão de realizar procedimentos invasivos direcionados à revascularização associados ao tratamento farmacológico, idealmente, deve ser tomada com consultoria cardiológica. Pacientes com angina instável e não IMEST que persistem com angina refratária, independente de tratamento medicamentoso otimizado, ou com instabilidade hemodinâmica, beneficiam-se de estratégias invasivas precoces. Tanto a sobrevida quanto a qualidade de vida aumentam com estratégias invasivas precoces. Intervenções invasivas devem ser evitadas em pacientes com comorbidades significativas, nos quais os riscos superam os potenciais benefícios. Em perioperatórios, o risco de hemorragia frequentemente impede a instituição de anticoagulação agressiva necessária para a revascularização.

CORRELAÇÃO COM O CASO CLÍNICO

- Ver também Caso 4 (Monitorização hemodinâmica), Caso 15 (Arritmias cardíacas) e Caso 16 (Insuficiência cardíaca aguda).

QUESTÕES DE COMPREENSÃO

14.1 Uma mulher com 73 anos de idade é avaliada na emergência e transferida para a UTI por dor torácica de quatro horas de duração. Sua história prévia inclui 20 anos de hipertensão e DM tipo 2. Suas medicações são: metformina, atenolol e AAS. Ao exame físico, a sua PA é 130/84 mmHg e sua FC é 87 bpm com ritmo sinusal. Quando sentada, a veia jugular está distendida em 5 cm na posição. Apresenta um sopro carotídeo esquerdo fraco e crepitante nas bases pulmonares. Estão normais B_1 e B_2 e há um sopro holossistólico 2+/6+ mais audível entre o ápice e a axila. O eletrocardiograma era normal há seis meses. Durante a dor torácica, o ECG é o da Figura 14.2. Os níveis séricos iniciais de troponina estão elevados. Agora, ela está internada na UTI por IAM. Está sem dor torácica, com uma infusão contínua de nitroglicerina, e seus sinais vitais estão estáveis. Qual, dos diagnósticos a seguir, é o mais provável do ECG em questão?
  A. BRE, com ritmo sinusal
  B. Taquicardia idioventricular
  C. BRD
  D. Bloqueio atrioventricular de terceiro grau (bloqueio cardíaco completo)
  E. Bloqueio atrioventricular de 2° grau Mobitz tipo II

14.2 Uma mulher com 55 anos de idade apresenta SCA com 2 mm de elevação do segmento ST nas derivações II, III e aVF na UTI. As troponinas estão positivas. A PA é 130/70 mmHg. Com uma infusão de nitroglicerina a 5 µg/kg/min, a paciente está sem dor torácica, mas as alterações eletrocardiográficas persis-

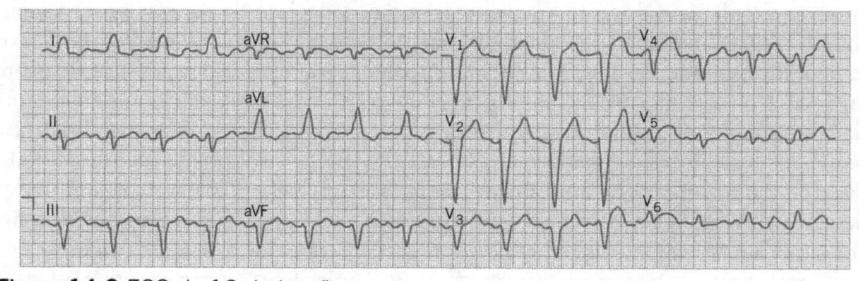

Figura 14.2 ECG de 12 derivações.

tem com somente 1 mm de elevação do segmento ST. Não existe edema nos membros inferiores. A paciente recebeu AAS ao entrar na emergência. Qual é/são a(s) próxima(s) conduta(s) no manejo desta paciente?

A. Anticoagulação, β-bloqueadores IV, inibidores da ECA, nitroglicerina e aviso ao setor de hemodinâmica
B. Administração do ativador do plasminogênio tecidual (tPA, do inglês *tissue plasminogen activator*)
C. Aumento da dose de nitroglicerina para 10 μg/kg/min
D. Dosagem dos níveis de peptídeo natriurético tipo β (BNP, do inglês *β-natriuretic peptide*)
E. Encaminhamento ao cirurgião cardíaco para proceder CRM pós-PCI

RESPOSTAS

14.1 **A.** O BRE está associado à: ausência de ondas Q nas derivações I, aVL e V_6; uma onda R grande, alargada e positiva nas derivações I, aVL e V_6 (ondas R em forma de lápide); e prolongamento do complexo QRS superior a 0,12 segundos. A dor torácica, a elevação dos biomarcadores cardíacos e um novo BRE são considerados equivalentes a um IAMCSST. Anormalidades de repolarização estão presentes, consistindo em vetores do segmento ST e da onda T opostos aos do complexo QRS. A apresentação de SCA como BRE novo deve ser considerada equivalente a um IAMCSST e IAM de parede posterior e manejada com intervenção coronariana precoce. O benefício máximo é dado pela reperfusão nas primeiras 12 horas após o início dos sintomas. O complexo QRS é superior a 0,12 segundos no BRE.

14.2 **A.** A paciente está apresentando um IAMCSST. Tratamento antitrombótico (heparina) é indicado. A combinação de heparina e AAS reduz a incidência de IAM. Quando o AAS é administrado precocemente, reduz a agregação plaquetária, diminuindo mortalidade em pacientes com angina instável ou infarto agudo. Clopidogrel deve ser considerado em pacientes com SCA que não podem tomar AAS, ou em pacientes com alto risco em que se planeja realizar uma angioplastia coronariana percutânea. Clopidogrel apresenta atividade antiplaquetária aditiva ao AAS. Deve ser suspenso se a realização de CRM é possível, em função do alto risco de hemorragia perioperatória. Antagonistas dos receptores da glicoproteína IIb/IIIa inibem a formação das pontes de fibrinogênio, impedindo as reações cruzadas entre as plaquetas. O uso precoce de β-bloqueadores por via IV reduzem a área de infarto, diminuem a frequência de isquemia miocárdica recorrente e melhoram a sobrevida. Os β-bloqueadores diminuem a demanda miocárdica de oxigênio, a PA e a contratilidade miocárdica. Na maioria dos pacientes, os inibidores da ECA devem ser administrados precocemente na evolução da SCA. Inibidores da ECA também podem reduzir o risco de infarto recorrente. Em pacientes que não toleram inibidores da ECA, BRA é uma alternativa. As estatinas parecem melhorar a função endotelial e reduzir o risco de SCA no futuro.

> **DICAS CLÍNICAS**
>
> ▶ As SCAs incluem IAMCSST, angina instável e IAMSSST.
> ▶ Sintomas atípicos são vistos em 25% dos pacientes com SCA, especialmente em mulheres, diabéticos e idosos.
> ▶ O IAMSSSTé associado com biomarcadores cardíacos elevados, ao passo que a angina instável, não.
> ▶ Pacientes críticos, comorbidades, e instabilidade, em geral, impedem CRM de urgência ou PCI.
> ▶ O tratamento do IAM inclui β-bloqueadores, estatinas, AAS e inibidores da ECA.
> ▶ Elevações de troponinas são comuns em pacientes críticos. Ainda que nem sempre secundárias à isquemia miocárdica ou infarto, estas elevações são associadas a prognósticos piores.

REFERÊNCIAS

Grech ED, Ramsdale DR. Acute coronary syndrome: unstable angina and non-ST segment elevation myocardial infarction. *BMJ*. 2003;326:1259-1261.

Loscalzo J. *Harrison's Pulmonary and Critical Care Medicine*. 2nd ed. New York, NY: McGraw-Hill; 2010.

Panju AA, Hemmelgarn BR, Guyatt GH, Simel DL. Is this patient having a myocardial infarction? *JAMA*. 1998;280:1256-1263.

Toy EC, Simon B, Takenaka K, Liu T, Rosh A. *Case Files Emergency Medicine*. 2nd ed. New York: McGraw-Hill, Lange, 2009.

CASO 15

Um homem com 25 anos de idade queixa-se de palpitações e taquicardia com sensação de batimentos cardíacos aos saltos. Está diaforético após uma síncope de curta duração, acompanhada de incontinência urinária, depois de ter participado de uma partida de basquete. Ele procurou a emergência porque as palpitações não melhoraram. O irmão mais velho do paciente também sofre da mesma condição. O exame neurológico do paciente é normal. Um trecho do traçado eletrocardiográfico é mostrado (Figura 15.1). Dois episódios semelhantes já ocorreram antes, após esforço físico similar. Na última vez, a taquicardia terminou após um acesso de soluços. Os sinais vitais são: frequência respiratória (FR) de 22 inspirações por minuto (ipm), pressão arterial (PA) de 100/50 mmHg e frequência cardíaca (FC) de 150 batimentos por minuto (bpm) com ritmo sinusal. A saturação de oxigênio (SaO_2) está 94% em ar ambiente (AA).Outros dados são temperatura de 36,7 °C, peso de 70 kg e altura de 183 cm. Os níveis séricos dos eletrólitos são: sódio (Na^+) 140 mEq/L, potássio (K^+) 4 mEq/L, cloro (Cl^-) 105 mEq/L, bicarbonato (HCO_3^-) 23 mEq/L.

▶ Qual é o diagnóstico mais provável?
▶ Por que o diagnóstico é tão importante para o tratamento correto?
▶ Qual é a próxima conduta?

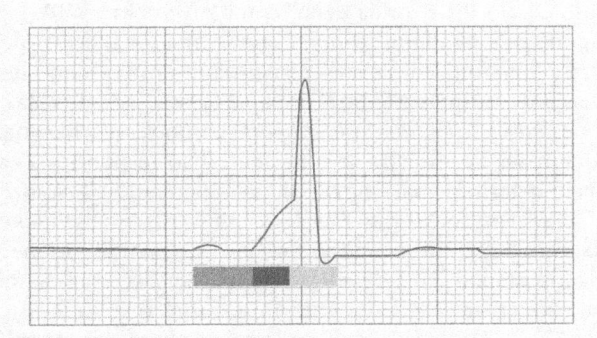

Figura 15.1 Traçado ampliado do eletrocardiograma.

RESPOSTAS PARA O CASO 15
Arritmias cardíacas

Resumo: um homem com 25 anos de idade refere palpitações, está taquicárdico, com uma FC de 150 bpm, e tem um eletrocardiograma (ECG) mostrando complexo QRS com inclinação da onda R sugestiva de síndrome de Wolff-Parkinson-White (WPW) uma arritmia supraventricular perigosa. A PA está normal.

- **Diagnóstico mais provável:** WPW, devido aos achados clássicos de intervalo PR curto (rápida condução atrioventricular [AV] por uma via acessória) e "onda delta" (representando a pré-excitação da porção do ventrículo que está sendo despolarizada precocemente pela via acessória).
- **Importância do diagnóstico:** este diagnóstico é importante, porque os tratamentos geralmente utilizados nas taquicardias supraventriculares, como o retardo de condução do nó AV, piorarão a arritmia, podendo levar o paciente a óbito.
- **Tratamento:** os medicamentos de escolha são a adenosina, a procainamida ou a amiodarona, que prolongam a condução na via aberrante e tornam a repolarização mais lenta. A adenosina também pode ser utilizada no WPW puro, mas é contraindicada quando há **fibrilação atrial (FA)** concomitante.

ANÁLISE
Objetivos

1. Desenvolver uma abordagem para diagnosticar as diferentes arritmias cardíacas.
2. Reconhecer as arritmias supraventriculares e ventriculares mais comuns.
3. Estar familiarizado com a lógica de avaliação e com o tratamento das arritmias cardíacas.

Considerações

Este paciente de 25 anos apresenta taquicardia com FC de 150 bpm, encurtamento clássico do intervalo PR e "onda delta" compatíveis com WPW. A prioridade é reconhecer a gravidade e estabilizar o paciente com esta arritmia perigosa. A cardioversão elétrica (sincronizada) é indicada em todos os pacientes hemodinamicamente instáveis com arritmias. Medidas de suporte avançado de vida cardiovascular (ACLS, do inglês *advanced cardiac life support*) como ressuscitação cardiopulmonar (RCP) podem ser necessárias se o paciente não responder à cardioversão, e o ritmo cardíaco deteriorar para fibrilação ventricular (FV) ou para taquicardia ventricular (TV) sem pulso. Monitorização contínua dos sinais vitais e do ECG deve ser empregada. Intubação em sequência rápida (ISR), ventilação mecânica (VM) e marca-passo transcutâneo ou transvenoso podem ser necessários. Reposição volêmica, em geral com cristaloides, aumenta a pré-carga, o volume sistólico, a PA e o débito cardíaco (DC). Devem-se avaliar e corrigir alterações eletrolíticas. Infusão contínua de medicamentos antiarrítmicos pode ser utilizada para manter o ritmo sinusal normal. A próxima conduta é determinar a etiologia da arritmia cardíaca. Atividade elétrica ocorre antes da atividade mecânica; ondas P ocorrem antes da contração atrial; complexos QRS ocorrem antes da contração ventricular; e ondas T ocorrem antes da repolarização ventricular. A duração aceita ou o intervalo de tempo normal dessas ondas são mostrados no Quadro 15.1.

A morfologia das ondas P também pode sugerir certas doenças atriais, como a P mitral. Morfologia anormal da onda P pode ser vista na insuficiência mitral. Um pico na segunda metade da onda P é vista na dilatação atrial esquerda. Um denteamento na primeira metade da onda P é visto na dilatação atrial direita ou P *pulmonale*.

A morfologia da onda P pode estar acima da linha de base, ser bifásica ou invertida nas derivações inferiores (II, III, aVF), derivações em que essas ondas são vistas com mais clareza. As derivações inferiores apontam diretamente para o átrio. Uma onda P grande e negativa na derivação V_1 também indica aumento do átrio esquerdo.

Medicamentos como digoxina, β-bloqueadores e bloqueadores dos canais de cálcio (BCC) são utilizados para tratar as taquicardias supraventriculares (TSVs). Esses medicamentos bloqueiam o nó AV e são contraindicados em WPW. **Os medicamentos de escolha para o tratamento de WPW são adenosina, procainamida, ou amiodarona,** que retardam a condução na via aberrante e tornam a repolarização mais lenta. Adenosina é contraindicada quando há FA atrial concomitante. Em pacientes instáveis, carcioversão elétrica (CE) imediata deve ser feita. Hipoxemia e alterações eletrolíticas, especialmente de K^+ e Mg^+, devem ser corrigidas. Taquicardia atrial pode ocorrer a partir de qualquer área do átrio esquerdo ou direito, e a via mais comum de arritmia é a reentrada. Taquicardia reentrante é associada com doença cardíaca estrutural, como a anomalia de Ebstein, mas também pode ser vista na intoxicação digitálica. FA em WPW pode levar a frequências extremamente elevadas que podem degenerar para FV. Morte súbita pode ocorrer em 0,2% dos indivíduos afetados ao longo de 3 a 10 anos.

Quadro 15.1 • INTERVALOS NORMAIS DO ELETROCARDIOGRAMA ECG E DURAÇÕES

Intervalo	Tempo em segundos	1 Quadrado pequeno do ECG = 0,04 segundos (s)
Intervalo PR	0,12-0,20 s	3-5 quadrados pequenos ou 1 quadrado grande do ECG
QRS	< 0,12 s	3 quadrados pequenos do ECG
QTc	< 0,44 s	Tamanho variável, dependente da FC

ECG, eletrocardiograma; FC, frequência cardíaca.

ABORDAGEM ÀS
Arritmias cardíacas

As arritmias, ou taquicardias, podem ser classificadas de acordo com a sua origem. Taquicardias supraventriculares (TSVs), em geral, têm QRS estreito com ondas P retrógradas (ondas P vistas depois do complexo QRS), originadas acima do nó AV. Ondas P também podem parecer estar ausentes, porque podem ficar ocultas no complexo QRS. Arritmias ventriculares geralmente têm um complexo QRS alargado (> 0,12 ms), similar ao padrão de bloqueio de ramo esquerdo (BRE) com dissociação AV e podem ser monomórficas ou polimórficas. Arritmias também são classificadas de acordo com a FC. Taquicardia é definida como uma FC > 100 bpm. Bradicardia é definida por uma FC < 60 bpm. Sinais e sintomas comuns dessas arritmias são palpitações, sensação de vertigem, dispneia, dor torácica, síncope ou pré-síncope e fadiga. Síncope exige que haja perda simultânea do fluxo sanguíneo nos dois hemisférios cerebrais. A avaliação da arritmia baseia-se em um ECG recente, em um ECG antigo, se disponível, para comparação, no eritrograma, no valor dos eletrólitos, no hormônio estimulante da tireoide (TSH), na gasometria arterial (GA), ou na SaO_2, na glicemia, na ureia e na creatinina (Cr). A CE é indicada para pacientes hemodinamicamente instáveis, independente do ritmo.

ARRITMIAS SUPRAVENTRICULARES

Taquiarritmias (> 100 bpm)

- **Taquicardia sinusal:** ritmo sinusal normal é definido por um ritmo do nó SA com uma frequência de 60 a 100 bpm. A FC > 100 bpm que se origina no nó SA é definida como taquicardia sinusal (TS). A TS é associada à ansiedade, à dor, à febre, à desidratação, ao estresse e ao uso de medicamentos terapêuticos ou recreacionais. Taquicardias atriais originam-se de um foco atrial ectópico ou das veias pulmonares. Manobras de Valsalva ou massagens carotídeas podem acabar com as TSVs. A TS, assim como a taquicardia atrial multifocal (TAM), é definida por um ritmo atrial ectópico com > 2 morfologias diferentes de onda P e FC > 100 bpm. A TAM é vista, em geral, em pacientes com doença pulmonar obstrutiva crônica (DPOC), ou com outras doenças pulmonares. A TAM responde ao tratamento direcionado ao DPOC, especialmente à correção de hipóxia e hipercapnia. Em geral, antiarrítmicos são desnecessários, pois a TAM é autolimitada e responde ao tratamento da causa de base.
- **Taquicardia supraventricular:** a TSV é um ritmo regular e rápido, com QRS estreito, e FC entre 160 e 180 bpm. O tipo mais comum é a taquicardia nodal atrioventricular reentrante (TNAVR) e ocorre pela reentrada da atividade elétrica dentro do nó atrioventricular (NAV). Uma onda P tardia pode ser vista na porção final do complexo QRS, o que é consistente com onda P conduzida retrogradamente através do NAV. A TSV é um ritmo benigno quando não há doença

estrutural. Uma TSV verdadeira deve responder ao tratamento com adenosina intravenosa (IV) e não é responsiva a manobras vagais. A adenosina interrompe a arritmia e causa uma longa pausa na atividade elétrica, que reinicia o NAV para a condução AV normal (ver Figura 15.2).
- **Flutter atrial:** *flutter* atrial é reconhecido por ondas P serrilhadas com um padrão regular. Todas as ondas P têm a mesma morfologia e são conduzidas a frequências regulares. A frequência da onda P e a frequência do pulso periférico variam de 240 a 350 bpm. A relação das ondas P para os complexos QRS gerados varia de 2:1 a 3:1, levando a FCs de 100 a 150 bpm. O *flutter* pode transformar-se em FA ao longo do tempo. Devem-se descartar causas não cardíacas de *flutter* atrial, como hipertireoidismo, ingesta excessiva de cafeína, uso exagerado de medicamentos (vasoconstritores nasais, β_2-agonistas, teofilina) e abuso de substâncias psicoativas (como álcool, cocaína e anfetaminas).
- **Fibrilação atrial:** a FA é a **taquiarritmia atrial ectópica sustentada** mais comum. A FA é um **ritmo irregularmente irregular** ao ECG e não apresenta quaisquer ondas P reconhecíveis (padrão caótico resultante do fibrilar do átrio).

Regularização do intervalo R-R (inicialmente menos irregular) em FA com FCs < 60 bpm pode ser um sinal de intoxicação digitálica. A FA pode ser classificada como:

1. FA aguda, quando apresenta < 48 horas de duração
2. FA crônica, quando persiste por > 48 horas
3. FA paroxística
4. FA indeterminada

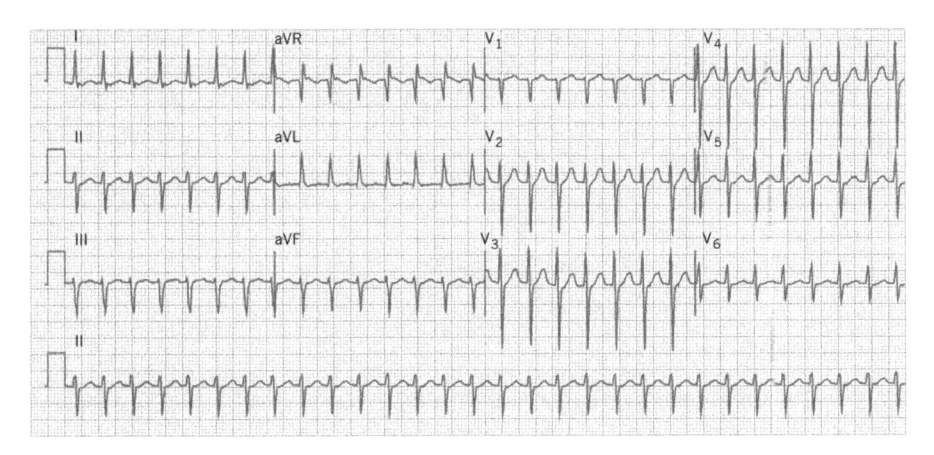

Figura 15.2 A Taquicardia nodal atrioventricular reentrante (TNAVR). Frequência cardíaca (FC) de 150 bpm com complexo estreito. (Reproduzida, com autorização, de Longo DL, Fauci AS, Kasper DL, et al. *Harrison's Principles of Internal Medicine*. 18th ed. New York, NY: McGraw-Hill Education; 2012. Figura e30.13.)

Esta classificação ajuda na escolha do tratamento. O tratamento da FA requer anticoagulação com varfarina, a fim de a taxa de eventos cerebrais isquêmicos em pacientes com escore $CHADS_2 > 2$. Em pacientes com escore $CHADS_2 < 2$, recomenda-se o tratamento com ácido acetilsalicílico (AAS). Deve-se pesquisar a presença de sangue oculto nas fezes ou qualquer outro sinal de hemorragia ativa antes de se iniciar heparina ou varfarina. **Dabigatrana**, um novo inibidor direto da trombina de uso oral, pode ser uma alternativa à varfarina em FA não valvar. Dabigatrana não necessita de monitorização do INR ou do tempo de protrombina (TP).

O ecocardiograma transtorácico ou transesofágico é excelente para a avaliação de doença valvar como causa de FA. Trombo intracardíaco deve ser excluído antes de realizar a cardioversão. Coágulos no apêndice atrial esquerdo são frequentemente encontrados. Quando presentes, é necessária anticoagulação por quatro semanas antes de se tentar uma CE eletiva. Acima de 80% dos pacientes com FA têm algum tipo de doença estrutural, frequentemente defeitos do septo atrial. No idoso, a doença de base mais frequente é a hipertensão. Manobras de Valsalva ou massagem carotídea devem ser tentadas no tratamento de FA ou qualquer TSV, pois aumentam o tono vagal, tornando mais lenta a condução pelo NAV e aumentando o período refratário. A CE é utilizada em todos os pacientes instáveis, independente da taquiarritmia. Heparina IV deve ser dada para qualquer paciente com FA de etiologia desconhecida, e uma avaliação para a presença de trombos intracardíacos deve ser feita antes de se tentar uma CE para restauração do ritmo sinusal. Anticoagulação deve ser mantida por um mês após a CE em pacientes com FA. A CE é uma alternativa à cardioversão farmacológica em FA de qualquer duração. O tratamento da FA requer anticoagulação, independente de se optar pelo controle da frequência ventricular ou pela conversão ao ritmo sinusal. Se a FC exceder 110 bpm, o paciente pode necessitar de bloqueio adicional do NAV. É recomendado manter o INR na faixa de 2,0 a 3,0 em pacientes com escore $CHADS_2 > 2$. Foram desenvolvidos escores de estratificação de risco na FA para determinar se o risco de eventos cerebrais isquêmicos é suficientemente alto para requerer anticoagulação crônica. Um destes escores é conhecido como $CHADS_2$ (um ponto é dado para a presença de cada um dos seguintes fatores, até um máximo de seis):

- Insuficiência cardíaca congestiva (ICC – *Congestive heart failure*) – 1 ponto
- **H**ipertensão – 1 ponto
- Idade (***A****ge*) > 75 anos – 1 ponto
- **D**iabetes – 1 ponto
- Acidente vascular encefálico isquêmico (AVEi) (***S****troke*), ou ataque isquêmico transitório (AIT) – 2 pontos

Os pacientes recebem dois pontos para uma história de AVEi ou AIT (os fatores de risco mais importantes) e um ponto para todos os outros fatores de risco. O risco de AVEi é menor nos pacientes com escore $CHADS_2$ de 0 (1,2%). O risco é 18% ao ano para um escore $CHADS_2$ de seis (escore máximo). Pacientes com escore $CHADS_2 \geq 3$ e pacientes com história de AVEi são de alto risco e devem ser avaliados para anticoagulação crônica com varfarina. Pacientes com escore $CHADS_2$ de 1 ou 2 devem ser avaliados individualmente para AAS *versus* varfarina. A taxa de AVE em FA não reumática é de 5%. Os fatores de risco para AVEi são uma história prévia de AIT ou AVEi, infarto agudo do miocárdio (IAM), hipertensão, idade > 65 anos, diabetes, aumento do átrio esquerdo e disfunção ventricular esquerda.

Em FA não valvar, o uso de varfarina tendo como meta um INR de 2 a 3 reduz o risco de AVEi em 68%, o que geralmente supera o risco de hemorragia. Em pacientes sem fatores de risco, AAS pode ser suficiente e reduz a taxa de AVEi em 42%. Em pacientes com mais de 65 anos de idade, a opção mais adequada pode ser o controle da FC, especialmente quando comparado aos efeitos colaterais esperados com o uso de antiarrítmicos utilizados para manter o ritmo sinusal. O objetivo é manter a FC < 100 bpm. Os medicamentos de escolha são os β-bloqueadores e BCC. A digoxina não é recomendada como agente isolado, especialmente quando a FC se torna descontrolada durante o exercício. Medicamentos de uso oral ou IV podem levar à cardioversão em 70 a 90% dos casos com FA de início a menos de 48 horas, mas são menos efetivas no tratamento de casos de FA crônica (duração superior a 48 horas). Amiodarona e dronedarona são medicações úteis quando há qualquer doença estrutural. Se não houver doença estrutural, propafenona ou flecainida são utilizadas. A maioria dos antiarrítmicos também é pró-arrítmica por si mesma. Heparina IV deve ser iniciada imediatamente em pacientes com FA recentemente diagnosticada. Os riscos da CE em pacientes com FA incluem tromboembolia, taquiarritmias e bradiarritmias.

Procedimentos cirúrgicos. Atualmente, a ablação por cateter é frequentemente realizada para eliminar a via de condução aberrante. Este procedimento é efetivo em 99% das ocasiões e apresenta uma mortalidade de 1 a 3%. A cirurgia de *Maze* (labirinto), na qual uma série de incisões é feita em um padrão semelhante a um labirinto, reduz o tamanho efetivo do átrio e previne a formação de novas ondas de FA.

BRADIARRITMIAS (< 70 BPM)

Bloqueio nodal atrioventricular

- **Bloqueio cardíaco de primeiro grau:** o intervalo PR no ECG é > 0,20 segundos. Todas as ondas P são conduzidas, e nenhum tratamento específico é necessário. É benigno na maioria dos pacientes.
- **Bloqueio cardíaco de segundo grau:** este bloqueio se caracteriza por uma não condução intermitente das ondas P com ausência dos batimentos ventriculares correspondentes. O bloqueio de segundo grau se divide em 2 tipos, Mobitz I e Mobitz II.
- **Bloqueio cardíaco de segundo grau Mobitz tipo I:** bloqueio cardíaco de segundo grau Mobitz tipo I se caracteriza por um prolongamento progressivo do intervalo PR até que ocorre a ausência de um batimento (também chamado de bloqueio de Wenckebach), mas não progride para bloqueio cardíaco completo. É transitório e geralmente não necessita de tratamento. O tipo I pode estar associado à bradicardia.

- **Mobitz tipo II:** bloqueio cardíaco de segundo grau Mobitz II se caracteriza pela não condução de ondas P com subsequente ausência de batimentos ventriculares sem um prolongamento progressivo do intervalo PR (ver Figura 15.3). É considerado **maligno,** pois costuma evoluir para bloqueio cardíaco completo ou bloqueio cardíaco de terceiro grau. Bloqueio cardíaco Mobitz II é associado à doença do sistema de condução, como bloqueio de ramo ou bloqueio bifascicular, ou bloqueio trifascicular. O bloqueio cardíaco Mobitz tipo II progride de forma súbita e imprevisível para bloqueio cardíaco completo e, em geral, é tratado com marca-passo.
- **Bloqueio cardíaco de terceiro grau:** bloqueio cardíaco de terceiro grau também é chamado de bloqueio cardíaco completo ou dissociação atrioventricular (DAV). No bloqueio cardíaco de terceiro grau, a frequência das ondas P é maior do que a dos complexos QRS e se mantém a intervalos regulares. A inserção de um marca-passo é geralmente necessária para a resolução do bloqueio cardíaco de terceiro grau.

Disfunção do nó sinoatrial

A disfunção do nó sinoatrial (DNS), também chamada síndrome do nó sinoatrial, refere-se à anormalidade na formação dos impulsos nodais. Estas condições incluem bradicardia sinusal, pausa/parada sinusal, incompetência cronotrópica

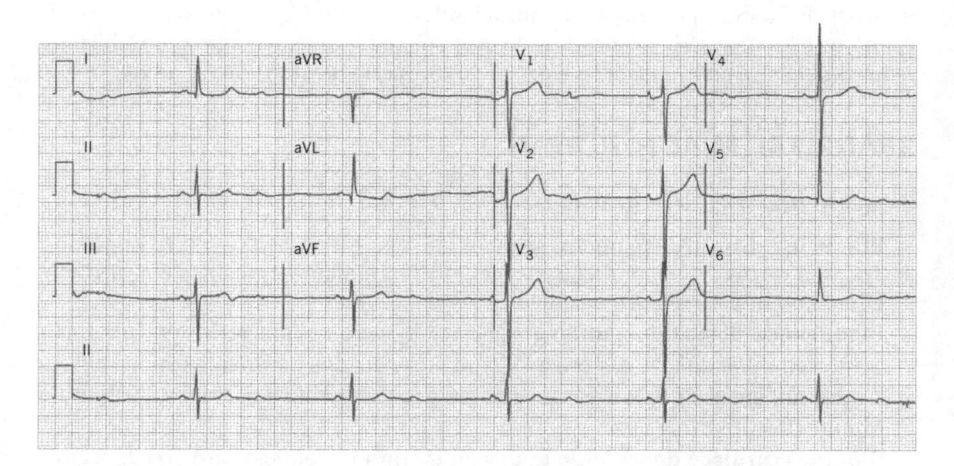

Figura 15.3 Bloqueio cardíaco de segundo grau com bradicardia e frequência ventricular de 30 bpm. Este é um bloqueio cardíaco Mobitz II com ondas P a 60 bpm. (Reproduzida, com autorização, de Longo DL, Fauci AS, Kasper DL, et al. *Harrison's Principles of Internal Medicine.* 18th ed. New York, NY: McGraw-Hill Education; 2012. Figura e30.3.)

e bloqueio de saída sinoatrial. A DNS frequentemente está associada com várias TSVs, como FA e *flutter* atrial. Quando associada a TSVs, a DNS geralmente é conhecida por síndrome bradi-taqui, ou SSS, comum em idosos, e é uma indicação comum de marca-passo.

Tratamento: o tratamento da bradicardia inicia com a remoção de todos os medicamentos que são capazes de causá-la. A **atropina** é utilizada emergencialmente nos casos de bradicardia sintomática. Atropina IV ou marca-passo externo (ou interno) são as principais opções terapêuticas. Manobras vagais e constipação (pelo esforço de evacuar) devem ser evitadas, pois elas podem piorar a bradicardia. O marca-passo é indicado para tratamento sintomático de bradicardia, síndrome bradi-taqui, bloqueio cardíaco completo e também em pacientes assintomáticos com pausas > 3 segundos ou ritmos de escape ventricular com < 40 bpm. Marca-passo definitivo melhora a sobrevida no bloqueio cardíaco completo, especialmente se já houve episódios prévios de síncope.

Tratamento farmacológico: devem-se considerar β-bloqueadores ou BCA (como verapamil) para o tratamento de taquicardia com reentrada no NAV. Os BCCs tornam mais lento o influxo de cálcio, reduzem a condução pelo NAV e aumentam o período refratário. **Amiodarona tem o menor efeito pró-arrítmico e é o medicamento de escolha para qualquer paciente que tenha disfunção de VE ou doença cardíaca estrutural.** Dronedarona apresenta efeito terapêutico similar ao da amiodarona, porém sem a carga de iodo desta última. Deve-se monitorizar o intervalo QT nos pacientes que estão recebendo medicamentos antiarrítmicos e compará-lo ao do ECG basal. Deve-se observar com atenção a presença de potenciais efeitos colaterais dos medicamentos antiarrítmicos. Todos os pacientes recebendo amiodarona precisam ser avaliados a cada 6 a 12 meses com testes de função pulmonar, capacidade de difusão do monóxido de carbono, radiografia torácica, níveis de TSH e provas de função hepática. Estes testes avaliam os efeitos colaterais mais comumente vistos com a utilização da amiodarona. O conteúdo de iodo da amiodarona é tão alto que tomografias realizadas podem parecer constrastadas, mesmo quando foram feitas sem a administração de contraste. Quando se utiliza **procainamida, deve-se monitorizar o eritrograma e o leucograma, pois este medicamento tem sido associado à agranulocitose.** Procainamida também pode causar lúpus induzido por medicamentos com anticorpos antinucleares (ANA) positivos (RNA, mas não DNA).

ARRITMIAS VENTRICULARES

Para avaliar e diagnosticar uma arritmia, deve-se obter um ECG com 12 derivações e realizar monitorização eletrocardiográfica contínua. Sinais vitais devem ser monitorados, incluindo a SaO_2. Deve-se suspeitar de cardiopatia isquêmica (CI), e um ECG antigo deve ser examinado e comparado com os atuais. Causas reversíveis de arritmias ventriculares devem ser pesquisadas e incluem medicações, alterações eletrolíticas, doença arterial coronariana (DAC), isquemia, hipóxia ou intoxicação por medicamentos.

Taquicardia ventricular

A TV é definida pela presença de taquicardia com complexo alargado ou estreito e disparos contínuos rápidos e despolarizantes no sistema ventricular de His-Purkinje. A TV exige atenção imediata e reversão com CE, **pois é a principal causa de morte súbita.** A TV é uma arritmia com reentrada e condução anormal do impulso. Frequentemente acompanha doença cardíaca estrutural, em geral CI, alterações eletrolíticas (especialmente hipocaliemia e hipomagnesemia), toxicidade por medicamentos que prolongam o QT (como medicações psiquiátricas), síndrome do QT longo, doença cardíaca valvar e miocardiopatia não isquêmica (p. ex., viral e álcool). A TV é subdividida em TV sustentada (quando dura > 30 segundos ou necessita de CE para ser encerrada) e não sustentada (consistindo em 3 salvas 3 ESVs com < 30 segundos). A morfologia do QRS também pode ser usada para avaliar a origem e a causa da TV. Concomitantemente, o tratamento de CI deve ser iniciado devido à sua alta associação como doença de base da TV.

Em famílias com história de TV e morte associada, deve-se considerar a possibilidade de síndrome do QT longo. A TV também é vista na displasia arritmogênica do ventrículo direito (VD) e na síndrome de Brugada com bloqueio de ramo direito (BRD). Os sintomas e a apresentação dependem da frequência ventricular, da duração da arritmia e da presença de cardiopatia de base.

Pacientes com TV não sustentada são geralmente assintomáticos, mas podem queixar-se de palpitações. Pacientes com TV sustentada podem apresentar lipotímia ou síncope, ou mesmo morte súbita como apresentação inicial. A TV inclui como grupo as seguintes arritmias: TV propriamente dita, FV, *torsade de pointes* (TdP) ou arritmias associadas à síndrome do QT longo. Caracterizam-se por complexo QRS alargado (> 0,12 segundos) e frequência ventricular > 100 bpm (ver Figura 15.4). Na TV, essas frequências são, em geral, entre 200 e 300 bpm. Ao tentar diferenciar uma TSV com aberrância de uma TV, **uma história de CI ou outra doença cardíaca estrutural sugere que provavelmente a arritmia é TV.** A presença de DAV ou de bloqueio de terceiro grau também sugere TV. Morfologia de BRD com QRS > 0,14 segundos ou morfologia de BRE com QRS > 0,16 segundos também são mais compatíveis com TV do que com TSV e condução aberrante. Um intervalo RR regular é mais comum na TV do que na TSV com aberrância. A presença de IAM ou DAC é quase diagnóstica de TV. Hipotensão também sugere TV, embora uma PA próxima de 100 mmHg não exclua esta arritmia. Grandes ondas "a" (em "canhão") podem ser detectadas no exame físico e resultam da contração do átrio contra uma valva tricúspide fechada, sendo causadas pelo efeito da dissociação no bloqueio cardíaco de terceiro grau.

Em pacientes instáveis, assume-se a arritmia como TV e se procede a CE (sincronizada), se tem pulso, ou desfibrilação (não sincronizada), se não tem pulso. O tratamento definitivo das arritmias por vias de reentrada é a ablação destas vias acessórias. Na ausência de doença cardíaca estrutural, a ablação é o tratamento de escolha. Se doença estrutural estiver presente e a FE for < 35%, recomenda-se a implantação de um desfibrilador cardíaco. O desfibrilador implantável reduz a mortalidade em todos os pacientes com TV e FE < 35%, independente da etiologia da arritmia.

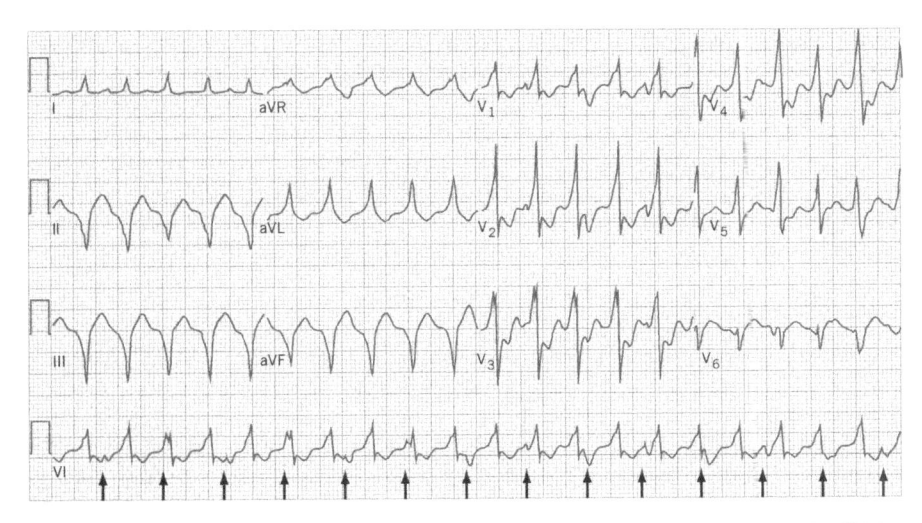

Figura 15.4 Taquicardia ventricular. Eletrocaediograma mostrando dissociação AV (as setas marcam as ondas P) e o complexo QRS alargado. (Reproduzida, com autorização, de Longo DL, Fauci AS, Kasper DL, et al. *Harrison's Principles of Internal Medicine*. 18th ed. New York, NY: McGraw-Hill Education; 2012. Figura 233-10.)

Terapia farmacológica

Medicamentos antiarrítmicos IV para TV/FV servem para terminar as arritmias, para prevenir a recorrência e para prevenir arritmias ameaçadoras à vida, como FV (junto com a inserção do desfibrilador). **Na TV aguda sustentada monomórfica, pode-se utilizar lidocaína, procainamida ou amiodarona por via IV.** Pacientes com TV recorrente necessitarão de tratamento crônico. A terapia farmacológica é inferior ao desfibrilador implantável em pacientes com TV e doença estrutural. As medicações são utilizadas quando o desfibrilador é contraindicado. Terapia farmacológica de TV não sustentada deve ser evitada, a menos que haja uma história de doença estrutural, ou síndrome do QT longo. Neste caso, o medicamento indicado é a procainamida. Magnésio IV pode ser utilizado para suprimir TV polimórfica em pacientes com intervalo QT prolongado. O tratamento da insuficiência cardíaca com β-bloqueadores, inibidores da enzima conversora da angiotesina (IECA) e espironolactona reduzirá a incidência de morte súbita em pacientes com disfunção sistólica.

Fibrilação ventricular

A fibrilação ventricular (VF) é uma arritmia caracterizada por contração desordenada e ineficaz dos ventrículos, interrompendo a função de bombeamento cardíaco. Ainda que haja atividade elétrica, a atividade mecânica é perdida. A FV é uma emergência médica que exige imediata desfibrilação e suporte avançado de vida cardiovascular (ACLS, do inglês *advanced cardiac life support*). Provavelmente degenerará em assistolia ("linha isoelétrica"). Esta condição resultará em choque cardiogênico, interrupção da circulação sanguínea efetiva e morte súbita em minutos. Se o paciente é ressuscitado depois de um período suficientemente longo de hipóxia cerebral (grosseiramente, 5 minutos), ocorrerá dano neurológico irreversível. Morte cerebral é frequente se o ritmo sinusal ou o fluxo sanguíneo cerebral (FSC) não forem restaurados dentro de 90 segundos após o início da FV. Isto é especialmente verdadeiro se a FV degenerar em assistolia com completa falta de FSC e sistêmico.

Extrassístoles ventriculares

Extrassístoles ventriculares (ESVs) originam-se no ventrículo (QRS alargado) e sempre são acompanhadas de uma pausa compensatória quando o sistema elétrico é reiniciado.

Uma extrassístole atrial (ESA) com aberrância pode mimetizar uma ESV, porém não há pausa compensatória. A frequência de ESVs e de arritmias em geral aumenta com a idade. As ESVs parecem ser benignas, a menos que a disfunção ventricular esquerda esteja presente. Em pacientes com disfunção ventricular esquerda mais importante, ESVs são associadas à mortalidade elevada, embora a sua redução não diminua a mortalidade. Uma TSV com complexo QRS alargado por bloqueio de ramo ou por síndrome de pré-excitação, como WPW, pode mimetizar a TV.

Arritmias associadas ao QT longo

Muitos medicamentos de uso frequente causam TdP. O período QT é dependente da FC. Fatores de risco para TdP são: sexo feminino, hipocaliemia, hipomagnesemia, doença cardíaca estrutural e história de QT longo ou arritmias induzidas por medicamentos.

Torsade de pointes

A TdP é uma forma de TV polimórfica associada à síndrome do QT prolongado. Para os pacientes que recebem medicamentos que prolongam o QT e estão internados, é indicada a monitorização dos intervalos QT prolongados. A TdP pode ser evitada quando se conhecem os fatores de risco individuais e os sinais eletrocardiográficos da síndrome do QT longo induzida por medicamentos (SQTL). Fatores de risco no ECG para TdP são intervalos QT marcadamente prolongados, isto é > 500 ms (com a exceção de prolongamento do QT induzido por amiodarona e verapamil). O reconhecimento destes prenúncios de TdP permite que se instituam terapias apropriadas: administração IV de magnésio, remoção do medicamento responsável e correção de anormalidades eletrolíticas. Outras medidas são a prevenção de bradicardia e de pausas longas, muitas vezes exigindo a inserção de marca-passo temporário.

CORRELAÇÃO COM O CASO CLÍNICO

- Ver também Caso 4 (Monitorização hemodinâmica), Caso 5 (Medicamentos vasoativos e farmacologia) e Caso 16 (Insuficiência cardíaca aguda).

QUESTÕES DE COMPREENSÃO

15.1 Uma mulher com 73 anos de idade é avaliada na UTI. Ela tem história de DAC e apresentou um episódio de lipotímia. Ingere cronicamente as medicações levotiroxina e hidroclorotiazida. Um ECG de anos atrás era normal. Ao exame físico, sua FC é de 42 bpm e o ritmo é regular. O restante do exame físico é normal. O TSH é normal. O ECG realizado durante a avaliação atual é mostrado na Figura 15.5. Qual, dos diagnósticos a seguir, é confirmado por este ECG?
  A. Bloqueio atrioventricular (BAV) de primeiro grau
  B. BAV de segundo grau Mobitz tipo I
  C. BAV de segundo grau Mobitz tipo II
  D. BAV de terceiro grau (bloqueio cardíaco completo)
  E. BAV do nó AV

15.2 Qual, das alternativas a seguir, é a opção terapêutica mais adequada para a paciente da Questão 15.1?

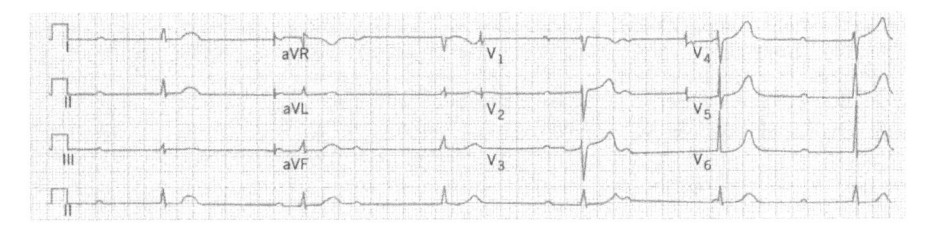

Figura 15.5 Eletrocardiograma.

  A. Amiodarona
  B. β-bloqueador
  C. Marca-passo implantável
  D. Procainamida
  E. Lidocaína

RESPOSTAS

15.1 **D.** O bloqueio AV de terceiro grau ou bloqueio cardíaco completo significa a falta de condução AV, ou seja, a falta de condução de todos os impulsos atriais (ondas P) para os ventrículos, como se pode constatar no ECG da paciente. Bloqueio cardíaco de segundo grau Mobitz tipo II se caracteriza por um desaparecimento regular dos batimentos sem prolongamento progressivo do intervalo PR e é associado à evidência de doença adicional do sistema de condução, como bloqueio de ramo ou bloqueio bifascicular, ou trifascicular. Bloqueio cardíaco Mobitz tipo II progride subitamente para bloqueio cardíaco completo e é geralmente tratado com a implantação de um marca-passo.

15.2 **C.** Marca-passo é indicado em pacientes com bloqueio de terceiro grau adquirido. Muitos pacientes com bloqueio cardíaco completo são sintomáticos e devem ser tratados com marca-passo. A implantação de marca-passo pode melhorar a sobrevida de pacientes assintomáticos com bloqueio cardíaco completo. Portanto, todos os pacientes com bloqueio cardíaco completo devem ser tratados com a implantação de marca-passo.

DICAS CLÍNICAS

▶ Quanto mais jovem um paciente com arritmia, mais provavelmente uma via acessória congênita encontra-se presente.
▶ No WPW, o tratamento de escolha é a ablação da via acessória.
▶ Regularização da FA (FCs de 60 bpm) pode ser um sinal de intoxicação digitálica.
▶ Em FA não valvar, varfarina com alvo de INR de 2 a 3 reduz o risco de AVEi em 62%.
▶ A inserção de marca-passo melhora a sobrevida de pacientes com bloqueio cardíaco assintomático.
▶ Pacientes com TV e doença cardíaca estrutural devem ser tratados idealmente com desfibrilador implantável.
▶ Bloqueio cardíaco Mobitz tipo II progride para bloqueio cardíaco completo, devendo ser tratado com inserção de marca-passo.
▶ Quanto maior o intervalo QT, maior a chance de arritmias.
▶ Medicamentos antiarrítmicos também são pró-arrítmicos.
▶ O local de entrada das veias pulmonares no átrio esquerdo parece ser o sítio que mais frequentemente origina FA.
▶ A procainamida é um medicamento que classicamente causa lúpus induzido por medicamentos e ANA positivos.

REFERÊNCIAS

Dubin D. *Rapid Interpretation of EKGs*. 6th ed. Tampa, FL: Cover Publication Company; October 15, 2000.

Loscalzo J. *Harrison's Pulmonary and Critical Care Medicine*. McGraw-Hill; 2010.

Toy E, Simon B, Takenaka K, Liu T, Rosh A. *Case Files Emergency Medicine*. 2nd ed. New York, NY: McGraw-Hill, Lange.

CASO 16

Um homem com 56 anos de idade e portador de miocardiopatia isquêmica de longa data foi internado na unidade de terapia intensiva (UTI) há 24 horas. Ele estava hipotenso e dispneico, com sofrimento respiratório. A sua condição clínica se deteriorou 48 horas após ingesta alimentar e alcoólica excessivas em um jogo de futebol no fim de semana. Recebeu furosemida intravenosa (IV) sem apresentar melhora. Também foram administrados vasodilatadores e β-bloqueadores EVs. Para aliviar o seu quadro respiratório, foi iniciada ventilação não invasiva (VNI). Hoje cedo, ele piorou, apresentando dor torácica, dispneia e redução do sensório. Ao exame físico, sua temperatura está 37,2 °C, a frequência cardíaca (FC) é 130 batimentos por minuto (bpm), a pressão arterial (PA) é 90/50 mmHg e a frequência respiratória (FR) é 25 inspirações por minuto (ipm). A pressão venosa jugular é elevada, com a cabeceira a 45 graus. Crepitantes são auscultados nos dois terços pulmonares inferiores. O ritmo cardíaco é regular, e B_1 e B_2 são normais. Há B_3 presente. É auscultado um sopro holossistólico novo, com 4+/6+ de intensidade, mais alto no ápice cardíaco com irradiação para a região axilar. Há edema bilateral de membros inferiores até o nível das coxas e as extremidades estão frias. A pressão venosa central (PVC) é de 22 mmHg (normal: 0 a 5 mmHg), a saturação venosa de oxigênio (SvO_2) é de 60%, e a saturação arterial de oxigênio (SaO_2) é de 98%. O laboratório comunicou que a hemoglobina (Hb) é de 13 g/dL.

▶ Qual é o diagnóstico mais provável?
▶ Quais as complicações que devem ser previstas neste paciente?
▶ Quais são as terapêuticas que devem ser iniciadas?

RESPOSTAS PARA O CASO 16
Insuficiência cardíaca aguda

Resumo: este é um homem com 56 anos de idade que apresenta insuficiência cardíaca aguda descompensada (ICAD) e choque cardiogênico (CC). A PVC é marcadamente aumentada, e o débito cardíaco (DC) é reduzido, o que é evidenciado pelas extremidades frias e pela SvO$_2$ baixa. Distensão da veia jugular é o sinal clínico mais sensível para ICAD. Este paciente tem história de insuficiência cardíaca congestiva (ICC), que foi agravada inicialmente pela sobrecarga de líquidos e de sódio. Sua condição se deteriorou após sofrer infarto agudo do miocárdio (IAM) complicado por disfunção do músculo papilar e insuficiência mitral aguda. O DC é reduzido, com hipotensão e hipoperfusão de órgãos, evidenciado pela redução do sensório e pelas extremidades frias, alterações compatíveis com choque.

- **Diagnóstico mais provável:** ICAD e CC.
- **Complicações prováveis:** sobrecarga de líquidos e de sódio, IAM, disfunção ou ruptura do músculo papilar, arritmias cardíacas, embolia pulmonar (EP).
- **Terapêuticas a serem iniciadas:** VNI ou intubação endotraqueal (IET) e ventilação mecânica (VM). Vasodilatadores IV, nitroglicerina (NTG) IV, β-bloqueadores, furosemida e anticoagulação são indicados. Balão intra-aórtico (BIA) deve ser considerado para reversão de disfunção do músculo papilar, servindo como ponte para intervenção coronariana percutânea (PCI, do inglês *percutaneous coronary intervention*) ou cirurgia de revascularização miocárdica (CRM). Nitroprussiato IV reduz a pós-carga, e a dobutamina inotrópica é positiva, efeitos que melhoram o DC.

ANÁLISE

Objetivos

1. Aprender a diagnosticar a insuficiência cardíaca aguda (ICA).
2. Saber sobre os medicamentos que são mais eficazes no tratamento da insuficiência cardíaca (IC).
3. Conhecer as causas de base para IC aguda e crônica.

Considerações

Este homem com 56 anos de idade e cardiopatia isquêmica (CI) de longa data foi internado na UTI há 24 horas com CC e agora está com redução do sensório e dor torácica de início recente. Isto é indicativo de piora do CC. Necessitou BIA para melhora do DC, PA e fluxo coronariano. Também são necessários vasopressores para a melhora do quadro hemodinâmico. O sopro holossistólico novo indica disfunção ou ruptura do músculo papilar levando à insuficiência mitral. A VM pode ser necessária para diminuir o trabalho respiratório e corrigir a insuficiência respiratória.

Um procedimento definitivo como a CRM ou a angioplastia coronária transluminal percutânea (ACTP) será necessário, pois todas as outras medidas são apenas temporárias. Este quadro é uma emergência e exige intervenção urgente.

ABORDAGEM À
Insuficiência cardíaca aguda

DEFINIÇÕES

INSUFICIÊNCIA CARDÍACA CONGESTIVA: é a incapacidade cardíaca de suprir os substratos suficientes para que se atinjam as demandas metabólicas.
CHOQUE CARDIOGÊNICO: é a ICC em estágio final e, em geral, é uma condição irreversível e frequentemente fatal.
EDEMA PULMONAR: é o acúmulo de líquido nos espaços aéreos e no insterstício dos pulmões, o que dificulta a difusão de oxigênio e dióxido de carbono, levando à piora da troca gasosa e à insuficiência respiratória.

ABORDAGEM CLÍNICA

A principal causa de ICC é um evento cardíaco isquêmico. O IAM é a causa mais comum de ICC e pode exigir reperfusão de emergência com trombolíticos (rTpa), PCI ou CRM. Outras causas de ICC são: anemia, hipertireoidismo, arritmia e anti-inflamatórios não esteroides (AINEs). **A piora da ICC é um efeito colateral de hipoglicemiantes orais da classe das tiazolidinedionas (também conhecidas como glitazonas), tornando estes medicamentos contraindicados em pacientes com ICC** (ver Quadro 16.1). Insuficiência cardíaca aguda descompensada, edema pulmonar e ICC são síndromes multifatoriais causadas pela piora do DC. Na IC sistólica, o coração não pode contrair adequadamente, levando à retenção de líquidos. Os barorreceptores renais e sistêmicos detectam a queda no DC e induzem o aumento na atividade do sistema renina-angiotensina-aldosterona (SRAA) e do sistema autônomo simpático. O aumento da atividade desses sistemas leva à **dilatação cardíaca irreversível (remodelamento)** e à sobrecarga hídrica por redução do DC.

DIAGNÓSTICO

Sintomas de **ICAD** são: dispneia, fadiga, ortopneia, dispneia ao exercício e dispneia paroxística noturna. A ICC pode apresentar-se com sintomas não específicos, como insônia, noctúria, irritabilidade, anorexia, fadiga e depressão. O peptídeo natriurético tipo B (BNP) é liberado pelo átrio quando este dilata agudamente, um reflexo do aumento da pré-carga. **Um nível elevado de BNP na ausência de insuficiência renal é sugestivo de ICC e é utilizado para diagnosticar ICC e para o seguimento da efetividade do tratamento.** O aumento do BNP induz o aumento da diurese e ajuda a reduzir a sobrecarga hídrica. Um valor de BNP < 100 pg/mL é útil para descartar ICC. É importante distinguir entre os dois tipos de ICC, **diastólica e sis-**

Quadro 16.1 • DIAGNÓSTICO DIFERENCIAL DE INSUFICIÊNCIA CARDÍACA CONGESTIVA	
Doença	Achados clínicos
DAC	História de infarto do miocárdio, presença de padrão de infarto no ECG, fatores de risco para DAC
Miocardiopatia dilatada idiopática	IC em pacientes sem fatores de risco ou DAC
Hipertensão	História de hipertensão pobremente controlada, presença de B_4, HVE ao ECG
Doença valvar cardíaca	Insuficiência mitral. Estenose aórtica; sopro mesossistólico na base com irradiação para as artérias carótidas
Endocardite infecciosa	Febre, hemoculturas positivas para germes associados à endocardite, fatores de risco para bacteriemia (uso de medicamentos IV, linhas invasivas IV)
Miocardiopatia dilatada familiar	História familiar de IC ou morte súbita
Miocardiopatias tóxicas	História de exposição a agentes tóxicos (etanol, antraciclinas, radiação, catecolaminas, deficiências vitamínicas)
Colagenoses	História de LES, poliarterite nodosa, esclerodermia, dermatomiosite; sorologias positivas
Doenças endócrinas	Hipertireoidismo, hipotireoidismo, acromegalia, feocromocitoma, DM
Miocardiopatia periparto	Sintomas de IC com DVE ocorrendo até seis meses após uma gestação
Miocardiopatia hipertrófica	História familiar de miocardiopatia hipertrófica, achados eletrocardiográficos de hipertrofia ventricular. Gradiente de saída ao exame físico ou à ecocardiografia. Único sopro que aumenta com a manobra de Valsalva (redução do retorno venoso ao coração)

DAC, doença arterial coronariana; ECG, eletrocardiograma; IC, insuficiência cardíaca; IV, intravenoso; DM, diabetes melito; LES, lúpus eritematoso sistêmico; DVE, disfunção do ventrículo esquerdo; HVE, hipertrofia de ventrículo esquerdo.

tólica, pois o tratamento é diferente. Isto pode ser obtido pela ecocardiografia transesofágica (ETE) ou pela ecocardiografia transtorácica (ETT).

A capacidade funcional na ICC pode servir como meta para guiar uma estratégia escalonada de tratamento. Um esquema comum de classificação da ICC é o da New York Heart Association (NYHA) (Quadro 16.2). A ICC frequentemente apresenta sinais de IC esquerda e direita. **A causa mais comum de IC direita é a IC esquerda.** Na IC direita, ocorre distensão venosa jugular, edema dependente e ascite, mas com ausência de congestão pulmonar típica de IC esquerda. Ao se avaliar ICAD, primeiro deve-se realizar um ECG de 12 derivações em repouso em todos os

Quadro 16.2 • CLASSIFICAÇÃO DE INSUFICIÊNCIA CARDÍACA CONGESTIVA DA NEW YORK HEART ASSOCIATION CONFORME OS ESFORÇOS NECESSÁRIOS PARA CAUSAREM O SINTOMAS

ICC Classe NYHA	Descrição
Classe I Estágio A	Assintomático, DVE
Classe II Estágio B	Dispneia com exercício significativo
Classe III Estágio C	Dispneia com atividade mínima (atividades usuais da vida diária)
Classe IV Estágio D	Dispneia em repouso

DVE, disfunção de ventrículo esquerdo; ICC, insuficiência cardíaca congestiva.

pacientes. Um ECG antigo é extremamente útil para comparação com os achados atuais, a fim de se avaliar a progressão da doença e o tempo de início.

Frequentemente, a radiografia torácica na ICAD/ICC mostra sinais de sobrecarga hídrica e de falência de bomba na forma de edema pulmonar, cardiomegalia, congestão vascular, linhas B de Kerley (linfáticos dilatados), opacificação dos ângulos costofrênicos, cefalização da vasculatura pulmonar e derrame pleural. A ecocardiografia é utilizada para estabelecer a etiologia da ICAD. A avaliação pela ecocardiografia permite diferenciar se há disfunção sistólica (fração de ejeção [FE] < 40%) ou disfunção diastólica (FE normal). A ecocardiografia também pode identificar doença valvar significativa. O remodelamento ventricular com aumento do volume diastólico final do ventrículo esquerdo (VE) e a redução da contratilidade acompanham a disfunção sistólica. A DAC, a principal etiologia de ICAD em dois terços dos pacientes, deve ser tratada agressivamente. Pacientes no pós-IAM frequentemente mostram evidências de remodelamento ventricular.

Disfunção diastólica

Pacientes com disfunção diastólica têm valores de FE > 40% e volume diastólico final do VE normal. **A HVE se manifesta por um aumento da espessura dos ventrículos** e por uma redução da complacência da parede ventricular. A IC diastólica é especialmente comum em pacientes **idosos**, os quais apresentam os achados previamente descritos, que podem ser documentados pela ETT/ETE ou pelo ECG.

TRATAMENTO

Terapia não farmacológica da insuficiência cardíaca congestiva

Quando a ICC está compensada, a limitação da ingesta de sódio a < 2 g/dia e de líquidos a 1.500 mL/dia reduz as readmissões hospitalares. Atividade física leve, especificamente exercícios aeróbios, melhora a hemodinâmica de pacientes com ICC. O exercício também facilita as atividades diárias e melhora a qualidade de vida (QDV). Um aspecto importante no manejo de ICC é a identificação de distúrbios do sono e episódios de hipóxia noturna. O diagnóstico preciso e o tratamento da síndrome da apneia obstrutiva do sono (SAOS) podem salvar vidas. O tratamento da SAOS reduz a PA, aumenta a capacidade física, diminui as internações hospitalares e melhora a QDV. A administração de pressão positiva reduz a pré-carga pela oferta de pressão positiva ao final da expiração (PEEP). Pacientes com NYHA classe III ou classe IV (Quadro 16.2) e QRS > 120 milissegundos devem ser avaliados para marca-passo biventricular. Se a FE for < 35%, é indicado um cardiodesfibrilador implantável (CDI). A terapia de ressincronização cardíaca por marca-passo e cardioversor melhora a QDV e reduz a mortalidade. Transplante cardíaco melhora a sobrevida, a capacidade funcional e a QDV de pacientes com NYHA classe III ou classe IV. Pacientes que persistem com sinais de ICAD mesmo em tratamento clínico máximo devem ser avaliados para transplante se tiverem < 65 anos de idade. Contraindicações ao transplante são: doença de órgão-alvo por diabetes, doença vascular, câncer, acidente vascular encefálico (AVE), falta de suporte psicológico ou transtorno psiquiátrico ativo.

Terapia farmacológica: pacientes com ICC por disfunção sistólica apresentam melhora de sobrevida com inibidores da enzima conversora de angiotensina (IECA), β-bloqueadores e, em alguns casos, antagonistas da aldosterona. Os digitálicos, quando utilizados com cautela, reduzem as taxas de reinternação hospitalar por ICC. Em **pacientes afrodescendentes com hipertensão e ICC,** a adição de **hidralazina e nitratos** combinados ao tratamento-padrão **aumenta a sobrevida.** O Quadro 16.3 destaca as diversas intervenções farmacológicas que devem ser consideradas nos pacientes com ICC. Em pacientes com formas raras de ICC, devem ser empreendidos esforços para o tratamento de disfunção diastólica com o objetivo de aumentar o DC. Estas intervenções incluem o tratamento da hipertensão, a manutenção do ritmo sinusal e o tratamento de qualquer forma de isquemia.

Manejo da insuficiência ventricular direita: o tratamento definitivo da insuficiência ventricular direita (IVD) agudamente descompensada é o manejo da doença de base e o suporte hemodinâmico. Pacientes com IVD podem ser muito resilientes e se recuperarem bem se as causas de base forem tratadas com sucesso. Entre as opções terapêuticas, há a PCI para o infarto de VD. Trombolíticos devem ser utilizados se o cateterismo não está disponível. Embolectomia cirúrgica a céu aberto pode ser necessária na EP maciça associada à IC secundária à falência aguda de bomba.

Oxigênio: oxigênio deve ser administrado a todos os pacientes com ICC, havendo hipóxia ou não. Isto reduz a ansiedade que habitualmente acompanha a ICC. Deve-se utilizar a menor fração inspirada de oxigênio (FiO_2) que atingir uma SaO_2 igual ou maior do que 92%. VNI ou VM podem ser necessárias para atingir as demandas ventilatórias e de oxigenação. Deve-se considerar também a aplicação de PEEP.

Ventilação não invasiva: a VNI é uma modalidade terapêutica excelente na ICAD. Reduz o trabalho respiratório, melhora a oxigenação e a ventilação, diminuindo a pré-carga. A VNI pode ser útil para pré-oxigenar pacientes com insuficiência respiratória hipoxêmica que serão submetidos à IET. O uso da VNI vem crescendo nas

Quadro 16.3 • MEDICAMENTOS PARA O TRATAMENTO DA DISFUNÇÃO SISTÓLICA

Medicamentos para o tratamento da IC por disfunção sistólica	Ações dos medicamentos
IECAs, enalaprilat (medicamentos IV), captopril, lisinopril	Os IECAs são utilizados em todas as classes de IC. Eles inibem a ECA, reduzindo a transformação de angiotensina I em angiotensina II e diminuindo o metabolismo da bradicinina. Melhoram a hemodinâmica, a sobrevida e a tolerância ao exercício e podem retardar a progressão e mesmo causar regressão da IC. Devem ser evitados em pacientes com história de angioedema induzida pelos IECAs
β-bloqueadores (carvedilol, metoprolol, bisoprolol)	Utilizados para todas as classes de ICC. Inibem o sistema nervoso adrenérgico e melhoram a sobrevida. Reduzem o risco de morte súbita e podem retardar a progressão, bem como causar regressão da IC. Devem ser utilizados com cautela em pacientes com NYHA classe IV. Devem ser evitados em pacientes com asma importante e com doença do sistema de condução de alto grau
Antagonistas da aldosterona (espironolactona, eplerenona)	Melhoram a sobrevida de pacientes com NYHA II-IV. Melhoram a sobrevida após IAM com DVE. Os níveis de potássio devem ser estritamente monitorizados, especialmente em pacientes que também estão ingerindo IECAs e AINEs
Antagonistas do receptor de angiotensina (losartan, valsartan)	Utilizados em pacientes que não podem ingerir IECAs. Inibem o sistema renina-angiotensina ao nível do receptor de angiotensina. Melhoram a hemodinâmica e os sintomas. A incidência de tosse é inferior à vista com os IECAs
Hidralazina e nitratos (dinitrato de isossorbida, mononitrato de isossorbida)	Reservados para pacientes que não toleram os IECAs e os BRA. Reduzem a pré-carga e a pós-carga. Melhoram a sobrevida em pacientes com IC, mas não tanto como os IECAs. Indicados para redução de mortalidade em pacientes afrodescendentes quando adicionados aos IECAs e aos β-bloqueadores
Glicosídeos digitálicos (digoxina)	Inotrópicos positivos. Reduzem a FC por efeito vagal, melhoram a tolerância ao exercício e diminuem as hospitalizações. Não há benefício em sobrevida. Manter o nível sérico < 2,0 ng/mL. Utilizar doses menores em idosos e em pacientes com insuficiência renal. Evitar hipocaliemia
Diuréticos de alça	Paliativos em pacientes com sintomas congestivos. Não há benefício na sobrevida
Inotrópicos positivos (dobutamina, milrinona)	Utilizados para melhorar a hemodinâmica em pacientes com ICC grave, estabilizando os pacientes até um transplante cardíaco. Podem ser utilizados continuamente ao nível domiciliar com fins paliativos em pacientes que não são candidatos ao transplante. São arritmogênicos e não aumentam a sobrevida

IC, insuficiência cardíaca; IECAs, inibidores da enzima conversora da angiotensina; IV, intravenoso; BRA, bloqueadores dos receptores de angiotensina; FC, frequência cardíaca; IAM, infarto agudo do miocárdio; NYHA, New York Hear Association; AINEs, anti-inflamatórios não esteroides; DVE, disfunção do ventrículo esquerdo.

UTIs da Europa e dos Estados Unidos. Devem-se monitorar estritamente a tolerância à máscara, a presença de escapes, as alterações na FR, a utilização da musculatura acessória e a sincronia do paciente com o respirador. Deve-se determinar o sucesso ou não da VNI em 1 a 2 horas após a sua instituição (ver VNI no Capítulo 12).

Tratamento cirúrgico: a CRM é a remoção de uma veia autóloga e a sua utilização para transpor uma artéria coronária ocluída. Reparo valvar deve ser considerado se uma valva for responsável pela ICC e necessite ser modificada pela presença de tecido valvar excessivo. Em alguns casos, é necessário substituir o anel perivalvar por meio de uma anuloplastia. Se o reparo não for possível, a valva deve ser substituída por uma valva artificial. A última alternativa no tratamento da ICC é o transplante cardíaco. Se há IC grave sem resposta ao tratamento clínico ou a outras medidas, o coração necessita ser substituído ou ter a sua capacidade funcional aumentada. Infelizmente, o número de pacientes que são aptos para a realização de um transplante supera o número de doadores disponíveis.

Marca-passo: os marca-passos funcionam gerando estímulos elétricos ao coração que o forçam a contrair em uma frequência normal ou necessária para o paciente. Marca-passos com sensibilidade adequada podem ajustar a sua frequência de acordo com a demanda do paciente. Estes equipamentos são utilizados no tratamento de pacientes com arritmias ou em pacientes com problemas de ritmo, como bradicardia sintomática e taquicardia.

CHOQUE CARDIOGÊNICO

O manejo do CC deve estar focado no aumento da oferta de oxigênio e da PA, maximizando a perfusão tecidual. A demora no diagnóstico ou no tratamento do CC aumenta a mortalidade. O manejo do CC pode ser realizado por meios farmacológicos e mecânicos, ou ainda pela reperfusão coronariana.

Terapia farmacológica: o tratamento inicial de pacientes com CC é focado na restauração da hemodinâmica normal, na oxigenação e no restabelecimento do ritmo cardíaco normal. Nos pacientes sem edema pulmonar significativo, **um desafio hídrico** antes da administração de vasopressores é recomendado para melhorar o fluxo sanguíneo esplâncnico. Se há edema pulmonar ou não há resposta ao desafio hídrico, deve-se iniciar a terapia farmacológica. O tratamento inicial deve incluir medicações que tenham **efeito inotrópico positivo e efeito vasopressor.** O CC exige diagnóstico rápido e tratamento apropriado. Frequentemente, pacientes críticos têm falência múltipla de órgãos (FMO), tornando difícil a diferenciação do CC de outras formas de choque. As medicações de primeira linha são: noradrenalina, dopamina, dobutamina, adrenalina e fenilefrina. Tem sido descrito o aumento na mortalidade de pacientes com IC que recebem medicamentos inotrópicos adrenérgicos. A melhora hemodinâmica resultante do uso desses medicamentos ocorre à custa do aumento do consumo miocárdico de oxigênio. A utilização de vasopressina, em vez da adrenalina, obtém efeitos hemodinâmicos similares por meio de um efeito direto sobre os receptores de vasopressina. **A vasopressina tem sido reco-**

mendada como o medicamento de primeira escolha na parada cardiorrespiratória, suplantando a adrenalina. Os inibidores da fosfodiesterase (p. ex., milrinona) podem ser considerados, especialmente nos casos de DVE, embora os pacientes hemodinamicamente instáveis apresentem pouca tolerância em função do decréscimo da resistência vascular sistêmica (RVS). Levosimendan, um sensibilizador dos canais de cálcio que também promove vasodilatação coronariana, tem se mostrado uma opção promissora no CC. A manutenção de parâmetros fisiológicos normais (p. ex., pressão arterial média [PAM] e índice cardíaco) deve ser a meta terapêutica a ser atingida com qualquer medicamento utilizado na correção do CC, ainda que vasopressores em alta dose têm sido associados com pior sobrevida.

Terapia mecânica: em pacientes que não respondem à terapia farmacológica, o aumento mecânico do fluxo sanguíneo pode ser benéfico. **A introdução de BIA em pacientes com CC reduz a mortalidade aos seis meses.** O BIA pode ser introduzido à beira do leito e objetiva melhorar a pressão diastólica, pois reduz a pós-carga ventricular esquerda sem aumentar a demanda miocárdica de oxigênio. A incidência de complicações maiores (p. ex., lesão e perfuração arterial, isquemia de membro inferior e isquemia de vísceras) é de 3%. O BIA é contraindicado em pacientes com insuficiência aórtica grave, doença vascular periférica grave e aneurisma ou dissecção de aorta. Nestas situações, pode ser considerado um equipamento de assistência ventricular (EAV).

Outros procedimentos potencialmente úteis são a oxigenação por membrana extracorpórea (ECMO, do inglês *extracorporeal membrane oxygenation*) e a implantação de um coração artificial. Os graus de sucesso são variáveis. Os mais recentes EAVs esquerdos são a escolha ideal em pequenos centros clínico-cirúrgicos. Pacientes com EAVs esquerdos apresentam melhora hemodinâmica significativa, na função renal e na eliminação de lactato em comparação com os pacientes tratados com BIA. O número de centros com acesso a estas tecnologias é limitado. É necessária experiência na introdução dos EAVs esquerdos e no manejo hemodinâmico para que se atinja um benefício ótimo. O uso de BIA foi associado de forma independente à melhora de sobrevida em centros com maior experiência na sua utilização. Esses equipamentos servem como ponte até a realização de um transplante cardíaco, e recursos devem estar disponíveis para mantê-los por um longo período.

Terapia de reperfusão: como o IAM frequentemente é a causa do CC, o restabelecimento do fluxo sanguíneo ao miocárdio afetado é crítico e reduz mortalidade. O restabelecimento do fluxo arterial coronariano por meio da administração de **trombolíticos** é uma alternativa que funciona, mas as modalidades preferidas para a reperfusão são a **PCI ou a CRM**. Trombolíticos em CC por infarto agudo do miocárdio com supradesnível do segmento ST (IAMCSST) somente são utilizados quando a terapia definitiva é contraindicada ou não está disponível. Dessa forma, **fibrinolíticos poderão ser considerados quando a PCI não for possível nos próximos 90 minutos e em pacientes nas primeiras três horas de IAM, desde que livres de contraindicações.** A reperfusão precoce reduz a mortalidade em 22% nos pacientes com CC à apresentação e em 16% nos que desenvolvem CC após a admissão. Reperfusão precoce é recomendada para pacientes com menos de 75 anos de idade e complicações de síndrome coronariana aguda (SCA). A reperfusão em pacientes com infarto agudo do miocárdio sem supradesnível do segmento ST (IAMSSST) não reduz a mortalidade significativamente. Em pacientes com função renal comprometida, tanto a hemodiálise, como a ultrafiltração são utilizados para remover a sobrecarga hídrica.

Prevenção

Hipertensão de longa data é associada com disfunção, tanto sistólica como diastólica, levando à ICC. Hipertensão é um fator de risco independente para DAC. O controle da hipertensão diminui significativamente a mortalidade e o risco de desenvolver ICC. **Diabéticos** apresentam maior risco de eventos cardíacos, independentemente da presença de DAC e hipertensão. O diabetes também é associado com HVE e espessamento da parede dos vasos arteriais. Controle agressivo da PA e da lipidemia com estatinas tem efeitos benéficos em pacientes diabéticos além dos que são obtidos na população geral. Pacientes com ICC devem evitar a exposição a cardiotoxinas como álcool, fumo e drogas ilícitas. O fumo aumenta de forma acentuada o risco de DAC. O uso de cocaína também apresenta efeitos diretos e indiretos sobre o coração que aumentam o risco de ICC e morte súbita.

Outras ocorrências comuns que levam à ICAD são isquemia miocárdica, arritmias, fibrilação atrial (FA), hipertensão grave, disfunção renal, dieta não balanceada e não aderência ao tratamento. Uma FC elevada pode levar à ICAD. Portanto, causas de taquicardia como febre, anemia, hipertireoidismo e infecção devem ser combatidas. A utilização de β-bloqueadores é indicada em quase todos os pacientes com ICC. A taquicardia na ICC reduz o tempo de enchimento do VE e leva à queda do DC. Pacientes com ICC frequentemente utilizam outras medicações, como AINEs e tiazolidinedionas. A tiazolidinediona utilizada no controle do diabetes é contraindicada em pacientes com ICC.

A determinação diária domiciliar do peso permanece sendo a forma mais adequada de avaliar o volume global de líquidos. Mais importante é a diferença entre as últimas medidas e a tendência ao aumento do que o peso real tomado isoladamente. O paciente ou o médico podem aumentar ou reduzir os diuréticos. Os desequilíbrios eletrolíticos na ICC são, em geral, secundários ao tratamento. Um nível de Na^+ sérico ≤ 134 mEq/L é um fator de risco de morte independente; portanto; os níveis de Na^+ devem ser monitorizados nos pacientes com ICC.

CORRELAÇÃO COM O CASO CLÍNICO

- Ver também Caso 4 (Monitorização hemodinâmica), Caso 5 (Medicamentos vasoativos e farmacologia), Caso 14 (Síndromes coronarianas agudas) e Caso 15 (Arritmias cardíacas).

QUESTÕES DE COMPREENSÃO

16.1 Um homem com 60 anos de idade foi avaliado na UTI por dor torácica intermitente nas últimas seis horas. O paciente recebeu ácido acetilsalicílico (AAS), um β-bloqueador e nitroglicerina (NTG). O ECG revelou IAMCSST em parede inferior. As troponinas estavam elevadas. Ao exame físico, a FC estava 60 bpm e a PA 78/60 mmHg. A veia jugular estava distendida até o ângulo da mandíbula. A ausculta pulmonar estava limpa. Uma propulsão paraesternal do VD estava presente. B_3 era auscultada à direita. Qual, das alternativas a seguir, é a causa mais provável destes achados?
   A. Tamponamento cardíaco agudo
   B. Dissecção de aorta
   C. Ruptura da parede livre do VE
   D. Infarto miocárdico do ventrículo direito (VD)
   E. Ruptura atrial

16.2 Uma mulher com 68 anos de idade está na UTI apresentando palpitações e dificuldade respiratória. Ela tem história de hipertensão e FA crônica. As medicações que vinha utilizando são: furosemida, candesartan e varfarina. Ao exame físico, a FC é de 120 bpm, com ritmo irregular, e a PA é de 130/80 mmHg. A pressão venosa jugular está elevada, estertores pulmonares bilaterais são audíveis à ausculta e há edema com cacifo importante em membros inferiores. A ecocardiografia mostra HVE, FE de 70% e ausência de doença valvar significativa. Após ter recebido diuréticos IV, os sintomas começaram a melhorar. Agora, sua FC está 90 bpm, e a PA está 120/75 mmHg. Qual, das alternativas a seguir, é o mecanismo primário mais provável da causa desta IC?
   A. Pericardite constritiva
   B. Disfunção diastólica
   C. Disfunção sistólica
   D. Doença valvar
   E. Disfunção mista

RESPOSTAS

16.1 **D.** Um IAM ventricular direito deve ser suspeitado em pacientes com alterações eletrocardiográficas isquêmicas de parede inferior que apresentem hipotensão e distensão venosa jugular com pulmões limpos. Um VD propulsivo está presente e insuficiência valvar tricúspide é auscultada. Disfunção de VD causa aumento nas câmaras direitas, com dilatação do anel tricúspide. O ECG demonstra alterações de ST em derivações inferiores (II, III, aVF) indicativas de isquemia aguda na região da artéria coronária direita. Tamponamento cardíaco agudo e ruptura da parede livre do VE são improváveis neste paciente. Tais manifestações são raras e tardias em IAM.

16.2 **B.** O diagnóstico de disfunção diastólica é geralmente feito quando há sinais e sintomas de IC sistólica, porém a ETT mostra uma FE normal e ausência de alterações valvares significativas. Esta paciente tem história e achados ecocardiográficos consistentes com disfunção diastólica. Ela tem hipertensão, o que predispõe ao desenvolvimento de HVE e ao déficit de relaxamento ventricular. Ainda que ela apresente evidência de ICC, a ecocardiografia demonstra função sistólica normal e não tem anormalidades valvares significativas que possam justificar a presença de ICC. Pericardite constritiva é improvável na ausência de pulso paradoxal e de anormalidades pericárdicas à ecocardiografia. A meta no paciente com IC diastólica é a otimização do enchimento diastólico por meio da redução da FC com β-bloqueadores. Até o presente momento, nenhuma medicação foi identificada que reduza a morbimortalidade em pacientes com disfunção diastólica.

DICAS CLÍNICAS

- A distensão venosa jugular é o sinal clínico mais sensível de descompensação cardíaca aguda.
- A ecocardiografia confirma o diagnóstico de ICAD e auxilia a condução da terapêutica.
- Em pacientes com IAM ventricular direito, a ecocardiografia demonstra dilatação do VD e redução da função sistólica.
- A utilização de BIA em ICAD grave serve como uma ponte para cirurgia ou angioplastia.
- A morbimortalidade por ICC secundária à disfunção diastólica não tem sido reduzida pela terapia farmacológica.
- Na ICC, devem-se identificar e tratar fatores reversíveis que possam estar causando a exacerbação. Um sódio sérico ≤ 134 mEq/L é um fator de risco independente para mortalidade elevada em ICC.
- Quando alterações eletrocardiográficas sugerem isquemia miocárdica, reperfusão precoce é necessária.
- Vasopressina pode ser adicionada à dobutamina e à noradrenalina para melhorar a PAM.

REFERÊNCIAS

Chinnaiyan KM, Alexander D, Maddens M, McCullough PA. Curriculum in cardiology: integrated diagnosis and management of diastolic heart failure. *Am Heart J*. 2007;153:189-200.

Loscalzo J. *Harrison's Pulmonary and Critical Care Medicine*. New York, NY: McGraw-Hill; 2010.

Toy E, Simon B, Takenaka K, Liu T, Rosh A. *Case Files Emergency Medicine*. 2nd ed. New York, NY: McGraw-Hill, Lange; 2009.

CASO 17

Um homem com 45 anos de idade, residente no estado de Minnesota/EUA, foi atendido no departamento de emergência (DE), em janeiro, por febre, confusão e "incapacidade de falar". Sua esposa relatou que ele apresentava, há cerca de três dias, mal-estar generalizado, cefaleia e febre baixa, sem outros sintomas. Várias horas antes de trazê-lo ao DE, ela percebeu que ele estava progressivamente mais letárgico, confuso e incapaz de falar. Ele não apresentou náuseas, vômitos, diarreia, diminuição de força localizada ou convulsões. Era previamente hígido, não ingeria medicamentos e não havia feito nenhuma viagem recente para fora dos Estados Unidos. Não havia relato de picadas recentes por insetos ou por exposição a animais domésticos.

Ao exame físico, a temperatura estava 38,3 °C; porém, os outros sinais vitais estavam dentro da normalidade. Apresentava afasia importante, mas não tinha achados focais e rigidez de nuca. As pupilas eram isofotorreagentes. Não existiam petéquias, hematomas, hemorragias subconjuntivais e sopros cardíacos. O fundo de olho era normal, sem papiledema. Foi realizada uma punção lombar (PL) com os seguintes dados do líquido cerebrospinal (LCS): 150 leucócitos/μL com 90% de linfócitos, 500 eritrócitos/μL, proteinorraquia 125 mg/dL, glicorraquia 50 mg/dL e ausência de germes no gram. Após a punção lombar, o paciente desenvolveu uma paresia progressiva do membro superior direito.

- Qual é o diagnóstico mais provável?
- Qual é o tratamento mais adequado para este paciente?
- Quais são os outros exames que podem ser realizados para confirmar o diagnóstico?

RESPOSTAS PARA O CASO 17
Meningite/encefalite

Resumo: um homem com 45 anos de idade, previamente hígido e morador do Estado de Minnesota, EUA, apresenta um quadro súbito de febre, cefaleia, afasia importante e fraqueza localizada no mês de janeiro. A punção lombar não mostra micro-organismos, mas tem elevação das proteínas e dos leucócitos, com predomínio de linfócitos. Ele tem paresia progressiva do membro superior direito.

- **Diagnóstico mais provável:** encefalite pelo vírus herpes simples tipo 1 (HSV-1).
- **Tratamento mais adequado:** interná-lo na unidade de terapia intensiva (UTI) e iniciar imediatamente aciclovir intravenoso (IV).
- **Exames confirmatórios:** a biópsia cerebral é o padrão-ouro (geralmente não é realizada se a reação em cadeia da polimerase [PCR] para o HSV for positiva e/ou houver melhora clínica com aciclovir empírico). A PCR para o HSV-1 no LCS deve ser realizada e frequentemente é positiva. A ressonância magnética (RM) cerebral e a eletrencefalografia (EEG) auxiliam o diagnóstico.

ANÁLISE

Objetivos

1. Descrever as causas mais comuns de meningite e encefalite.
2. Conhecer as diferenças do LCS de meningites e encefalites conforme os agentes etiológicos.
3. Discutir as opções de tratamento para meningites e encefalites.

Considerações

Este paciente tem uma apresentação típica de encefalite esporádica por HSV-1. O início agudo de febre baixa, mal-estar generalizado e cefaleia, com progressão à letargia, à afasia e à paresia da extremidade superior direita são muito sugestivos de encefalite por HSV-1. Frequentemente, convulsões estão presentes. Causas de encefalites virais incluem: encefalite equina oriental, encefalite de St. Louis, encefalite La Crosse, encefalite da Califórnia, febre Powassan e outras menos comuns do que a encefalite pelo vírus do oeste do Nilo (WNV, do inglês, *West Nile virus*) e a encefalite por HSV-1. Na ausência de um surto conhecido de WNV, a apresentação sugere encefalite viral por HSV-1 como o diagnóstico mais provável. Encefalite herpética é a causa mais comum de encefalite esporádica fatal nos Estados Unidos e sempre deve ser considerada no diagnóstico diferencial, pois pode ser tratada com antivirais. Os achados no LCS de pleocitose linfocítica, com um número significativo de eritrócitos e proteinorraquia elevada, são sugestivos de encefalite por HSV. Baixa glicorraquia também pode estar presente na encefalite por HSV, mas é rara em outras encefalites virais. Uma PCR positiva para HSV-1 no LCS confirma o diagnóstico. Informações que reforçam o diagnóstico de encefalite por HSV-1 podem ser obtidas da tomografia computadorizada (TC) ou RM cerebrais, do EEG, da biópsia cerebral e da cultura do LCS para o HSV. Outras possibilidades são: riquétsia; treponemas não espiroquetas (doença de Lyme); fungos (criptococose); protozoários (acanthoamoeba, Nagleria); e etiologias bacterianas. O tratamento deve levar em conta a exposição geográfica, a exposição a vetores (carrapatos, mosquitos), a atividade profissional, as atividades de lazer e as deficiências imunes.

ABORDAGEM À Meningite/encefalite

Infecções do sistema nervoso central (SNC) são emergências médicas. Incluem as meningites bacterianas ou virais que acometem as membranas envolvendo o córtex cerebral (meninges) e as encefalites, que são infecções virais do córtex cerebral. Pode haver uma combinação de meningite e encefalite (meningoencefalite), de etiologia predominantemente viral.

MENINGITE BACTERIANA

O diagnóstico precoce e o tratamento apropriado das meningites bacterianas são cruciais, devendo ser iniciado nas primeiras duas horas após a chegada do paciente. Mais de 75% dos casos de meningite bacteriana nos Estados Unidos são devidos a Streptococcus pneumoniae ou Neisseria meningitidis. A incidência de meningite por *Haemophilus influenzae* foi reduzida marcadamente com a imunização ampla pela vacina conjugada com Hemófilo *influenza* tipo B. Infecções por Listeria monocitogenes, uma infecção esporádica, acometem pacientes com fatores de risco específicos. Com menor frequência, pode ocorrer meningite por *S. agalactiae* (Estreptococo Grupo B) e por *Escherichia coli* em pacientes com fatores de risco específicos (neonatos, lactentes e indivíduos imunocomprometidos).

Streptococcus pneumoniae é o agente etiológico mais comum de meningite bacteriana adquirida na comunidade e frequentemente é encontrado em pacientes com outros focos de infecção: pneumonia, otite média, mastoidite, sinusite, ou endocardite. Também é uma das causas de meningite consequente à **fístula de LCS** por trauma, por iatrogenias ou secundária a defeitos congênitos das meninges. A vacina pneumocócica 13-valente para crianças e a vacina pneumocócica 23-valente para adultos são efetivas na prevenção de doença invasiva.

Neisseria meningitidis é o segundo agente etiológico mais comum de meningite bacteriana esporádica e é a causa mais comum de surtos e epidemias de meningite bacteriana nos Estados Unidos. Ocorre predominantemente em crianças e em adultos jovens. Pacientes com deficiências permanentes dos componentes terminais do complemento (C5-C9) são predispostos a infecções por *N. meningitidis*. A vacina conjugada quadrivalente (A, C, Y e W-135) é disponibilizada, mas não protege contra o sorogrupo B, a causa de um terço dos casos nos Estados Unidos. A Advisory

Commitee on Immunization Practices (ACIP) tem recomendado a vacinação para prevenção de doença meningocócica nos seguintes indivíduos:

1. Vacinação rotineira de adolescentes com idades de 11 a 12 anos, seguida de um reforço aos 16 anos.
2. Uma série primária de duas doses com intervalo de dois meses em indivíduos dos 2 aos 54 anos que apresentem deficiência persistente de complemento (C5-C9), asplenia anatômica ou funcional ou, ainda, infecção pelo vírus da imunodeficiência adquirida (HIV).

Outras causas menos comuns de meningite bacteriana são: *Listeria monocytogenes*, estreptococo do Grupo B (*S. agalactiae*), bacilos aeróbios gram-negativos e espécies estafilocócicas. **Meningite por *Listeria monocitogenes*** é associada aos **extremos etários** (neonatos e pessoas > 50 anos de idade). Alcoolismo, neoplasias, imunossupressão, diabetes melito (DM), insuficiência hepática, insuficiência renal, sobrecarga de ferro, colagenoses e infecção pelo HIV também são fatores predisponentes. **Meningite estreptocócica grupo B** é uma causa importante de infecção em neonatos, mas pode ser vista em adultos com as mesmas comorbidades que predispõem à meningite por listeria. **Bacilos aeróbios gram-negativos** (espécies de *Klebsiella*, *E. coli*, *Serratia marcescens* e *Pseudomonas aeruginosa*), *Staphylococcus aureus* e *S. epidermidis* podem causar meningite em pacientes com **trauma craniencefálico (TCE)**, após procedimentos neurocirúrgicos, colocação de derivações do LCS, após bacteriemia por cateteres ou outros instrumentos invasivos e infecções do trato urinário (ITUs). ***S. aureus* resistente à meticilina (MRSA, do inglês, *methicilin-resistant* S. aureus) adquiridos na comunidade** é uma causa emergente de meningite comunitária. O diagnóstico diferencial de meningite bacteriana é amplo e inclui outros micro-organismos, como micobactérias, fungos, protozoários e vírus.

Diagnóstico de meningite

Meningite deve ser considerada em pacientes que apresentam **febre, cefaleia, rigidez de nuca e alteração do sensório.** Ao exame físico, cefaleias que são desencadeadas por movimentos horizontais rápidos da cabeça são mais sensíveis para o diagnóstico de meningite do que os tradicionais sinais de Kernig ou Brudzinski para irritação meníngea. **Rigidez de nuca** é a incapacidade para fletir a cabeça em função da rigidez da musculatura cervical. **Sinal de Kernig** é positivo quando, após o membro inferior ser dobrado sobre a bacia e a perna ser dobrada ao nível do joelho a um ângulo de 90º, dor é precipitada ao se estender o joelho. **Sinal de Brudzinski** é o surgimento de elevação involuntária dos membros inferiores quando a cabeça é levantada e o paciente está deitado horizontalmente na maca. Estes achados são inespecíficos e podem sugerir hemorragia subaracnoide (HAS), além de meningite. Rigidez de nuca, alteração de sensório e sinais de Kernig e Brudzinski podem estar ausentes e não devem deter uma avaliação para meningite.

O diagnóstico de meningite é estabelecido pela análise do LCS (Quadro 17.1). Uma TC cerebral pode ser necessária antes da realização da PL, para reduzir o risco

Quadro 17.1 • ACHADOS DO LÍQUIDO CEREBROSPINAL EM PACIENTES COM MENINGITE

Parâmetros	Normal	Bacteriana	Viral	TB	Criptococo
Pressão de abertura (mmH$_2$O)	80-200	200-500	≤ 250	180-300	> 200
Leucócitos (cels/µL)	0-5	1.000-5.000	50-1.000	50-300	20-500
Citológico diferencial	Linfócitos[a]	PMN[b]	Predomínio de linfócitos[a]	Linfócitos[a] monócitos	Linfócitos[a]
Glicose (mg/dl)	50-70	< 40	> 45	≤ 45	< 40
Proteínas (mg/dl)	15-40	100-500	< 200	50-100	> 45

[a]Linfócitos. [b]Polimorfonucleares.

de herniação cerebral, porém a realização deste exame não deve retardar o início da antibioticoterapia empírica. **Indicações específicas de TC antes da PL são: achados neurológicos focais (incluindo convulsões), hipertensão intracraniana (HIC) ou papiledema, idade > 65 anos, imunodeficiência de base e coma.** Um LCS com ≥ 500/µL leucócitos, lactato ≥ 3,5 mmol/L, ou uma relação da glicose do LCS para a do soro ≤ 0,4 são altamente preditivos de meningite bacteriana. O exame de aglutinação pelo Latex (*H. influenzae* tipo b; *S. pneumoniae*; *N. meningitidis* grupos A, B, C, Y, ou W135; *S. agalactiae* e *E. coli* K1; **BD Directigen Meningitis Combo Test**) está disponível para a avaliação de meningite bacteriana em poucos locais. Uma PCR deve ser considerada como um apoio diagnóstico, especialmente para meningites por enterovírus, que causam em torno de 85% das meningites virais nos Estados Unidos (vírus echo, vírus coxsackie A e B e enterovírus não pólio).

Meningite tuberculosa pode mimetizar infecções por enterovírus e VHS. O teste de captura de anticorpos IgM pelo ELISA (*Enzyme-linked immunosorbent assay*) é útil na identificação de infecções por arbovírus, especialmente por WNV, encefalite de St. Louis, encefalite da Califórnia, encefalite equina oriental, encefalite La Crosse e vírus Powassan. Isto é especialmente importante em pacientes nos quais o LCS é consistente com meningite asséptica. Meningite asséptica é a inflamação meníngea sem identificação de causa bacteriana e acompanhada por pleocitose monocítica no LCS. Sazonalidade, geografia, exposição a carrapatos ou mosquitos e sintomas e sinais concomitantes são úteis na determinação da etiologia.

A história natural da meningite asséptica é geralmente benigna e frequentemente subclínica ou subvalorizada pela apresentação discreta (p. ex., caxumba e infecções por enterovírus). Contudo, em algumas situações, em especial na WNV, podem ocorrer efeitos devastadores com morbidade e mortalidade graves. Devem ser realizados exames para fungos, micobactérias, HIV e espiroquetas não treponêmicas (doença de Lyme) quando indicado clinicamente (p. ex., imunossupressão e história de exposição) em meningites não bacterianas. O exame VDRL (*Venereal Disease Research Laboratory*) deve ser considerado em todas as amostras de LCS anormais para excluir sífilis. Causas não infecciosas de meningite devem ser consideradas, como as induzidas por medicamentos (anti-inflamatórios não esteroides [AINEs]) e as colagenoses (especialmente lúpus eritematoso sistêmico [LES]).

Tratamento de meningite

Se o exame do LCS revela a presença de meningite purulenta e o gram sugere uma etiologia específica, antimicrobianos direcionados devem ser iniciados tão rapidamente quanto possível (idealmente em 20 minutos após a chegada ao DE). Se o gram é negativo, antibioticoterapia empírica é determinada pela idade do paciente e pelas condições de base (Quadro 17.2). A administração de dexametasona concomitante ou imediatamente antes da primeira dose do antibiótico atenuará a resposta inflamatória criada pela lise de certos patógenos meníngeos (*H. influenzae*, *Mycobacterium tuberculosis*, *S. pneumoniae* e *Cryptococcus neoformans*) causada pelos medicamentos. Se *Listeria monocytogenes* é comprovada ou suspeita, ampicilina deve ser incluída no regime antimicrobiano, e gentamicina pode ser adicionada para se obter sinergismo.

No tratamento da meningite bacteriana, o tempo é essencial. Antimicrobianos não devem ser retardados enquanto se espera os resultados de uma TC ou de uma RM. Se uma TC está indicada antes da PL, a antibioticoterapia deve ser iniciada empiricamente após um exame apropriado e avaliação para sepse.

Quadro 17.2 • TERAPIA ANTIBIÓTICA EMPÍRICA PARA MENINGITE PURULENTA

Fatores predisponentes	Patógenos bacterianos comuns	Antimicrobianos recomendados
Idade: 2-50 anos	S. pneumoniae, N. meningitidis	Vancomicina + cefalosporina de terceira geração
Idade > 50 anos	S. pneumonia, N. meningitidis, L. monocytogenesa, bacilos aeróbios gram-negativos	Vancomicina + ampicilina + cefalosporina de terceira geração
Fratura de base do crânio	S. pneumonia, H. influenzae, Estreptococo β-hemolítico grupo A	Vancomicina + cefalosporina de terceira geração
Após neurocirurgia ou traumatismo craniencefálico	S. aureus, S. epidermidis, bacilo aeróbio gram-negativo (incluindo P. aeruginosa)	Vancomicina + ceftazidima (ou cefepima)
Derivação do LCS	S. aureus, S. epidermidis, bacilo aeróbio gram-negativo (incluindo P. aeruginosa), difteroide (incluindo P. acnes)	Vancomicina + ceftazidima (ou cefepima)

a Gentamicina pode ser adicionada para sinergismo em meningites por Listeria, *S. aureus* e gram-negativos.

ENCEFALITE VIRAL

Os vírus são de longe a causa mais comum de encefalite. Aproximadamente 20.000 casos de encefalite ocorrem nos Estados Unidos a cada ano, sendo a causa esporádica endêmica predominante o HSV-1. **A causa epidêmica mais comum de meningite viral é o WNV** seguido de outras etiologias virais esporádicas e epidêmicas. Encefalite rábica é rara atualmente na América do Norte. Encefalite viral é uma doença febril associada à cefaleia de início agudo com alteração do nível de consciência e sinais neurológicos focais ocasionais. A apresentação clínica de encefalite pode ser similar à da meningite, mas as duas diferem pelo fato de que na meningite nem sempre há sinais neurológicos focais e alteração de sensório. Embora febre e cefaleia sejam as principais manifestações das duas síndromes, rigidez de nuca é característica somente de meningite.

Arboviroses, como a encefalite equina oriental e a encefalite de St. Louis, afetaram indivíduos nos Estados Unidos ao longo dos anos. Estas infecções virais podem ser fatais ou apresentarem morbidade significativa, mas a prevalência em seres humanos é baixa. Além disso, tratamentos efetivos e vacinas não foram desenvolvidos. Esta situação modificou-se em 1999, quando os primeiros casos de WNV ocorreram nos Estados Unidos. O vírus disseminou-se pelos Estados Unidos e agora tem sido diagnosticado em milhares de pacientes a cada ano com morbidade e mortalidade significativas. **Encefalite por WNV é mais grave em pacientes idosos, com as maiores taxas de mortalidade e morbidade nos indivíduos com ≥ 65 anos.** Embora a maioria dos casos de infecção por WNV seja subclínica ou leve, a doença pode ser grave e ocorre mais frequentemente em surtos sazonais ou em epidemias. Há várias apresentações clínicas de WNV, incluindo encefalite, meningite, paralisia flácida e febre. Vacinas têm sido desenvolvidas para uso veterinário na prevenção de WNV desde 2001, porém atualmente não existem vacinas aprovadas para uso em seres humanos.

Nos Estados Unidos, encefalites focais não epidêmicas e esporádicas são mais frequentemente causadas por HSV-1, com um terço dos casos ocorrendo em pacientes < 20 anos de idade e metade ocorrendo em pacientes com mais de 50 anos de idade. **Encefalite por HSV-1 é causada pela reativação de vírus latente no gânglio trigeminal, resultando em lesões necróticas inflamatórias no córtex temporal e no sistema límbico.** A maioria dos casos de HSV-1 ocorre na ausência de doença prévia.

Diagnóstico de encefalite

Após a anamnese e o exame físico completo, deve ser realizada análise do LCS, incluindo contagem celular, a glicorraquia e a proteinorraquia, as culturas (virais e bacterianas), a PCR para diagnósticos virais específicos, incluindo HSV-1, e teste de captura de anticorpos IgM pelo ELISA com base em etiologias virais suspeitas. Culturas de LCS para HSV-1 e arbovírus geralmente são negativas, mas a sensibilidade do PCR para HSV e do teste de captura de anticorpos IgM pelo ELISA para arbovírus excedem 90%. **Na encefalite por HSV, a RM mostra alterações unilaterais ou bilaterais nas porções mediais e inferiores dos lobos temporais** que podem estender-se para o lobo frontal. Os achados do EEG incluem atividade delta focal nos lobos temporais e descargas epileptiformes lateralizantes periódicas (PLEDs, do inglês, *periodic lateralizing epileptiform discharges*). Biópsia cerebral com avaliação por anticorpos fluorescentes e histopatologia é reservada para pacientes que não respondem ao aciclovir empírico ou apresentam PCRs negativas no LCS. A TC não é tão sensível quanto a RM com gadolínio.

O **LCS mostra pleocitose linfocítica**, número elevado de eritrócitos, hiperproteinorraquia e glicorraquia, em geral, dentro da normalidade, embora possa ser reduzida precocemente. No início da encefalite por HSV-1, o LCS apresenta um predomínio de PMN com posterior deslocamento para linfocitose. Aciclovir deve ser iniciado imediatamente quando se suspeita de HSV-1. Um PCR para o DNA do HSV-1 no LCS deve ser realizado, mas o tratamento não deve ser retardado enquanto se esperam os resultados. Considera-se que alterações no lobo temporal à RM (p. ex., lesão hemorrágica) é um sinal de mau prognóstico para recuperação neurológica, ainda que citomegalovírus (CMV) vírus Epstein-Barr (EBV) e ecovírus possam causar a mesma síndrome da encefalite.

Infecção por WNV é mais frequentemente associada com poliomielite, síndrome Parkinson-símile ou um tipo de apresentação semelhante ao Guillain-Barre. Doenças transmitidas por vetores como infecção por WNV são improváveis no inverno do Minnesota, especialmente na ausência de surtos ou epidemias. **O diagnóstico de encefalite por HSV-1 é crítico porque é a única infecção viral do SNC cujo tratamento com aciclovir é comprovadamente efetivo.** Na encefalite herpética, o início imediato de aciclovir reduz a mortalidade em torno de 25% nos adultos e nas crianças maiores. Infelizmente, acima de 50% dos pacientes que sobrevivem apresentam sequelas neurológicas.

DOENÇAS DO SISTEMA NERVOSO CENTRAL RELACIONADAS AO VÍRUS DA IMUNODEFICIÊNCIA ADQUIRIDA

Indivíduos infectados pelo HIV são suscetíveis à toxoplasmose no SNC quando a contagem de linfócitos CD4 é inferior a 200/μL, e o risco é alto com contagem de CD4 inferior a 50/μL. Encefalite localizada ou focal é a apresentação clínica mais comum de toxoplasmose. **Toxoplasmose é a causa mais comum de massas no SNC em Aids,** seguida de linfoma do SNC (células B ou não Hodgkin). Linfoma do SNC acomete aproximadamente 2 a 12% dos indivíduos infectados pelo HIV. Ao contrário dos pacientes imunocompetentes, o linfoma associado ao HIV é extremamente relacionado à **infecção pelo EBV.** Em pacientes com Aids, o linfoma só perde para toxoplasmose como a origem mais comum de massas no SNC. Uma PCR negativa para o EBV e alterações difusas na RM excluem linfoma de SNC.

Meningite criptocócica é uma infecção subaguda do SNC que apresenta pleocitose de LCS (40 a 400 células/μL com predomínio de linfócitos) e glicorraquia discretamente reduzida. O diagnóstico de infecção criptocócica no SNC pode ser feito em mais de 98% dos pacientes combinando-se testes rápidos de detecção de **antígeno criptocócico, preparação de tinta da Índia e culturas do LCS para fungos**.

Leucoencefalopatia multifocal progressiva (LEMP) é uma infecção oportunista causada pelo poliomavírus JC associada à desmielinização gradual do SNC e que se manifesta por uma alteração neurológica progressiva ao exame físico. As lesões da LEMP geralmente são bilaterais, assimétricas, hipodensas ou com realce tardio e periférico, com distribuição periventricular e subcortical. Estudos de imagem não revelam efeito de massa. Isto as difere do linfoma primário do SNC e da toxoplasmose, em que pode ocorrer efeito de massa.

Fatores de risco para infecções oportunistas relacionadas à Aids são: infecção pelo HIV em estágio avançado (linfócitos CD4 < 100/µL), ausência de tratamento prévio e candidíase oral. Pacientes com LEMP, em geral, apresentam sinais neurológicos focais, e na RM são reveladas múltiplas lesões em substância branca sem efeito de massa, envolvendo os lobos frontal lateral direito, frontoparietal direito, frontal esquerdo, ponte e cerebelo direito. Além disso, na LEMP, a PCR é positiva para o poliomavírus JC. Embora o padrão-ouro para o diagnóstico de LEMP seja a biópsia cerebral, as lesões no SNC geralmente são muito profundas e de difícil acesso. Quando o quadro clínico suporta o diagnóstico de LEMP, a biópsia pode ser evitada. Aproximadamente 50% dos pacientes com Aids e LEMP sobreviverão com utilização de terapia antirretroviral (TARV) agressiva, presumivelmente em função dos efeitos da reconstituição imune que interrompem o processo patológico. Porém, sequelas neurológicas são características nos sobreviventes, sendo proporcionais à gravidade da doença no momento da apresentação clínica.

MENINGOENCEFALITES POR PROTOZOÁRIOS

Meningoencefalite amebiana primária pode ser causada por qualquer uma das quatro espécies de vida livre: *Naegleria fowleri*, *Balamuthia mandrillaris*, *Sappinia diploidea* e *Acanthoemba castelanii*. Outras infecções parasitárias, como as causadas por *Trypanosoma brucei*, *T. cruzi* e *Toxoplasma gondii*, são de etiologias parasitárias. Estes germes não são comuns como causas de infecção de SNC na América do Norte. *Naegleria fowleri* produz meningoencefalite amebiana primária (MAP), e os sintomas de MAP são indistinguíveis de meningite bacteriana aguda. Outras amebas causam encefalite amebiana granulomatosa (EAG) que são subagudas e podem apresentar-se como uma infecção indolente ou como uma infecção crônica assintomática. Meningoencefalite amebiana pode mimetizar abscesso cerebral, meningite asséptica ou crônica e até neoplasia de SNC. Infecção por *Strongyloides stercoralis* pode levar a um quadro devastador envolvendo SNC com meningite bacteriana polimicrobiana. Uma chamada "síndrome de hiperinfecção" é vista em indivíduos gravemente imunocomprometidos: HIV, HTLV 1 e 2 e em pacientes recebendo terapias anti-TNF.

CORRELAÇÃO COM O CASO CLÍNICO

- Ver também Caso 18 (Uso de antimicrobianos em unidade de terapia intensiva), Caso 19 (Sepse) e Caso 20 (Sepse em pacientes imunocomprometidos).

QUESTÕES DE COMPREENSÃO

17.1 Um homem com 44 anos de idade, infectado pelo HIV, é hospitalizado com história de uma semana de fraqueza progressiva do membro inferior esquerdo e incapacidade para caminhar. Ele apresentou uma perda rápida de peso, sudorese noturna e febre baixa. A contagem dos linfócitos CD4 no momento do diagnóstico é 88/µL. Ao exame físico, ele parece caquético e cronicamente doente. A temperatura está 38,1 °C. Outros achados significativos são: presença de candidíase oral, esplenomegalia, fraqueza bilateral dos membros inferiores e hiper-reflexia. Uma PL foi realizada, e no LCS foram demonstrados os seguintes achados: pressão de abertura normal, 21 leucócitos/µL com 98% de linfócitos e 2% de neutrófilos, 1 eritrócito/µL, proteinorraquia de 85 mg/dL e glicorraquia de 55 mg/dL. O teste com tinta da Índia, o teste com antígeno criptocócico e a cultura para fungos foram negativos. A PCR foi positiva para poliomavírus JC e negativa para o EBV. Qual é o diagnóstico mais provável?

A. Linfoma cerebral
B. Toxoplasmose cerebral
C. Meningite criptocócica
D. LEMP
E. TB

17.2 Um homem com 25 anos de idade é avaliado no DE por febre, cefaleia e alteração do sensório com 4 horas de duração. Ele foi submetido a um transplante renal cadavérico há 10 meses e toma prednisona e azatioprina como imunossupressores. Ele não tem histórico de alergia. Ao exame físico, a temperatura está 38,7 °C, a frequência cardíaca (FC) 115 batimentos por minuto (bpm), a frequência respiratória (FR) 25 inspirações por minuto (ipm) e a pressão arterial (PA) 100/60 mmHg. Ele está orientado quanto ao seu nome e o ano, mas não recorda o mês. O seu pescoço está flexível e os sinais de Kernig e Brudzinski são ausentes. O exame neurológico é normal. O leucograma apresenta 20.000 leucócitos/µL. A TC de crânio não mostra sinais de hemorragia, hidrocefalia, efeito de massa ou desvio de linha média. Uma PL foi realizada, e o LCS mostrou 2.000 leucócitos/µL (60% de neutrófilos, 40% de linfócitos), 20 eritrócitos/µL, glicorraquia de 25 mg/dL, proteinorraquia de 150 mg/dL e gram sem germes. A pressão de abertura está normal. Os resultados das hemoculturas, da urocultura e da cultura de LCS estão pendentes. Qual é a antibioticoterapia empírica mais apropriada?

A. Ampicilina e ceftriaxone
B. Ampicilina, ceftriaxone e vancomicina
C. Ceftriaxone e moxifloxacina
D. Ceftriaxone e vancomicina
E. Moxifloxacina

RESPOSTAS

17.1 **D.** O diagnóstico mais provável é LEMP. A LEMP é uma infecção oportunista causada pelo poliomavírus JC, levando à desmielinização do SNC, o que causa alterações neurológicas gradualmente progressivas. Radiograficamente, não há efeito de massa. As lesões são geralmente bilaterais, assimétricas, hipodensas com distribuição periventricular ou subcortical. A infecção pelo HIV em estágio tardio é identificada por uma contagem de linfócitos CD4 < 100/μL. A presença de candidíase oral neste pacientes é associada a um alto risco de infecções oportunistas relacionadas à Aids. Ele também apresenta sinais neurológicos focais e RM com múltiplas lesões em substância branca sem efeito de massa envolvendo lobo frontal lateral direito, lobo frontoparietal direito, lobo frontal esquerdo e cerebelo. A análise pela PCR é positiva para poliomavírus JC. O padrão-ouro para o diagnóstico de LEMP é a biópsia cerebral, porém com as várias evidências sugerindo o diagnóstico de LEMP, este exame pode ser dispensável. Se TARV agressiva é iniciada, 50% dos pacientes com Aids sobreviverão à LEMP, embora sequelas neurológicas geralmente persistam nos sobreviventes. Em pacientes com infecção pelo HIV e contagem de linfócitos CD4 < 200/μL, encefalite localizada ou focal é a apresentação mais comum de toxoplasmose, que é a mais frequente lesão com efeito de massa do SNC. Um exame sorológico negativo para anticorpos IgM anti-toxoplasma dá suporte adicional para exclusão de encefalite por este germe. Linfoma do SNC ocorre em aproximadamente em 2 a 12% dos indivíduos HIV-infectados. É fortemente associado à infecção pelo EBV. Em pacientes com Aids, o linfoma foi a segunda causa mais comum de massas no SNC, somente atrás da toxoplasmose.

17.2 **B.** Fatores de risco para meningite por listeria são: imunossupressão, neonatos, idade > 50 anos, alcoolismo, neoplasias, DM, insuficiência hepática, insuficiência renal, sobrecarga de ferro, colagenoses e infecção pelo HIV. O tratamento empírico mais adequado é ampicilina (o medicamento de escolha para *Listeria*), com ceftriaxone e/ou vancomicina. O LCS suporta o diagnóstico de meningite. Vancomicina e ceftriaxone empíricos são recomendados para o tratamento de meningites em paciente com 2 a 50 anos de idade. Este esquema cobre *S. pneumonia* e *N. meningitidis*, os organismos geralmente responsáveis por meningite nesta faixa etária. A análise do LCS em pacientes com meningite por listeria frequentemente não mostra os típicos bacilos gram-positivos com a característica motilidade reduzida em preparações líquidas, mas frequentemente mostra pleocitose e pode demonstrar um número significativo de linfócitos junto com neutrófilos. Os pacientes geralmente apresentam níveis

↑ de proteínas no LCS. Níveis ↓ de glucose no LCS são menos comuns e menos acentuados em pacientes com meningite por listeria. As fluoroquinolonas podem ser efetivas, mas não apresentam boa penetração no SNC. Gentamicina apresenta efeito sinérgico à ampicilina, independente de uma pobre penetração no SNC.

DICAS CLÍNICAS

▶ A meningite apresenta altas taxas de morbidade e mortalidade, especialmente em pacientes de alto risco.
▶ A PL e a imagem do SNC são fundamentais para o diagnóstico de meningite e encefalite.
▶ A cada ano, 20.000 casos de encefalite ocorrem nos Estados Unidos, com as causas esporádicas predominantes sendo o HSV, e a causa epidêmica mais comum sendo o WNV.
▶ A LEMP é causada por poliomavírus JC e cursa com desmielinização do SNC e alterações focais no exame neurológico.
▶ Se TARV é administrada, 50% dos pacientes com Aids sobreviverão à LEMP.
▶ O HSV é a causa mais comum de encefalite esporádica fatal nos Estados Unidos.
▶ Encefalite por HSV apresenta-se com febre, cefaleia, convulsões, sinais neurológicos focais e piora de quadro de esclerose múltipla (EM).

REFERÊNCIAS

Attia J, Hatala R, Cook DJ, Wong JG. The rational clinical examination. Does this adult patient have acute meningitis? *JAMA*. 1999;282:175-181. [PMID:10411200.]

Fitch MT, van de Beek D. Emergency diagnosis and treatment of adult meningitis. *Lancet Infect Dis*. 2007;7:191-200.

Kennedy PG. Viral encephalitis. *J Neurol*. 2005;252:268-272. Epub 2005 Mar 11. [PMID: 15761675.]

CASO 18

Uma mulher com 74 anos de idade está internada na unidade de terapia intensiva (UTI) há oito dias tratando repetidas infecções do trato urinário (ITUs) e de corrente sanguínea. Ela tem história de sequela por acidente vascular encefálico (AVE) e esteve hospitalizada nas últimas três semanas. A enfermeira avisa que a temperatura está 39,4 °C. Ao exame físico, a frequência cardíaca (FC) é de 100 batimentos por minuto (bpm), a frequência respiratória (FR) é de 22 inspirações por minuto (ipm) e a pressão arterial (PA) é de 110/84 mmHg. A paciente está no terceiro dia de ciprofloxacina empírica para o tratamento de uma nova infecção urinária. A creatinina (Cr) é 2,2 mg/dL. A urocultura identifica *Acinetobacter baumannii*, multirresistente (MRR), e a hemocultura identifica a mesma bactéria e um fungo.

▶ Qual é a próxima conduta para esta paciente?
▶ Quais são os fatores que predispõem a este quadro?
▶ Quais são as estratégias para a profilaxia deste problema?

RESPOSTAS PARA O CASO 18
Uso de antimicrobianos em UTI

Resumo: uma mulher com 74 anos de idade e internação prolongada está com infecção urinária e bacteriemia por um germe multirresistente (MR). Ela está febril, independentemente da antibioticoterapia, e com fungemia.

- **Próxima conduta:** administrar antimicrobianos apropriados para a cobertura da bactéria MR e da infecção fúngica.
- **Fatores predisponentes:** os fatores que contribuem para infecção por germe MR e para infecção fúngica nesta paciente são internação prolongada, comorbidades, infecções repetidas ou persistentes, imunocomprometimento relativo e exposição prévia a antibióticos.
- **Profilaxia de resistência:** iniciar imediatamente antibióticos empíricos de amplo espectro, seguidos de descalonamento após o antibiograma estar disponível e se a paciente mostrar uma boa resposta clínica à terapêutica inicial.

ANÁLISE

Objetivos

1. Conhecer os princípios da seleção antimicrobiana e os objetivos terapêuticos nos pacientes críticos.
2. Saber sobre as estratégias de tratamento antimicrobiano que possam reduzir a ocorrência de resistência bacteriana.
3. Identificar os manejos suportivos que podem melhorar a resposta aos antimicrobianos nos pacientes críticos.

Considerações

Esta é uma mulher com 74 anos de idade que apresenta sequelas neurológicas significativas e insuficiência renal após sofrer acidente vascular encefálico (AVE). Ela tem uma internação prolongada e agora está na UTI devido a uma infecção nosocomial. Ela está recebendo antibióticos, porém não apresenta sinais de melhora. Quando um paciente não responde aos antimicrobianos, é importante determinar se há outro foco infeccioso ou se o regime escolhido é inapropriado ou insuficiente contra os micro-organismos responsáveis pela infecção. Os resultados das culturas são úteis para direcionar o manejo. Como a mesma bactéria foi isolada na urina e no sangue, a infecção é grave, generalizada e não controlada com os antibióticos em uso. Além disso, fungos foram isolados na hemocultura, o que sugere fortemente que sepse fúngica está contribuindo para a piora do quadro clínico. Infecções por germes MR aumentam o tempo de internação, os custos hospitalares e pioram o prognóstico. Infelizmente, este caso representa um cenário clínico comum em muitas das nossas UTIs atuais.

As condutas mais importantes no início do manejo desta paciente é a seleção dos antibióticos e das doses apropriadas conforme o espectro de sensibilidade do *A. baumannii* MR e dos fungos isolados. A ajuda do laboratório de microbiologia e de um infectologista deve ser solicitada para o manejo deste quadro infeccioso complexo. A emergência de bactérias resistentes aos antibióticos é um problema significativo nas UTIs. A resistência bacteriana torna o tratamento mais difícil quando o quadro infeccioso do paciente piora. A administração inadequada de antibióticos de amplo espectro pode levar a infecções mais difíceis de serem tratadas.

DEFINIÇÕES

INFECÇÕES NOSOCOMIAIS: infecções adquiridas no ambiente hospitalar. Geralmente, o organismo infeccioso é isolado pela primeira vez 48 horas após a internação.

INFECÇÕES ASSOCIADAS AOS CUIDADOS DE SAÚDE: infecções que ocorrem em pacientes que foram internados por pelo menos três dias nos últimos 90 dias, em pacientes transferidos de clínicas de cuidados especiais ou em pacientes com história de transfusão ou diálise crônica.

ANTIBIOTICOTERAPIA EMPÍRICA: antibioticoterapia que é iniciada para infecções sem comprovação de culturas. A terapia se baseia na suspeita clínica de infecção.

DESCALONAMENTO DE ANTIMICROBIANOS: o objetivo da estratégia de descalonamento é atingir um equilíbrio entre uma adequada terapia antimicrobiana inicial e, ao mesmo tempo, minimizar a emergência de resistência bacteriana. Pacientes com suspeita de infecção são tratados com antibióticos de amplo espectro direcionados aos organismos mais prováveis, com posterior estreitamento do espectro (ou mesmo suspensão) tão logo os resultados das culturas estejam disponíveis ou se não houver infecção documentada. Da mesma forma, a duração do tratamento pode ser reduzida quando os pacientes com infecções não complicadas mostram melhora ou resolução do quadro clínico.

RESISTÊNCIA ANTIMICROBIANA: habilidade dos micro-organismos para crescer na presença de níveis de antibióticos que normalmente deveriam suprimir o seu crescimento ou matar as bactérias suscetíveis.

ABORDAGEM AO
Uso de antimicrobianos na UTI

ABORDAGEM CLÍNICA

Infecções nosocomiais afetam os pacientes críticos com frequência muito superior à dos pacientes internados em outras unidades. Portanto, antibióticos são muito utilizados nas UTIs. Além disso, até 70% de todas as infecções nosocomiais na UTI se devem a bactérias MR. A razão para este nível elevado é multifatorial. Pacientes críticos apresentam maior gravidade do seu quadro de base, estão circunscritos em uma área pequena do hospital e frequentemente estão desnutridos e imunocomprometidos. Eles são mais sujeitos a procedimentos invasivos, como tubos endotraqueais (TETs), sondas vesicais de demora e cateteres venosos centrais (CVCs). Além dos fatores de risco específicos do paciente, existem outros fatores gerais que aumentam o risco de infecções, como utilização excessiva de antimicrobianos, técnica asséptica pobre e higienização inadequada das mãos pela equipe assistencial. A escolha e a duração inapropriada de antibióticos também contribuem para o problema, pois desencadeiam supercrescimento bacteriano de germes resistentes e surgimento de outras infecções.

Resistência bacteriana vem aumentando tanto entre as bactérias gram-negativas como entre as bactérias gram-positivas. Estas cepas bacterianas apresentam maior resistência a medicamentos de amplo espectro. A cobertura empírica inadequada destas bactérias resistentes pode levar a maior morbidade e mortalidade. Contudo, o uso inapropriado de antibióticos de amplo espectro pode levar a um aumento na emergência de resistência bacteriana. Portanto, o desafio é utilizar antibióticos que cubram bactérias resistentes sem causar supertratamento que possa levar à resistência.

Quando um paciente está séptico, antibióticos devem ser iniciados imediatamente, de preferência na primeira hora do diagnóstico. **Cada hora de atraso nas primeiras seis horas contribui para uma redução na sobrevida de 7,6%.** Para a maioria dos pacientes sépticos, os resultados das culturas não são conhecidos no momento da identificação do quadro; portanto, os antibióticos são selecionados com base na suspeita clínica do foco infeccioso. A escolha inicial empírica deve ser direcionada para os organismos potencialmente envolvidos, com o objetivo de minimizar a mortalidade associada à infecção. A terapia inicial inadequada geralmente é a falha para cobrir um micróbio específico ou a utilização de antibióticos para os quais o organismo é resistente. Por isso, pacientes de alto risco internados na UTI com infecções graves devem ser tratados agressivamente com antibióticos de amplo espectro até que as culturas estejam disponíveis. É obrigatória a coleta de culturas antes de se iniciar a antibioticoterapia. Quando as culturas estiverem disponíveis, e a sensibilidade antibiótica for conhecida, o espectro dos antibióticos deve ser estreitado para o menor número de antibióticos com atividade bactericida. Este descalonamento permite o tratamento da infecção e, ao mesmo tempo, permite a redução do risco de resistência bacteriana. Outro componente-chave na seleção dos antibióticos se baseia em farmacocinética básica (dose necessária para atingir níveis adequados, penetrância tecidual, etc.). Isto é importante para que subdose não ocorra, pois isto pode levar a um aumento na emergência de organismos resistentes. Particularmente, isto é importante em pacientes com insuficiência renal, nos quais ajustes de dose e frequência são especialmente necessários em quem faz hemodiálise.

Reconhecer quando os pacientes são de alto risco para desenvolver infecções por germes MR é importante na seleção inicial apropriada de antibióticos de amplo espectro. Os pacientes de alto risco são os que já utilizaram antibióticos durante a internação, aqueles com internação prolongada e os com mecanismos invasivos (como TETs, CVCs e sondas vesicais). Pacientes de alto risco com infecções devem receber uma combinação de antibióticos de amplo espectro com base em focos presumidos e antibiogramas locais (Quadro 18.1).

Antibióticos iniciais são selecionados conforme o foco infeccioso. Antibióticos apresentam diferentes penetrações teciduais que devem ser levadas em conta no tratamento das infecções. O controle de focos – como a drenagem de abscessos – deve ser realizado imediatamente. A escolha dos antibióticos é, de alguma forma, dependente da flora hospitalar local. Diferentes taxas de resistência são encontradas em hospitais diferentes, de forma que a suscetibilidade local ao antibiograma deve ser utilizada como um guia para iniciar o tratamento que cobrirá os germes locais. Quando as culturas e os antibiogramas estiverem disponíveis, a antibioticoterapia poderá ser descalonada quanto ao espectro e à duração de tratamento.

Se nenhum organismo for isolado após 72 horas, deve-se considerar seriamente a interrupção da antibioticoterapia. Em um estudo que avaliou a duração do tratamento em pacientes com pneumonia associada à ventilação mecânica (PAVM), ficou demonstrado que antibioticoterapia por oito dias foi similar ao padrão de 15 dias tendo mortalidade como desfecho. Além disso, houve uma redução significativa

Quadro 18.1 • COMBINAÇÕES INICIAIS DE ANTIBIÓTICOS EMPÍRICOS PARA PNEUMONIA NOSOCOMIAL

Germes Comuns	Escolhas Antibióticas
• MRSA • *Streptococcus pneumoniae* • *Haemophilus influenza* **Bacilos entéricos gram-negativos sensíveis aos antibióticos:** • *Escherichia coli* • *Enterobacter* sp. • *Klebsiella* • *Proteus* sp. • *Serratia*	Ceftriaxone ou levofloxacin, moxifloxacin, ou ciprofloxacin ou ampicilina+sulbactam ou ertapeném
Bactérias possivelmente MR: • *Pseudomonas aeruginosa* • *Klebsiella* • *Acinetobacter* • MRSA	Cefalosporinas antipseudomonas (cefepima, ceftazidima) *ou* carbapenêmicos antipseudomonas (imipeném ou meropeném) *ou* β-lactâmicos/inibidores da β-lactamase (piperacilina–tazobactam) *mais* fluoroquinolonas antipseudomonas (ciprofloxacina ou levofloxacina) *ou* aminoglicosídeos (amicacina, gentamicina ou tobramicina) *mais* linezolida ou vancomicina

MR, multirresistente; MRSA, *S. aureus* resistente à meticilina.

na incidência de infecções bacterianas por germes MRs. Pacientes com peritonite bacteriana espontânea não apresentam benefício em receber mais de cinco dias de cefotaxima. Para todos os outros germes isolados, os antibióticos devem ser interrompidos após um tempo de administração predeterminado. Isto permite reduzir a terapia e diminui a chance de selecionar organismos resistentes. Também é mais econômico evitar antibioticoterapia prolongada e desnecessária. Porém, estas manobras devem ser realizadas levando-se em consideração o estado clínico do paciente. Se o paciente permanece séptico ou está clinicamente pior, os antibióticos podem ser mantidos. Além disso, pacientes imunocomprometidos ou idosos podem beneficiar-se de uma maior duração da antibioticoterapia.

Há outras estratégias que são utilizadas em UTI para reduzir as taxas de infecção. **Estratégias específicas utilizadas em conjunto reduzem as taxas de infecções sanguíneas relacionadas a cateteres centrais. A saber: higiene das mãos, máxima proteção com barreira estéril, antissepsia da pele com solução com clorexidina a 2%, escolha da veia subclávia como sítio preferencial, curativos impregnados com clorexidina, centralização do equipamento em um carrinho para o procedimento e avaliação diária da necessidade de manter o acesso.** Estratégias que podem reduzir a PAVM incluem a manutenção da cabeceira elevada em pelo menos 30° e a utilização de protocolos de sedação e VM que reduzem os dias de respirador.

A administração precoce de suporte nutricional enteral também parece reduzir as taxas de infecção, permitindo um menor uso de antibióticos. Estudos comparando nutrição enteral e parenteral indicam uma redução global das infecções com a primeira. Além disso, a nutrição enteral mantém os mecanismos inespecíficos de proteção imune ao preservar o epitélio do trato gastrintestinal (TGI). O epitélio normal do TGI absorve nutrientes, exclui germes patogênicos, produz muco e mantém as junções normais entre as suas células. Tais mecanismos protegem contra bactérias potencialmente perigosas. A nutrição enteral não somente ajuda na proteção imune inespecífica, mas também auxilia a manter a função do tecido linfoide do TGI, no qual linfócitos produzem citocinas e imunoglobulinas. Todos esses fatores auxiliam na manutenção da função imune, reduzindo, portanto, a necessidade de antibióticos.

CORRELAÇÃO COM O CASO CLÍNICO

- Ver também Caso 17 (Meningite/Encefalite), Caso 19 (Sepse) e Caso 20 (Sepse em pacientes imunocomprometidos).

QUESTÕES DE COMPREENSÃO

18.1 Uma mulher com 82 anos de idade é internada na UTI por presumida sepse urinária. A PA inicial está 80/50 mmHg, a FC está 110 bpm e a saturação de oxigênio (SaO_2) está 100% com O_2 por cateter nasal a 2 L. Urocultura, hemocultura e cultura de escarro foram coletadas na emergência. A hemodinâmica melhorou com a PA atingindo 120/80 mmHg, e a FC caindo para 80 bpm após 2 L de solução fisiológica, mantendo-se assim. Foi iniciada vancomicina IV. Após três dias, foram obtidos os resultados das suas culturas, que foram negativos. A próxima conduta deve ser:

- A. Continuar vancomicina por mais oito dias
- B. Continuar vancomicina por mais três dias
- C. Trocar para ciprofloxacina por via oral e mantê-la por três dias
- D. Suspender os antibióticos
- E. Repetir as culturas

18.2 Um homem com 34 anos de idade é atendido na emergência por febre, calafrios, náuseas e vômitos nos últimos dois dias após ter injetado heroína IV. Qual das alternativas a seguir é a sequência correta no manejo dos antimicrobianos?

- A. Coletar culturas, iniciar monoterapia antibiótica específica, ampliar o espectro antimicrobiano se forem encontradas bactérias resistentes
- B. Iniciar antibióticos de amplo espectro, coletar culturas de todos os sítios possíveis (hemoculturas, urocultura e cultura de escarro), estreitar o espectro após 72 horas
- C. Iniciar antibióticos de amplo espectro, coletar culturas em três dias se não houver melhora, descalonar os antibióticos conforme os resultados das culturas
- D. Coletar hemoculturas e realizar uma TC abdominal. Se a TC é normal, observar o paciente até que as culturas estejam disponíveis
- E. Coletar culturas de todos os sítios possíveis, iniciar antibióticos de amplo espectro, descalonar os antibióticos conforme os resultados das culturas

18.3 Qual das medidas a seguir reduz o risco de desenvolver resistência bacteriana na UTI?

- A. Prepara o sítio cutâneo de inserção de CVCs com iodopovidine
- B. Descalonar os antibióticos
- C. Restringir o uso de antibióticos de amplo espectro
- D. Manter a administração de antibióticos por duas semanas
- E. Utilizar cateter central inserido perifericamente (CCIP), em vez de CVCs padronizados

18.4 Uma mulher com 32 anos de idade tem história de diabetes tipo 1 e amputação infracondiliana há dois meses por gangrena no pé. O curso pós-operatório foi complicado por infecção urinária e pneumonia. A ferida operatória da amputação abriu espontaneamente há dois dias. Culturas de todos os sítios possíveis foram coletadas. A ferida operatória foi debridada satisfatoriamente no bloco cirúrgico e uma combinação de vancomicina e piperacilina-tazobactan EVs foi iniciada. Ela está sendo transferida para a UTI por piora da hiperglicemia e desidratação. Na cultura da ferida operatória, cresceu MRSA sensível à vancomicina. Todas as outras culturas foram negativas. Qual é a próxima conduta?

A. Controle glicêmico e estreitamento do espectro antimicrobiano para vancomicina
B. Controle glicêmico, manutenção dos antibióticos em uso e adição de cefepima
C. Controle glicêmico e manutenção dos antibióticos em uso
D. Interrupção dos antibióticos atuais e realização de uma amputação supracondiliana para controle de foco
E. Manutenção dos antibióticos em uso e coleta de novas culturas

18.5 Uma mulher com 89 anos de idade e extremamente desnutrida está na UTI com uma pneumonia por *Pseudomonas aeuriginosa*. Ela está recebendo antibióticos há cinco dias, porém persiste com grande quantidade de secreção pulmonar e necessidade de suporte ventilatório significativo. As condutas mais apropriadas a seguir são:
A. Manter o esquema atual, mas repetir as culturas se houver novos picos febris
B. Suspender os antibióticos no oitavo dia de tratamento
C. Ampliar o espectro antimicrobiano nas próximas 24 horas e, a seguir, suspender os antibióticos
D. Interromper os antibióticos, repetir as culturas e aguardar os resultados dessas culturas antes de reiniciar a antibioticoterapia
E. Adicionar antifúngicos empíricos

RESPOSTAS

18.1 **D.** Esta paciente chegou à emergência hipotensa e taquicárdica e, ainda que pareça séptica, todas as culturas foram negativas. Além disso, ela melhorou apenas com a reposição hídrica, indicando possível desidratação isolada. Dessa forma, não é necessário manter a antibioticoterapia. A manutenção dos antibióticos pode levar à formação de bactérias resistentes.

18.2 **E.** É essencial coletar culturas antes de iniciar antibioticoterapia por sepse presumida. Ainda que o uso desnecessário de antibióticos de amplo espectro possa levar ao aumento da resistência antimicrobiana, inicialmente é importante cobrir todas as bactérias com antibioticoterapia empírica. Após os resultados das culturas estarem disponíveis, os antibióticos podem ser descalonados para uma monoterapia apropriada.

18.3 **B.** O uso de antibióticos de amplo espectro por tempo prolongado contribui para o aumento na resistência antimicrobiana. Contudo, seu uso é recomendado na terapia empírica inicial para cobrir a maioria dos prováveis patógenos. Após a disponibilidade das culturas, a terapia pode ser descalonada. Assim, a infecção pode ser tratada apropriadamente, e a utilização de antibióticos de amplo espectro pode ser limitada. A utilização de técnicas assépticas e a limitação da duração da antibioticoterapia também ajudam a reduzir a proliferação e a resistência antimicrobiana. A preparação do sítio de punção de acessos venosos centrais com clorexidina é associada a menos infecção por cateter do que a preparação com iodopovidine. Não tem se comprovado que o uso de

CCIP reduza as infecções cateter-associadas, quando comparadas à utilização de CVCs.

18.4 **A.** A hiperglicemia pode reduzir a resposta aos antibióticos e necessita ser controlada. Esta paciente tem múltiplos fatores de risco para infecção por bactérias resistentes. Na ferida operatória, cresceu MRSA sensível à vancomicina. Provavelmente, este é o foco da sepse. A associação de piperacilina-tazobactan não traz benefícios adicionais. A ferida foi inspecionada recentemente e debridada satisfatoriamente; portanto, não há indicação para a realização de uma amputação supracondiliana. Infecções fúngicas são comuns em pacientes relativamente imunocomprometidos, porém não parece ser o caso no momento.

18.5 **A.** Esta é uma paciente idosa que está tratando pneumonia. Embora ela esteja encerrando oito dias de antibioticoterapia para PAVM, está desnutrida e permanece com suporte ventilatório significativo. Devido à idade e ao relativo imunocomprometimento, é razoável estender seus antibióticos além dos oito dias recomendados, repetindo as culturas se ocorrerem novos picos febris com os antibióticos atuais, além de manter a vigilância para outras causas de febre.

DICAS CLÍNICAS

- Antibióticos de amplo espectro devem ser iniciados em pacientes sépticos conforme a localização presumida da infecção e o perfil de sensibilidade dos germes do hospital.
- Após os resultados das culturas estarem disponíveis, deve-se descalonar os antibióticos para minimizar a utilização de antimicrobianos de amplo espectro.
- A duração da antibioticoterapia deve ser limitada a períodos específicos. Se não há crescimento nas culturas após 72 horas, deve-se considerar seriamente a suspensão dos antibióticos.
- Administração prolongada de antibióticos pode ser necessária em pacientes idosos, imunocomprometidos ou que estejam piorando clinicamente.
- Estratégias não farmacológicas para reduzir a necessidade de antibióticos na UTI são: técnicas assépticas, lavagem de mãos e nutrição enteral precoce.

REFERÊNCIAS

ATS/IDSA. Guidelines for the management of adults with hospital-acquired, ventilator--associated, and healthcare-associated pneumonia. *Am J Resp Crit Care Med.* 2005;171:388-416.

File TM, Jr. Recommendations for the treatment of hospital-acquired and ventilator-associated pneumonia: review of recent international guidelines. *Clin Infect Dis.* 2010;51 (suppl 1):S42-S47.

Leone M, Martin C. How to break the vicious circle of antibiotic resistances? *Current Opin Crit Care.* 2008;14:587-592.

Masterton RG. Antibiotic de-escalation. *Crit Care Clin.* 2011;27:149-162.

Niederman MS. De-escalation therapy in ventilator-associated pneumonia. *Curr Opin Crit Care.* 2006;12:452-457.

Volles DF, Brana TN. Antibiotics in the ICU: focus on agents for resistant pathogens. *Emerg Med Clin N Am.* 2008;26:813-834.

CASO 19

Uma mulher com 59 anos de idade e história de diabetes melito (DM) tipo 2 foi encontrada inconsciente em casa. Na emergência, foi constatada temperatura de 38,6 °C, frequência cardíaca (FC) de 112 batimentos por minuto (bpm), pressão arterial (PA) de 96/50 mmHg e frequência respiratória (FR) de 26 inspirações por minuto (ipm). Depois de receber 2 L de cristaloide, a paciente ficou mais alerta e responsiva. O exame laboratorial revelou 26.000 leucócitos/mm^3, hemoglobina (Hb) de 12 g/dL, contagem plaquetária normal e glicemia de 280 mg/dL. Foi passada sonda vesical, que mostrou uma urina concentrada e com grumos. No exame qualitativo de urina (EQU), foram encontrados 50 leucócitos/campo. Uma tomografia computadorizada (TC) abdominal sem contraste não mostrou líquido livre, mas demonstrou um rim direito inflamado com infiltração da gordura perirrenal. Logo após, a paciente foi transferida para a unidade de terapia intensiva (UTI), e a enfermeira informou que a sua PA é 78/50 mmHg, e a FC de 120 bpm.

- Qual é o diagnóstico mais provável?
- Quais são as prioridades no manejo desta paciente?
- Qual é a monitorização e o suporte que deve ser utilizado nesta paciente?

RESPOSTAS PARA O CASO 19
Sepse

Resumo: uma mulher diabética com 59 anos de idade é encontrada inconsciente, febril, taquicárdica e hipotensa. O exame laboratorial revelou leucocitose e provável infecção urinária, e a imagem mostra envolvimento do sistema urinário superior. Na UTI, ela desenvolveu hipotensão súbita e taquicardia.

- **Diagnóstico mais provável:** sepse e choque séptico por infecção urinária aguda.
- **Prioridades no manejo:** ressuscitação volêmica e antibioticoterapia.
- **Monitorização e suporte da perfusão tecidual:** o estado volêmico pode ser monitorizado e avaliado pela pressão venosa central (PVC) ou pela ecocardiografia. A pressão arterial média (PAM) e a saturação venosa central de oxigênio ($SvcO_2$) são úteis para determinar a resposta da paciente ao tratamento. Sensório, débito urinário e níveis de lactato também são indicadores úteis de resposta à ressuscitação. Monitorização específica e diretrizes terapêuticas estão disponíveis nas publicações da Surviving Sepsis Campaign (Campanha de Sobrevivência à Sepse).

ANÁLISE

Objetivos

1. Conhecer as diretrizes e os princípios de manejo dos pacientes sépticos.
2. Saber sobre a monitorização e as estratégias para o manejo de pacientes com choque séptico.
3. Informar-se sobre o suporte farmacológico para os pacientes com choque séptico.
4. Identificar o papel dos corticoides no choque séptico.

Considerações

Esta paciente está em choque. Choque é definido como a oferta de oxigênio insuficiente para atingir as demandas metabólicas teciduais dos pacientes. O sensório alterado e a urina concentrada são sinais claros de perfusão tecidual inadequada. Há várias formas de se classificar o choque. Uma forma útil para entender as etiologias do choque é dividi-las em hipovolêmicas, cardiogênicas e distributivas. O choque hipovolêmico é causado por hemorragia e desidratação. Causas cardíacas incluem disfunções intrínsecas e causas extrínsecas, como tamponamento e pneumotórax hipertensivo. Por outro lado, sepse é distributiva e é causada por vasodilatação aguda. A vasodilatação aguda leva ao aumento da capacitância do sistema circulatório com consequente hipovolemia relativa. Outras causas distributivas de choque são: anafilaxia, choque neurogênico e perda para o terceiro espaço encontrada na inflamação sistêmica. Sepse é relacionada à síndrome da resposta inflamatória sistêmica (SIRS, do inglês *systemic inflammatory response syndrome*), que é caracterizada por hipo ou hipertermia (temperatura < 36 °C ou > 38 °C), taquicardia, taquipneia e leucocitose ou leucopenia. A sepse pode ser diagnosticada quando os achados de SIRS estão presentes e se suspeita de infecção como a causa do quadro. O diagnóstico de sepse não significa necessariamente que choque está presente. O choque séptico é definido por hipotensão, independente da ressuscitação volêmica. Antibioticoterapia deve ser iniciada imediatamente. A abordagem inicial para a correção da hipotensão é restaurar a volemia com cristaloides e, se a hipotensão persistir, administrar medicamentos vasoativos e talvez corticoides.

ABORDAGEM À Sepse

DEFINIÇÕES

CHOQUE: oferta tecidual de oxigênio inadequada para alcançar as demandas metabólicas.
PRESSÃO VENOSA CENTRAL: a pressão na veia cava superior (VCS) reflete a pressão diastólica final do ventrículo direito (VD). É mensurada por meio de um cateter venoso central (CVC), em geral inserido na veia jugular interna (VJI) ou na veia subclávia. A PVC é utilizada para avaliar a volemia de pacientes críticos, mas não é confiável na presença de valvopatia tricúspide.
SÍNDROME DA RESPOSTA INFLAMATÓRIA SISTÊMICA: a SIRS é uma síndrome clínica que descreve alterações orgânicas em resposta a um processo inflamatório. Um paciente com dois ou mais dos achados abaixo atinge os critérios para o diagnóstico de SIRS:

- Temperatura < 36 °C ou > 38 °C
- FC > 90 bpm
- FR > 20 ipm
- Leucócitos > 12.000 ou < 4.000/mm^3 ou > 10% de formas jovens

SEPSE: quando se presume que a etiologia de SIRS é infecciosa.
SEPSE GRAVE: é a sepse acompanhada por, pelo menos, uma disfunção orgânica.
CHOQUE SÉPTICO: choque séptico está presente quando há hipotensão não responsiva à ressuscitação volêmica.
TERAPIA PRECOCE GUIADA POR METAS: é uma estratégia terapêutica para sepse que objetiva a rápida restauração da perfusão tecidual pela manipulação de pré-carga, pós-carga, contratilidade e transporte do oxigênio.

ABORDAGEM CLÍNICA

Diretrizes e princípios no manejo de pacientes sépticos

A sepse apresenta um espectro de gravidade. Sepse não complicada pode ser causada por gastrenterite ou *influenza*, necessitando apenas suporte com ou sem antibioticoterapia. A **sepse grave apresenta uma mortalidade de 25 a 30%. O choque séptico é a forma mais grave de sepse, com mortalidade tão alta quanto 50%**. Há dois objetivos principais no tratamento do choque séptico: **(1) combater o foco infeccioso e (2) restaurar a perfusão tecidual para a prevenção de lesões orgânicas reversíveis e irreversíveis**. Os objetivos 1 e 2 listados devem ser atingidos simultaneamente logo após a identificação do paciente. Estudos randomizados têm mostrado melhora na sobrevida com intervenção precoce, de forma que os pacientes que atinjam os critérios de choque séptico devem ser tratados o mais rapidamente possível, mesmo que isto signifique iniciar o tratamento ainda no setor de emergência, antes da transferência para a UTI.

O tratamento é guiado pelas informações obtidas com a monitorização contínua. Como a vasodilatação séptica produz hipovolemia relativa e choque distributivo, recomenda-se ressuscitação volêmica agressiva, para restaurar o intravascular e elevar a PA. **A primeira meta é atingir uma PVC de 8 a 12 mmHg, uma PAM > 65 mmHg e um débito urinário > 0,5 mL/kg/h**. Algumas vezes, isto pode ser atingido apenas com líquidos. Porém, se apenas líquidos não atingirem estes objetivos, vasopressores devem ser iniciados. Um dos alvos da ressuscitação é melhorar a $SvcO_2$, visando a um valor > 70%. Se este alvo não for atingido com líquidos, deve-se considerar a transfusão de concentrados de hemácias (CHAD) para manter um hematócrito (Ht) adequado. Em alguns pacientes com disfunção cardíaca primária grave, dobutamina intravenosa (IV) pode ser iniciada para melhorar o débito cardíaco (DC), a $SvcO_2$ e a oferta tecidual de oxigênio.

Enquanto o paciente está sendo ressuscitado, o foco da infecção precisa ser identificado. Antibióticos não devem ser esquecidos durante a investigação. **Antibioticoterapia empírica de amplo espectro deve ser iniciada na primeira hora após a identificação do choque séptico**. A avaliação do paciente séptico inclui hemoculturas, urocultura, cultura de escarro e outras culturas apropriadas. Métodos de imagem podem ser necessários para identificar outras etiologias, como pneumonia e infecções intra-abdominais. Após a identificação do foco infeccioso, a antibioticoterapia pode ser ajustada ao resultado das culturas e ao perfil de resistência local.

Monitorização e tratamento dos pacientes com choque séptico

O tratamento do choque exige a monitorização contínua do quadro hemodinâmico. Um CVC pode monitorar a PVC e a $SvcO_2$. A $SvcO_2$ reflete a demanda e o consumo global de oxigênio. Uma $SvcO_2$ baixa sugere oferta tecidual inadequada de oxigênio. Frequentemente, uma linha arterial é inserida para monitorar a PA e mais especificamente a PAM. Finalmente, uma sonda vesical de Folley é usada para assegurar um débito urinário adequado, que, por sua vez, reflete a perfusão de um órgão-alvo.

Em algumas situações, um cateter de Swan-Ganz, também conhecido como cateter de artéria pulmonar (CAP), pode ser utilizado para obter mais informações sobre a função cardíaca. Assim, o CAP pode ser usado para determinar as pressões cardíacas de enchimento, o DC e a RVS. **A utilidade do CAP em pacientes críticos é controversa, especialmente em relação à melhora de sobrevida**. Algumas das variáveis obtidas pelo CAP também podem ser determinadas pela ecocardiografia. Os resultados de exames laboratoriais também podem ajudar a determinar se a ressuscitação está adequada. Assim, a tendência dos níveis de lactato pode ser usada para monitorar a resposta ao tratamento. Uma tendência de queda nos níveis de lactato pode indicar que a oxigenação tecidual está sendo restaurada. Da mesma forma, o excesso de base na gasometria arterial (GA) deverá normalizar se a oferta tecidual de oxigênio estiver melhorando.

Suporte farmacológico para pacientes com choque séptico

O objetivo primário no tratamento do choque séptico é restaurar a oxigenação tecidual. Isto é atingido pela otimização da pré-carga, da contratilidade cardíaca, da pós-carga e do transporte de oxigênio. Embora a ressuscitação volêmica e a transfusão de CHADs possam melhorar a pré-carga e o transporte de oxigênio, o suporte farmacológico pode ser necessário para melhorar a contratilidade cardíaca e a pós-carga em casos graves.

Em pacientes irresponsivos a volume, vasopressores são necessários. Quando a PAM está baixa, a autorregulação da PA é deteriorada, tornando a perfusão inteiramente dependente da pressão. Os vasopressores podem melhorar a pressão de perfusão e manter o fluxo sanguíneo tecidual. A Campanha de Sobrevivência à Sepse**recomenda noradrenalina ou dopamina na menor dose necessária para manter a perfusão tecidual.** Se outro medicamento for necessário, adrenalina pode ser adicionada. A avaliação da perfusão tecidual é feita por PA, $SvcO_2$, débito urinário, lactato e excesso de base. Alguns pacientes com choque séptico não respondem aos vasopressores, pois apresentam deficiência relativa de vasopressina, podendo beneficiar-se da **adição da vasopressina** a uma infusão IV fixa de 0,03 U/min. **Dobutamina** é um β-agonista que aumenta a contratilidade miocárdica e o DC. Dobutamina é administrada quando a $SvcO_2$ é baixa, ou quando se suspeita de disfunção miocárdica em função de pressões de enchimento elevadas e DC reduzido. Quando se aumenta o DC, melhora-se a oferta tecidual de oxigênio.

O papel dos corticoides no choque séptico

Alguns pacientes críticos apresentam insuficiência suprarrenal relativa e podem beneficiar-se de reposição de corticoides. Um estudo multicêntrico francês, controlado e randomizado, avaliou a administração de corticoides em pacientes sépticos com hipotensão persistente após reposição volêmica e início de vasopressores. Foi demonstrada uma reversão mais rápida do choque e uma redução na mortalidade. Não é necessário que haja documentação de insuficiência suprarrenal com teste da resposta do cortisol à administração de hormônio adrenocorticotrófico (ACTH) antes de se iniciar a corticoterapia. Subsequentemente, outro grande estudo europeu controlado e randomizado (CORTICUS) mostrou que pacientes sépticos que não necessitavam vasopressores não se beneficiavam de corticoides, sugerindo, portanto, que a **seleção dos pacientes críticos para a corticoterapia é muito importante.**

> **CORRELAÇÃO COM O CASO CLÍNICO**
>
> - Ver também Caso 3 (Escores e prognósticos dos pacientes), Caso 17 (Meningite/Encefalite), Caso 18 (Uso de antimicrobianos em unidade de terapia intensiva) e Caso 20 (Sepse em pacientes imunocomprometidos).

QUESTÕES DE COMPREENSÃO

19.1 Um homem com 52 anos de idade apresenta dor no quadrante superior direito do abdome e icterícia. No DE, identifica-se febre de 39,2 °C, FC de 112 bpm e PA de 92/40 mmHg. Ele não urinou nas últimas 12 horas. O quadrante superior direito abdominal está tenso à palpação, e o leucograma revela 19.000 leucócitos/mm3. Qual das alternativas a seguir é a conduta mais adequada ser tomada?
   A. Internação na UTI
   B. Ultrassonografia (US) abdominal
   C. Administração IV de líquidos
   D. Inserção de um CAP
   E. Colocação de uma sonda de Foley para monitorização do débito urinário

19.2 Uma mulher com 56 anos de idade é internada por pneumonia e suspeita de sepse. Qual das alternativas a seguir é o conjunto mais apropriado de tratamentos a serem administrados na sepse?
   A. $SvcO_2 > 70\%$, débito urinário > 0,5 mL/kg/h, PAM > 85 mmHg
   B. PVC > 4 mmHg, débito urinário > 0,5 mL/kg/h, PAM > 55 mmHg
   C. $SvcO_2 > 70\%$, débito urinário > 10 mL/kg/h, PVC 8 a 12 mmHg
   D. PVC 8 a 12 mmHg, temperatura < 38.5 °C, PAM > 55 mmHg
   E. PVC 8 a 12 mmHg, débito urinário > 0,5 mL/kg/h, PAM > 65 mmHg

19.3 Identifica-se sepse em uma mulher com 62 anos de idade consequente a abscesso intra-abdominal por diverticulite perfurada. Enquanto aguarda uma drenagem do abscesso guiada pela TC, qual é a conduta ideal para o quadro?
   A. Iniciar imediatamente antibióticos de amplo espectro
   B. Iniciar os antibióticos conforme o gram identificado à punção do abscesso
   C. Aguardar as hemoculturas para iniciar os antibióticos
   D. Somente administrar os antibióticos se a paciente não melhorar com a drenagem do abscesso
   E. Uma vez que a drenagem guiada pela TC for feita, não há necessidade de se administrar antibióticos

RESPOSTAS

19.1 **C.** Este paciente atingiu os critérios de SIRS, pois tem febre, taquicardia, hipotensão e leucocitose. Além disso, esta apresentação clínica é consistente com colangite infecciosa. Como ele atingiu os critérios de SIRS e se suspeita de infecção, sepse deve ser diagnosticada. Além disso, a presença de hipotensão e a redução do débito urinário indicam choque séptico. Terapia precoce guiada por metas para restaurar a oferta tecidual de oxigênio melhora a sobrevida dos pacientes sépticos; portanto, a primeira conduta é a administração de líquidos. Antibióticos devem ser iniciados na primeira hora de identificação do quadro clínico. Após o início de líquidos, deve-se monitorar a PVC e a PA. O diagnóstico do foco infeccioso deve ser feito, mas a ultrassonografia não é a primeira conduta a ser tomada. Embora o paciente deva ser internado na UTI, o tratamento não deve ser postergado até que isto ocorra.

19.2 **E.** Os objetivos do tratamento da terapia precoce guiada por metas na sepse reflete a necessidade de restaurar a oferta tecidual de oxigênio. Temperatura não é uma meta a ser mensurada na adequação da oxigenação tecidual. A PVC permite a avaliação global da volemia. Uma PVC < 8 é consistente com hipovolemia, ao passo que uma PVC de 8 a 12 mmHg é desejada. Um débito urinário adequado (> 0,5 mL/kg/h) indica boa perfusão final dos órgãos. Uma $SvcO_2$ normal (> 70%) também significa oferta de oxigênio adequada. Uma PAM > 65 mmHg é a meta.

19.3 **A.** Em pacientes sépticos, a instituição de antibioticoterapia precoce, na primeira hora do diagnóstico, é muito importante. Enquanto as culturas estão sendo coletadas, não é necessário provar a existência de infecção ou identificar o organismo envolvido para se iniciar a antibioticoterapia. É indicado iniciar antibióticos de amplo espectro e depois adequá-los aos dados das culturas, ou mesmo interrompê-los se nenhuma fonte de infecção for identificada.

DICAS CLÍNICAS

▶ Sepse é diagnosticada quando há dois ou mais critérios de SIRS e suspeita de um foco de infecção.
▶ Reversão rápida da hipoperfusão melhora a sobrevida na sepse.
▶ O tratamento da sepse envolve a administração de líquidos, terapia vasopressora, transfusões sanguíneas, quando necessárias, e controle do foco infeccioso.

REFERÊNCIAS

Dellinger RP, Levy MM, Carlet JM, et al. Surviving Sepsis Campaign: International guidelines for management of severe sepsis and septic shock: 2008. *Crit Care Med* 2008;36:296-327.

Holcroft JW, Trunkey DD, Carpenter MA. Shock. *American College of Surgeons*. 6th ed. New York, NY: WebMD Publishing; 2007.

Rivers E, Nguyen B, Havstad S, et al. Early goal-directed therapy in the treatment of severe sepsis and septic shock. *N Engl J Med*. 2001;345:1368-1377.

Surviving Sepsis Campaign. http://www.survivingsepsis.org, accessed July 2, 2013.

CASO 20

Um paciente renal transplantado, com 45 anos, apresenta febre persistente no quarto dia de internação na UTI. Foi diagnosticada pneumonia pela radiografia torácica, e os testes laboratoriais identificaram a presença de neutropenia. O paciente recebe ciclosporina para impedir a rejeição do enxerto e não depende de hemodiálise desde o transplante. A contagem absoluta de neutrófilos (CAN) é de 90 células/mm^3 (normal > 1.500 células/mm^3), e a contagem de leucócitos atingiu 1.000 células/mm^3. O isolamento reverso (para proteger o paciente contra o ambiente) e a terapia antibiótica tríplice com vancomicina, levofloxacina e ceftazidima intravenosas foram iniciados empiricamente. Um cateter venoso central foi inserido para permitir o suporte hídrico. Foram coletadas amostras de sangue, de urina e de escarro para coloração de Gram, culturas de rotina, pesquisa de BAAR e cultura para micobactérias, esfregaços e culturas de fungos e citologia. A anamnese indica que o paciente realizou um Teste de Mantoux (teste com derivado de proteína purificada [PPD, do inglês *purified protein derivative*]) há 20 anos, cujo resultado foi positivo. Ele atualmente trabalha como enfermeiro em um hospital que atende casos agudos. Apesar da terapia antimicrobiana empírica, o paciente segue prostrado e com temperatura de 38,5 °C.

▶ Qual é o tratamento mais adequado para esse paciente?
▶ Qual é a causa, ou causas, da imunossupressão desse paciente?

RESPOSTAS PARA O CASO 20
Sepse em pacientes imunocomprometidos

Resumo: esse paciente renal transplantado de 45 anos, do sexo masculino, que está recebendo terapia imunossupressora (incluindo ciclosporina), foi internado na UTI com pneumonia e neutropenia. Ele trabalha como enfermeiro, tem história de Teste de Mantoux positivo e não depende mais da hemodiálise. Iniciou-se antibioticoterapia de amplo espectro e foi inserido um cateter venoso central para mensuração da pressão venosa central (PVC). O paciente permanece febril e toxêmico após quatro dias de tratamento na UTI.

- **Tratamento mais adequado:** iniciar com antifúngicos intravenosos. Ajustar os antimicrobianos conforme os resultados das culturas e a resposta clínica.
- **Causa(s) da imunossupressão:** transplante renal prévio, neutropenia grave induzida pela ciclosporina e presença de cateter intravenoso.

ANÁLISE
Objetivos

1. Discutir a imunossupressão e suas causas em medicina intensiva.
2. Conhecer os patógenos prováveis conforme os tipos de pacientes imunocomprometidos internados em UTI.
3. Conhecer a disfunção imune na sepse e os estados pró-inflamatórios e anti-inflamatórios.
4. Conhecer os métodos potenciais para monitoramento do estado imune em pacientes gravemente enfermos.

Considerações

Este caso se refere a um paciente imunocomprometido com 45 anos e fatores de risco para infecções por bactérias e fungos resistentes a antibióticos: transplante renal prévio e sua terapia imunossupressora, neutropenia, terapia antimicrobiana (alteração na flora e seleção de organismos potencialmente resistentes), cateteres intravenosos (paciente renal transplantado com cateter de hemodiálise), hospitalização, exposição ocupacional anterior a *S. aureus* resistente à meticilina (MRSA, do inglês *methicilin-resistant* S. aureus), enterococos resistentes à vancomicina (VRE, do inglês *vancomycin-resistant* enterococci), *Staphylococcus aureus* com resistência intermediária à vancomicina (VISA, do inglês *vancomycin-intermediate* Staphylococcus aureus) e organismos multirresistentes (MR), além de trabalhar ativamente como enfermeiro. Além disso, o paciente apresentou Teste de Mantoux positivo. O estado de imunossupressão desse paciente exige a adição de um agente antifúngico ao regime antimicrobiano. A espécie *Candida* é a maior ameaça, sendo que, atualmente, é a quarta causa de infecção em corrente sanguínea (ICS) nas unidades de terapia intensiva (UTIs). Os antimicrobianos atuais possivelmente sejam adequados para controlar a maior parte das infecções bacterianas neste contexto. No entanto, o paciente corre o risco de ser infectado por organismos resistentes, incluindo: MRSA, VISA, VRE e gram-negativos MR. A imunossupressão visa o aumento da sobrevida do enxerto renal, mas a neutropenia persistente é decorrência da própria terapia (ciclosporina). Levando-se em consideração que o paciente não respondeu à terapia antimicrobiana inicial, é necessário adicionar um agente antifúngico (um triazole, como o fluconazol, ou uma equinocandina) enquanto se aguardam os resultados das culturas. O regime antibiótico deve ser reavaliado e possivelmente alterado para dar cobertura às bactérias identificadas, levando-se em conta a possibilidade de falha no tratamento com vancomicina, ceftazidima e levoflaxina. O histórico de Teste de Mantoux positivo e a provável exposição ocupacional à tuberculose colocam o paciente sob o risco de reativação ou, possivelmente, de tuberculose primária.

ABORDAGEM À
Pneumonia e sepse em paciente crítico imunocomprometido

DEFINIÇÕES

CAN: o número absoluto de neutrófilos por microlitro (mm^3) corresponde ao percentual de neutrófilos nos leucócitos. CANs inferiores a $100/mm^3$ definem neutropenia e criam um alto risco para infecção por determinados organismos oportunistas, como o *Aspergillus* sp., principalmente se a neutropenia durar mais de sete dias.
Por exemplo, leucócitos = 1.000/mm3 com 10% de neutrófilos = 10% = 1.000 × 0,1 = CAN de 100/mm3.

IMUNOSSUPRESSÃO: redução ou ausência de resposta imune do hospedeiro que reduz a capacidade de combater os quadros infecciosos.

PATÓGENOS OPORTUNISTAS (POs): organismos (bacterianos, virais, fúngicos, parasíticos) que, em geral, não são patógenos em hospedeiros imunocompetentes.

MRSA: *Staphylococcus aureus* resistente à meticilina devido à presença de β-lactamases.

VISA: *Staphylococcus aureus* parcialmente resistente à vancomicina com base na penetração reduzida da vancomicina na parede celular.

Gram-negativos MR: bactérias gram-negativas resistentes a múltiplos antimicrobianos. Geralmente, essa resistência é mediada por plasmídeos (p. ex., *Klebsiella pneumoniae, Pseudomonas aeruginosa, Escherichia coli, Enterobacter* sp., *Acinetobacter* sp.)

SIRS: a síndrome da resposta inflamatória sistêmica (SIRS, do inglês *systemic inflammatory response syndrome*) é inespecífica e pode ser causada por isquemia, inflamação, trauma, infecção ou uma combinação de várias agressões. Nem sempre a SIRS está relacionada a infecções, e é definida pela presença de duas ou mais entre as seguintes variáveis: febre de mais de 38 °C ou inferior a 36 °C, frequência cardíaca (FC) acima de 90 batimentos por minuto (bpm), frequência respiratória (FR) acima de 20 inspirações por minuto (ipm) ou níveis de $PaCO_2$ inferiores a 32 mmHg e contagem anormal de leucócitos (> 12.000/μL ou < 4.000/ μL ou > 10% de formas jovens).

SEPSE: sepse é um termo clínico usado para descrever casos de SIRS por infecção definida ou suspeita, com ou sem disfunção de órgãos. Sepse é uma síndrome complexa com definição, diagnóstico e tratamento difíceis. Trata-se de uma ampla variedade de condições causadas pela resposta sistêmica (SIRS) a uma infecção. Quando ocorre sepse grave, acompanhada por uma ou por múltiplas disfunções ou falências de órgãos, o risco de morte é bastante elevado. A sepse é a principal causa de morte e é responsável por aproximadamente 1,4 mil óbitos por dia em todo o mundo.

ABORDAGEM CLÍNICA

A imunossupressão se subdivide em congênita, adquirida e iatrogênica, sendo a última causada por tratamentos e medicamentos (Quadro 20.1). **A causa hereditária mais comum em adultos é a imunodeficiência comum variável (ICV),** que é a produção insuficiente de anticorpos para combater agentes infecciosos. A ICV pode ser tratada com suplemento de imunoglobulina humana. A imunossupressão pode ser causada por infecções como a Aids (síndrome da imunodeficiência adquirida) pelo vírus da imunodeficiência humana (HIV, do inglês *human immunodeficiency virus*) e o sarampo por neoplasias. O HIV/Aids e linfomas podem provocar reduções sig-

---

Quadro 20.1 • PRINCIPAIS DEFEITOS IMUNES: DEFEITOS ESPECÍFICOS, CONDIÇÕES E DOENÇAS

- Perda da integridade ou inflamação de mucosas e/ou na pele (incluindo acessos venosos permanentes)
- Defeitos fagocíticos: neutropenia, quimiotaxia e defeitos no processo de eliminação bacteriana
- Defeitos humorais ou defeitos de anticorpos (célula-B): hipogamaglobulinemia, deficiência de IgA
- Defeitos do sistema complemento: deficiências por níveis baixos de complemento, C3 e C5 (infecção por *S. pneumoniae* e *Haemophilus influenza*); deficiências por níveis elevados de complemento, C5b, C6, C7, C8, C9 (infecção por *Neisseria meningitis*, *Neisseria gonorrhoeae*)
- Defeitos mediados por células (célula-T): p. ex., HIV/Aids e linfoma
- Defeitos causados por esplenectomia ou hipoesplenismo: organismo encapsulado, defeitos de opsonização

Os avanços nos transplantes, na terapia do HIV, na terapia do câncer e na prevenção de imunossupressão melhoraram o diagnóstico, a prevenção e a terapia de indivíduos nessas condições. As viagens e as imigrações complicaram ainda mais essa situação com a "globalização das infecções".

nificativas na imunidade mediada por células-T. **A Aids se tornou a causa mais comum de supressão da imunidade mediada por células.** Felizmente, a HAART (*highly active anti-retroviral therapy*) e a aplicação de profilaxia antimicrobiana causaram uma melhora significativa na sobrevida de pacientes portadores de Aids. A imunossupressão induzida por terapia pode ser causada por uma grande variedade de medicamentos e de tratamentos, incluindo corticosteroides, azatioprina, metotrexato, micofenolato, ciclofosfamida, infliximab, rituximab, por um número crescente de agentes quimioterápicos e por radioterapia, para citar apenas algumas alternativas.

Prevenção de infecções

A função principal do sistema imune é prevenir a ocorrência de infecções. Nas situações em que houver supressão, disfunção ou ausência do sistema imune, os pacientes apresentam uma redução significativa na capacidade de combater infecções, com consequente aumento nas suas incidências. Essas infecções são conhecidas como **oportunistas,** pois são causadas por germes que normalmente não provocam doenças infecciosas. Em geral, as infecções são mais graves em pacientes imunocomprometidos e apresentam risco elevado de óbito. Os melhores métodos para proteger esses pacientes são: evitar, o máximo possível, terapia imunossupressora agressiva ou desnecessária; evitar exposição a agentes infecciosos; e reconstituir o sistema imune sempre que for possível. Outras estratégias preventivas incluem imunizações adequadas, profilaxia antimicrobiana e políticas de isolamento e de higiene das mãos.

O isolamento reverso é muito importante para os pacientes neutropênicos. Deve-se também evitar a ingestão de vegetais crus, a não ser que sejam irradiados, para impedir a transferência de bactérias para o trato gastrintestinal dos pacientes pelos alimentos. Recomenda-se também evitar o uso de cateteres permanentes, mas caso isso não seja possível, o monitoramento deve ser rigoroso. Atenção com a higiene das mãos e o uso adequado de luvas, máscaras e aventais são essenciais. Embora a higiene adequada das mãos seja extremamente importante na prevenção dessas infecções, o cumprimento dessa norma entre os profissionais da saúde é inferior a 40%. Em alguns casos, é necessário administrar o **fator estimulador de colônias de granulócitos (G-CSF,** do inglês *granulocyte colony-stimulating fator*). As infecções relacionadas à assistência à saúde são os efeitos adversos mais comuns das hospitalizações. No mundo desenvolvido, aproximadamente, entre 5 e 10% dos pacientes hospitalizados adquirem esse tipo de infecção.

Tratamento em unidade de terapia intensiva

A melhora na sobrevida de pacientes com comorbidades e os avanços na medicina intensiva aumentaram o número de pacientes imunocomprometidos nas UTIs. Um hospedeiro imunocomprometido pode ter alterações na fagocitose e nas imunidades celular e humoral, que aumentam o risco de infecções ou criam um processo oportunista resultante da terapia para câncer ou doença linfoproliferativa.

Além disso, os pacientes também poderão tornar-se imunocomprometidos se tiverem alguma quebra da barreira protetora cutânea ou da barreira protetora das mucosas, permitindo que os micro-organismos iniciem uma infecção local ou sistêmica (p. ex., cateteres vasculares permanentes, sondas de Foley, tubos endotraqueais e erosões na pele ou nas mucosas). Organismos específicos devem ser levados em consideração no contexto de imunossupressão com base no(s) tipo(s) de defeito(s).

Organismos específicos

Embora existam inúmeras causas de febre em hospedeiros imunocomprometidos que, com frequência, não são elucidadas, o conhecimento da presença de defeito ou defeitos imunes específicos no paciente (Quadro 20.2) serve de orientação terapêutica. A **duração da alteração na defesa imune tem um efeito extremamente importante sobre os tipos de complicações infecciosas** mais prováveis. Isso inclui pacientes críticos cujo imunocomprometimento tenha sido causado por câncer ou pelo seu tratamento; pacientes submetidos a transplante de medula óssea ou de órgãos sólidos; pacientes esplenectomizados e pacientes com infecção causada pelo HIV ou Aids.

A identificação de problemas e desafios específicos no manejo de pacientes imunocomprometidos e o foco nas complicações infecciosas são medidas vitais para a sobrevida dos pacientes e para o bem-estar na UTI (Quadro 20.3).

Quadro 20.2 • DEFEITOS IMUNES E PATÓGENOS GERALMENTE ASSOCIADOS

Defeito imune	Patógenos geralmente associados
Perda da integridade da pele ou das mucosas	Queimaduras: *Pseudomonas aeruginosa*, MRSA, VRE, VISA Trauma: *S. pyogenes, S. epidermidis*.
Defeitos fagocíticos: Neutropenia Quimiotaxia Defeitos no processo de eliminação bacteriana	Cocos gram-positivos > BGN (bacilos gram-negativos "entéricos"), *P. aeruginosa, Aspergillus* e *Candida* sp., *S. aureus*, BGN ("entéricos"), *S. aureus, Burkholderia cepacea*, BGN, *Aspergillus*
Imunidade humoral, hipogamaglobulinemia, asplenia, hipoesplenismo	*S. pneumoniae, H. influenzae* Bactérias piogênicas, *Giardia lamblia* *S. pneumoniae, H. influenzae*
Imunidade mediada por células	Bactérias intracelulares (*Listeria monocytogenes*), vírus (HSV, VVZ, CMV), fungos (*Candida* sp., *Cryptococcus neoformans* sp.), Parasitas (*Toxoplasma gondii*)
Defeitos de complemento: C3 ou C5, C5b, C6, C7, C8, C9	*S. pneumoniae, H. influenzae* *N. meningitidis, N. gonorrhoeae*

MRSA, *S. aureus* resistente à meticilina; VRE, enterococos resistentes à vancomicina; VISA, *S. aureus* com resistência intermediária à vancomicina; BGN, bacilos Gram-negativos; HSV, vírus da herpes simples; VVZ, vírus da varicela-zóster; CMV, citomegalovírus.

Quadro 20.3 • CAUSAS DE FEBRE POR IMUNOSSUPRESSÃO E SÍTIO

Sítio	Transplante de medula óssea	Transplante de rim	Transplante de fígado	Transplante de pulmão	Transplante de coração	Infecção por HIV/Aids em adultos
Sangue	Bacteriemia, fungemia	Bacteriemia	Incomum	Incomum	Incomum	S. pneumoniae
Pulmão	Sinusite fúngica Pneumonia bacteriana/fúngica com neutropenia CMV 30-60 dias depois de transplante alogênico	Incomum	Incomum	Pneumonia comum, local ou difusa, muitas são fúngicas	Comum, local ou difusa	Sinusite bacteriana, otite Pneumonia: P. jirovecii, S. pneumoniae, Cryptococcus-Pseudomonas.
Fígado	Candidíase hepatoesplênica durante a recuperação de neutropenia.	Incomum	Hepatite, colangite, abscesso	Incomum	Incomum	Hepatite A, B e C, herpes simples perianal
SNC	Toxoplasma, Nocardia, Cryptococcus incomum, Aspergillosis sp...	Listeria, incomum	Listeria, incomum	Listeria, incomum	Listeria, incomum	Toxoplasma, meningite criptocócica, neurossífilis, CMV
Pele	Medula óssea, mesmo que de alto risco	CMV	Incomum	Incomium	Incomum	Herpes simples, CMV, VVZ

SNC, sistema nervoso central; CMV, citomegalovírus; VVZ, vírus da varicela-zóster.

Sepse

Sepse é a principal causa de morbidade e de mortalidade nas UTIs, sendo responsável por mais de 210 mil mortes por ano nos Estados Unidos. O número de pacientes sépticos aumenta a cada ano, e a letalidade permanece elevada. Clinicamente, **a sepse inicia como uma resposta inflamatória exagerada** do sistema imune para atenuar um processo inflamatório localizado de etiologia infecciosa e, em seguida, evolui para uma infrarregulação do sistema imune, que pode causar disfunção imune prolongada.

Este período de hiporresponsividade imune, ou imunoparalisia, limita a defesa do hospedeiro contra infecções primárias, predispondo o paciente a infecções nosocomiais secundárias, disfunção de múltiplos órgãos e sistemas (DMOS) e morte. A fisiopatologia desses eventos ainda não é totalmente conhecida.

Resposta do hospedeiro

A resposta do hospedeiro às infecções é complexa e varia de acordo com o tipo de infecção, com a dose infectiva (carga bacteriana) e com os fatores genéticos. A invasão microbiana em um paciente saudável ativa o sistema imune inato e adquirido. Durante o processo infeccioso, os leucócitos do hospedeiro (p. ex., macrófagos) respondem aos sinais de perigo exógeno, que são os chamados padrões moleculares associados a patógenos (PAMPs, do inglês *pathogens-associated molecular patterns*). Os mediadores endógenos liberados durante a resposta antimicrobiana ampliam essa resposta. Esse estado pró-inflamatório facilita a localização de infecções por meio do recrutamento de fagócitos e de células imunes para a(s) área(s) de infecção, embora o recrutamento exagerado possa resultar em choque séptico e na DMOS. O antígeno se apresenta às células-T virgens nos órgãos linfoides. Em seguida, essas células são ativadas e se diferenciam em células-T auxiliares tipo 1 ou tipo 2. As células auxiliares tipo 1 estão envolvidas na imunidade mediada por células e produzem interferon-γ (IFN-γ) e IL-2, ao passo que as células auxiliares tipo 2 participam na imunidade humoral mediada por anticorpos e produzem IL-10, IL-4, IL-5 e o fator transformador de crescimento β (TGF-β, do inglês *transforming growth fator-β*). Essa mudança para as células auxiliares tipo 2 é a melhor indicação de como a resposta inflamatória é infrarregulada. Esse fato passou a ser conhecido como **síndrome da resposta anti-inflamatória compensatória** (CARS, do inglês *compensatory anti-inflamatory response syndrome*). A CARS pode ocorrer em pacientes que sobrevivem à resposta inicial da SIRS/sepse, depois de alguma melhora no estado pró-inflamatório e que, a seguir, entram em um estado de supressão e disfunção imune. A maior parte das mortes causadas por sepse ocorre no período final da síndrome e durante a fase tardia da supressão imune ou estado anti-inflamatório (Quadro 20.4).

Imunossupressão pós-transplante

Com os novos imunossupressores, tem se conseguido uma redução significativa na incidência de rejeição aguda, e esse sucesso não tem sido acompanhado do aumento na ocorrência de infecções ou malignidades. Pensava-se que o preço para se reduzir

Quadro 20.4 • OS ESTADOS PRÓ-INFLAMATÓRIO E ANTI-INFLAMATÓRIO	
Citocinas Pró-inflamatórias "Sepse/Sepse grave"	CARS
TNF-α	Células-T auxiliares tipo 2, células-T auxiliares tipo 1, INF-γ
IL-6	IL-10
IL-1	IL-4
As proteínas da fase aguda são liberadas	IL-5

CARS, síndrome da resposta anti-inflamatória sistêmica; INF-γ, interferon-γ; TNF-α, fator-α de necrose tumoral.

a incidência de rejeição dos aloenxertos com estes novos imunossupressores seria o aumento proporcional na incidência de infecções e de malignidades. Entretanto, os novos imunossupressores, como o tacrolimus, o micofenolato mofetil (MMF), a leflunomida e o sirolimus apresentaram uma redução significativa na incidência de rejeição aguda sem aumento nas taxas de infecções e malignidades (Quadro 20.5).

Identificando a disfunção imune em pacientes sépticos

A resposta imune do hospedeiro à sepse é complexa e envolve muitos mediadores e células circulantes. Várias citocinas foram estudadas para verificar sua correlação com a taxa de mortalidade. **Níveis acentuadamente elevados de IL-6 e de receptores solúveis de TNF na circulação estão correlacionados com a gravidade da doença e a mortalidade em 28 dias** com origem em qualquer causa. Consequentemente, essas informações poderiam ajudar na identificação de situações em que a terapia anti-inflamatória seria potencialmente benéfica. Os níveis sanguíneos de citocinas anti-inflamatórias podem ajudar a determinar se o paciente está imunocomprometido. **Níveis elevados e sustentados de IL-10 e uma relação IL-10/TNF-α elevada também são preditores de piores desfechos.** A IL-10 e o TGF-β são citocinas imunossupressivas e níveis constantemente elevados em pacientes sépticos podem contribuir para a disfunção imune. A IL-10 pode vir a ser um marcador útil de disfunção imune, embora esta pressuposição deva ter o suporte de maiores estudos clínicos antes da sua aplicação na prática clínica ser possível (Quadro 20.6).

Terapias potenciais focadas na disfunção imune na sepse

As terapias anti-inflamatórias, incluindo antagonistas do TNF-α, antagonistas de receptores da IL-1, anticorpos antiendotoxinas, corticosteroides e G-CSF não diminuíram a mortalidade total em pacientes sépticos. A imunoglobulina intravenosa (IGIV) fornece anticorpos específicos para determinados fatores microbianos patológicos, como as endotoxinas, e permite manter um nível elevado de imunoglobulinas, normalmente reduzidas nos casos de sepse. A IGIV pode ser usada como terapia adjuvante em casos de sepse grave ou choque séptico. A proteína C ativada deixou de ser utilizada porque aumenta a mortalidade.

Quadro 20.5 • TRATAMENTO DE PACIENTES IMUNOCOMPROMETIDOS COM FEBRE DE INÍCIO RECENTE

Condição	Plano de tratamento
Pacientes cancerosos de baixo risco	Antibióticos de amplo espectro com um único agente parenteral (levofloxacina ou amoxicilina + clavulanato de potássio)
Pacientes cancerosos de alto risco	O mesmo que pacientes de baixo risco ou um regime combinado Considerar a hipótese de um tratamento adicional ou de uma modificação no tratamento atual se o paciente apresentar febre persistente ou neutropenia
Transplantados de medula óssea	**Pós-operatório precoce:** o mesmo que em pacientes cancerosos de alto risco; os pacientes não correm risco de CMV, VVZ, e outras síndromes virais, assim como de infecções parasitárias e fúngicas **Mais de 100 dias após o transplante (infecções tardias):** provavelmente causadas por bactérias encapsuladas; essas infecções são tratadas com terapia antibiótica
Transplante de rim	Na fase pós-operatória, deve-se administrar antibióticos de amplo espectro para sepse, pielonefrite ou pneumonia (considerar a hipótese de CMV, infecções virais ou parasitárias)
Transplante de fígado	No pós-operatório precoce, o tratamento deve ser direcionado empiricamente para bacteriemia, organismos entéricos e colangite ascendente.
Transplante de pulmão	**Pós-operatório precoce:** cobrir bactérias gram-negativas provenientes de pneumonite Pacientes com fibrose cística e colonizados por pseudomonas têm um risco muito alto de contrair infecção por esse germe **Infecção tardia:** considerar a hipótese de *Aspergillus*
Transplante de coração	**Pós-operatório precoce:** cobrir bactérias gram-positivas ou gram-negativas, levando-se em conta a hipótese de pneumonia ou mediastinite As infecções virais comuns no pós-operatório são por CMV, EBV As infecções fúngicas pós-operatórias mais comuns são por *Pneumocystis jiroveci* e *Toxoplasma*
Esplenectomia	Administrar regime antibiótico para organismos encapsulados
HIV/Aids em crianças	Terapia com foco em sítios específicos de infecção (i.e., infecções respiratórias, infecções urinárias, etc). O tratamento se baseia na contagem dos linfócitos CD4 corrigidos pela idade no caso de contagens muito baixas **Infecções oportunistas:** *Pneumocystis carinii*, *Mycobacterium avium* e *Cytomegalovirus* devem ser levados em conta e o tratamento deve ser direcionado empiricamente
HIV/Aids em adultos	Tratamento semelhante ao de crianças; com exceção do *Streptococcus pneumoniae*, as infecções bacterianas são menos comuns. Nos casos em que a contagem de CD4 for superior a 200 mm3, o tratamento deve ser direcionado para PCP ou toxoplasmose Nos casos de contagens inferiores a 50 mm3, o tratamento deve ser direcionado para *M. tuberculosis*, *M. avium* e *Cryptococcus*

CMV, citomegalovírus; ebv, VÍRUS Epstein-Barr VVZ, vírus da varicela-zóster; PCP, Pneumonia por *Pneumocystis carinii*.

Quadro 20.6 • POSSÍVEIS MARCADORES DIAGNÓSTICOS DE DISFUNÇÃO IMUNE
Níveis iniciais elevados e sustentados de IL-10
Relação IL-10/TNF-α elevada
Expressão diminuída de mHLA-DR
IL-10, mHLA-DR, TNF-α

IL-10, interleucina 10; TNF, fator-α de necrose tumoral; mHLA-DR, antígeno leucocitário humano de monócitos.

CORRELAÇÃO COM O CASO CLÍNICO

- Ver também Caso 17 (Meningite/Encefalite), Caso 19 (Sepse) e Caso 33 (Disfunção de múltiplos órgãos).

QUESTÕES DE COMPREENSÃO

20.1 Um homem com 27 anos de idade, previamente hígido, foi internado na UTI depois de um acidente automobilístico. O paciente foi intubado, ressuscitado e fez transfusões de sangue antes da transferência para a sala cirúrgica, onde foi realizada uma laparotomia por ruptura de víscera oca (estômago). Após a cirurgia, o paciente foi tratado na UTI com nutrição parenteral total (NPT), sonda vesical de demora (Foley) e completou quatro dias de antibioticoterapia preemptiva pela ruptura gástrica. O paciente foi extubado no terceiro dia de UTI, mas foi mantido com NPT. Após seis dias na UTI, a temperatura saltou para mais de 38,9 °C. No exame clínico, o paciente estava toxêmico, mas não tinha nenhum foco identificável de infecção. A radiografia torácica não mostrou infiltrados pulmonares. Qual terapia empírica você iniciaria enquanto estivesse aguardando o resultado das culturas?

A. Sepse por bactérias gram-negativas após ruptura de víscera oca. Antibióticos de largo espectro
B. Candidemia. Iniciar fluconazol ou uma equinocandina (p. ex., caspofungina)
C. *Influenza*, rimantadina
D. Aspergilose invasiva; voriconazol
E. Pneumonia nosocomial; vancomicina e ceftazidima

20.2 Um homem com 55 anos de idade foi transferido para a UTI com febre de 39,5 °C, dor torácica pleurítica, falta de ar e hemoptise. O paciente está no 21° dia após um transplante alogênico de medula óssea para tratamento de leucemia mielógena aguda (LMA). A radiografia torácica revelou um infiltrado pulmonar, e a tomografia computadorizada (TC) de tórax mostrou uma lesão cavitada com sinal do "halo". O paciente permanece profundamente neutropênico

(< 100 neutrófilos/mm³) e trombocitopênico (10.000 mm³). No exame físico, o paciente está taquipneico e taquicárdico. A broncoscopia mostra hifas em brotamento a 45 graus. Que terapia empírica deverá ser aplicada?

A. Anfotericina intravenosa. Biópsia pulmonar aberta ou biópsia transtorácica
B. Voriconazol. Coloração de Gram do escarro; determinar o nível de galactomanana
C. Fluconazol intravenoso. Broncoscopia com biópsia transbrônquica
D. Equinocandina intravenosa. Toracoscopia vídeo-assistida, com biópsia direcionada para C e S e coloração pela prata
E. Tratamento empírico para tuberculose

RESPOSTAS

20.1 **E.** O paciente corre risco elevado de candidemia em decorrência da ruptura visceral e da cirurgia no trato gastrintestinal (TGI) superior, dos acessos venosos para NPT, do uso prévio de antibioticoterapia preemptiva de amplo espectro e da transfusão de sangue. Outros fatores de risco para candidemia em UTI incluem neutropenia, malignidades hematológicas, hemodiálise, queimaduras, bacteriemia entérica prévia e uso recente de fluconazol (< 30 dias). Em pacientes instáveis, deve-se iniciar tratamento preventivo ou empírico com uma equinocandina (p. ex., caspfungina): o prognóstico está relacionado à identificação imediata do quadro pelo médico e à escolha de uma terapia eficaz. Pacientes estáveis podem iniciar com fluconazol, dependendo do resultado das culturas fúngicas. Aproximadamente 50% dos pacientes críticos que desenvolvem candidemia são colonizados com espécies de *Candida nonalbicans* (p. ex., *Candida glabrata, C. parapsilosis, C. tropicalis* e *C. lusitaniae*). Em pacientes críticos com candidíase/candidemia invasiva, a remoção ou substituição dos cateteres venosos e de qualquer outro tipo de cateter, assim como a avaliação da necessidade da manutenção da NPT devem ser feitas rotineiramente, mas também é uma hipótese a ser considerada em todos os pacientes, a não ser que seja absolutamente inviável.

20.2 **B.** O paciente foi submetido a um transplante alogênico de medula óssea (TMO) evoluindo com neutropenia grave e prolongada. A descoberta de um sinal do "halo" e de hifas em brotamento a 45 graus é altamente consistente com infecção pulmonar por *Aspergillus* observada em 10 a 20% dos pacientes com TMO; o *Aspergillus* é mais proeminente devido à eficácia da profilaxia de *Candida* com os protocolos atuais. A terapia com base na suspeita de infecções pulmonares por *Aspergillus* deve ser iniciada o mais rapidamente possível para melhorar o prognóstico. Nos dias atuais, o voriconazol é o medicamento de escolha para esse tipo de infecção. Confirma-se o diagnóstico de infecção pulmonar por *Aspergillus* demonstrando-se a ramificação das hifas em um ângulo agudo em colorações de prata de biópsias teciduais, levando-se em conta que são hifas vasoinvasivas e apresentam culturas subsequentes positivas. A presença de *Aspergillus* no escarro e a elevação no nível de galactomanana em relação ao valor basal (medida semanalmente depois do transplante) são consistentes com o diagnóstico de aspergilose invasiva.

> **DICAS CLÍNICAS**
>
> ▶ Imunodeficiência comum variável é a imunodeficiência hereditária mais frequente em adultos.
> ▶ Em casos de sepse, as células auxiliares tipo 2 podem ser importantes na transição do estado hiperinflamatório para disfunção imune.
> ▶ A maior parte das mortes em casos de sepse ocorre na fase final da síndrome, e os sobreviventes apresentam evidências de recuperação imune.
> ▶ Neutropenia "profunda e prolongada" é um risco elevado de aspergilose invasiva.
> ▶ Lavar as mãos é a estratégia preventiva mais importante para diminuir a incidência de infecções adquiridas em hospitais.

REFERÊNCIAS

Clifford S, Deutschman MS. *Evidence Based Practice of Critical Care*. Philadelphia: Saunders; 2010.

Loscalzo J. *Harrison's Pulmonary and Critical Care Medicine*. New York, NY: McGraw-Hill; 2010.

Pizzo PA. Fever in immunocompromised patients. *N Engl J Med*. Sep 16 1999;341:893-900.

Toy EC, Simon B, Takenaka K, Liu T, Rosh A. *Case Files Emergency Medicine*. 2nd ed, New York: McGraw-Hill, Lange, 2009.

CASO 21

Um homem com 63 anos de idade foi hospitalizado há seis dias com infarto agudo do miocárdio (IAM). Hoje, ele se queixou de uma vaga dor epigástrica, mas o eletrocardiograma (ECG) e o teste de enzimas cardíacas excluíram a possibilidade de IAM. Algumas horas mais tarde, o paciente começou a sentir tonturas e eliminou uma grande quantidade de fezes com sangue escuro. Alguns minutos depois, vomitou aproximadamente 100 mL de sangue. Nesse momento, a pressão arterial (PA) estava 90/60 mmHg e a frequência cardíaca estava 85 batimentos por minuto (bpm). O paciente foi transferido para a UTI.

- Quais são as prioridades no manejo deste paciente?
- Quais são os fatores de risco desse quadro?
- Quais são os fatores que afetam negativamente o prognóstico?

RESPOSTAS PARA O CASO 21
Hemorragia digestiva

Resumo: um homem com 63 anos de idade, hospitalizado devido a um IAM recente, desenvolveu sinais e sintomas de hemorragia digestiva alta aguda. Seus sinais vitais indicam a presença de choque hemorrágico.

- **Prioridades no manejo:** estabelecer uma via aérea segura, manter uma volemia adequada e controlar definitivamente a hemorragia. O paciente deve ser ressuscitado com cristaloides e hemoderivados, para otimizar a função cardíaca e manter a coagulação dentro da normalidade. Essa combinação pode incluir transfusões de concentrados de hemácias (CHAD), de plaquetas e de plasma fresco congelado (PFC), a fim de corrigir eventuais defeitos de coagulação. Após a estabilização fisiológica, o paciente deve ser preparado para a endoscopia digestiva alta com a finalidade de diagnosticar e controlar a hemorragia digestiva.
- **Fatores de risco para o quadro:** o paciente está se recuperando de um IAM recente. O estresse relacionado a essa enfermidade é um fator de risco. Além disso, com frequência, pacientes com condições cardíacas instáveis recebem terapia antiplaquetária, o que pode aumentar o risco de complicações hemorrágicas.
- **Fatores que afetam negativamente o prognóstico:** existem muitos fatores clínicos e endoscópicos que comprovadamente influenciam o prognóstico, sendo que alguns deles se aplicam ao caso desse paciente.

Os fatores clínicos que contribuem para um prognóstico negativo em pacientes com hemorragia digestiva incluem choque no momento da internação, comorbidades, história de hemorragia com necessidade de transfusão no passado, Hgb < 8 g/dL à internação, necessidade de transfusão de > 5 U de CHAD, presença de sangue no aspirado nasogástrico que não desaparece com a lavagem e idade acima de 65 anos.

Fatores endoscópicos que contribuem para um prognóstico negativo nos casos de hemorragia digestiva alta aguda: vaso visível na base da úlcera (> 50% de risco de ressangramento), hemorragia ativa na base da úlcera, aderência de coágulo na base da úlcera, localização da úlcera (o prognóstico é pior nos casos em que a úlcera se localizar na parede posterior da pequena curvatura do estômago ou na parede posterior do bulbo duodenal) e úlceras com diâmetro acima de 2 cm.

ANÁLISE

Objetivos

1. Aprender o manejo inicial e a estratégia diagnóstica em pacientes com hemorragia digestiva alta.
2. Aprender a manejar pacientes com hemorragia digestiva alta não varicosa e varicosa.

3. Conhecer as diferenças no manejo de pacientes com hemorragia digestiva alta e baixa.

Considerações

O paciente apresentou hemorragia digestiva alta aguda. Ele é idoso e corre risco elevado de baixo débito cardíaco (DC) em função do IAM recente. Além disso, o paciente permaneceu hospitalizado por seis dias e, portanto, tem risco de formação de úlceras e de hemorragias decorrentes do estresse. Ele provavelmente está recebendo terapia antiplaquetária, o que aumenta o risco de complicações hemorrágicas. Nesse momento, o objetivo principal é estabilizá-lo hemodinamicamente sem criar estresse fisiológico adicional. Além disso, deve ser iniciada terapia farmacológica de acordo com a origem mais provável da hemorragia, varicosa ou não varicosa. É extremamente importante ressuscitá-lo adequadamente, efetuando o diagnóstico e a endoscopia em tempo hábil.

ABORDAGEM À
Hemorragia digestiva

DEFINIÇÕES

HEMORRAGIA DIGESTIVA ALTA (HDA): a fonte de hemorragia se localiza em uma posição proximal ao ligamento de Treitz (esôfago, estômago e duodeno).
HEMORRAGIA DIGESTIVA BAIXA (HDB): a fonte de hemorragia se localiza em uma posição distal ao ligamento de Treitz (jejuno, íleo, colo e reto).
HEMORRAGIA DIGESTIVA OCULTA: hemorragia lenta com origem em qualquer ponto localizado ao longo do TGI. Os pacientes não se queixam de sintomas de hemorragia e, em geral, apresentam-se com anemia, fadiga e teste positivo para a presença de sangue oculto nas fezes.
ULCERAÇÃO GASTRODUODENAL: engloba a maioria dos episódios de hemorragia digestiva alta (50%), em geral causada pela bactéria *Helicobacter pylori* (80-90%).
HEMORRAGIA ASSOCIADA À HIPERTENSÃO PORTAL: varizes esofagogástricas ocorrem em 30 a 60% dos pacientes com cirrose. Há uma mortalidade significativa no primeiro episódio hemorrágico (30-50%).
GASTRITE POR ESTRESSE: o estresse fisiológico causado por traumas, queimaduras, grandes cirurgias ou enfermidades graves está associado ao desenvolvimento de gastrite hemorrágica ou a erosões no fundo ou no corpo gástrico.
ESOFAGITE: a doença do refluxo gastresofágico (DRGE) pode predispor pacientes à ulceração nas mucosas e à hemorragia digestiva alta. A hemorragia também pode ocorrer por uma erosão causada pela sonda nasogástrica (SNG), geralmente em pacientes com hospitalização prolongada.
GASTROPATIA EROSIVA POR ANTI-INFLAMATÓRIOS NÃO ESTEROIDES (AINEs): refere-se às úlceras relacionadas ao uso de AINEs dentro de um período

de 1 a 2 dias de tratamento que, em geral, surgem no antro gástrico. Geralmente essas úlceras são assintomáticas e desaparecem com a interrupção do tratamento.

ECTASIA VASCULAR DO ANTRO GÁSTRICO: a ectasia vascular do antro gástrico é uma causa rara de hemorragia digestiva alta. Em geral, é conhecida por "estômago em forma de melancia" devido à aparência semelhante às listas da fruta formadas pelo eritema mucoso que se origina no piloro (geralmente limitando-se ao antro). Está associada aos transplantes de medula óssea, à esclerodermia e à cirrose. Uma causa específica não é conhecida.

LESÃO DE DIEULAFOY: Dieulafoy é uma arteríola grande e ectásica da submucosa que erode através da mucosa gástrica. A maioria das vezes surge no estômago proximal (até 95%), predominantemente na pequena curvatura e a 6 cm da junção gastroesofágica.

EMBOLIZAÇÃO TRANSARTERIAL PERCUTÂNEA: este procedimento de radiologia intervencionista é uma alternativa à cirurgia nos pacientes nos quais a endoscopia foi inefetiva. A taxa de sucesso varia de 52% a 98% com recidiva de sangramento em 10% a 20% dos casos.

ABORDAGEM CLÍNICA

A Figura 21.1 apresenta um exemplo de manejo inicial e de abordagem diagnóstica para pacientes com hemorragia digestiva alta. O ABC da ressuscitação deve ser aplicado em todos os pacientes com hemorragia digestiva alta. Pacientes hemodinamicamente instáveis (pressão arterial sistólica ≤ 90 ou hipotensão ortostástica), pacientes com evidência de sangramento grave (queda > 6% no hematócrito) ou pacientes que necessitam transfundir mais de 2 U de CHAD devem ser internados na UTI para ressuscitação e monitorização rigorosa. A monitorização da pressão venosa central (PVC) deve ser considerada, principalmente em pacientes com comorbidades cardiopulmonares e renais significativas. A decisão de transfundir deve ser individualizada e se baseia nas condições subjacentes, no estado hemodinâmico e na perfusão de cada paciente, em vez de usar como referência valores predeterminados de hemoglobina (Hb).

A correção da coagulopatia (INR > 1,5 ou contagem de plaquetas < 50000/mm^3) com transfusão de plasma fresco congelado (PFC) ou de plaquetas é importante em pacientes com hemorragia ativa. Os pacientes que estão recebendo terapia antiplaquetária devem receber transfusões de plaquetas para fornecimento de plaquetas funcionais, pois a contagem plaquetária não indica, necessariamente, a função plaquetária. A decisão de reiniciar ou interromper a terapia antiplaquetária deve basear-se na relação risco/benefício de comorbidades cardiovasculares *versus* riscos de hemorragia em nível individual.

Após a ressuscitação, é necessário fazer tentativas para verificar se a origem é alta ou baixa. Nos casos de pacientes com hemorragia digestiva alta maciça, agitação ou disfunção respiratória, a intubação endotraqueal deve ser considerada antes da endoscopia. Após a estabilização dos ABCs e com a ressuscitação em curso, é necessário colocar uma SNG. **O aspecto de borra de café ou a presença de sangue**

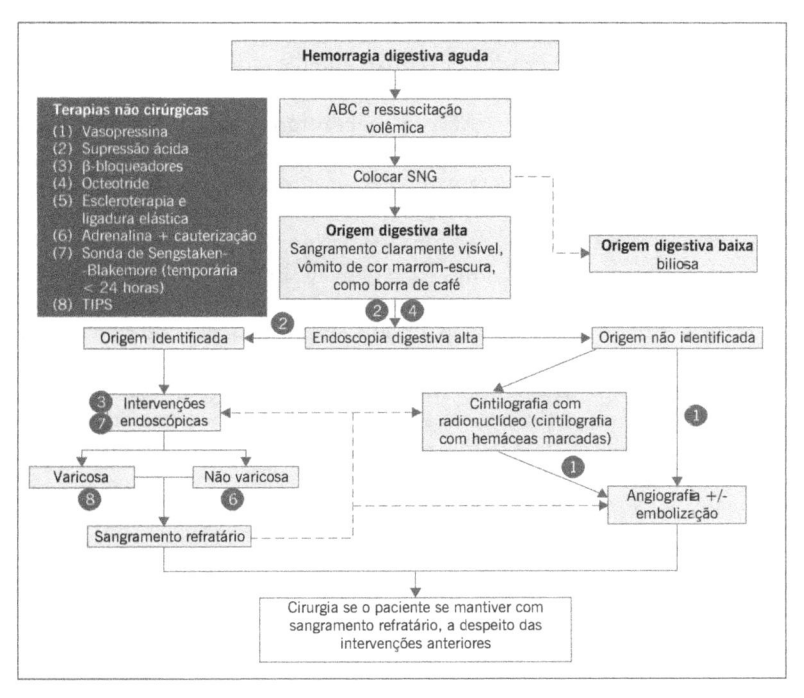

Figura 21.1 Manejo de hemorragia digestiva alta aguda.

vivo na aspiração confirma a origem digestiva alta. Mesmo que o aspirado seja claro, ainda existe uma pequena possibilidade de que a causa da hemorragia seja duodenal (piloro fechado). **A ausência de sangue no vômito, ou se o vômito não tiver o aspecto de borra de café, na presença de piloro aberto (presença de aspirado bilioso na SNG), indica que a hemorragia digestiva é baixa.** Nos casos de hemorragia digestiva alta, o paciente deverá fazer endoscopia alta para localizar e possivelmente tratar a lesão sangrante.

As endoscopias digestivas altas podem identificar a origem e se há sangramento ativo em 90% dos casos. Recomenda-se fazer a endoscopia imediata (dentro de 12 horas) na maior parte dos pacientes com hemorragia digestiva alta aguda, pois, aparentemente, melhora a sensibilidade diagnóstica do procedimento. Com frequência, os achados endoscópicos são bastante úteis para estratificar o risco em baixo ou alto de hemorragia recorrente ou fatal. Isso pode ajudar a selecionar os candidatos a alta hospitalar ou da UTI precoce ou ainda aqueles que necessitam monitorização na UTI.

Na maioria dos casos, a administração **intravenosa de eritromicina (3 mg/kg IV durante 20-30 minutos) entre 30 e 90 minutos antes da endoscopia melhora a visibilidade, diminui o tempo da endoscopia e reduz a necessidade de uma nova** endoscopia para uma segunda observação. A eritromicina é um agonista da motilina no TGI cuja função é promover o fluxo anterógrado dos conteúdos gástricos e duodenais.

Pacientes com ulcerações de mucosas encontradas na endoscopia devem ser biopsiados em nível gástrico e antral para avaliar a presença de *H. pylori*. Os pacientes com resultados positivos devem submeter-se a uma terapia tríplice (claritromicina 500 mg, duas vezes ao dia; e 1 g de amoxicilina, duas vezes ao dia ao menos por uma semana) e um inibidor da bomba de prótons (IBP). Deve-se interromper a terapia com IBP uma semana antes da repetição do teste de *H. pylori* (após pelo menos quatro semanas de uso) para evitar resultados falso-negativos.

Nas situações em que a endoscopia não identificar o sítio ou não controlar a hemorragia, uma das opções é aplicar técnicas angiográficas para diagnosticar e tratar hemorragias digestivas altas. Embora o papel da angiografia seja maior nos casos de hemorragia digestiva baixa, a angiografia seletiva é bastante útil para a localização e a embolização de hemorragia digestiva alta em até 75% de pacientes com hemorragia ativa.

Manejo da hemorragia digestiva alta

TRATAMENTO CLÍNICO DE HEMORRAGIAS DIGESTIVAS AGUDAS VARICOSAS E NÃO VARICOSAS

1. **Vasopressina:** a vasopressina pode diminuir substancialmente o fluxo sanguíneo esplâncnico e reduzir a hemorragia digestiva alta. Entretanto, hoje, a vasopressina e os análogos da vasopressina estão em posição desfavorável em decorrência da vasoconstrição sistêmica. Por essa razão, é preferível a terapia adjuvante com octreotide em combinação com a endoscopia para o tratamento da hemorragia digestiva alta.
2. **Supressão ácida:** a supressão ácida com doses elevadas de IBP (bólus de 80 mg de pantoprazol seguido de infusão de 8 mg/h), antes ou depois de uma endoscopia, diminui significativativamente a ocorrência de ressangramentos, reduz o tempo de permanência hospitalar, diminui o número de úlceras com hemorragia ativa e reduz a necessidade de transfusões. Recomenda-se a administração ambulatorial de IBP por quatro semanas em pacientes com úlceras relacionadas ao uso de AINEs.

TRATAMENTO CLÍNICO DE HEMORRAGIAS DIGESTIVAS AGUDAS POR VARIZES

1. **Octreotide:** a administração de octreotide antes da endoscopia (dose de ataque de 50 µg, seguida de 25-50 µg/h por 5 dias) possivelmente reduza o risco de hemorragia. Este medicamento também pode ser usado como terapia adjuvante nos casos em que a endoscopia não for bem-sucedida, for contraindicada ou não estiver disponível. Embora tenham sido estudados com mais profundidade nos pacientes com varizes, o octreotide também é indicado no tratamento da hemorragia digestiva alta aguda não varicosa.

2. **β-Bloqueadores:** os β-bloqueadores são utilizados como terapia de manutenção depois que a hemorragia digestiva alta aguda causada por hipertensão portal tiver sido controlada. Os β-bloqueadores por via oral comprovadamente reduzem a taxa de ressangramento em comparação com a aplicação isolada da terapia endoscópica. A ligadura elástica endoscópica, seguida de β-bloqueadores, é a estratégia terapêutica recomendada nos casos de hemorragia varicosa.

INTERVENÇÕES EM CASOS DE HEMORRAGIA DIGESTIVA ALTA POR VARIZES

1. **Escleroterapia e ligadura elástica:** a escleroterapia endoscópica e/ou a ligadura elástica em varizes esofágicas é a base do tratamento de emergência. Entretanto, o risco de ressangramento é bastante elevado – até 50% com escleroterapia e 35% com ligadura elástica. Algumas evidências indicam que a ligadura elástica, em comparação com a escleroterapia, está associada a um número menor de complicações relacionadas ao tratamento. Existem relatos de menores taxas de ressangramento e de melhora na sobrevida com a ligadura elástica. As hemorragias não varicosas podem ser tratadas com hemostasia endoscópica através de injeções de adrenalina, seguidas de terapia térmica. A hemostasia permanente ocorre em quase 80 a 90% de pacientes.
2. **Sonda de Sengstaken-Blakemore:** nas raras circunstâncias em que a hemorragia não for controlada por meios endoscópicos, pode-se utilizar a sonda de Sengstaken-Blakemore (SB) (Minnesota) com o cuidado de não mantê-la inflada por mais de 48 horas, devido ao alto risco de necrose tecidual. Inicialmente, infla-se o balão gástrico e, se a hemorragia não cessar, infla-se o balão esofágico. A colocação da sonda de SB é bastante útil para o controle temporário do sangramento, possibilitando, dessa forma, a preparação do paciente para o tratamento definitivo (p. ex., anastomose portossistêmica intra-hepática transjugular (TIPS) ou terapia endoscópica).
3. **Comunicação portossistêmica intra-hepática transjugular:** seu uso ideal é em pacientes cirróticos classe B ou C de Child-Pugh. A TIPS pode ser uma ponte para o transplante de fígado. As taxas de ressangramento são mais baixas com a TIPS em comparação à escleroterapia ou à ligadura elástica. A TIPS está associada a um aumento na ocorrência de encefalopatia hepática, embora não tenha diferença na sobrevida total. O ressangramento depois da TIPS poderá ocorrer se houver trombose na comunicação.

TRATAMENTO CIRÚRGICO DA HEMORRAGIA DIGESTIVA ALTA

1. **Derivações cirúrgicas:** pacientes enquadrados na classe A de Child-Pugh são candidatos à descompressão cirúrgica (p. ex., derivação esplenorrenal distal), considerando-se que a probabilidade de oclusão da TIPS depois de dois anos supera os seus benefícios potenciais.

2. **Exploração cirúrgica:** de maneira geral, reserva-se a exploração cirúrgica para os casos de hemorragia digestiva alta em que não se consegue fazer o tratamento endoscópico. Dependendo da origem da hemorragia, os procedimentos podem incluir ligadura do vaso sangrante ou ressecção da lesão e/ou ainda procedimentos de redução ácida (p. ex., vagotomia) para evitar a formação futura de úlceras. O transplante é o último recurso, embora raramente seja utilizado como procedimento de emergência em pacientes com hemorragia consequente a varizes das classes B e C de Child-Pugh.

CORRELAÇÃO COM O CASO CLÍNICO

- Ver também Caso 4 (Monitorização hemodinâmica), Caso 5 (Medicamentos vasoativos e farmacologia), Caso 33 (Disfunção de múltiplos órgãos) e Caso 41 (Hemorragia e coagulopatia).

QUESTÕES DE COMPREENSÃO

21.1 Um etilista com 55 anos de idade e histórico de cirrose alcoólica chegou à emergência vomitando grande quantidade de sangue, hipotenso (PA 88/50 mmHg), taquicárdico (frequência cardíaca [FC] de 115 bpm) e com saturação arterial de O_2 de 95%. O paciente foi intubado, reanimado e levado à endoscopia. Qual das modalidades terapêuticas abaixo apresenta a taxa mais elevada de ressangramento por varizes sangrantes após o tratamento endoscópico inicial?

  A. Apenas escleroterapia
  B. Apenas ligadura elástica
  C. Escleroterapia e ligadura elástica
  D. TIPS
  E. Derivação portossistêmica cirúrgica

21.2 Um homem com 60 anos de idade e histórico de úlcera antral por *H. pylori*, que foi tratada com terapia tríplice há cinco semanas, chega à clínica para acompanhamento. O paciente afirma que sua condição clínica melhorou e continua tomando omeprazol para sintomas de DRGE (tomou a última dose pela manhã). Qual é o teste laboratorial mais adequado para confirmar a erradicação do *H. pylori* neste paciente?

  A. Repetir a endoscopia com exame histológico
  B. Dosar anti-IgG contra *H. pylori*
  C. Realizar teste de ureia na respiração, o mais rapidamente possível
  D. Fazer um teste para verificar a presença de um organismo semelhante à *Campylobacter*
  E. Interromper a administração de omeprazol por uma semana antes do teste de ureia na respiração

21.3 Uma mulher cirrótica com 65 anos de idade foi encaminhada para a emergência com hematêmese de início súbito e redução de sensório. A paciente está hipotensa, taquicárdica e vomitando sangue. Depois da intubação e da ressuscitação volêmica, é levada para a endoscopia, em que foram observadas múltiplas varicosidades grandes na junção GE. O gastrenterologista fez várias tentativas para cessar o sangramento, incluindo infusão de octreotide e vasopressina, ligadura elástica, escleroterapia e inserção de uma sonda de Sengstaken-Blakemore, sendo que todas as alternativas diminuíram, mas não interromperam a hemorragia. Os exames laboratoriais revelaram o seguinte: Hb de 5,8 g/dL, contagem de plaquetas de 90.000/mm^3; INR de 2,8; TGO/TGP (AST/ALT) de 86/90 UI/litro, albumina de 1,8 g/dL; bilirrubina total de 2,1 mg/dL; ureia/creatinina de 172/2,6 mg/dL. Após receber 8 U de CHAD, 6 U de PFC e 10 bolsas de plaquetas, a paciente permanece no limiar hipotensivo (95/60 mmHg) e segue sangrando. Qual deve ser a próxima intervenção?
A. Tentar a colocação de outra sonda de SB
B. Continuar a ressuscitação volêmica e as transfusões
C. TIPS
D. Transplante de fígado
E. Derivação esplenorrenal distal (de Warren)

RESPOSTAS

21.1 **A.** Vários estudos randomizados compararam a escleroterapia isolada com a escleroterapia associada à ligadura elástica e com ligadura elástica isolada. Metanálises sugerem que as taxas de ressangramento são mais elevadas em pacientes submetidos apenas à escleroterapia (principalmente pacientes com varizes de grande porte). Não há nenhum benefício adicional em relação ao ressangramento nos casos em que a ligadura elástica for acompanhada de escleroterapia *versus* a ligadura elástica isolada. Por essa razão, a ligadura elástica é a modalidade endoscópica preferida, com 35% de chances de ressangramento. A TIPS é mais eficaz do que a terapia endoscópica com taxas de ressangramento menores do que a ligadura elástica e a escleroterapia. Embora estejam associadas a taxas baixas de ressangramento, as derivações portossistêmicas cirúrgicas apresentam alta taxa de mortalidade associada ao procedimento.

21.2 **E.** Embora esteja há mais de quatro semanas fazendo tratamento para *H. pylori*, este paciente continua a tomar IBP, o que poderá produzir resultados falso-negativos. O paciente deve ser orientado a interromper o uso de omeprazol durante uma semana e, a seguir, retornar à clínica para fazer um teste de ureia na respiração para confirmar a erradicação da infecção.

21.3 **C.** A TIPS é a melhor opção para esta paciente que foi identificada como cirrótica classe C de Child-Pugh. Entre as outras intervenções, a opção (A) é incorreta, tendo em vista que se trata de uma medida temporária. A alternativa (B) está incorreta porque, provavelmente, a paciente esteja desenvolvendo uma coagulopatia de consumo e progredindo para coagulação intravascular disseminada

(CIVD). A opção (D) não é uma boa escolha, porque é pouco provável que a paciente encontre um doador de fígado em uma situação aguda e a alternativa (E) não está correta considerando que as derivações de Warren são indicadas apenas nos casos de pacientes cirróticos classe A de Child-Pugh.

> **DICAS CLÍNICAS**
>
> ▶ A incidência de hemorragia digestiva alta é de aproximadamente 170/100.000 pacientes por ano, sendo maior do que a incidência de hemorragia digestiva baixa.
> ▶ A taxa de mortalidade da hemorragia digestiva alta varia entre 5 e 10%.
> ▶ As prioridades no manejo da hemorragia digestiva alta incluem a obtenção de via aérea, a ressuscitação volêmica e a endoscopia alta precoce.
> ▶ A maior parte dos casos de hemorragia digestiva alta tem origem em ulcerações gastroduodenais, sendo que a maioria pode ser tratada por endoscopia.
> ▶ A forma mais indicada para tratar hemorragia por varizes é por meio de técnicas endoscópicas, tendo a TIPS como alternativa. As derivações cirúrgicas perderam espaço nos quadros agudos e a TIPS é uma ponte viável até o transplante de fígado.

REFERÊNCIAS

Jutabha R, Jensen D. Approach to upper gastrointestinal bleeding in adults. www.uptodate.com. October 8, 2010, accessed July 2, 2013.

Mulholland MW, Lillemoe KD, Doherty GM, et al. *Greenfield Surgery: Scientific Principles and Practice*. 4th ed. Philadelphia, PA: Williams and Wilkins; 2005.

Shuhart M, Kowldley K, Neighbor B. GI bleeding. http://www.uwgi.org/guidelines/ch_07/ch07txt.htm (Online Review). April 5, 2011, accessed July 2, 2013.

Townsend CM, Beauchamp RD, Evers BM, Mattox KL. *Sabiston Textbook of Surgery*. 18th ed. St. Louis, MO: W.B. Saunders Company; 2008.

CASO 22

Uma mulher com 26 anos de idade foi levada à emergência após ter sido encontrada em casa vomitando e em estado letárgico por sua colega de apartamento, que estivera viajando a negócios e não via a paciente há um dia e meio. No momento do exame físico, a paciente parecia letárgica e levemente ictérica. O hemograma completo estava dentro dos limites da normalidade. O nível sérico das transaminases hepáticas são os seguintes: transaminase glutâmico-pirúvica (TGP) de 2.500 UI/L e transaminase glutâmico-oxalacética (TGO) de 3.100 UI/L. A glicemia era de 50 mg/dL e a bilirrubina total de 2,8 mg/dL. O tempo de protrombina (TP) era de 45 segundos (INR = 4), o nível de creatinina, de 2,6 mg/dL, e o pH arterial, de 7,35. A concentração sérica de paracetamol era de 120 mcg/mL (o valor normal é inferior a 50 mcg/mL). Foi introduzida uma sonda nasogástrica (SNG) na emergência e realizada uma lavagem gástrica com evacuação do conteúdo gástrico. Foi iniciado tratamento com carvão ativado na emergência; em seguida, a paciente foi transferida para a UTI.

▶ Qual é a próxima etapa do tratamento?
▶ Quais são as complicações associadas a este processo?
▶ Quais são as outras opções de tratamento além dos medicamentos e das medidas de suporte?

RESPOSTAS PARA O CASO 22
Insuficiência hepática aguda

Resumo: uma mulher com 26 anos de idade foi levada para o hospital vomitando e em estado letárgico. Os exames laboratoriais demonstram elevação acentuada das transaminases, das bilirrubinas e da creatinina. A glicemia e o pH arterial são baixos. O nível sérico de paracetamol é elevado. O tratamento com lavagem gástrica e carvão ativado já havia sido feito antes da chegada da paciente na UTI. Este quadro é consistente com intoxicação aguda por paracetamol.

- **Próximo passo:** administração terapêutica de N-acetilcisteína (NAC). A NAC pode ser misturada com alguma bebida carbonada para melhorar a tolerância. A dose inicial é de 140 mg/kg seguida de 70 mg/kg, em intervalos de quatro horas, por 17 doses, ou até o INR diminuir para menos de 1,5. Se a paciente não tolerar a administração oral, a alternativa é aplicar a NAC por via intravenosa.
- **Complicações:** as possíveis complicações da insuficiência hepática aguda incluem edema cerebral, infecções (bacterianas e fúngicas), lesão renal aguda (LRA), hiperdinamismo, coagulopatia e complicações hemorrágicas.
- **Tratamentos além de medicações e medidas de suporte:** pacientes com insuficiência hepática aguda grave eventualmente necessitam de transplante de fígado. Algumas experiências limitadas mostraram que dispositivos acelulares de suporte hepático ou de dispositivos bioartificiais de suporte hepático pode ser aplicado em caráter temporário, como medida de suporte durante a recuperação hepática. Os dispositivos hepáticos bioartificiais também funcionam como ponte até o transplante de fígado.

ANÁLISE

Objetivos

1. Aprender a realizar a avaliação inicial e diagnosticar a insuficiência hepática aguda.
2. Conhecer as causas de insuficiência hepática aguda.
3. Assimilar o manejo da insuficiência hepática aguda.
4. Saber identificar pacientes com insuficiência hepática aguda que necessitam de encaminhamento para transplante de fígado.

Considerações

Esta apresentação clínica sugere fortemente o diagnóstico de insuficiência hepática aguda provocada por doses excessivas de paracetamol. No entanto, como as circunstâncias deste tipo de *overdose* são incertas, a avaliação inicial deve incluir também uma varredura toxicológica para verificar a presença de causas relacionadas a outros medicamentos e ao uso de drogas ilícitas, bem como uma varredura para hepatite, especialmente viral. Além disso, é necessário obter imagens e culturas de sangue para excluir a hipótese de sepse como causa potencial da síndrome da disfunção de múltiplos órgãos (SDMO). Levando-se em consideração que a ingestão não foi presenciada, é extremamente difícil determinar o momento exato da *overdose* de paracetamol. Portanto, a lavagem gástrica e a terapia com carvão ativado são as medidas imediatas mais adequadas e que já foram tomadas na emergência. Nesse caso específico, a administração de NAC é vital para minimizar a toxicidade hepática, sendo que essa medida deverá ser iniciada o quanto antes na emergência e prosseguir na UTI. A admissão na UTI é importante para possibilitar as observações de rotina, tendo em vista a presença de condições como alteração do sensório, LRA e acidose metabólica, sugerindo que a toxicidade é muito grave. A letargia inicial da paciente indica a necessidade de um exame neurológico detalhado em adição à realização de TC de crânio. A apresentação neurológica é compatível com encefalopatia grau 2, o que torna a paciente potencial candidata à transferência para um centro de transplante de fígado. Embora, nos Estados Unidos, a insuficiência hepática aguda induzida pelo paracetamol seja a causa mais comum de insuficiência hepática, a sobrevida documentada é razoavelmente satisfatória e varia de 78 a 80%, sendo superior a 80% nas situações em que for possível administrar a NAC dentro de 12 horas após a ingestão.

ABORDAGEM À
Insuficiência hepática aguda

DEFINIÇÕES

INSUFICIÊNCIA HEPÁTICA AGUDA: caracteriza-se pela deterioração da função sintética hepática, o que é estabelecido pela presença de coagulopatia e encefalopatia hepática em um período de menos de 2 a 3 meses após o início do quadro, na ausência de doença hepática prévia.

GRADUAÇÃO DE ENCEFALOPATIA HEPÁTICA: o sistema de graduação de West Haven baseia-se no nível de autonomia alterada, no nível de consciência, na função intelectual e no comportamento.

- **GRAU 1:** tempo curto de atenção, euforia e ansiedade, alteração no desempenho para fazer operações simples de adição e subtração, alteração mínima no nível de consciência.
- **GRAU 2:** letargia ou apatia, desorientação em relação ao tempo e ao local, alteração sutil na personalidade, comportamento inadequado, asterixis.
- **GRAU 3:** sonolência ou estado de semiestupor, porém com respostas a estímulos verbais; confusão acentuada e desorientação.
- **GRAU 4:** comatoso e não responsivo a estímulos verbais ou dolorosos; decorticação ou postura em descerebração.

N-ACETILCISTEÍNA: a NAC ajuda a eliminar o metabólito tóxico do paracetamol, a **imina** N-acetil-p-benzoquinona (NAPQI, do inglês **N-acetyl-p-**benzoquinone imine). O ideal é administrar a NAC dentro de 8 a 10 horas após a ingestão tóxica, o que protege contra lesões renais e hepáticas induzidas pela NAPQI. Comprovadamente, a administração de NAC reduz a lesão hepática induzida pelo excesso de paracetamol, mesmo quando administrada até 16 horas após a ingestão. A dose recomendada é de 140 mg/Kg diluída em solução oral como dose de ataque, seguida de doses orais de 70 mg/kg a cada quatro horas até o total de 17 doses. Em pacientes que não toleram a ingestão oral, a alternativa é a administração intravenosa de NAC com uma dose inicial de 150 mg/kg diluída em soro glicosado (SG) a 5% durante 15 minutos, seguida de uma manutenção de 50 mg/kg por 4 horas e, a seguir, uma infusão de 100 mg/kg durante as próximas 16 horas.

SISTEMAS DE SUPORTE HEPÁTICO: os dispositivos de suporte hepático são classificados como **sistemas acelulares,** que utilizam diálise com albumina, ou **sistemas de suporte com fígado bioartificial (FBA).** O sistema acelular mais comum é o MARS (do inglês *molecular absorbent recirculating system*). Comprovadamente, o MARS melhora o estado hemodinâmico e a encefalopatia, reduz a pressão intracraniana (PIC) e diminui o nível sérico de bilirrubina e de creatinina. Os sistemas de suporte com FBA são sistemas circulatórios extracorpóreos que utilizam o conceito da hemodiálise venovenosa, em que o sangue do paciente circula por um biorreator com células. Os biorreatores são carregados com hepatócitos humanos modificados ou com hepatócitos porcinos. Basicamente, a aplicação do FBA permite que a função hepática de filtragem seja mantida temporariamente, assim como as funções biossintéticas. Tem se mostrado que o FBA melhora a sobrevida aos 30 dias em pacientes com insuficiência hepática aguda.

CRITÉRIOS DO KING'S COLLEGE HOSPITAL (KCH): são os critérios aplicados mais amplamente na seleção de pacientes com insuficiência hepática aguda para transplante de fígado.

Os critérios do KCH para insuficiência hepática induzida por paracetamol são os seguintes:

1. pH inferior a 7,30 após a ressuscitação volêmica, independentemente do grau da encefalopatia.
2. TP acima de 100 segundos e creatinina superior a 3,4 mg/dl em pacientes com encefalopatia grau III ou IV.

Alguns especialistas propuseram uma modificação que inclui níveis de lactato acima de 3,5 mmol/L após a ressuscitação volêmica. Os pacientes com intoxicação pelo paracetamol que atendem os critérios do KCH apresentam mortalidade igual ou superior a 90% sem a realização do transplante de fígado. Uma metanálise recente demonstrou que os critérios do KCH estão associados à sensibilidade de 69% e à especificidade de 92% para prever a ocorrência de morte sem a realização do transplante.

Os critérios do KCH são diferentes para pacientes com insuficiência hepática aguda não induzida pelo paracetamol e incluem o seguinte: TP superior a 100 segundos ou três ou mais entre os seguintes critérios:

1. Idade inferior a 10 anos ou superior a 40 anos.
2. Insuficiência hepática aguda causada por hepatite que não seja causada pelos vírus A, B ou C; pelo halotano; ou por reações idiossincrásicas a medicamentos.
3. Presença de icterícia por mais de uma semana antes do início da encefalopatia.
4. TP superior a 50 segundos.
5. Nível sérico de bilirrubina acima de 17,5 mg/dL.

A insuficiência hepática aguda tem uma grande variedade de causas, incluindo toxinas, infecções virais, causas metabólicas, vasculares e autoimunes. As lesões hepáticas agudas provocadas por esses mecanismos podem causar danos que poderão culminar em apoptose hepatócita e/ou necrose. Em geral, lesões associadas a alterações na permeabilidade mitocondrial resultam em apoptose se os estoques de adenosina-trifosfato (ATP) forem preservados. Exemplos de apoptose são a apresentação aguda da doença de Wilson e a síndrome de Reye. Quando alterações na permeabilidade mitocondrial ocorrem na presença de exaustão da ATP celular, resultam em necrose celular. O sítio da lesão dentro da arquitetura do fígado é importante para determinar o potencial de regeneração celular e a chance de recuperação. As células-tronco localizam-se na região do trato portal, sendo que o processo de regeneração depende da preservação dessas células. Portanto, qualquer lesão na zona portal está associada a um potencial regenerativo mais baixo e a um pior prognóstico.

ABORDAGEM CLÍNICA

Etiologias

Lesões induzidas por toxinas: o dano hepático pelo paracetamol é o tipo mais comum de lesão induzida por toxinas. A lesão pode ocorrer com ingestão de 4 g/d, embora seja mais frequente com consumo superior a 10 g por dia. As enzimas do citocromo são responsáveis pela metabolização do paracetamol no seu metabólito tóxico, a NAPQI, **cuja eliminação se dá pela conjugação com a glutationa.** A depleção de glutationa aumenta a suscetibilidade individual à lesão hepática induzida pelo paracetamol. Geralmente, a lesão induzida pelo paracetamol se concentra nas zonas centrais, onde os tratos portais são preservados. Em geral, o potencial de recuperação é muito bom dependendo da arquitetura no sítio da lesão.

A incidência de envenenamento por *Amanita muscaria* (**um tipo de cogumelo**) **é maior na Europa Oriental do que nos Estados Unidos.** A espécie *Amanita* é encontrada com mais frequência na costa noroeste do Oceano Pacífico e com menor intensidade nas Montanhas Blue Ridge, Pennsylvania, New Jersey e Ohio. A maior parte dos cogumelos da espécie *Amanita* floresce no período entre o final do verão e o início do inverno. Existem aproximadamente 5 mil espécies de cogumelos, porém apenas 50 são venenosas para os seres humanos. Três espécies de *Amanita* são responsáveis por mais de 90% de todas as fatalidades relacionadas à ingestão de cogumelos. De maneira geral, os pacientes com envenenamento apresentam vômitos, dor abdominal em cólica e diarreia dentro de 10 a 12 horas após a ingestão.

Com frequência, os achados laboratoriais e clínicos da lesão hepática aguda não se manifestam até dois dias depois da ingestão. A primeira medida terapêutica é a sucção do conteúdo duodenal para interromper a circulação enteropática das amatoxinas. A administração de bicarbonato de sódio dentro de duas horas após a ingestão pode ser extremamente útil no processo de eliminação urinária da α-amanitina. A hemodiálise ou a hemoperfusão com filtro de carvão são bastante eficazes na remoção das amatoxinas circulantes. O prognóstico geral de pacientes com envenenamento por *Amanita* não é bom, pois alguns que se recuperam da lesão aguda evoluem para hepatite crônica e insuficiência hepática tardia.

Insuficiência hepática aguda induzida por hepatite viral: a hepatite viral causada pelos vírus da hepatite A, B e E pode produzir lesões hepáticas agudas que, em geral, desaparecem espontaneamente. No entanto, um pequeno percentual desses pacientes pode desenvolver insuficiência hepática aguda. **Não há comprovação que os antivirais diminuam a incidência de insuficiência hepática aguda associada à hepatite viral.** Hepatite aguda associada à hepatite B é a de pior prognóstico se o paciente for coinfectado pelo vírus da hepatite D. A terapia antiviral é uma boa opção para pacientes com insuficiência hepática aguda induzida pela hepatite B quando houver previsão de transplante de fígado, pois há redução da recorrência viral nos pacientes transplantados.

Causas metabólicas de insuficiência hepática aguda: uma das causas metabólicas de insuficiência hepática aguda é o fígado gorduroso agudo da gestação. É uma doença metabólica rara, na qual uma anormalidade metabólica no feto provoca lesões hepáticas maternas. Esse quadro geralmente ocorre no terceiro trimestre da gestação, sendo que algumas pacientes evoluem rapidamente para icterícia e insuficiência hepática. Em aproximadamente 50% dos casos esse processo ocorre em conjunto com a pré-eclâmpsia. O parto é o tratamento de escolha na maioria das pacientes. Existem alguns relatos que sugerem benefício da plasmaferese nessa condição.

A doença de Wilson é metabólica e pode apresentar-se com insuficiência hepática aguda causada pelo acúmulo de cobre. Com frequência, esses pacientes são portadores de lesões hepáticas crônicas antes do quadro agudo. A utilização do MARS tem mostrado que algumas dessas lesões agudas são reversíveis.

Causas vasculares de insuficiência hepática aguda: a obstrução aguda das veias hepáticas (Síndrome de Budd-Chiari) pode ser causada por estados de hipercoagulabilidade. Pacientes com esse quadro poderão beneficiar-se de procedimentos de descompressão venosa portal, como a comunicação portossistêmica intra-hepática transjugular (TIPS, do inglês *transjugular intrahepatic portosystemic shunt*) ou derivações portocavais cirúrgicas para reduzir lesão hepática adicional. **Isquemia** é uma causa comum de lesão hepática aguda conhecida como "choque hepático". Em geral, esse tipo de lesão está associado à hipotensão grave e/ou prolongada que produz lesões principalmente na zona centrilobular. O tratamento é a resolução da condição hemodinâmica subjacente.

Avaliação de pacientes com insuficiência hepática aguda

O reconhecimento imediato desse quadro é importante para melhorar o prognóstico, pois a identificação precoce permite perceber as causas, iniciar terapias específicas e antecipar a necessidade de transferência para unidades especializadas no suporte desses pacientes e com capacidade para realização de transplante hepático, quando indicado. O histórico ajuda a identificar e determinar a ingestão de possíveis substâncias e o momento da ingestão. Além disso, o histórico de doenças hepáticas ou de fatores de risco preexistentes facilita a determinação da cronicidade da lesão hepática. Ao exame físico, devem-se avaliar as dimensões do fígado e do baço, assim como a presença ou ausência de estigmas de hepatopatia crônica. O exame neurológico deve avaliar o tamanho a reatividade das pupilas, as respostas dos tendões profundos, o sensório e a cognição. **Os critérios de West Haven e a escala de coma de Glasgow** (GCS, do inglês *Glasgow coma score*) facilitam a quantificação do exame neurológico. É imprescindível ter sempre em mente que o estado neurológico poderá se alterar de acordo com as mudanças na condição do paciente. Portanto, as avaliações neurológicas devem ser repetidas com frequência para se determinar a evolução do quadro. Os exames laboratoriais devem ser feitos para determinar as causas possíveis, o painel metabólico, a coagulação, o hemograma completo e a tipagem sanguínea quando houver previsão da realização do transplante de fígado. Os métodos de imagem avaliam as características e as dimensões do fígado, o tamanho do baço e a patência da vasculatura hepática. É importante otimizar o manejo dos pacientes com insuficiência hepática aguda com o envolvimento de uma equipe multidisciplinar, incluindo intensivistas, cirurgiões de transplante, hepatologistas e nefrologistas nos casos mais graves.

Complicações associadas à insuficiência hepática aguda

Edema cerebral resultando em hipertensão intracraniana (HIC) é uma das complicações mais letais associadas à insuficiência hepática aguda. Os fatores de risco relacionados a esta complicação incluem encefalopatia grau 3 ou 4, nível sérico de amônia acima de 150 a 200 µM, progressão rápida da encefalopatia, superinfecção, necessidade de vasopressores e necessidade de terapia renal substitutiva. A HIC pode ser identificada pela TC ou pelo monitoramento da PIC. O monitoramento da PIC é a forma mais confiável para identificar essa complicação, embora a colocação de monitores nesses pacientes esteja associada a um risco de 10 a 20% de complicações hemorrágicas. A hipotermia moderada (32 a 33 °C) é um tratamento efetivo para o controle da HIC.

Problemas hemodinâmicos são observados com frequência em pacientes com insuficiência hepática aguda. Em geral, há elevação do débito cardíaco (DC) e queda da resistência vascular sistêmica (RVS). Levando-se em conta que esse quadro se assemelha bastante à resposta séptica, é importante excluir todas as causas infecciosas. Nesses pacientes, o suporte pressórico (PA) é imprescindível para manter a perfusão cerebral, frequentemente com a utilização de vasopressores.

Coagulopatia é comum nos pacientes com insuficiência hepática aguda. Recomenda-se a administração intravenosa empírica de 10 mg de vitamina K, tendo em vista que a deficiência subclínica desta vitamina pode contribuir para a coagulopatia. A transfusão profilática de hemoderivados para corrigir a coagulopatia não melhora o prognóstico. Entretanto, recomenda-se a transfusão para corrigir o INR reduzindo-o para 1,5 para elevar a contagem plaquetária acima de 50.000/mm^3, se houver sangramento ativo ou antes de procedimentos invasivos. Recomenda-se o uso de crioprecipitados nas hemorragias com fibrinogênio abaixo de 100 mg/dL. O uso do fator recombinante VIIa pode ser útil quando os pacientes não responderem às transfusões de plasma fresco congelado (PFC).

Lesão renal aguda (LRA) pode ocorrer nos casos de insuficiência hepática aguda. Os níveis de sódio urinário são baixos em pacientes hipovolêmicos e em pacientes com síndrome hepatorrenal. Neste grupo de pacientes, a avaliação da volemia com monitorização invasiva ou ecocardiografia é muito importante. Com frequência, a terapia renal substitutiva é necessária na LRA. Em geral, a hemofiltração ou a hemodiafiltração venovenosa contínua é mais bem tolerada do que a diálise intermitente.

As **infecções** são frequentes nos pacientes com insuficiência hepática aguda, sendo a principal causa de óbito nessa população. Acredita-se que esses pacientes tenham alteração funcional das células de Kupffer e da eliminação de bactérias intestinais e de produtos bacterianos, o que os torna mais suscetíveis a infecções bacterianas e fúngicas. Embora alguns grupos acreditem que seja necessário administrar antibióticos profiláticos de amplo espectro em pacientes com insuficiência hepática aguda, isto não parece influenciar a sobrevida. Os médicos devem permanecer atentos para a eventualidade de possíveis infecções, e o limiar para tratamento deve ser muito baixo.

Catabolismo e problemas nutricionais são problemas comuns nessa população de pacientes. A nutrição oral é aconselhável até que se desenvolva encefalopatia graus 2 e 3. As metas calóricas devem permanecer entre 25 a 30 kcal/kg. Recomenda-se iniciar a nutrição enteral ou parenteral a partir do momento em que a ingesta oral não for mais viável. A ingesta proteica deve limitar-se a 1 g/kg/d para minimizar a produção excessiva de amônia. A suplementação com glutamina deve ser evitada, porquê, aparentemente, contribui para a superprodução de amônia e para o agravamento do edema cerebral.

TRANSPLANTE DE FÍGADO

Os pacientes com insuficiência hepática aguda que não se recuperarem, independentemente do manejo clínico e do suporte adequado, devem ser encaminhados o quanto antes para que se avalie a possibilidade de transplante de fígado. **Os critérios do KCH geralmente são os mais indicados para a seleção dos pacientes para o transplante.** De maneira geral, o resultado a longo prazo do transplante em decorrência de insuficiência hepática aguda não é tão satisfatório como o resultado do transplante de fígado para doenças hepáticas crônicas. Os relatos de sobrevida do enxerto após um, três e cinco anos são de 63%, 58% e 56%, respectivamente.

> **CORRELAÇÃO COM O CASO CLÍNICO**
>
> - Ver também Caso 3 (Escores e prognósticos dos pacientes), Caso 30 (Redução do Sensório), Caso 33 (Disfunção de múltiplos órgãos) e Caso 41 (Hemorragia e coagulopatia).

QUESTÕES DE COMPREENSÃO

22.1 Qual das afirmações abaixo sobre insuficiência hepática aguda induzida por paracetamol é a mais precisa?
   A. A recuperação/sobrevida é inferior a 30%
   B. Os hepatócitos na zona portal são os mais afetados
   C. É a segunda causa mais comum de insuficiência hepática aguda nos Estados Unidos, atrás apenas da ingestão de *Amanita*
   D. A terapia à base de NAC não produz nenhum benefício nas situações em que for aplicada com atraso de mais de quatro horas após a ingestão
   E. Indivíduos com depleção de glutationa têm maior suscetibilidade à toxicidade

22.2 Uma mulher com 32 anos de idade apresenta insuficiência hepática aguda induzida por *Amanita*, cuja encefalopatia evoluiu de grau 1 para grau 3 durante o curso de seis horas na UTI. A paciente é intubada para proteção das vias aéreas. Qual é, entre as seguintes alternativas, a conduta mais adequada?
   A. Iniciar a hemodiálise para eliminar amatoxinas
   B. Fazer uma TC de crânio
   C. Transferir a paciente para um centro de transplante de fígado
   D. Iniciar antibioticoterapia de amplo espectro
   E. Iniciar vasopressores, para elevar a pressão de perfusão cerebral.

22.3 Um homem com 28 anos de idade desenvolve insuficiência hepática aguda fulminante após a ingestão acidental de *Amanita*. O paciente está tratando coagulopatia e insuficiência respiratória, com necessidade de ventilação mecânica (VM). No segundo dia na UTI, a enfermeira alertou sobre a ocorrência de uma pequena alteração na resposta motora no lado esquerdo e uma redução nas reações pupilares à luz no olho direito. Qual é, entre as seguintes alternativas, o manejo mais adequado neste momento?
   A. Alterar os parâmetros ventilatórios para manter a pressão parcial arterial de gás carbônico ($PaCO_2$) em 35 mmHg
   B. Colocar um dreno de ventriculostomia

C. Realizar uma TC de crânio
D. Encaminhar o paciente para transplante hepático
E. Encaminhar o paciente para tratamento com suporte hepático bioartificial

RESPOSTAS

22.1 **E.** A depleção de glutationa pode aumentar a suscetibilidade à toxicidade por paracetamol. Observa-se esse fato em pacientes em jejum e em pacientes com uso crônico de álcool. O paracetamol provoca lesões predominantemente nos hepatócitos da zona centrilobular preservando as células das zonas periportais. Com base nessa distribuição, as células-tronco são menos afetadas, resultando em um grande potencial para recuperação. A expectativa de sobrevida é superior a 80% na intoxicação pelo paracetamol. Comprovadamente, a administração de NAC melhora a recuperação hepática, caso seja feita no máximo até 16 horas depois da ingestão de paracetamol.

22.2 **B.** No caso dessa paciente com progressão rápida da encefalopatia, a HIC secundária a edema cerebral progressivo é a maior preocupação. A realização imediata da TC de crânio permite avaliar as condições do cérebro. Como alternativa, pode-se colocar um monitor de PIC, embora o risco de hemorragia desta abordagem varie de 10 a 20%. Em última análise, essa paciente poderá ser encaminhada para um possível transplante hepático, embora, antes disso, seja necessário tratar a elevação da PIC.

22.3 **C.** Esse paciente com insuficiência hepática aguda fulminante apresenta efeito de massa no hemisfério cerebral direito. Provavelmente, o efeito de massa é secundário à hemorragia intracerebral pela coagulopatia causada por insuficiência hepática. O edema cerebral que está provocando a HIC pode também ser a causa dessas alterações neurológicas. No entanto, provavelmente, as alterações cerebrais induzidas pelo edema não se limitem ao hemisfério direito. Embora seja bastante útil como mensuração direta da PIC, a drenagem feita por ventriculostomia também poderá provocar complicações hemorrágicas e não deve ser aplicada até a exclusão pela TC de uma lesão com efeito de massa. O quadro hepático avançado do paciente justifica o transplante de fígado ou o suporte por um FBA. Entretanto, essas opções não deverão ser aplicadas antes da abordagem dos novos achados neurológicos.

DICAS CLÍNICAS

- A ingestão crônica de álcool estimula a atividade do citocromo CYP-2E1, inibindo a síntese da glutationa e possivelmente aumentando a toxicidade pelo paracetamol.
- A sobrevida em um, três e cinco anos após o transplante de fígado por insuficiência hepática aguda é 10 a 20% menor do que a sobrevida após o transplante de fígado como tratamento de hepatopatias crônicas.
- O MARS e o FBA são métodos úteis para o suporte de pacientes durante o período de recuperação hepática, sendo que esses dispositivos podem ser usados como pontes para o transplante de fígado.
- Na intoxicação pelo paracetamol, a administração de NAC ajuda a eliminar o metabólito tóxico do paracetamol. O ideal é administrar a NAC dentro de 8 a 10 horas após a ingestão, porque protege contra lesões hepáticas e renais induzidas por esse metabólito tóxico.

REFERÊNCIAS

Chun LJ, Tong MJ, Busuttil RW, Hiatt JR. Acetaminophen hepatotoxicity and acute liver failure. *J Clin Gastroenterol*. 2009;43:342-349.

Schilsky ML, Honiden S, Arnott L, Emre S. ICU management of acute liver failure. *Clin Chest Med*. 2009;30:71-87.

Stravits RT. Critical management decisions in patients with acute liver failure. *Chest*. 2008;134:1092-1102.

Trotter JF. Practical management of acute liver failure in the intensive care unit. *Curr Opin Crit Care*. 2009;15:163-167.

CASO 23

Uma mulher com 57 anos de idade e história de diabetes melito (DM) tipo 2 e hipertensão foi internada na unidade de terapia intensiva (UTI) para tratamento de sepse urinária há 3 dias. A paciente pesa 63 kg, e os exames laboratoriais revelaram uma elevação no nível sérico de creatinina de 1,0 mg/dL para 2,1 mg/dL. Os eletrólitos séricos estão dentro dos limites da normalidade. O débito urinário nas últimas 24 horas (segundo dia) foi de apenas 650 mL, ou seja, significativamente menor do que nas 24 horas prévias (primeiro dia de internação), que foi de 1100 mL.

▶ Qual é o diagnóstico mais provável?
▶ Quais são os próximos passos na avaliação e tratamento dessa paciente?

RESPOSTAS PARA O CASO 23
Lesão renal aguda

Resumo: uma mulher com 57 anos de idade está na UTI tratando uma sepse urinária. No terceiro dia de hospitalização, observou-se uma queda significativa no débito urinário e o nível sérico de creatinina aumentou de 1,0 para 2,1 mg/dL.

- **Diagnóstico mais provável:** lesão renal aguda (LRA), pois a creatinina sérica duplicou e houve queda do débito urinário.
- **Próximo passo:** iniciar imediatamente o tratamento suportivo (administração de líquidos, antibioticoterapia, uso de vasopressores e diuréticos) e solicitar os seguintes exames: hemograma completo, bioquímica sérica, exame qualitativo de urina (EQU), hemoculturas e urocultura. Consultar a nefrologia para a possibilidade de terapia renal substitutiva (TRS).

ANÁLISE

Objetivos

1. Familiarizar-se com o diagnóstico, estadiamento e tratamento da LRA.
2. Listar as causas de LRA em pacientes críticos.
3. Conhecer as indicações emergenciais de TRS.

Considerações

A história da paciente indica sepse causada por infecção aguda do trato urinário, a qual, por si só, é uma condição com potencial risco de vida. No terceiro dia de hospitalização, a paciente teve um aumento significativo nos marcadores de função renal, redução no débito urinário e elevação abrupta da creatinina. Esses marcadores indicam comprometimento da função renal e a necessidade de investigação etiológica imediata com o seu respectivo tratamento. O declínio inicial da função renal poderá ser revertido com o tratamento. No entanto, a causa subjacente da disfunção renal precisa ser abordada, de modo que, ao final, haja recuperação da homeostase normal. Provavelmente, com tratamento adequado, a função renal será normalizada, embora exista a possibilidade de possa ocorrer descompensação futura com necessidade de TRS para garantir a sobrevivência da paciente.

ABORDAGEM À
Lesão renal aguda

DEFINIÇÕES

OLIGÚRIA: redução do débito urinário (< 0,5 mL/kg/h).

ANÚRIA: ausência de débito urinário por mais de 24 horas; geralmente, esta condição é irreversível.
TERAPIA RENAL SUBSTITUTIVA: hemodiálise/hemofiltração são as únicas terapias para LRA aprovadas pelo Food and Drug Administration (FDA).
DOENÇA RENAL CRÔNICA: falha irreversível na homeostase do sistema de filtração renal.
SÍNDROME DA RESPOSTA INFLAMATÓRIA SISTÊMICA (SIRS): a SIRS engloba temperatura corporal anormal (acima de 38 °C ou abaixo de 36 °C), frequência cardíaca (FC) acima de 90 batimentos por minuto (bpm), respiração acima de 20 inspirações por minuto (ipm) (ou pressão parcial arterial de gás carbônico [PaCO2] abaixo de 32 mmHg) e alteração na contagem de leucócitos (> 12 × 103/mm3; < 4 × 103/mm3; ou > 10% de formas jovens).
SEPSE: a SIRS como uma fonte de infecção identificada ou fortemente suspeita.
CHOQUE SÉPTICO: condição na qual se aplicam os critérios de sepse associados a uma pressão arterial (PA) baixa (pressão arterial sistólica [PAS] < 90 mmHg).
UROSEPSE: sepse causada por infecção do trato urinário (ITU) e/ou dos órgãos genitais masculinos (p. ex., próstata).

ABORDAGEM CLÍNICA

A LRA substituiu o termo insuficiência renal aguda (IRA). Existe atualmente um consenso de que há um espectro de doença que se estende desde formas menos graves até lesões mais avançadas. A significância dessa doença é bastante expressiva, afetando até 200 mil pessoas por ano nos Estados Unidos, com prevalência de casos adquiridos nos hospitais de 7,1%. Há fortes evidências de que a **sepse e o choque séptico sejam as causas mais importantes de LRA em pacientes críticos, sendo responsáveis por 50% ou mais dos casos de LRA em pacientes internados na UTI.** Atualmente, admite-se que a LRA seja um fator de risco independente de mortalidade, sendo que modelos experimentais sugerem que essa condição esteja associada à suprarregulação da liberação de mediadores inflamatórios sistêmicos.

A LRA é um diagnóstico clínico caracterizado por redução funcional rápida, resultando em incapacidade de manter os equilíbrios hidroeletrolítico e acidobásico. O diagnóstico da LRA se baseia na mensuração do débito urinário em um determinado período de tempo e na elevação dos biomarcadores específicos da função renal, sendo que o nível sérico de creatinina é o mais comum. Especificamente, define-se LRA nas situações **em que** um **entre os seguintes critérios for atendido:**

- Elevação da creatinina sérica (CrS) ≥ 0,3 mg/dl dentro de 48 horas.
- Elevação aguda da creatinina sérica ≥ 1,5 vezes em relação ao valor de referência. (*Nota*: a referência da CrS deve ser o valor mais baixo registrado nos três meses anteriores ao evento atual).
- Débito urinário < 0,5 mL/kg/h por mais de seis horas consecutivas.

A determinação do estágio da LRA é muito útil à beira do leito, pois a LRA apresenta um amplo espectro de gravidade. A identificação dessa gravidade é extremamente útil na seleção do melhor tratamento (Quadro 23.1).

QUADRO 23.1 • CLASSIFICAÇÃO DE RISCO, LESÃO, INSUFICIÊNCIA, PERDA E ESTÁGIO FINAL DE DOENÇA RENAL		
Estágio/Critérios	Critérios CrS	Critérios para Débito Urinário
1 (**R**isco)	CrS × 1,5 em relação à CrS de referência	< 0,5 mL/kg/h por > 6 horas
2 (Lesão [*Injury*])	CrS × 2 em relação à CrS de referência	< 0,5 mL/kg/h por > 12 horas
3 (Insuficiência [*Failure*])	CrS × 2 em relação à CrS de referência ou CrS ≥ 4 mg/dL com elevação aguda > 0,5 mg/dL	< 0,3 mL/kg/h por > 24 horas ou anúria × 12 horas
4 Perda (*Loss*)	Perda total da função renal por mais de quatro semanas	
5 Estágio final (*End-stage kidney*)	Doença renal em estágio final (ausência da função renal superior a três meses)	

CrS, creatinina sérica.

Embora, atualmente, o débito urinário e a creatinina sejam os melhores biomarcadores para LRA, eles não são ideais, pois a lesão renal antecede a alteração desses valores. Portanto, a confiança excessiva nesses marcadores poderá retardar a identificação da doença. Esse fato disparou a busca por biomarcadores que permitam agilizar o diagnóstico das lesões renais e antecipar o tratamento. Atualmente, vários biomarcadores novos estão em fase de investigação, incluindo a gelatinase neutrofílica associada à lipocalina (GNAL), a molécula de lesão renal-1 (KIM-1, do inglês *kidney injury molecule-1*), a interleucina-18 (IL-18) e a cistatina C. Esses biomarcadores são bastante promissores como ferramentas para detecção precoce de LRA.

Manejo

O primeiro passo no manejo da LRA é identificar os **pacientes com maior risco de desenvolvê-la**. Isso inclui pacientes com idade acima de 75 anos, portadores de doença renal crônica (DRC) ou taxa de filtração glomerular (TFG) < 60 mL/min/1,73m2, de insuficiência cardíaca, de doença vascular periférica, de DM e de condições que exijam a administração de medicações nefrotóxicas. Condições médicas que aumentam o risco de LRA incluem ingesta reduzida de líquidos ou perdas líquidas intensas (desidratação), obstrução ou infecções do trato urinário, sepse, mioglobinúria e ingestão recente de drogas.

O EQU pode dar informações úteis para determinar a causa de LRA. Proteinúria significativa (+3 ou +4) sugere a presença de doença glomerular intrínseca. Hematúria em associação com proteinúria pode indicar doença glomerular. A hematúria pode indicar também a presença de tumor no trato urinário inferior. A mioglobinúria produz reações positivas nas fitas reagentes sem traços de eritrócitos na urina. A presença de mais de cinco leucócitos por campo em pacientes com LRA sugere a presença de infecção, nefrite intersticial aguda (NIA) ou glomerulonefrite. A microscopia urinária também fornece informações úteis sobre as causas de LRA. Os cristais na urina são identificados em pacientes com intoxicação pelo glicol, síndrome de lise tumoral ou exposição a medicamentos (sulfonamidas, aciclovir e triametereno). Outros exames diagnósticos aplicáveis aos pacientes com LRA incluem osmolalidade urinária, relação entre a creatinina urinária e a creatinina plasmática, relação entre a ureia urinária e a ureia plasmática, sódio urinário, excreção fracionada de sódio (EF_{Na}), excreção fracionada de ureia (EF_{ureia}), eliminação da água livre e eliminação da creatinina. Pacientes em estágio pré-renal podem apresentar um aumento na reabsorção da ureia e do sódio urinários e, consequentemente, apresentar baixos níveis de EF_{Na} e de EF_{ureia}. Pacientes com LRA causada pela síndrome hepatorrenal têm nível extremamente baixo de sódio urinário (< 10 mmol/L).

A ultrassonografia (US) é a modalidade diagnóstica mais útil para avaliar obstrução do trato urinário superior. O reconhecimento da ausência de hidronefrose em pacientes hipovolêmicos com obstrução do trato urinário é da mais alta relevância. Portanto, pacientes com suspeita de uropatia obstrutiva devem ter o exame repetido após a reposição volêmica.

A LRA é um distúrbio potencialmente reversível quando tratado em tempo hábil e de forma adequada. A identificação precoce é importante e pode aumentar as chances de recuperação total da função renal. As medidas de suporte devem ser otimizadas e incluem a hidratação adequada, a administração de vasopressores e/ou inotrópicos e o tratamento da doença de base, em particular a sepse. A mensuração precisa de toda a ingesta (oral, intravenosa e aplicações em bólus), assim como das perdas (diurese, vômitos, etc.) permitem que o médico faça uma avaliação mais completa e precisa da volemia do paciente. Para tanto, é necessário o uso de uma sonda vesical de demora para a mensuração precisa do débito urinário. Todas as medicações administradas devem ser investigadas para verificar o potencial de efeitos nefrotóxicos e a conveniência de interromper o tratamento. Evitar a aplicação de contraste radiográfico intravenoso ajuda a prevenir lesão renal futura.

As indicações aceitas para TRS incluem **acidemia profunda, desequilíbrios eletrolíticos (p. ex., hipercaliemia), ingestão ou sobrecarga idiopática de toxinas e metabólitos, sobrecarga hídrica sintomática e uremia sintomática** (p. ex., hemorragia agravada por disfunção plaquetária, tamponamento pericárdico e alteração grave do sensório). O ideal é iniciar a TRS logo após a confirmação do diagnóstico de LRA, porém antes da ocorrência de complicações em órgãos terminais.

O acesso venoso para TRS depende de um planejamento que leve em consideração a irreversibilidade do dano renal e a previsão de duração do tratamento. O acesso venoso convencional é preferido nos casos em que se prevê diálise por pouco tempo (temporária). O acesso venoso para TRS é obtido pela inserção de um cateter de duplo lúmen em uma veia central de grande porte (preferencialmente as veias jugular interna (VJI) ou femoral), idealmente com orientação ultrassonográfica. Esse tipo de acesso pode ser utilizado por várias semanas até a confirmação de que a homeostase fisiológica do paciente normalizará ou não, nesse último caso necessitando de TRS prolongada. Nas situações em que houver previsão de diálise a longo prazo, deve-se planejar a confecção de um acesso arteriovenoso. Em comparação com a diálise intermitente, a TRS contínua tem a vantagem de melhorar o controle da uremia, prevenir a ocorrência de hipotensão durante a diálise e permitir a eliminação mais eficiente de mediadores inflamatórios. Entretanto, não existem evidências convincentes indicando que a TRS contínua seja superior à TRS intermitente. Da mesma forma, evidências clínicas não suportam o uso de TRS em altas doses quando comparadas à TRS na dose-padrão.

Todos os pacientes que sobrevivem a uma LRA e não recuperam a função renal necessitam de planejamento para manejo como DRC, incluindo, mas não se limitando, ao acesso de longo prazo para TRS. O paciente deve ser encaminhado para um centro de TRS e, subsequentemente, para um nefrologista. Transplante de rim é o tratamento definitivo para pacientes com insuficiência renal.

Prognóstico a longo prazo

Em que pesem os avanços no suporte dos pacientes com LRA na terapia intensiva, a determinação do prognóstico e da chance de recuperação renal ainda é um desafio extremamente difícil. Vários biomarcadores estão em fase de investigação para avaliação prognóstica de recuperação renal. Esses novos biomarcadores incluem a gelatinase neutrofílica urinária associada à lipocalina (GNAL-U), o fator de crescimento de hepatócitos urinários (uHGF, do inglês *urinary hepatocyte growth factor*), a cistatina C urinária e a interleucina-18 (IL-18). Estudos clínicos recentes têm sugerido que os padrões de alteração desses marcadores urinários podem ser extremamente valiosos para prever a recuperação dos pacientes com LRA.

> **CORRELAÇÃO COM O CASO CLÍNICO**
> - Ver também Casos 24 e 25 (Distúrbios acidobásicos – partes 1 e 2), Caso 26 (Distúrbios hidroeletrolíticos) e Caso 33 (Disfunção de múltiplos órgãos).

QUESTÕES DE COMPREENSÃO

23.1 Um homem com 58 anos de idade, portador de DM, vem ao hospital com dor no quadrante inferior esquerdo do abdome que já dura dois dias. O paciente apresenta náuseas e vômitos e refere sintomas subjetivos compatíveis com febre e anorexia. Os sinais vitais são os seguintes: temperatura 38 °C; pulso 112 bpm; PA 100/68 mmHg; frequência respiratória (FR) 20 ipm; e saturação arterial de oxigênio 99% em ar ambiente. O paciente tem olheiras e apresenta dor à palpação do quadrante inferior esquerdo do abdome. Os resultados dos testes laboratoriais são significativos: leucócitos 15000; CrS 1,68 mg/dL (valor de referência 0,95). Qual é o tratamento inicial recomendado para a prevenção de lesão renal futura?

A. Coletar imediatamente hemoculturas e urocultura e, em seguida, iniciar antibioticoterapia empírica
B. Providenciar a internação hospitalar do paciente mantendo-o sem ingesta por via oral (NPO)
C. Realizar uma TC para excluir a presença de abscessos abdominais.
D. Inserir dois acessos intravenosos calibrosos e, a seguir, administrar 1 a 2 litros de cristaloides
E. Inserir uma sonda vesical (Foley) para mensuração do débito urinário

23.2 Um homem com 24 anos de idade, pesando 80 kg, foi admitido na UTI após ter feito uma laparotomia exploratória consequente a um ferimento por arma de fogo no abdome e no hemitórax inferior direito. A exploração intraoperatória mostrou uma laceração de 1 cm na cúpula hepática, uma lesão diafragmática à direita e uma lesão no colo intestinal transverso, que exigiu colectomia parcial com anastomose primária. Foi encontrada também uma laceração no rim esquerdo. Durante a noite, os resultados da mensuração da diurese foram os seguintes: 60 mL/h nas primeiras três horas, 50 mL/h na quarta hora e 20 mL/h na quinta e sexta horas. A urina apresentava uma coloração escura. A FC e a PA permaneceram inalteradas. Qual é o próximo passo no manejo desse paciente?

A. Colocar um cateter venoso central (CVC) para monitorização da PVC
B. Retornar o paciente ao bloco cirúrgico para nova exploração
C. Obter imagens por TC de abdome e pelve
D. Transfundir concentrado de hemácias (CHAD)
E. Administrar um bólus intravenoso de líquidos

23.3 Você está particularmente preocupado com um dos pacientes da UTI com sepse provocada por uma infecção pulmonar que desenvolveu sobrecarga volêmica, secundária a uma LRA grau 3 e que, provavelmente, não recuperará a função renal. Qual é o plano mais adequado para definir o tratamento desse paciente?

A. Medir os eletrólitos urinários
B. Medir a contagem plaquetária
C. Inserir um cateter para acesso visando a TRS venovenosa
D. Aumentar a dose do diurético de alça

23.4 Foi inserido um cateter para TRS venovenosa de urgência em um homem com LRA de 43 anos de idade. No momento, o paciente está no leito, e os curativos da punção estão cheios de sangue. Você percebe que, além disso, estão ocorrendo hemorragias nos sítios intravenosos periféricos. Qual é o tratamento definitivo?

A. Transfusão de hemácias
B. Transfusão de plaquetas
C. Início de TRS

D. Administração de deamino-D-arginina vasopressina (DDAVP, do inglês *deamine-D-arginine vasopressin*)
E. Administração intravenosa de cálcio

RESPOSTAS

23.1 **D.** Esse paciente está apresentando sinais e sintomas compatíveis com diverticulite aguda e choque séptico. O nível de CrS de 1,68 é mais de 1,5 vezes o valor basal, preenchendo critérios de LRA. O paciente está hipovolêmico em decorrência da sua enfermidade. A ressuscitação volêmica é o primeiro passo na terapia da sepse guiada por metas e, subsequentemente, melhorará a perfusão renal. A oxigenoterapia deve acompanhar a ressuscitação volêmica, além das hemoculturas e do início de antibioticoterapia adequada para a hipótese de sepse intra-abdominal. Os métodos de imagem são bastante úteis para orientar a terapia, mas somente após o paciente atingir estabilidade hemodinâmica. A inserção de uma sonda de Foley facilita a avaliação da volemia e orienta a reposição hídrica.

23.2 **A.** Embora não se enquadre nas definições de LRA, este paciente apresenta risco de desenvolver essa condição. Um dos critérios para LRA é débito urinário inferior a 0,5 mL/kg/h durante mais de seis horas. Esse paciente causa alguma preocupação em relação à ocorrência de LRA a partir do momento em que o débito urinário caiu abaixo de 40 mL por hora nas últimas duas horas. Levando-se em consideração as lesões e a cirurgia recente, provavelmente o débito urinário baixo seja secundário à hipovolemia. Portanto, o próximo passo do manejo seria confirmar o diagnóstico com a colocação de uma linha de PVC e, a seguir, providenciar a reposição de volume de acordo com a necessidade.

23.3 **C.** Alguns estudos demonstraram que o acesso venoso é a modalidade de escolha para os casos agudos de TRS, principalmente considerando que, nesse momento, essa paciente está com sobrecarga hídrica. No momento, os eletrólitos urinários não têm muita utilidade para definir a necessidade funcional renal futura. O encaminhamento para transplante renal é prematuro, pois a paciente ainda poderá recuperar a função renal. O aumento na dose dos diuréticos de alça é uma opção, embora, em razão do estado hídrico e dos problemas pulmonares em curso, a diálise seja a estratégia mais eficaz neste momento.

23.4 **C.** Esse paciente apresenta disfunção plaquetária devido à uremia causada pela insuficiência renal. A TRS é o tratamento definitivo. A administração de hemoderivados não é suficiente para atingir a hemostasia desejada. Com frequência, é necessário administrar reposição de cálcio em pacientes que recebem transfusão de hemácias, pois ocorre sequestro de cálcio pelas grandes quantidades de citrato existentes na fase líquida do CHAD. A DDAVP, também conhecida por arginina vasopressina, melhora a ligação plaquetária nos coágulos formados. Nos casos em que houver algum atraso no início da TRS, esse medicamento pode ser utilizado como um tratamento paliativo de primeira linha para hemorragia urêmica.

> **DICAS CLÍNICAS**
>
> ▶ O débito urinário e a CrS são os melhores marcadores para LRA.
> ▶ A LRA é potencialmente reversível se as medidas adequadas forem tomadas em tempo hábil. No entanto, alguns pacientes poderão desenvolver doença renal crônica.
> ▶ A TRS pode ser necessária como tratamento de curto ou longo prazo em casos de lesão renal.

REFERÊNCIAS

Chuasuwan A, Kellum JA. Acute kidney injury and its management. *Contrib Nephrol.* 2011;171:218-225.

Florian ME, Pilatz A, Weidner W. Optimal management of urosepsis from the urological perspective. *International J Antimicrob Agents.* 2007:390-397.

Lewington A, Kanagasundaram S. Renal association clinical practice guidelines on acute kidney injury. *Nephron Clin Pract.* 2011;118(suppl 1):c349-c390.

Srisawat N, Wen X, Lee M, et al. Urinary biomarkers predict renal recovery in critically ill patients with renal support. *Clin J Am Soc Nephrol.* 2011;6: 1815-1823.

Zarjou A, Agarwal A. Sepsis and acute kidney injury. *J Am Soc Nephrol.* 2011;22(6):999-1006.

Liu KD, Brakeman PR. Renal repair and recovery. *Crit Care Med.* 2008;36(4 suppl):S187-S192.

CASO 24

Uma mulher com 56 anos de idade é internada na UTI por *overdose* secundária a uma medicação desconhecida, manifestando insuficiência respiratória e alteração do sensório. O rastreamento farmacológico ainda não foi feito. A paciente tem um longo histórico psiquiátrico. A gasometria arterial (GA) revela o seguinte: pH 7,43; pressão parcial arterial de gás carbônico ($PaCO_2$) 32 mmHg; e pressão parcial arterial de oxigênio (PaO_2) 100 mmHg com fração inspirada de oxigênio (FiO_2) de 30%. Os níveis eletrolíticos eram os seguintes: sódio (Na^+) 145 mEq/L; potássio (K^+) 4 mEq/L; cloreto (Cl^-) 105 mEq/L; bicarbonato (HCO_3) 20 mEq/L. Outras variáveis sanguíneas analisadas foram as seguintes: ureia 75 mg/dL; creatinina (Cr) 1,3 mg/d; e albumina sérica 4 g/L.

▶ Qual é o diagnóstico mais provável?
▶ Qual é a anormalidade acidobásica?
▶ Qual é a primeira conduta para esse distúrbio?

RESPOSTAS PARA O CASO 24
Distúrbios acidobásicos – Parte 1

Resumo: uma mulher com 56 anos de idade é internada na UTI por *overdose* de uma medicação desconhecida. A gasometria arterial (GA) apresentou os seguintes valores: pH 7,43; $PaCO_2$ 32 mmHg; PaO_2 100 mmHg; FiO_2 de 30%. Os eletrólitos eram os seguintes: sódio (Na^+) 145 mEq/L; potássio (K^+) 4 mEq/L; cloreto (Cl^-) 105 mEq/L; e bicarbonato (HCO_3) 20 mEq/L.

- **Diagnóstico mais provável:** *overdose* por ácido acetilsalicílico (AAS).
- **Distúrbio acidobásico:** acidose metabólica com alcalose respiratória.
- **Terapia inicial:** hidratação com soro fisiológico e administração de líquidos que contenham bicarbonato, visando alcalinização da urina e excreção do ácido acetilsalicílico ácido.

ANÁLISE

Objetivos

1. Descrever a fisiopatologia da toxicidade pelo AAS.
2. Descrever uma abordagem sistemática para a interpretação acidobásica.
3. Aprender como tratar a toxicidade por AAS.

Considerações

A paciente apresenta um distúrbio acidobásico clássico: acidose metabólica com alcalose respiratória. Embora o bicarbonato de 20 mEq/L indique acidose metabólica, a $PaCO_2$ de 32 mmHg e o pH de 7,43 indicam alcalose respiratória. Os sinais e sintomas do SNC sugerem *overdose* por AAS. A *overdose* por AAS inicia com zumbido, segue com hiperventilação e, finalmente, evolui para acidose metabólica. Esse quadro pode ser confirmado pela mensuração do nível sérico de AAS. Outros medicamentos também podem ser avaliados, pois frequentemente os pacientes tomam vários medicamentos em casos de *overdose*. Lavagem gástrica e uso de carvão ativado são medidas úteis nos casos de ingesta aguda. Alterações metabólicas graves podem ocorrer, desacoplando a fosforilação oxidativa. A lesão do SNC é a manifestação mais grave provocando alteração do sensório, *delirium* ou mesmo coma. O AAS pode causar edema pulmonar e hipoxemia. Reposição hídrica adequada, evitando edema pulmonar, é uma medida prudente. A alcalinização da urina é importante, pois facilita a excreção urinária do AAS. Esse procedimento poderá ser feito com a adição criteriosa de bicarbonato aos líquidos intravenosos. Recomenda-se hemodiálise em casos de toxicidade grave, acidose refratária, coma ou convulsões, edema pulmonar não cardiogênico e insuficiência renal.

ABORDAGEM AOS
Distúrbios acidobásicos

DEFINIÇÕES

HIATO ANIÔNICO (*ANION GAP*) = $[Na^+] - ([Cl^-] + [HCO_3^-])$ Normal 12 ± 2
FÓRMULA DE WINTERS: $PaCO_2$ esperado = $1,5 \times [HCO_3^-] + 8 \pm 2$ mmHg
HCO_3 CORRIGIDO: $[HCO_3^-$ medido] + ([hiato aniônico medido] – 12)
OSMOLALIDADE PLASMÁTICA: $2 \times (Na^+) + (glicose/18) + (BUN/2,8)$
HIATO OSMOLAR: osmolalidade medida – osmolalidade calculada
(Diferenças superiores a 10 indicam a presença de osmóis não mensuráveis)

ABORDAGEM CLÍNICA

A melhor abordagem para as potenciais alterações acidobásicas é a estratégia passo a passo, cuja descrição se dá pelas **perguntas e respostas às seguintes questões:**

- A paciente está acidêmica ou alcalêmica? Acidêmica, se o pH for inferior a 7,38 e alcalêmica, se o pH for superior a 7,42.
- O distúrbio acidobásico é principalmente metabólico (HCO_3) ou respiratório/ventilatório ($PaCO_2$)?
- Qual é o hiato aniônico? Sódio – (cloreto + HCO_3) = < 12 ± 2 (albumina > 4G).
- Nos casos de acidose metabólica/respiratória, há compensação metabólica/respiratória? Ver a compensação esperada no Quadro 24.1.
- Existe algum outro distúrbio metabólico preexistente nos casos de acidemia com hiato aniônico elevado?

   Use o Δ Hiato Δ HCO_3, ou o HCO_3 calculado, ou a razão Δ/Δ.
   Aplicação da abordagem passo a passo no cenário clínico:

- A paciente está acidêmica ou alcalêmica? **Alcalêmica.**
- O distúrbio acidobásico é principalmente metabólico (HCO_3) ou respiratório (CO_2)? **Acidose metabólica (HCO_3 baixo com hiato aniônico elevado) causada pelo AAS é o distúrbio secundário. A alcalose respiratória primária (que iniciou mais cedo) ainda está presente.**
- Qual é o hiato aniônico? 145 – (105 +20) = 20 (**normal 12 $\pm$ 2**) = **SIM** (elevado)
- Nos casos de acidose metabólica/respiratória, há compensação metabólica/respiratória? Não, de acordo com a fórmula de Winters, a $PaCO_2$ é $20 \times 15 + 8$ (± 2) = 38 (± 2) = 36 a 40.
- A $PaCO_2$ é 32 e é inferior à faixa esperada de 36 a 40, indicando a presença de **alcalose respiratória.**
- Existe algum outro distúrbio metabólico preexistente nos casos de acidemia com hiato aniônico elevado? **Não.**

Quadro 24.1 • RESPOSTAS COMPENSATÓRIAS ESPERADAS NOS DISTÚRBIOS ACIDOBÁSICOS SIMPLES E PADRÃO DAS ALTERAÇÕES

Distúrbio	Compensação esperada	Faixa de valores		
		pH	HCO_3^-	$PaCO_2$
Acidose metabólica	$PaCO_2 = (1,5 \times HCO_3^-) + 8 \pm 2$; ou $PaCO_2 \downarrow 1,25$ mmHg por mmol/L $\downarrow$ em HCO_3^-); ou $PaCO_2 = HCO_3^- + 15$	Baixo	Baixo	Baixa
Alcalose metabólica	$PaCO_2 \uparrow 0,75$ mmHg por mmol/L em HCO_3^-; ou $PaCO_2 \uparrow 6$ mmHg por 10 mmol/L em HCO_3^-; ou $PaCO_2 = HCO_3^- + 15$	Alto	Alto	Alta
Alcalose respiratória Aguda Crônica	$HCO_3^- \downarrow 0,2$ mmol/L por mmHg $\downarrow$ na $PaCO_2$ $HCO_3^- \downarrow 0,4$ mmol/L por mmHg $\downarrow$ na $PaCO_2$	Alto	Baixo	Baixa
Acidose respiratória Aguda Crônica	$HCO_3^- \uparrow 0,1$ mmol/L por mmHg $\uparrow$ na $PaCO_2$ $HCO_3^- \uparrow 0,4$ mmol/L por mmHg $\uparrow$ na $PaCO_2$	Baixo	Alto	Alta

(Reproduzida, com permissão, de Longo DL, Fauci AS, Kasper DL, et al. *Harrison's Principles of Internal Medicine*. 18th ed. New York: MacGraw-Hill Education; 2012.Table 40-1.)

Nos casos de acidose metabólica, o hiato aniônico orienta o médico na busca da causa e na seleção do tratamento. A acidose metabólica pode ser calculada a partir da quantidade de HCO3 consumida com hiato aniônico elevado versus a quantidade da perda de HCO_3 com hiato aniônico normal (Quadro 24.1).

Exemplo 1: um homem com 47 anos de idade e histórico de três dias de diarreia grave foi avaliado por fraqueza muscular e tonturas. Os exames laboratoriais mostraram os seguintes resultados: sódio 140 mEq/L; potássio 3,2 mEq/L; cloreto 120 mEq/L; e bicarbonato 14 mEq/L. Gasometria arterial em ar ambiente: pH 7,27; $PaCO_2$ 27 mmHg; e PaO_2 77 mmHg.

Qual é o distúrbio acidobásico?

Abordagens sistemáticas consensuais para solucionar distúrbios acidobásicos envolvem a resposta a cinco perguntas:

- O paciente está acidêmico ou alcalêmico? **Acidêmico.**
- O distúrbio acidobásico é basicamente metabólico ou respiratório? **Acidose metabólica.**
- Qual é o hiato aniônico:

$$140 - (120 + 14) = 06 \text{ (normal} = 12 \pm 2)$$

- No caso de acidose metabólica/respiratória, a compensação metabólica/respiratória é adequada? **Sim.** De acordo com a fórmula de Winters, a $PaCO_2$ esperada para um HCO_3 de 14 é:

$$14 \times 1,5 + 8 = 29 \pm 2$$

equalizando uma $PaCO_2$ esperada compensada de 27 a 31 mmHg. Neste caso, a $PaCO_2$ de 27 mmHg está dentro da faixa esperada, de modo que há compensação respiratória adequada e, consequentemente, uma acidose metabólica simples sem hiato aniônico elevado

- Na presença de acidemia com hiato aniônico elevado, poderá haver algum distúrbio metabólico complicando o caso? **Não.**

Δ *Gap* = 12 – 06 = 6. Δ HCO_3 = 24 – 14 = 10. 10 – 6 = 4 (normal ± 6)

- Se o Δ *Gap* for superior a + 6 indica a presença de alcalose metabólica preexistente, ao passo que se o Δ *Gap* for inferior a +6 indica a presença de acidose metabólica preexistente.

HCO_3 corrigido, 24 ± 6 = [HCO_3 medido, (14)] + ([hiato aniônico medido (16)] – 12) = 22

Resposta: acidose metabólica sem hiato aniônico elevado com compensação adequada da alcalose respiratória.

No exemplo 1, o hiato aniônico = 130 – (100 + 10) = 20 indica a presença de acidose metabólica com hiato aniônico elevado. Se o distúrbio primário for uma condição que não seja acidose metabólica, a presença de hiato aniônico elevado indica que há uma acidose metabólica "oculta". Cargas proteicas negativas são responsáveis pela ausência de ânions não mensuráveis (principalmente albumina a 4g = -12 de um hiato aniônico). A presença de baixo nível de albumina (um ânion) ou de uma cadeia leve de cátions não mensuráveis (p. ex., mieloma múltiplo) resulta em um hiato aniônico baixo. Nos casos em que o distúrbio primário for acidose metabólica, o hiato aniônico ajuda a estreitar as possibilidades diagnósticas de acidose com hiato aniônico elevado ou de acidose sem hiato aniônico elevado. O hiato aniônico de indivíduos saudáveis é de 12 ± 2 mEq/L. O hiato aniônico de 12 se caracteriza por uma carga negativa normal de 4 g de albumina ou por uma carga de -3 ânions por grama de albumina. A resposta compensatória a um distúrbio primário é previsível e traz o pH de volta ao nível normal.

A compensação pode ser adequada mesmo que o pH seja anormal. A avaliação da compensação ajuda a detectar distúrbios acidobásicos respiratórios e metabólicos mistos. No exemplo 1, a $PaCO_2$ esperada é igual a [(1,5 × 10) + 8] = 23 (± 2). Levando-se em conta que a $PaCO_2$ é 23 mmHg e está dentro da faixa prevista, pode-se considerar que a compensação respiratória é adequada, levando ao diagnóstico de acidose metabólica com compensação respiratória adequada. Nas situações em que a $PaCO_2$ for inferior ao nível esperado, o diagnóstico será de alcalose respiratória secundária. Se a $PaCO_2$ for superior ao nível esperado, o diagnóstico será de alcalose respiratória secundária. O processo para diagnosticar distúrbio metabólico coexistente envolve o cálculo do "HCO_3 corrigido". O HCO_3 corrigido abaixo de 24 ± 6 mEq/L indica a presença de acidose metabólica coexistente sem hiato aniônico elevado. O HCO_3 corrigido acima de 24 ± 6 mEq/L indica a presença de alcalose metabólica coexistente sem hiato aniônico elevado.

Esta fórmula se fundamenta no pressuposto de que o hiato aniônico medido representa, em parte, o bicarbonato que foi consumido para compensar a acidose. Se o hiato aniônico for adicionado à concentração medida do bicarbonato, subtraindo-se o hiato aniônico "normal" de 12, o resultado indica a concentração do bicarbonato na ausência de acidose com hiato aniônico elevado.

Acidose metabólica com hiato aniônico elevado

A acidose metabólica com hiato aniônico elevado ocorre quando ácidos associados a ânions não mensuráveis (p. ex., o lactato) são produzidos ou adicionados exogenamente. As causas comuns de acidose metabólica com hiato aniônico elevado incluem acidose láctica, cetoacidose (etanol, desnutrição e diabetes), uremia e intoxicações por metanol, etilenoglicol e AAS. O acúmulo de ácido láctico, como nos estados de hipoperfusão tecidual, reduz a concentração de bicarbonato gerando acidose metabólica com hiato aniônico elevado. A disfunção mitocontrial induzida por fármacos, como na terapia com nucleosídeos em pacientes com Aids, pode provocar acidose láctica na ausência de hipóxia tecidual óbvia (conhecida por acidose láctica tipo 2). Convulsões tonicoclônicas generalizadas aumentam a taxa metabólica e geram acidose láctica rapidamente reversível, portanto sem necessidade da administração de HCO_3. A intoxicação por etilenoglicol causa acidose com hiato aniônico elevado e insuficiência renal aguda (IRA). Elementos que caracterizam a intoxicação por etilenoglicol incluem hiato osmolar (diferença > 10 entre a osmolalidade medida e a osmolalidade calculada) e a presença de cristais de oxalato de cálcio na urina, responsáveis pela insuficiência renal. A intoxicação por metanol provoca acidose com hiato aniônico elevado, hiato osmolar e toxicidade no nervo óptico (toxicidade causada pelo ácido fórmico). A intoxicação causada pelo álcool isopropílico resulta em hiato osmolar, porém não provoca acidose. Um hiato osmolar está presente quando a osmolalidade plasmática medida excede a osmolalidade plasmática calculada em mais de 10 mOsm/kg.

Quando o suprimento de glicose está reduzido ou não pode ser utilizado, o fígado converte ácidos graxos livres em cetonas, que são utilizadas como fonte energética alternativa. Na cetoacidose diabética, a atividade insulínica reduzida e a atividade intensa do glucagon resultam na formação de ácido acetoacético e de ácido β-hidroxibutírico, ambos pertencentes ao grupo das cetonas. A presença desses cetoácidos diminui a concentração sérica de bicarbonato e aumenta o hiato aniônico. Antes de iniciar o tratamento da acidose metabólica com hiato aniônico elevado, é necessário reverter a condição que provocou o excesso de produção ácida. Não é necessário administrar bicarbonato, a não ser em casos extremos em que o pH for inferior a 7,20, nível em que arritmias se tornam prováveis e há piora da

> **Quadro 24.2** • CAUSAS DE ACIDOSE COM HIATO ANIÔNICO ELEVADO
>
> - Acidose láctica
> - Cetoacidose (diabetes, álcool, desnutrição)
> - Toxinas (etilenoglicol, salicilatos, metanol, propilenoglicol)
> - Insuficiência renal

contratilidade miocárdica e da resposta às catecolaminas e às medicações vasoativas (Quadro 24.2).

Acidose metabólica sem hiato aniônico elevado

A acidose metabólica sem hiato aniônico elevado é conhecida também por acidose metabólica hiperclorêmica. O desenvolvimento desta condição é decorrência da perda de líquidos contendo bicarbonato de sódio ou da adição de cloreto de hidrogênio (ou cloreto de hidrogênio potencial) ao líquido extracelular. A acidose metabólica hiperclorêmica não altera o hiato aniônico, pois a redução na concentração de bicarbonato supera o aumento do cloro. Diarreia é a causa mais comum de acidose metabólica sem hiato aniônico elevado. A diarreia provoca perda de bicarbonato porque o líquido intestinal é relativamente alcalino. Todos os tipos de acidose tubular renal (ATR) causam acidose metabólica hiperclorêmica sem hiato aniônico elevado.

A **ATR proximal (tipo 2)** ocorre pela redução na capacidade renal de reabsorver bicarbonato. A **ATR distal (tipo 1)** é causada pela incapacidade dos túbulos renais em gerar um gradiente de pH normal (pH urinário normal < 5,5), pois não conseguem excretar os íons hidrogênio.

A **ATR tipo 4**, geralmente associada ao diabetes, é uma acidose metabólica hiperclorêmica e hipercaliêmica causada por hipoaldosteronismo ou pela resposta tubular inadequada à aldosterona. Esse processo reduz a excreção urinária de potássio causando hipercaliemia e interferindo com a produção renal de NH_4^+. A inibição na excreção renal de íons hidrogênio causada pela deficiência de aldosterona gera a acidose metabólica sem hiato aniônico elevado.

Em geral, indica-se bicarbonato para os casos de acidose sem hiato aniônico elevado, enquanto a correção da causa subjacente é a maior preocupação na acidose com hiato aniônico elevado. O bicarbonato por via oral (solução oral de citrato) é o agente preferido no tratamento da acidose crônica sem hiato aniônico elevado. Os sais de bicarbonato preferidos para o tratamento da ATR hipocaliêmica são o bicarbonato de potássio e o citrato de potássio. Nas apresentações agudas, principalmente em pacientes com alteração concomitante na função respiratória, bicarbonato intravenoso é a melhor opção.

Exemplo 2: uma mulher com 36 anos de idade foi avaliada em decorrência de um estado de fraqueza generalizada. Os exames laboratoriais apresentaram os seguintes resultados: ureia 86 mg/dL; Cr 1,9 mg/dL; Na 130 mEq/L; K 3,0 mEq/L; Cl 85 mEq/L; e HCO_3 36 mEq/L. A GA à temperatura ambiente apresentou os seguin-

tes valores: pH 7,58; PaCO$_2$ 42 mmHg; e PaO$_2$ 90 mmHg. Os resultados dos eletrólitos urinários foram: Na 50 mEq/L; K 30 mEq/L; e concentração de Cl 10 mEq/L.
Qual é o distúrbio acidobásico?

- A paciente está acidêmica ou alcalêmica? Alcalêmica.
- O distúrbio acidobásico é principalmente metabólico ou respiratório? Metabólico (HCO$_3$ elevado).
- Qual é o hiato aniônico? 130 − (85 + 36) = 9
- No caso de acidose metabólica/respiratória, a compensação metabólica/respiratória é adequada? **Não**, a PaCO$_2$ esperada está (36 − 24) = 12 × 0,7 = 8,4 + 40 = 48,4. A PaCO$_2$ real está 42 e está abaixo do valor esperado de 48, de modo que há uma alcalose respiratória concomitante.
- Na presença de acidemia com hiato aniônico elevado, poderá haver algum distúrbio metabólico complicando o caso? **Não, pois não se trata de um processo alcalino.**

Resposta: combinação de alcalose metabólica e respiratória. Os níveis elevados do HCO$_3$ e do pH arterial são consistentes com alcalose metabólica primária. A PaCO$_2$ arterial está inadequadamente baixa para o grau de alcalose metabólica. Portanto, **esse quadro confirma a presença de alcalose metabólica e alcalose respiratória.**

Alcalose metabólica

Aumentos primários na concentração de HCO$_3$ podem ser resultado da perda de cloreto de hidrogênio, ou menos comum, da adição de bicarbonato. Essa alcalose metabólica pode ser corrigida por meio da excreção urinária do excesso de bicarbonato. O aumento na reabsorção é causado pelas seguintes condições: contração do líquido cerebrospinal (LCS), depleção de cloreto, hipocaliemia ou atividade mineralocorticoide elevada. As causas mais comuns de alcalose metabólica são vômitos, drenagem nasogástrica e terapia diurética (Quadro 24.2).

Para os casos classificados como responsivos ao cloreto, a administração de cloreto de sódio reverte a alcalose pela expansão volêmica e pela redução da atividade do eixo renina-angiotensina-aldosterona. Esse processo gera hipocaliemia e mantém a alcalose metabólica. A concentração extremamente baixa do cloreto urinário no Exemplo 2 sugere vômitos ou uso de diuréticos, cuja correção poderá ser feita por meio da expansão volêmica com cloreto de sódio. Uma alternativa menos comum é a manutenção da alcalose metabólica na ausência de hipovolemia. Essa condição pode ser identificada pelo nível elevado do cloro urinário (> 20 mEq/L) relacionado a um aumento do efeito mineralocorticoide. Consequentemente, esse distúrbio também é conhecido por alcalose metabólica não responsiva ao cloreto ou resistente ao cloreto. Os bloqueadores H$_2$ e os inibidores da bomba de prótons (IBPs) podem ajudar a diminuir as perdas de íons hidrogênio em pacientes com drenagem gástrica prolongada ou com vômitos crônicos. Na maioria das vezes, o cloreto de potássio é indicação no tratamento de hipocaliemia. A hemodiálise é o tratamento de escolha nos casos extremamente graves de alcalose metabólica (pH > 7,6). Raramente se recomenda a infusão de soluções ácidas.

> **CORRELAÇÃO COM O CASO CLÍNICO**
>
> • Ver também Caso 25 (Distúrbios acidobásicos – parte 2) e Caso 37 (Intoxicação).

QUESTÕES DE COMPREENSÃO

24.1 Você está de plantão e recebe um chamado para avaliar uma mulher obesa com 48 anos de idade que havia sido internada por diarreia intratável e desidratação grave causadas por colite associada a *Clostridium difficile*, além de exacerbação de doença pulmonar obstrutiva crônica (DPOC). Os valores laboratoriais são os seguintes: pH 7,27; $PaCO_2$ 44 mmHg; PaO_2 50 mmHg; saturação arterial de oxigênio (SaO_2 85% com FiO_2 de 28%); Na 140 mEq/L; K 3,6 mEq/L; Cl⁻ 118 mEq/L; HCO_3 18 mEq/L; Ureia 96; e Cr 1 mg/dL. O cloreto urinário era de 10 mEq/L. Qual é o distúrbio acidobásico?

A. Acidose metabólica sem hiato aniônico elevado
B. Acidose respiratória crônica com alcalose metabólica
C. Acidose respiratória aguda não compensada
D. Acidose respiratória aguda compensada
E. Acidose metabólica com estado hiperosmolar

24.2 Um homem com 64 anos de idade foi internado na UTI por pneumonia e choque séptico. Nos últimos quatro dias, o paciente sentiu dispneia progressiva e apresentou febre. Era previamente hipertenso. A história pregressa relevante inclui a realização de colecistectomia. As medicações em uso são amlodipina e hidroclorotiazida. O exame físico revelou temperatura de 38,8 °C, frequência cardíaca (FC) de 110 batimentos por minuto (bpm), frequência respiratória (FR) de 22 inspirações por minuto (ipm) e pressão arterial (PA) de 85/50 mmHg. A não ser pela taquicardia, o exame cardíaco foi normal. O exame pulmonar revelou a presença de crepitações em todo o pulmão direito. Os estudos laboratoriais apresentaram os seguintes valores: sódio 136 mEq/L; potássio 4,8 mEq/L; cloreto 100 mEq/L; bicarbonato 10 mEq/L. A GA em ar ambiente revelou o seguinte: pH 6,94; $PaCO_2$ 48 mmHg; e PaO_2 51 mmHg. Qual dos distúrbios acidobásicos é o mais provável nesse caso?

A. Acidose metabólica com hiato aniônico elevado
B. Acidose metabólica com hiato aniônico elevado e acidose respiratória
C. Acidose metabólica com hiato aniônico elevado e alcalose respiratória
D. Acidose metabólica sem hiato aniônico elevado e acidose respiratória
E. Acidose metabólica sem hiato aniônico elevado e alcalose respiratória

RESPOSTAS

24.1 **A. Acidose metabólica sem hiato aniônico elevado (sem compensação respiratória)**

- A paciente está acidêmica ou alcalêmica? Acidêmica.
- O distúrbio acidobásico é basicamente metabólico ou respiratório? Metabólico (nível baixo de HCO_3)
- Qual é o hiato aniônico? $140 - (118 + 18) = 4$
- No caso de acidose metabólica/respiratória, a compensação metabólica/respiratória é adequada? Não, a $PaCO_2$ esperada é $18 \times 1,5 = 27 + 8 = 35 \pm 2$ (33 a 37). A $PaCO_2$ real é 44 e está acima do valor previsto de 33 a 37 (usando a fórmula de Winters), de modo que há uma acidose respiratória concomitante.
- Na presença de acidemia com hiato aniônico elevado, poderá haver algum distúrbio metabólico complicando o caso?

Cabe lembrar que $PaCO_2$ e HCO_3^- se movimentam na mesma direção, pois uma variável compensa a outra. A $PaCO_2$ é um ácido, e o HCO_3^- é uma base. O nível normal de $PaCO_2$ é 40 mmHg, e o nível da $PaCO_2$ neste caso é 44 mmHg. O HCO_3 está abaixo de 24 sem hiato aniônico elevado, confirmando a presença de acidose metabólica hiperclorêmica sem hiato aniônico elevado. O cloreto urinário é 10 mEq/L. Esse tipo de acidose deve responder à hidratação agressiva com soro fisiológico. A solução salina expande a volemia e diminui a reabsorção de HCO_3 pelo túbulo proximal.

24.2 **B. Acidose metabólica com hiato aniônico elevado e acidose respiratória.** A redução do pH e do bicarbonato é consistente com acidose metabólica primária. Em pacientes com acidose metabólica primária, uma $PaCO_2$ mais elevada que o nível esperado indica a presença de uma combinação de acidose metabólica e respiratória. Este paciente apresenta acidose metabólica com hiato aniônico elevado e acidose respiratória. O pH de 6,94 indica acidose com risco de vida. O paciente necessita de intubação imediata e ventilação mecânica (VM) para oxigenação e ventilação adequadas, pois esse é o meio mais rápido e mais confiável para diminuir a $PaCO_2$ e aumentar o pH para uma meta acima de 7,20. O nível reduzido de bicarbonato acompanhado de um hiato aniônico elevado é consistente com acidose metabólica com hiato aniônico elevado, provavelmente devido ao choque séptico associado à acidose láctica. A fórmula de Winters poderá ser aplicada para estimar a $PaCO_2$ esperada para o grau de acidose.

DICAS CLÍNICAS

- Na acidose metabólica, a diferença da acidose com hiato aniônico elevado em relação à acidose sem hiato aniônico elevado é o fator que irá direcionar o tratamento.
- O tratamento da acidose com hiato aniônico elevado exige a reversão da condição de base.
- O tratamento da acidose metabólica sem hiato aniônico elevado depende da reposição de HCO3.
- Nos casos de ATR tipo 1, a incapacidade do túbulo distal para eliminar H+ resulta na perda urinária de HCO_3.
- A ATR tipo 2 afeta o túbulo proximal, o que impede a reabsorção de HCO_3.
- Em hiato osmolar > 10 mOsm, considere etanol, metanol, etilenoglicol e álcool isopropílico.
- O metanol provoca acidose metabólica hiperosmolar com hiato aniônico elevado e cegueira pela ação do ácido fórmico.
- O etilenoglicol provoca acidose metabólica hiperosmolar com hiato aniônico elevado, insuficiência renal e formação de cálculos de oxalato de cálcio.
- O álcool isopropílico ou a massagem com álcool provocam um estado hiperosmolar sem acidose.

REFERÊNCIAS

Adrogué HJ, Madias NE. Management of life-threatening acid-base disorders. Part I. *N Engl J Med*. 1998;338:26-34.

American College of Physicians. *Medical Knowledge Self-Assessment Program 14*. Philadelphia, PA: American College of Physicians; 2006.

American College of Physicians and the Clerkship Directors in Internal Medicine. *Internal Medicine Essentials for Clerkship Students*. Philadelphia: ACP Press; 2007-2008.

Loscalzo J. *Harrison's Pulmonary and Critical Care Medicine*. New York, NY: McGrawHill; 2011.

Toy EC, Simon B, Takenaka K, Liu T, Rosh A. *Case Files Emergency Medicine*. 2nd ed. New York: McGraw-Hill Publishers, 2009.

CASO 25

Um homem com 44 anos de idade e diagnóstico de cirrose criptogênica há dois anos é hospitalizado por fratura do quadril esquerdo após um acidente de carro. O paciente tem embolia pulmonar (EP), sente desconforto respiratório e foi internado na UTI para monitorização. Atualmente, está na lista de espera para transplante de fígado. O paciente é tabagista (25 pacotes de cigarros por ano), porém não ingere bebidas alcoólicas e não usou drogas ilícitas nos últimos 10 anos. As medicações atuais incluem ácido acetilsalicílico, espironolactona, lactulose, propranolol e furosemida. O exame físico revelou o seguinte: temperatura, 36 °C; frequência cardíaca (FC), 92 batimentos por minuto (bpm); frequência respiratória (FR), 28 inspirações por minuto (ipm); e pressão arterial (PA), 98/55 mmHg. O paciente está caquético e apresenta icterícia e eritema palmar. A atividade mental aparentemente é normal e não apresenta asterixis. A ausculta cardíaca não revelou sopros ou atritos, e a ausculta pulmonar é limpa. Apesar da distensão abdominal, não há dor à palpação. Há edema periférico nos dois membros inferiores. Os exames laboratoriais registraram os seguintes valores: sódio, 134 mEq/L; potássio, 3,3 mEq/L; cloreto, 107 mEq/L; bicarbonato, 18 mEq/L. A gasometria arterial (GA) (à temperatura ambiente) apresentou o seguinte resultado: pH, 7,48; $PaCO_2$, 25 mmHg; pressão parcial arterial de oxigênio (PaO_2), 92 mmHg; bicarbonato, 18 mEq/L.

▶ Qual é o distúrbio acidobásico do paciente?
▶ Qual é o tratamento ideal para este paciente?

RESPOSTAS PARA O CASO 25
Distúrbios acidobásicos – Parte 2

Resumo: esse é o caso de um homem com 44 anos de idade e histórico de cirrose criptogênica, que sofreu um acidente de carro e desenvolveu EP. Observaram-se os seguintes valores: pH arterial = 7,48; $PaCO_2$ = 25 mmHg; PaO_2 = 92 mmHg; e bicarbonato = 18 mEq/L.

- **Distúrbio acidobásico:** alcalose respiratória parcialmente compensada.
- **Opções de tratamento:** controle adequado da dor, porém evitando depressão respiratória. A aplicação de pressão positiva nas vias respiratórias em dois níveis é uma das alternativas para o tratamento do desconforto respiratório. A paracentese de alívio reduzirá a pressão sobre o diafragma se a ascite for tensa. Esse aumento do estímulo respiratório é secundário à restrição da expansão pulmonar pela elevação diafragmática. O derrame pleural, secundário à ascite, exacerba ainda mais a situação. Amostras de ascite devem ser enviadas para execução de citológico total, citológico diferencial e culturas para investigação de peritonite bacteriana espontânea, frequentemente observada nesses pacientes.

ANÁLISE

Objetivos

1. Utilizar a abordagem passo a passo na avaliação do equilíbrio acidobásico.
2. Compreender os efeitos respiratórios sobre os distúrbios acidobásicos.
3. Conhecer as causas mais comuns de distúrbios respiratórios relacionados a desequilíbrios acidobásicos.

Considerações

O paciente é portador de doença hepática em estágio final. Com frequência, a alcalose respiratória se desenvolve nesses pacientes, sendo que a compensação parcial pela acidose metabólica (nível reduzido de bicarbonato) sugere a presença de alcalose respiratória crônica. Provavelmente esse quadro resulte de um aumento na ventilação-minuto (V_E). Um dos mecanismos prováveis é o aumento nos níveis séricos da progesterona secundário à redução do metabolismo dos esteroides, pois a progesterona aumenta o estímulo respiratório. Além disso, o paciente apresenta EP aguda, com consequente inadequação da relação entre ventilação e perfusão (V/Q), o que também estimula um aumento agudo na V_E.

ABORDAGEM AOS
Distúrbios acidobásicos – Parte 2

Introdução

Para o diagnóstico do estado acidobásico, é necessário responder a uma série de perguntas (ver Caso 24, Distúrbios acidobásicos – parte 1): nos distúrbios respiratórios, a pressão parcial arterial de gás carbônico ($PaCO_2$) e o HCO_3 movem-se na mesma direção. Se a $PaCO_2$ diminui, o mesmo ocorre com o HCO_3, sendo que as quedas na $PaCO_2$ são acompanhadas por quedas no nível de HCO_3 (Quadro 24.1). Essa correlação existe, pois os parâmetros respiratórios e metabólicos compensam um ao outro. Nos distúrbios metabólicos puros, o pH, a $PaCO_2$ e o HCO_3 apontam na mesma direção. Nas situações em que a $PaCO_2$ ou o HCO_3 se movimentarem em direções opostas em relação ao pH significa que o responsável pelo distúrbio é um componente misto (respiratório e metabólico).

Por exemplo, se o distúrbio respiratório primário for agudo, o HCO_3 altera-se com a alteração da $PaCO_2$. Para cada 10 mmHg de redução na $PaCO_2$, deverá ocorrer uma redução de 2 mEq/L no nível de HCO_3 (HCO_3 normal = 24 mEq/L) na condição aguda e uma queda de 4 mEq/L no HCO_3 normal nas condições crônicas. Se a alteração no nível de HCO_3 for inferior à esperada, a acidose metabólica acompanha a alcalose respiratória. Níveis de HCO_3 superiores ao esperado sugerem a presença de alcalose metabólica concomitante.

Acidose respiratória

A acidose respiratória é causada por uma elevação primária na $PaCO_2$, que aumenta nos casos de ventilação inadequada. A hipoventilação pode resultar de distúrbios neurológicos (acidente vascular encefálico [AVE]), do uso de medicações (narcóticos) que deprimem o centro respiratório do SNC, de fraqueza dos músculos respiratórios (p. ex., miastenia grave ou Síndrome de Guillain-Barré), de deformidades na parede torácica (cifoescoliose grave), de obstrução das vias aéreas (como na doença pulmonar obstrutiva crônica [DPOC]) ou de tromboembolia pulmonar. O foco do tratamento da acidose respiratória é a correção do distúrbio subjacente. Em pacientes com acidose respiratória aguda e hipoxemia, deve-se suplementar O_2 com muita cautela, mantendo a saturação de oxigênio (SO_2) em torno de 90%, porém evitando-se a ocorrência de hipercapnia. Broncodilatadores devem ser administrados com fração inspirada de oxigênio (FiO_2) sob controle ou com ar comprimido (FiO_2 = 21%). Provavelmente seja necessário aplicar pressão positiva nas vias respiratórias em dois níveis por ventilação não invasiva (VNI) ou intubação endotraqueal e ventilação mecânica (VM), visando a aumentar a ventilação alveolar efetiva.

Exemplo 1: um homem com 47 anos de idade e história de DPOC grave foi internado na UTI por exacerbação pulmonar com desconforto respiratório. O paciente foi avaliado porque sentia fraqueza, tonturas e hipersonolência diurna.

Os exames laboratoriais apresentaram os seguintes resultados: sódio sérico = 140 mEq/L; potássio = 5 mEq/L; cloreto = 100 mEq/L; e bicarbonato sérico = 30 mEq/L. A GA em ar ambiente revelou os seguintes valores: pH = 7,34; $PaCO_2$ = 55 mmHg; e bicarbonato = 38 mEq/L.

Qual é o distúrbio acidobásico?

- O paciente está acidêmico ou alcalêmico? **Acidêmico (pH = 7,34).**
- O distúrbio ácido é principalmente metabólico ou respiratório? **Acidose respiratória apropriadamente compensada (acidose respiratória crônica).**
- Qual é o hiato aniônico? 140 − (100 + 30) = **10 mEq/L (normal).**
- Nos casos de acidose metabólica/respiratória, a compensação metabólica/respiratória é adequada? **Sim, a alteração esperada** é igual a 1,5 × 4 = 6 + 24 (HCO_3 normal) = **30 mEq/L (compensação esperada no HCO_3).**
- Nos casos de acidemia com hiato aniônico elevado, existe algum outro distúrbio metabólico? Não.

Resposta: acidose respiratória com alcalose metabólica parcialmente compensada.

Alcalose respiratória

A hiperventilação reduz a $PaCO_2$, aumentando o pH e causando alcalose respiratória. As causas comuns de alcalose respiratória se classificam em condições que afetam vasculatura pulmonar (p. ex., hipertensão pulmonar e tromboembolia venosa), parênquima pulmonar (p. ex., fibrose pulmonar, insuficiência cardíaca e pneumonia), vias respiratórias (asma) e controle ventilatório (p. ex., ansiedade, toxicidade por ácido acetilsalicílico, sepse, hipóxia e gravidez). O Quadro 24.1 mostra as respostas compensatórias esperadas para alcalose respiratória aguda e crônica. É **imprescindível buscar a causa subjacente da alcalose respiratória.** Pacientes com hiperventilação psicogênica (ansiedade) devem ser instruídos a reinalar o ar, usando uma bolsa, para elevar a $PaCO_2$ sistêmica. Essas medidas elevam a $PaCO_2$ e o pH, e também ajudam a reduzir o pH em pacientes com alcalose mista grave com risco de vida (pH > 7,70). O único distúrbio acidobásico que pode retornar o pH ao valor normal de 7,40, na ausência de um distúrbio acidobásico secundário, é a alcalose respiratória crônica.

Exemplo 2: uma mulher com 27 anos de idade vem à emergência com história de um dia de ansiedade grave e histeria. Ela está sendo avaliada por sentir fraqueza, tonturas e parestesias. A paciente apresentou convulsões por um minuto, durante as quais vomitou. Esse fato culminou em sua internação na UTI por suspeita de pneumonia aspirativa e para tratamento de possível rabdomiólise. Os exames laboratoriais apresentaram os seguintes resultados: sódio = 140 mEq/L; potássio sérico = 5 mEq/L; cloreto sérico = 110 mEq/L; e bicarbonato sérico = 21 mEq/L. A GA em ar ambiente revelou os seguintes valores: pH = 7,54; $PaCO_2$ = 25 mmHg; PaO_2 = 77 mmHg com FiO_2 de 40%.

Qual é a anormalidade acidobásica?

- A paciente está acidêmica ou alcalêmica? **Alcalêmica** (pH = 7,54).
- O distúrbio acidobásico é principalmente metabólico ou respiratório? **Respiratório.**
- Qual é o hiato aniônico? 140 − (110 + 21) = 9
- No caso de acidose metabólica/respiratória, a compensação metabólica/respiratória é adequada? **Sim,** a alteração esperada para uma $PaCO_2$ normal de 40 mmHg é de 15 mmHg, de modo que a compensação esperada é 1,5 × 2 = 3 (HCO_3 normal = 24 mEq/L) 24 − 3 = 21. O HCO_3 medido é 21.

Resposta: esta paciente apresenta alcalose respiratória aguda compensada.

Pacientes portadores de patologias pulmonares restritivas somente conseguem aumentar a V_E elevando a FR. Algumas dessas condições incluem insuficiência cardíaca congestiva (ICC), pneumonia, fibrose pulmonar, obesidade, ascite, restrição à expansão pulmonar, anormalidades na parede torácica, dor torácica, trauma e contusões.

CORRELAÇÃO COM O CASO CLÍNICO

- Ver também Caso 22 (Insuficiência hepática aguda) e Caso 24 (Distúrbios acidobásicos – parte 1).

QUESTÕES DE COMPREENSÃO

25.1 Um homem com 68 anos de idade foi levado para a UTI após ter permanecido dispneico e taquipneico por cinco dias. A angioTC de tórax diagnosticou EP. O exame físico revelou o seguinte: temperatura = 36,7 °C; FC = 79 bpm; FR = 12 ipm; e PA = 156/80 mmHg. O paciente está letárgico e debilitado, com desconforto respiratório moderado e orientado somente em relação a lugares e pessoas. Os exames laboratoriais revelaram os seguintes valores: sódio = 135 mEq/L; potássio = 3,9 mEq/L; cloreto = 115 mEq/L; bicarbonato = 11 mEq/l. A GA em ar ambiente identificou o seguinte: pH = 7,49; $PaCO_2$ = 15 mmHg; e PaO_2 = 67 mmHg. Qual das alternativas abaixo melhor caracteriza o distúrbio acidobásico desse paciente?

A. Acidose metabólica com hiato aniônico elevado e acidose respiratória
B. Acidose metabólica com hiato aniônico elevado e alcalose respiratória
C. Alcalose metabólica e alcalose respiratória
D. Acidose metabólica sem hiato aniônico elevado e alcalose respiratória
E. Alcalose respiratória crônica plenamente compensada

25.2 Uma mulher com 55 anos de idade foi internada na UTI por infecção urinária (ITU) e choque séptico. A paciente está intubada, mas não está em VM. Nos últimos quatro dias, a paciente sentiu intensa falta de ar e apresentou febre. Fazia uso somente de amlodipina e hidroclorotiazida. O exame físico revelou o seguinte: temperatura = 38,8 °C; FC = 110 bpm; FR = 22 ipm; e PA = 85/50 mmHg. Com exceção da taquicardia, o exame cardiológico foi normal. O exame pulmonar revelou crepitantes bilaterais. Os exames laboratoriais apresentaram os seguintes valores no momento da internação: sódio = 140 mEq/L; potássio = 4,5 mEq/L; cloreto = 100 mEq/L; bicarbonato = 14 mEq/L. A GA com FiO_2 de 50% mostrou o seguinte: pH = 6,94; $PaCO_2$ = 80 mmHg; e PaO_2 = 58 mmHg. Qual das condições acidobásicas abaixo é a mais provável nessa paciente?

A. Acidose metabólica com hiato aniônico elevado
B. Acidose metabólica com hiato aniônico elevado e acidose respiratória
C. Acidose metabólica com hiato aniônico elevado e alcalose respiratória
D. Acidose metabólica sem hiato aniônico elevado e acidose respiratória
E. Acidose metabólica sem hiato aniônico elevado e alcalose respiratória

RESPOSTAS

25.1 **E.** Pacientes com diagnóstico de EP e FR elevada por cinco dias provavelmente apresentam alcalose respiratória crônica. Esse paciente tem alcalose respiratória plenamente compensada. O pH alcalino com baixo HCO_3 sérico sugere alcalose respiratória com compensação renal em curso, ou acidose metabólica com alcalose respiratória. A hipótese de um distúrbio misto é provável em pacientes cujo pH estiver acima do valor normal na presença de acidose metabólica. Para confirmar a suspeita de distúrbio misto, a aplicação da fórmula de Winters permite estimar a $PaCO_2$ esperada: $PaCO_2$ esperada = 1,5 × [HCO_3^-] + 8 ± 2 = 24,5 ± 2 mmHg. De acordo com esta fórmula, a $PaCO_2$ esperada varia de 22,5 a 26,5 mmHg, porém a $PaCO_2$ medida era de 15 mmHg, confirmando a presença de alcalose respiratória. Nesse paciente, intoxicação por salicilato é a causa mais provável de acidose metabólica com hiato aniônico elevado e alcalose respiratória.

25.2 **B.** A queda do pH e do HCO_3 é consistente com acidose metabólica com hiato aniônico elevado. Há também acidose respiratória primária. A redução do pH e do bicarbonato é consistente com acidose metabólica primária. Esta paciente apresenta acidose metabólica com hiato aniônico elevado e acidose respiratória. Níveis de pH abaixo de 7,38 indicam acidose. Acidose láctica associada a choque séptico é a causa mais provável de acidose metabólica com hiato aniônico elevado. A fórmula de Winters permite estimar a $PaCO_2$ esperada para o grau de acidose: $PaCO_2$ esperada = 1,5 × [HCO_3^-] + 8 ± 2 = 29 ± 2 mmHg. De acordo com esta fórmula, a $PaCO_2$ desta paciente está significativamente acima do nível esperado, indicando retenção de dióxido de carbono e acidose respiratória. Isso se deve à insuficiência ventilatória, secundária ao desconforto respiratório, provavelmente em decorrência da síndrome da angústia respiratória aguda (SARA).

> **DICAS CLÍNICAS**
>
> ▶ Alcalose respiratória crônica é o único distúrbio acidobásico em que o pH normaliza sem a presença de outra causa acidobásica.
> ▶ A fórmula hiato aniônico é [Na^+] + ([Cl^-] + [HCO_3^-]). O valor normal é 12 +/- 2 (com albumina = 4 g/L). O valor da albumina é a variável que representa o hiato aniônico.
> ▶ Cada grama de albumina é responsável por três pontos do hiato aniônico normal de 12 +/- 2. O ajuste na faixa normal do hiato aniônico deve ser feito de forma apropriada (p. ex., albumina de 2 g = 6 ± 2).
> ▶ As alterações na $PaCO_2$ e no HCO_3 sempre se movimentam na mesma direção.
> ▶ A alcalose respiratória aguda com elevação significativa no pH pode desionizar o cálcio e induzir convulsões por meio de hipocalcemia relativa.

REFERÊNCIAS

American College of Physicians and the Clerkship Directors in Internal Medicine. *Internal Medicine Essentials for Clerkship Students*. Philadelphia: ACP Press; 2007-2008.

Loscalzo J. *Harrison's Pulmonary and Critical Care Medicine*, New York, NY: McGraw-Hill; 2011.

Toy EC, Simon B, Takenaka K, Liu T, Rosh A, *Case Files Emergency Medicine*. 2nd ed, New York, NY: Lange Medical Books/McGraw-Hill; 2009.

CASO 26

Um homem com 66 anos de idade foi hospitalizado há dois dias após um acidente vascular encefálico hemorrágico (AVEh) agudo. Os achados da TC revelaram a presença de hemorragia intracerebral à esquerda e hemorragia subaracnóidea (HSA). O escore da escala de coma de Glasgow (GCS, do inglês *Glasgow coma score*) é igual a 13. O paciente foi internado na UTI para monitorização e manejo da hipertensão. Hoje, no segundo dia de hospitalização, você recebe um chamado da enfermeira da UTI porque o paciente está mais sonolento. Ao exame físico, o paciente permanece parético à direita sem nenhum achado neurológico focal novo. O paciente está letárgico, confuso e responde lentamente aos comandos. Uma nova TC de crânio é similar à TC inicial. Os achados laboratoriais mostraram os seguintes valores: leucócitos de 8.000 células/mm^3; hemoglobina de 13,4 g/dL e hematócrito de 42%; sódio de 124 mmol; osmolalidade sérica de 288 mOsm/kg (normal = 278 a 305 mOsm/kg).

▶ Qual é a causa mais provável da alteração neurológica do paciente?
▶ Qual é a melhor conduta para este paciente?

RESPOSTAS PARA O CASO 26
Distúrbios hidroeletrolíticos

Resumo: um homem com 66 anos de idade e HSA intracerebral desenvolveu hiponatremia e piora do sensório dois dias após a internação na UTI

- **Causa da alteração neurológica:** hiponatremia aguda, provavelmente provocada pela síndrome cerebral perdedora de sal.
- **Tratamento:** correção da hiponatremia com infusão de solução fisiológica. Verificar novamente os eletrólitos a cada 2 a 4 horas e monitorizar cuidadosamente o quadro neurológico.

ANÁLISE

Objetivos

1. Identificar pacientes com risco de desenvolver distúrbios hidroeletrolíticos.
2. Entender os efeitos danosos dos distúrbios hidroeletrolíticos e as estratégias de correção.

Considerações

O paciente foi internado na UTI para manejo de AVE e HSA. A alteração neurológica aguda exigiu uma nova TC de crânio para excluir a hipótese de vasoespasmo. Nesse caso, a nova TC foi similar a anterior. Entretanto, os exames laboratoriais revelaram a presença de hiponatremia, o que pode explicar a alteração recente do quadro neurológico. A hiponatremia é um problema comum nos casos de doenças do sistema nervoso central (SNC), pois a capacidade do cérebro de regular a homeostase do sódio sérico e a homeostase da água corporal ficam comprometidas. Hiponatremia é a anormalidade eletrolítica mais comum após HSA aneurismática, acometendo 34% dos pacientes. Em geral, essa condição ocorre entre o segundo e o décimo dia após a hemorragia, quase que paralelamente ao período de vasoespasmo cerebral. Provavelmente seja causada pela síndrome cerebral perdedora de sal, embora o fator desencadeador seja desconhecido. A natriurese e a hipovolemia provocadas pela síndrome cerebral perdedora contribuem para a ocorrência de vasoespasmo cerebral em HSA. O diagnóstico e o manejo de outros distúrbios hidroeletrolíticos são extremamente importantes.

ABORDAGEM AOS
Distúrbios hidroeletrolíticos

DEFINIÇÕES

HIPONATREMIA: a hiponatremia se caracteriza por um sódio inferior a 135 mmol/L e geralmente é assintomática, a menos que o nível absoluto de sódio seja infe-

rior a 120 mmol/L ou a alteração ocorra muito rapidamente (dentro de algumas horas).
ÁGUA CORPORAL TOTAL: a água corporal total (ACT) é a quantidade de água que existe no corpo, estimada em 60% do peso corporal para homens ou 50% do peso corporal para mulheres. Um terço da água corporal total se localiza no compartimento do líquido extracelular (LEC), e dois terços se localizam no compartimento do líquido intracelular (LIC).
OSMOLALIDADE: a concentração das partículas de soluto de uma solução denomina-se atividade osmótica, expressa em osmóis (Osm). Osmolalidade é a atividade osmótica por volume de água e é expressa em mOsm/kg de H_2O.
OSMOLALIDADE PLASMÁTICA: os solutos extracelulares principais são o sódio e seus ânions, o cloro e o bicarbonato, a glicose e a ureia. A osmolalidade plasmática pode ser calculada com base na seguinte fórmula:

Osmolalidade sérica = [Na] × 2 + [glicose] / 18 + Ureia / 6

TONICIDADE: medida da atividade osmótica relativa em duas soluções separadas por uma membrana permeável à água e aos solutos. A tonicidade é conhecida também por osmolalidade efetiva.
TONICIDADE PLASMÁTICA: a membrana celular é permeável à água, porém os solutos que não conseguem movimentar-se passivamente através da membrana são denominados solutos "efetivos", porque criam gradientes osmóticos através das membranas celulares. Esses gradientes osmóticos afetam o movimento da água entre os compartimentos do LIC e do LEC. Considerando que a água se movimenta livremente entre o LIC e o LEC, a osmolalidade sempre será equivalente em ambos os compartimentos. Os solutos efetivos do LEC incluem o sódio e os respectivos ânions e a glicose. A ureia é capaz de movimentar-se livremente através da membrana celular. No entanto, participa com uma pequena porção na osmolalidade plasmática. Consequentemente, na maioria das vezes, a osmolalidade plasmática pode ser considerada equivalente à tonicidade do plasma, também conhecida por osmolalidade plasmática efetiva.

ABORDAGEM CLÍNICA

Pacientes com risco de desenvolver distúrbios hidroeletrolíticos incluem indivíduos portadores de doença pulmonar ou mediastinal e de doenças no sistema nervoso central (SNC). A hiponatremia se manifesta por alterações inespecíficas constitucionais ou neurológicas e pode ser encontrada entre 15 e 30% dos pacientes hospitalizados. A hiponatremia tem o potencial de causar morbidade e mortalidade substanciais e foi identificada como um fator de risco independente de mortalidade em pacientes hospitalizados. Além disso, a correção excessivamente rápida da hiponatremia pode produzir déficits neurológicos graves ou mesmo a morte.

Homeostase do sódio: em geral, as anormalidades do sódio plasmático refletem alterações da ACT, em vez de um problema com o equilíbrio do sódio. A ACT e sua composição são rigorosamente reguladas por processos osmóticos e não osmóticos. Em circunstâncias normais, a osmolalidade plasmática mantém-se em aproximadamente 280 a 295 mOsm/kg pela ação da arginina vasopressina (AVP), também conhecida como hormônio antidiurético (ADH). As alterações na osmolalidade plasmática são identificadas pelo organismo por meio de modificações nas dimensões de neurônios especializados localizados no hipotálamo, chamados de osmorreceptores. Essas alterações na tonicidade são transmitidas aos neurônios magnocelulares localizados nos núcleos supraóticos e paraventriculares do hipotálamo, que sintetizam a AVP para subsequente estocagem e liberação. Qualquer elevação na osmolalidade plasmática desencadeia a liberação de AVP, que atua sobre os receptores V2 nos rins, aumentando a permeabilidade à água no túbulo distal e no ducto coletor, resultando na retenção de água e na subsequente queda da osmolalidade. Em níveis de osmolalidade sérica acima de 295 mOsm/kg, o mecanismo da sede também é estimulado, disparando um aumento no consumo de água livre. Por outro lado, uma redução na osmolalidade plasmática de apenas 2% com ingestão de água suprime a secreção de AVP e leva à excreção urinária do excesso de água, retornando a osmolalidade plasmática ao normal.

A AVP plasmática também é regulada por fatores *não osmóticos*, como pressão arterial (PA) e volemia. Os barorreceptores arteriais se localizam no seio carotídeo, no arco aórtico, nos átrios e nas veias pulmonares. Com reduções de 8 a 10% na PA, os barorreceptores enviam um sinal para o hipotálamo para liberar AVP. A AVP em circulação age sobre os receptores V2 nos rins, aumentando a reabsorção de água livre. Além disso, a AVP age sobre os receptores V1 nos vasos sanguíneos, aumentando a resistência vascular e elevando a PA. Nos casos em que a hiponatremia estiver associada à hipovolemia, a estimulação não osmótica da AVP provavelmente aumenta a retenção de água, agravando a hiponatremia, a despeito da hipo-osmolalidade. Durante períodos de volemia e PA reduzidos, os barorreceptores atriais estimulam a liberação suprarrenal de aldosterona, contribuindo para a reabsorção de sódio e de água através do túbulo renal proximal.

Em geral, a hiponatremia resulta da desregulação desse processo rigorosamente controlado. Dessa forma, as pessoas com risco de desenvolver hiponatremia incluem pacientes com probabilidade de descontrole da homeostase da água. **Os fatores de risco para o desenvolvimento de hiponatremia incluem lesões na cabeça ou outras lesões traumáticas, hemorragia subaracnóidea (HSA), meningite aguda, cirurgia transesfenoidal, outras intervenções cirúrgicas gerais, medicações (i.e., carbamazepínicos) e idade avançada (devido ao declínio no fluxo sanguíneo para os rins e na taxa de filtração glomerular [TFG] com a idade).**

Efeitos danosos dos distúrbios hidroeletrolíticos e estratégias de correção: os efeitos danosos do desequilíbrio hidroeletrolítico em terapia intensiva poderão ser secundários a estados patológicos ou iatrogênicos.

Geralmente, a hiponatremia sintomática ocorre com níveis absolutos de sódio abaixo de 120 mmol/L. No entanto, os sintomas podem também surgir após alterações muito rápidas na concentração sérica do sódio. **Classifica-se como aguda a hiponatremia que ocorre dentro de 48 horas,** ao passo que são necessárias mais de 48 horas para o desenvolvimento de hiponatremia crônica. Os sintomas iniciais associados à hiponatremia podem ser brandos, como cefaleia, náusea e vômitos, câimbras, dores ou agitação generalizada. Com o aumento na gravidade, os pacientes podem tornar-se apáticos, letárgicos ou agudamente confusos. Se não for diagnosticada e tratada, a hiponatremia poderá causar convulsões, apneia, coma e morte. Esses sintomas são as manifestações da progressão do edema cerebral.

Na maior parte dos casos, a hiponatremia reflete a presença de um estado de relativo excesso de água livre intra e extravascular, forçando a movimentação da água do espaço extracelular através das membranas celulares para o espaço intracelular, provocando edema celular. Como o crânio tem um espaço finito para expansão do cérebro, o edema cerebral que não for corrigido poderá produzir os sintomas mencionados e, finalmente, a evolução para herniação cerebral e morte.

Os processos de adaptação aos edemas cerebrais incluem o deslocamento do potássio intracelular para o LEC, diminuindo, consequentemente, a osmolalidade intracelular. Como resultado, as células do cérebro perdem água e, de uma forma global, o cérebro retorna ao volume normal dentro do crânio. Esse processo ocorre dentro de algumas horas após o início do edema cerebral. A adaptação aguda do cérebro ajuda a explicar a razão pela qual a hiponatremia, em geral, permanece assintomática, a não ser com alterações rápidas nas concentrações de sódio.

Embora o cérebro desenvolva processos adaptativos para enfrentar os desequilíbrios na água corporal e na homeostase de solutos, o custo desses processos é a perda de potássio intracelular e de osmólitos orgânicos. Esse fato se torna relevante durante o tratamento de hiponatremia, principalmente nos casos de hiponatremia crônica. O tratamento de hiponatremia hipotônica provoca uma elevação na osmolalidade sérica em direção à normalidade, arrastando a água para fora das células do cérebro na medida em que a ACT atinge o estado de equilíbrio. **Quando a movimentação da água para fora dos neurônios ocorre muito rapidamente, as células do cérebro que se adaptaram podem não ter tempo suficiente para acumular novamente o potássio intracelular e os osmólitos orgânicos que haviam sido perdidos.** Consequentemente, os neurônios podem atrofiar e se tornarem propensos ao **risco de desmielinização osmótica**. Por razões desconhecidas, as áreas do cérebro mais sensíveis a este processo se localizam nas proximidades da ponte. **Pacientes com alto risco de desmielinização osmótica, após a correção aguda da hiponatremia crônica, incluem indivíduos com desnutrição grave, alcoolismo ou doença hepática avançada.**

Com frequência, a desmielinização osmótica ocorre após a melhora inicial nos sintomas de hiponatremia grave. Alguns dias após a correção, desenvolvem-se novos sintomas neurológicos progressivos, incluindo quadriplegia ou quadriparesia espástica, paralisia pseudobulbar e alterações nos níveis de consciência. O diagnóstico pode ser estabelecido por ressonância magnética (RM) de crânio, que permite avaliar as regiões desmielinizadas.

Diagnóstico e Manejo
O manejo da hiponatremia inicia com um algoritmo diagnóstico preciso e, em geral, por vários passos que ajudam a localizar a causa da doença e orientar o tra-

tamento. Esse processo diagnóstico é passo a passo porque a hiponatremia pode ser classificada de acordo com a etiologia, mesmo que tenha apresentação clínica semelhante. Por exemplo, ao contrário da hipernatremia, que sempre está associada à hipertonicidade, **a hiponatremia pode ocorrer com hipotonicidade, isotonicidade ou hipertonicidade. Consequentemente, o primeiro passo na avaliação de um paciente é medir a osmolalidade sérica.** A hiponatremia *hipertônica* ocorre nas situações em que os solutos efetivos além do sódio, como a glicose e o manitol, acumulam-se no LEC. Esses solutos arrastam a água das células para o espaço extracelular, resultando em uma hiponatremia hipertônica na medida em que ocorre a diluição na concentração de sódio. **Uma elevação na glicose sérica de 100 mg/dL irá provocar uma queda de aproximadamente 1,6 mmol/L na concentração sérica de sódio.** A hiponatremia *isotônica*, **também conhecida por pseudo-hiponatremia, geralmente, é produzida por artefatos laboratoriais causados por hipertrigliceridemia grave, hipercolesterolemia ou paraproteinemia que fazem com que os níveis medidos do sódio sérico sejam falsamente baixos, ao passo que a osmolalidade sérica permanece normal.** A hiponatremia isotônica deve levar à busca da causa subjacente da elevação dos níveis séricos de lipídeos ou paraproteínas. O foco principal do tratamento da hiponatremia hipertônica ou isotônica é a abordagem à causa subjacente.

A hiponatremia *hipotônica* pode ser *dilucional ou deplecional*. A hiponatremia dilucional ocorre nas situações em que as concentrações do sódio extracelular forem baixas em relação aos aumentos no nível de ACT, sendo que isso poderá ocorrer em dois cenários diferentes: 1) o nível absoluto de sódio pode permanecer o mesmo, porém há uma elevação no nível da ACT; e 2) o nível absoluto de sódio aumenta, mas não tanto quanto a ACT, levando a uma diluição relativa na concentração de sódio. A hiponatremia deplecional se desenvolve nas situações em que a perda de sódio supera a perda de água.

O diagnóstico de hiponatremia hipotônica exige investigações adicionais após a constatação de que a osmolalidade sérica está baixa. O próximo passo no diagnóstico é avaliar o estado volêmico. Isso pode ser feito com uma combinação de sinais clínicos e laboratoriais. O exame do paciente deve incluir avaliação de alterações no peso, de variações ortostáticas nos sinais vitais, turgor cutâneo (menos útil em idosos), pressão venosa jugular, pressão venosa central (PVC) se houver acesso central disponível e ecocardiograma para avaliar o enchimento cardíaco e a presença de congestão, além da compressibilidade da veia cava inferior (VCI). As medições laboratoriais do estado hídrico incluem hemoconcentração ou diluição e a razão entre ureia (Ur) e creatinina (Cr). A avaliação da volemia permite enquadrar a hiponatremia hipotônica em três categorias: hipovolêmica, normovolêmica e hipervolêmica.

A hiponatremia hipovolêmica é deplecional e pode ter origem na perda renal ou extrarrenal de sódio. As causas renais de perda de sódio incluem uso de diuréticos, síndrome cerebral perdedora de sal, deficiência de mineralocorticoides e nefropatias expoliadoras de sal. As causas extrarrenais de perda de sódio incluem perdas gastrintestinais por diarreia ou vômitos, perdas para o terceiro espaço (obstrução intestinal, pancreatite, queimaduras) ou perdas através do suor, causadas por exercícios físicos. A mensuração da excreção urinária de sódio permite fazer a distinção entre perdas renais e extrarrenais. Nas situações em que o rim for o sítio de perda de sódio, a concentração de sódio urinário será superior a 20 mmol/L. Por outro lado, concentrações de sódio urinário inferiores a 20 mmol/l indicam etiologia extrarrenal.

A *hiponatremia normovolêmica* tem muitas causas, sendo que a mais comum é a síndrome da secreção inapropriada de hormônio antidiurético (SIADH, do inglês *syndrome of inappropriate antidiuretic hormone secretion*). O diagnóstico de SIADH é de exclusão e exige a demonstração de: (1) hiponatremia, (2) osmolalidade sérica baixa, (3) urina inapropriadamente concentrada (U_{Osm} > 100 mOsm/kg), (4) excreção urinária de sódio persistente (U_{Na} > 20 mOsm/L) e (5) exclusão de hipotireoidismo ou hipoadrenalismo. Devem estar ausentes estímulos que expliquem o aumento na secreção de AVP, como é o caso de hipovolemia e hipotensão. Se a mensuração da osmolalidade urinária mostrar uma urina apropriadamente diluída (U_{Osm} < 100 mOsm/kg), a causa da hiponatremia pode ser explicada pela ingesta excessiva de água (polidipsia primária ou potomania da cerveja)

A *hiponatremia hipervolêmica* é causada por doenças que desencadeiam sobrecarga volêmica, como insuficiência cardíaca congestiva (ICC), cirrose, síndrome nefrótica e outras etiologias de insuficiência renal.

A distinção entre SIADH e síndrome cerebral perdedora de sal é importante no manejo de pacientes com lesões no SNC. A maior distinção entre as duas entidades é que na SIADH há *hipervolemia,* ao passo que na síndrome cerebral perdedora de sal há *hipovolemia.* Nos casos de SIADH, independente da osmolalidade sérica baixa, o aumento na expressão da AVP desencadeia uma hiponatremia dilucional. Entretanto, os pacientes não são clinicamente hipervolêmicos, porque apenas um terço da água total retida permanece no espaço extracelular. Por outro lado, na síndrome cerebral perdedora de sal, há hipovolemia secundária à natriurese primária. Consequentemente, os pacientes apresentam um balanço negativo de sódio. Embora a patogênese da síndrome cerebral perdedora de sal não seja bem definida, acredita-se na hipótese de reabsorção alterada de sódio no néfron proximal. O tônus simpático reduzido explica a falha na elevação nos níveis de renina e aldosterona apesar da hipovolemia. Em última análise, a hipovolemia ativa a liberação da AVP, a despeito da osmolalidade sérica baixa, dificultando o diagnóstico diferencial entre SIADH e síndrome cerebral perdedora de sal. No entanto, a síndrome cerebral perdedora de sal está sempre associada à hipovolemia e balanço negativo de sódio no início do quadro.

Os objetivos do tratamento de hiponatremia são: (1) atingir normovolemia e (2) corrigir a hiponatremia de forma paulatina, mantendo o sódio dentro de uma faixa segura, não necessariamente atingindo a normalidade, para se evitar o risco de desmielinização osmótica. Na hiponatremia hipotônica hipovolêmica (como a síndrome cerebral perdedora de sal nos casos de HSA), a reposição volêmica com solução fisiológica (NaCl a 0,9%) objetivando normovolemia em geral é suficiente para corrigir os níveis de sódio. Com a expansão volêmica, o desencadeador da liberação não osmótica de AVP desaparece, permitindo que os rins eliminem o excesso de água livre e corrijam o sódio para o nível normal. Nos casos de hiponatremia sintomática normovolêmica ou hipervolêmica, a correção do sódio deve ser feita com solução salina hipertônica (NaCl a 3%). Esse processo deve ser conduzido de forma controlada, pois há risco de desmielinização osmótica. **Uma das maneiras de se evitar a desmielinização osmótica é limitar a correção da hiponatremia a ≤ 10 a 12 mmol/L em 24 horas e para menos de 18 mmol em 48 horas. A velocidade de correção deve ser ainda mais lenta em pacientes com fatores de risco para desmielinização como desnutrição grave, alcoolismo ou doença hepática avançada.** A reposição deve ser interrompida logo após o desaparecimento dos sintomas, quando o sódio sérico atingir um nível seguro (≥ 120 mmol/L), ou após se atingir uma correção total de 18 mmol/L. Durante a reposição, os níveis de sódio devem ser monitorizados regularmente (a cada 2 a 4 horas).

Como estimar a quantidade de infusão de solução salina hipertônica para manter a correção dentro da faixa segura? Em 2000, Adrogué e Madias publicaram um artigo pioneiro sobre hiponatremia que incluiu uma fórmula que permite calcular o efeito da infusão de 1 litro de qualquer solução sobre o sódio sérico.

Alteração no Na+ sérico = (Na+ da solução – Na+ sérico do paciente)/ (água corporal total [ACT] +1)

Junto com a reversão aguda da hiponatremia sintomática, restrição hídrica é necessária na hiponatremia normovolêmica e hipervolêmica. É imprescindível restringir todos os líquidos, não apenas a ingesta de água. A ingesta de líquidos não alimentares deve limitar-se a 500 mL/d abaixo do volume diário médio de urina. Vários dias de restrição são necessários para se atingir uma alteração significativa na osmolalidade plasmática. Uma das terapias alternativas para os casos de SIADH inclui a demeclociclina, que induz uma forma nefrogênica de diabetes insípido eliminando o excesso de água livre.

Algumas pesquisas atualmente em curso estão em busca de novos tratamentos para hiponatremia. O Food and Drug Administration (FDA) aprovou o conivaptan, antagonista não seletivo do receptor da vasopressina, para administração intravenosa durante quatro dias no tratamento de hiponatremia normovolêmica e hipervolêmica. Entretanto, recomenda-se usar este medicamento com muita cautela em pacientes com cirrose avançada, pois antagoniza os receptores V1 na região esplâncnica, aumentando o fluxo esplâncnico e elevando ainda mais as pressões portais, predispondo a hemorragias por varizes esofágicas. Devido a essas preocupações, antagonistas seletivos do receptor V2 se encontram em estudos clínicos de fase 3.

OUTRAS ANORMALIDADES ELETROLÍTICAS

Além dos distúrbios na água corporal e na homeostase do sódio, outras anormalidades eletrolíticas são comuns em pacientes críticos e podem piorar o desfecho.

A seguir, será apresentada uma análise envolvendo três eletrólitos que são mensurados rotineiramente em UTI: **potássio, magnésio e fósforo**. O Quadro 26.1 apresenta um resumo das causas de anormalidades nesses três eletrólitos.

Quadro 26.1 • CAUSAS COMUNS DE ANORMALIDADES ELETROLÍTICAS EM TERAPIA INTENSIVA

Anormalidade eletrolítica	Etiologia
Hipocaliemia	*Deslocamento Transcelular* • Atividade β-adrenérgica • Insulina • Alcalemia • Hipotermia *Perdas Aumentadas* • Extrarrenais (diarreia, fístula enterocutânea, ostomias) • Renais (diuréticos, ATR, alcalose metabólica, hipomagnesemia) • Hiperaldosteronismo *Ingestão Reduzida* • Anorexia • Desnutrição/má absorção
Hipercaliemia	• Acidose (deslocamento transcelular) • Insuficiência renal • Insuficiência suprarrenal • Rabdomiólise • Medicamentos (β-antagonistas, inibidores da enzima conversora da angiotensina, espironolactona, heparina, β-bloqueadores, Bactrim, pentamidina) • Transfusões de sangue
Hipomagnesemia	*Perdas Renais* • Diuréticos • Expansão volêmica e aumento no fluxo tubular • Hiperaldosteronismo *Perdas Extrarrenais* • Diarreia • Má absorção/desnutrição (intestino curto, alcoolismo) • Doença intestinal inflamatória • Drenagem gástrica • Pancreatite crônica • Queimaduras
Hipofosfatemia	*Deslocamento Transcelular* • Infusão de carboidratos/síndrome de realimentação • Calcitonina • Catecolaminas • Insulina e carga de glicose • Alcalose respiratória *Ingestão Reduzida* • Insuficiência dietética • Má absorção • Ligantes de fostato • Deficiência de vitamina C *Aumento na Excreção Renal* • Diuréticos • Hiperaldosteronismo • SIADH • Corticoterapia • Acidose metabólica • Hipercalcemia

ATR, acidose tubular renal; SIADH, síndrome da secreção inapropriada de hormônio antidiurético.

Potássio

O potássio é o cátion intracelular predominante no corpo humano. O potássio é importante pelo fato de ser o **determinante principal do potencial de repouso das membranas celulares**. Entretanto, somente 2% dos estoques totais de potássio do corpo são encontrados no LEC, fazendo da concentração plasmática de potássio um marcador insensível de alterações no nível de potássio corporal total. Além disso, a concentração plasmática de potássio é regulada por uma grande variedade de sinalizadores, incluindo as catecolaminas, o sistema renina-angiotensina-aldosterona, o metabolismo da glicose e da insulina e a liberação direta por meio de exercícios físicos ou por lesões musculares. Como o potássio é essencial para as funções celulares, é extremamente importante manter um nível dentro da faixa normal (3,5 a 5 mEq/L).

Hipocaliemia: níveis de [K] inferiores a 3,5 mEq/L podem ser causados por deslocamentos transcelulares ou pela depleção do potássio corporal total. Os deslocamentos transcelulares ocorrem nas situações em que o potássio se movimenta entre o LIC e o LEC. Apesar do nível baixo do potássio sérico, esses estados não representam uma depleção autêntica. Os fatores que deslocam o potássio para o interior das células incluem β-agonistas (com o albuterol), insulina, alcalose e hiponatremia. Por outro lado, a hipocaliemia provocada pela depleção de potássio representa uma redução nos estoques de potássio corporal total, sendo que as causas podem ser etiologias renais ou extrarrenais. Por exemplo, os diuréticos aumentam a oferta de sódio aos ductos coletores ao bloquear a reabsorção tubular proximal de sódio. Este processo eleva o gradiente eletroquímico nos ductos coletores favorecendo a reabsorção de sódio à custa da secreção de potássio.

A hipocaliemia pode ter fontes extrarrenais, como, por exemplo, perdas gastrintestinais. Em pacientes com perdas excessivas de secreção gastrintestinal, a perda de cloro ativa o sistema renina-angiotensina-aldosterona, resultando na eliminação de potássio pelo rim.

Geralmente, hipocaliemia é assintomática, embora **na hipocaliemia grave possam ocorrer fraqueza muscular difusa, alterações eletrocardiográficas (ondas U, ondas T planas ou invertidas, intervalo QT prolongado), íleo adinâmico e constipação.** Embora, em geral, a hipocaliemia não produza arritmias sérias, pode potencializar a ocorrência de arritmias. A primeira meta da reposição de potássio é eliminar ou tratar a causa subjacente do deslocamento transcelular. A segunda meta é repor o potássio sérico a uma concentração de 4 mEq/L administrando-se uma dose intravenosa ou oral de cloreto de potássio. Observa-se que a depleção de magnésio altera a reabsorção de potássio através dos túbulos renais, sendo que a hipomagnesemia (ver a próxima seção) pode ser a causa de hipocaliemia refratária. Consequentemente, durante a reposição sérica de potássio, é necessário repor também os níveis de magnésio até se atingir os valores normais.

Hipercaliemia: níveis de [K] superiores a 5,5 mEq/L, em geral, são clinicamente mais aparentes do que a hipocaliemia. **Nesta condição, a condução elétrica cardíaca se torna mais lenta, apresentando com achados elecardiográficos clássicos.** Esses achados incluem ondas T apiculadas, redução da amplitude da onda P, aumento no intervalo PR, perda de ondas P e, finalmente, intervalo QRS prolongado, que poderão evoluir à assistolia caso não tratados. Entretanto, com frequência, a hipercaliemia pode ser espúria em decorrência de venopunção traumática e subsequente liberação de potássio ou secundária à hemólise da amostra. Portanto, hipercaliemia inesperada deve ser comprovada por novas coletas laboratoriais.

As causas de hipercaliemia podem também ser classificadas como deslocamentos transcelulares versus excreção renal alterada. Excreção renal alterada em pacientes críticos resulta basicamente de insuficiência renal. A insuficiência suprarrenal também pode causar hipercaliemia, embora isso seja incomum em pacientes críticos. Além disso, muitos medicamentos, como o sulfametoxazol, a heparina subcutânea e a pentamidina, podem causar hipercaliemia por meio da inibição do sistema renina-angiotensina-aldosterona. Para finalizar, as transfusões podem contribuir para a hipercaliemia, considerando que há uma perda lenta de potássio dos eritrócitos armazenados. Geralmente, o acúmulo de potássio extracelular no sangue armazenado é eliminado pelo rim em pacientes transfundidos, embora isso possa tornar-se problemático quando houver insuficiência renal aguda ou choque hemodinâmico.

Existem três formas de manejar a hipercaliemia. Em primeiro lugar, **deve-se infundir cálcio para inibir a natureza arritmogênica do excesso de potássio, estabilizando o miocárdio.** As infusões de cálcio duram entre 20 e 30 minutos, servindo como medida paliativa até que o tratamento definitivo surta efeito. Em segundo lugar, o uso de medicações que **deslocam o potássio do LEC para o LIC diminuem temporariamente as concentrações plasmáticas de potássio.** Essas medicações incluem insulina e glicose, albuterol e bicarbonato. No entanto, cabe observar que o bicarbonato tem pouco valor clínico, já que se liga ao cálcio plasmático, podendo neutralizar o efeito da infusão de cálcio, se a administração dos dois medicamentos for simultânea. **Em terceiro lugar, medidas mais definitivas devem ser tomadas para remover o excesso corporal de potássio.** Essas medidas incluem poliestireno sódico (Kayexalate), uma resina trocadora de cátions; furosemida, um diurético de alça, que aumenta a excreção urinária de potássio; e diálise, que é o método mais eficaz em pacientes com insuficiência renal aguda (IRA).

Magnésio

Na condição de segundo cátion mais abundante no corpo humano, o magnésio age como cofator importante em uma ampla variedade de reações enzimáticas. A bomba de membrana é um desses sistemas dependentes de magnésio que gera o potencial de membrana em repouso das células. O magnésio também é responsável pela regulação do movimento de cálcio no interior das células dos músculos lisos. Portanto, é um elemento essencial para ajudar o corpo a manter a contratilidade miocárdica e o tônus vascular periférico. Essas funções mostram a importância de se manter os níveis de magnésio plasmático dentro da normalidade.

A hipomagnesemia, definida como concentrações séricas de magnésio abaixo de 2 mEq/L, ocorre em 20% dos pacientes hospitalizados e em 65% dos pacientes em UTI. Os diuréticos podem causar hipomagnesemia, pois a inibição da reabsorção de sódio interfere na reabsorção de magnésio. O trato gastrintestinal (TGI) também pode ser uma fonte direta de depleção de magnésio. A diarreia provoca perda de magnésio e, portanto, a síndrome do intestino curto e outros estados de má absorção estão associados à absorção reduzida de magnésio. Além disso, no caso de pacientes com uso excessivo e crônico de álcool, a hipomagnesemia pode ser exacerbada pela depleção total dos estoques corporais em decorrência de desnutrição crônica, diarreia e deficiência de tiamina associadas ao abuso de bebidas alcoólicas.

Assim como ocorre com o potássio, grande parte das deficiências de magnésio no plasma é assintomática. No entanto, podem ocorrer fraqueza, tetania e convulsões. Além do papel essencial nas reações enzimáticas do corpo humano, a reposição de magnésio é importante porque a hipomagnesemia pode estar associada a outras anormalidades eletrolíticas refratárias. A reposição de magnésio é feita com infusões intravenosas de sulfato de magnésio diluídas em solução fisiológica.

Fósforo

O fósforo é um eletrólito importante pela sua participação na produção de energia aeróbia. Em geral, as anormalidades fosfóricas são subclínicas, embora a alteração na produção de energia celular secundária à hipofosfatemia possa prejudicar a liberação sistêmica de oxigênio. A redução da produção energética no coração provavelmente diminui o inotropismo e o débito cardíaco (DC). A hipofosfatemia também está associada à deformabilidade reduzida dos eritrócitos, resultando em anemia hemolítica. Para finalizar, níveis baixos de fosfato estão associados a níveis baixos de 2,3-difosfoglicerato, deslocando a curva de dissociação do oxigênio da hemoglobina para a esquerda e reduzindo a liberação de oxigênio para os tecidos.

Define-se hipofosfatemia como concentrações plasmáticas de fosfato abaixo de 2,5 mg/dL e pode ser causada por inúmeros fatores. Excesso de glicose pode diminuir o fosfato do LEC, considerando que o fosfato penetra nas células com a glicose. O uso de ligantes do fosfato, como o sucralfato, provoca a queda iatrogênica do nível sérico de fosfato. A reintrodução da nutrição em pacientes com jejum prolongado pode reduzir os níveis de fosfato (síndrome de realimentação). Com frequência, observa-se também hipofosfatemia em pacientes com alcalose respiratória, sepse e cetoacidose diabética. A reposição de fosfato é feita com preparações intravenosas ou orais de fosfato potássico ou sódico.

CORRELAÇÃO COM O CASO CLÍNICO

- Ver também Caso 23 (Lesão renal aguda), Casos 24 e 25 (Distúrbios acidobásicos – partes 1 e 2) e Caso 27 (Lesão cerebral traumática).

QUESTÕES DE COMPREENSÃO

26.1 Uma mulher com 53 de idade e histórico de hipertensão não controlada foi internada na UTI por hemorragia subaracnóidea. Ela foi submetida à embolização de um aneurisma de artéria comunicante anterior. No quarto dia após o procedimento, ficou agudamente confusa e letárgica. Ao avaliá-la, você encontra os seguintes sinais vitais: temperatura = 37,5 °C; frequência cardíaca (FC) = 110 batimentos por minuto (bpm); PA = 150/90 mmHg; frequência respiratória (FR) = 16 inspirações por minuto (ipm); saturação arterial de oxigênio (SaO_2) = 98% com 2 litros de oxigênio por minuto. A paciente está sonolenta, orientada somente em relação às pessoas, apresenta escore da escala de coma de Glasgow (GCS, do inglês *Glasgow coma score*) 13 (Ocular-3; Verbal-4; Motora-6) e não possui déficits neurológicos focais. As mucosas estão secas, o débito urinário nas últimas duas horas foi de 25 mL/h, e a PVC é 5. Enquanto se aguardava a repetição da tomografia computadorizada (TC) de crânio, o laboratório enviou os resultados dos exames, cujos valores eram os seguintes: sódio sérico = 128 mmol/L e osmolalidade sérica = 260 mOsm/kg. Qual é a próxima conduta neste caso?
   A. Reposição hídrica com solução salina a 3%
   B. Reposição hídrica com solução salina a 0,9%
   C. Restrição hídrica
   D. Administração de demeclociclina
   E. Tabletes de sal para uso oral
   F. Hemodiálise urgente

26.2 Uma mulher com 46 anos de idade, previamente saudável, com histórico de apendicectomia no passado, está no quinto pós-operatório de uma laparatomia exploratória para lise de aderências que causaram obstrução intestinal total. Ontem, foi retirada a sonda nasogástrica e iniciada dieta com líquidos claros. A enfermeira solicitou uma avaliação do sensório da paciente. Na avaliação, a paciente está confusa e agitada. Os sinais vitais são estáveis e normais. A paciente está clinicamente normovolêmica e pesa 60 kg. Os exames laboratoriais apresentaram os seguintes resultados: concentração sérica de sódio = 122 mmol/L e osmolalidade sérica = 240 mOsm/kg. Você decide corrigir a hiponatremia com solução salina a 3%. A que velocidade aplicará a infusão nas próximas 12 a 24 horas?
   A. 33 mL/h
   B. 66 mL/h
   C. 100 mL/h
   D. Administrar a infusão em um bólus durante uma hora
   E. 133 mL/h

26.3 Um rapaz com 18 anos de idade foi sedado e intubado na UTI após uma laparotomia exploradora em decorrência de vários ferimentos abdominais por arma de fogo. No primeiro dia do pós-operatório, os exames laboratoriais feitos pela manhã apresentaram um potássio sérico de 6,2 mmol/L. Qual das alternativas abaixo é a parte MENOS IMPORTANTE da avaliação inicial e manejo deste paciente?
   A. Repetir a mensuração do potássio
   B. Fazer um eletrocardiograma (ECG) de 12 derivações
   C. Infundir gluconato de cálcio
   D. Tratar com insulina e glicose
   E. Reposição hídrica com solução salina a 0,9%

RESPOSTAS

26.1 **B.** Esta paciente teve um aneurisma intracerebral tratado por embolização. Muito provavelmente ela apresenta alteração de sensório por hiponatremia secundária à síndrome cerebral perdedora de sal. Vários indícios clínicos sugerem que a paciente está hipovolêmica (taquicardia leve, débito urinário baixo, mucosas secas e PVC baixa). A primeira meta do tratamento de hiponatremia sintomática é atingir normovolemia. Consequentemente, esta mulher deve receber reposição hídrica com uma solução isotônica. A normovolemia cessará estímulo para liberação de AVP. Se a paciente permanecer sintomática, é importante considerar correção com solução salina hipertônica.

26.2 **A.** A paciente pesa 60 kg e, consequentemente, estima-se que o volume de ACT seja de 30 litros (0,5 × 60). Aplicando-se a equação de Adrogue e colaboradores, a infusão de um litro de solução salina a 3% irá alterar a concentração sérica em 12,7 mmol. O cálculo é feito como segue:

$$\text{Solução salina a 3\%} = 513 \text{ mmol/L de sódio}$$
$$\text{Sódio sérico da paciente} = 122 \text{ mmol/L}$$
$$ACT = 30$$
$$\text{Alteração no [Na]} = (513 - 122) / (30 + 1) = 12,7 \text{ mmol}$$

Uma correção segura para o sódio sérico é 10 mmol em 24 horas. No caso desta paciente, a correção de 10 mmol necessita de 790 mL (10/12,7 = 0,79). Para fazer a infusão de 790 mL em 24 horas, a taxa recomendada é de 33 mL por hora.

26.3 **E.** A avaliação e o tratamento de hipercaliemia envolvem todas as respostas mencionadas, excluindo-se reposição hídrica. A repetição da mensuração ajuda a confirmar a presença de hipercaliemia autêntica. A eletrocardiografia permite avaliar a instabilidade miocárdica. As infusões de cálcio estabilizam o miocárdio. A correção temporária da hipercaliemia pode ser feita com albuterol ou insulina. O tratamento definitivo inclui a administração de poliestireno (Kayexalate), furosemida ou hemodiálise, se o paciente apresentar IRA. Não há nenhum papel específico para reposição hídrica no manejo da hipercaliemia

DICAS CLÍNICAS

- Pacientes com alto risco de desmielinização após a correção aguda de hiponatremia crônica incluem indivíduos com desnutrição, alcoolismo ou doença hepática avançada.
- A desmielinização associada ao tratamento de hiponatremia pode ser evitada limitando-se a correção da hiponatremia a ≤ 10 a 12 mmol/L em 24 horas e a < 18 mmol/L em 48 horas.
- O tratamento de hipercaliemia inclui várias categorias: **temporária** – insulina + glicose, bicarbonato de sódio; **estabilização de membranas** – infusão de cálcio; **eliminação (definitiva)** – poliestireno sódico (Kayexelate), diuréticos de alça e hemodiálise.

REFERÊNCIAS

Adrogué HJ, Madias NE. Hyponatremia. *N Engl J Med.* 2000;342:1581-1589.

Diringer MN, Zazulia AR. Hyponatremia in neurologic patients: consequences and approaches to treatment. *The Neurologist.* 2006;12(3):117-126.

Kapoor M, Chan GZ. Fluid and electrolyte abnormalities. *Crit Care Clin.* 2001;17(3):503-529.

Marino PL. *The ICU Book*. 3rd ed. Philadelphia, PA: Lippincott, Williams & Wilkins: 2007.

Rabinstein AA, Wijdicks EFM. Hyponatremia in critically ill neurological patients. *Neurologist.* 2003;9(6):290-300.

Schrier RW, Bansal S. Diagnosis and management of hyponatremia in acute illness. *Curr Opin Crit Care.* 2008;14:627-634.

Tisdall M, Crocker M, Watkiss J, Smith M. Disturbances in sodium in critically ill adult neurologic patients: a clinical review. *J Neurosurg Anesthesiol.* 2006;18:57-63.

Topf JM, Rankin S, Murray P. Electrolyte disorders in critical care. In: Hall JB, Schmidt GA, Lawrence DH, eds. *Principles Critical Care*. New York, NY: McGraw-Hill; 2005: Chapter 76.

Verbalis JG, et al. Hyponatremia treatment guidelines 2007: expert panel recommendations. *Am J Med.* 2007;120(11A):S1-S21.

CASO 27

Um rapaz com 18 anos de idade sofreu uma queda acidental de uma varanda no segundo andar. Na emergência, o escore da escala de coma de Glasgow (GCS, do inglês *Glasgow coma score*) era 5 (Resposta ocular-1, Resposta verbal-1, Resposta motora-3), a pressão arterial (PA) e a frequência cardíaca eram normais. O paciente foi imediatamente intubado, e foi realizada uma tomografia computadorizada (TC) que revelou fraturas lineares no crânio, contusões bifrontais, hematoma intraparenquimatoso e edema cerebral difuso. O neurocirurgião não indicou tratamento cirúrgico. Na unidade de tratamento intensivo (UTI), foi realizada uma drenagem ventricular para monitorização da pressão intracraniana (PIC), que era de 26 mmHg.

▶ Qual é a meta principal no manejo deste paciente?
▶ Quais são os passos mais adequados do manejo?

RESPOSTAS PARA O CASO 27
Lesão cerebral traumática

Resumo: um rapaz com 18 anos de idade caiu de uma altura de 6,1 metros e sofreu uma lesão cerebral traumática (LCT). A TC constatou hemorragia intraparenquimatosa e edema difuso. A colocação da ventriculostomia revelou hipertensão intracraniana (HIC).

- **Meta principal do manejo:** a meta principal do tratamento deste paciente é reduzir as lesões cerebrais secundárias.
- **Passos para o manejo:** este paciente sofreu uma LCT e apresenta PIC elevada. Os próximos passos incluem medidas para diminuir a PIC e manter a pressão de perfusão cerebral (PPC). Essas medidas incluem uso de manitol, vasopressores, hiperventilação transitória, elevação da cabeceira do leito (caso seja possível) e manutenção da cabeça na posição da linha média. Se essas medidas não derem resultado, é necessária uma intervenção cirúrgica.

ANÁLISE

Objetivos

1. Conhecer os fatores prognósticos para LCTs.
2. Conhecer as estratégias ideais de suporte (ventilação, líquidos/eletrólitos e hemodinâmicas) para pacientes com LCTs e HIC.
3. Identificar os fatores desencadeadores de lesões cerebrais secundárias.

Considerações

Este paciente sofreu uma queda considerável e estava com uma pontuação na GCS que indica lesão intracraniana grave. A TC mostrou fraturas cranianas e lesão cerebral grave. A minimização do edema e a manutenção de perfusão cerebral adequada são fundamentais, pois lesões cerebrais secundárias afetam significativamente o prognóstico. Devem-se evitar episódios de hipotensão ou de hipóxia. A ventriculostomia é bastante útil no diagnóstico e no tratamento da LCT. Este dispositivo pode ser usado não apenas para mensurar a PIC, mas também para drenar o líquido cerebrospinal (LCS) e aliviar temporariamente a HIC.

ABORDAGEM À
Lesão cerebral traumática

DEFINIÇÕES

LESÃO CEREBRAL TRAUMÁTICA: lesão no cérebro causada por uma força externa com ruptura dos tecidos cerebrais e dos vasos sanguíneos. A lesão pode

consistir em fraturas cranianas, hemorragia intracraniana (subdural, epidural, intraparenquimatosa) e lesão axonal difusa.
DOUTRINA DE MONRO-KELLIE: doutrina que descreve a complacência cerebral. No interior do crânio, há tecido cerebral, LCS e sangue intracraniano. Quando o volume de um desses elementos aumenta, a PIC eleva-se, pois a estrutura óssea do crânio impede a expansão. Somente com a redução de um desses elementos (tecido, líquido ou sangue) ou com a expansão do continente (craniectomia descompressiva) é possível diminuir a PIC.
PRESSÃO DE PERFUSÃO CEREBRAL (PPC) = PAM – PIC. Em circunstâncias normais, o fluxo sanguíneo cerebral permanece constante em uma ampla faixa de PPC. Em geral, este fato é conhecido por zona de autorregulação. Normalmente, PPC abaixo de 50 mmHg provoca lesões isquêmicas, e PPC acima de 150 mmHg pode causar lesões por hiperperfusão. Doenças agudas podem alterar a faixa da zona de autorregulação e aumentar o risco de lesões cerebrais.

ABORDAGEM CLÍNICA

Fatores prognósticos para lesões cerebrais traumáticas

As lesões cerebrais traumáticas são uma das maiores causas de morbidade e de mortalidade. Nos Estados Unidos, apenas recentemente as lesões cerebrais foram superadas por ferimentos por armas de fogo como a primeira causa de morte em pacientes com trauma. Vários cuidados precisam ser implementados nesta população, pois muitos pacientes necessitam de reabilitação ou sofrem de transtorno do estresse pós-traumático (TEPT). **A meta principal do tratamento de pacientes com LCT é minimizar o risco de lesão cerebral secundária.** No entanto, a identificação dos fatores que pioram o prognóstico não é muito clara. O prognóstico de LCT depende de uma multiplicidade de fatores, incluindo o tipo e a gravidade da lesão, o tempo decorrido antes do início do tratamento e as alterações fisiológicas que ocorrem após o trauma. Vários modelos baseados em análises retrospectivas identificaram alguns fatores prognósticos para LCT.

Os fatores mais frequentes em quase todos os modelos prognósticos são **idade, escala motora na GCS** e **reatividade pupilar** no momento da admissão do paciente. A TC inicial fornece informações prognósticas adicionais. Aparentemente, a inclusão de outras informações clínicas, como lesões secundárias (hipotensão e hipóxia) e parâmetros laboratoriais (glicose e hemoglobina), fortalecem a predição prognóstica.

A GCS (Quadro 27.1) foi introduzida para ajudar a melhorar a uniformidade, a reprodutibilidade e a comunicação entre diferentes instituições médicas. O uso rotineiro da GCS permite estratificar os pacientes para o manejo inicial. A GCS mede a consciência dos pacientes em três componentes distintos.

Os pacientes recebem uma pontuação pela resposta ocular, pela resposta verbal e pela resposta motora, com mínimo de 3 e máximo de 15 pontos. Atribui-se ao paciente a melhor pontuação possível para cada categoria. Por exemplo, um paciente que se tornou paraplégico, mas consegue seguir comandos com os braços, recebe

Quadro 27.1 • ESCALA DE COMA DE GLASGOW					
Resposta motora		**Resposta verbal**		**Resposta ocular**	
Obedece aos comandos	6	Orientado	5	Abertura ocular espontânea	4
Localiza o estímulo doloroso	5	Confuso	4	Abertura ocular ao chamado	3
Retirada ao estímulo doloroso	4	Palavras inadequadas	3	Abertura ocular ao estímulo doloroso	3
Postura em decorticação	3	Sons ininteligíveis	2	Não abre os olhos	1
Postura em descerebração	2	Nenhum som	1		
Nenhum movimento	1				

pontuação de 6 na escala motora (não recebe apenas 1 pelo fato de não conseguir movimentar as pernas). A pontuação reduzida no componente motor da GCS foi identificada como a maior preditora de desfecho desfavorável.

O exame pupilar inicial é um componente essencial **de todos os pacientes com trauma. A detecção de assimetria pupilar, a presença de midríase ou a perda de reatividade ao estímulo luminoso em pacientes inconscientes devem despertar a atenção para elevação ipsilateral da PIC.** O efeito de massa das lesões intracranianas eleva a PIC, levando à compressão de pares cranianos e a alterações pupilares. A redução da PIC é fundamental em pacientes com lesão intracraniana e pupilas anisocóricas e não fotorreagentes.

O tipo de lesão observada na TC parece indicar a chance de pior prognóstico. Lacerações diretas nas artérias epidurais produzem hematomas epidurais, ao passo que o rompimento das veias subdurais perfurantes são a principal causa de hematomas subdurais. Muito provavelmente, as contusões intracerebrais resultam do rompimento tecidual provocado pela força direta da lesão. As lesões de contragolpe são comuns e, em geral, localizam-se no lado mais gravemente afetado. **Tem se afirmado que a presença de hemorragia subaracnóidea (HSA) duplica a mortalidade.** Por outro lado, os hematomas epidurais foram associados a melhores desfechos, provavelmente pela maior possibilidade de evacuação em caráter emergencial. A lesão cerebral causada pelos hematomas epidurais é secundária à compressão, e não à lesão cerebral intrínseca. O alívio desta pressão provavelmente levará à recuperação total do paciente.

As lesões axonais difusas (LADs) geralmente não são percebidas na TC inicial, porém, com frequência, pioram o desfecho a longo prazo. As lesões pontilhadas pequenas que aparecem na TC inicial podem ser uma indicação de LAD, embora a ressonância magnética (RM) seja o método de imagem definitivo para o diagnóstico. A RM para o diagnóstico de LAD não precisa ser feita logo no inicio do manejo. Os achados da TC também podem correlacionar-se a elevações na PIC. O desaparecimento ou a compressão das cisternas basais indica PIC elevada e prediz piores desfechos. A redução do tempo de transporte e o acesso rápido à TC podem subestimar as lesões intracranianas nas imagens iniciais. Portanto, a TC deve ser repetida em qualquer paciente com LCT e patologia intracraniana.

Suporte para lesões cerebrais graves e HIC: recuperação agressiva da volemia, manutenção de PPC adequada e prevenção de hipóxia são os principais objetivos no suporte de pacientes com HIC. Existem várias terapias e manobras diferentes para essas metas serem atingidas. Drenagem de LCS, hiperventilação controlada, manitol e uso de barbitúricos estão entre as terapias mais frequentemente utilizadas para aliviar a HIC. As manobras para melhorar a perfusão cerebral exigem monitores de PIC, cateteres venosos centrais e linhas arteriais. Pacientes com PIC elevada devem ser posicionados de tal forma que seja possível otimizar a drenagem venosa do cérebro. Para tanto, basta elevar a cabeceira do leito e colocar a cabeça do paciente em uma posição neutra na linha média.

A monitorização da PIC é essencial em todos os pacientes com lesão craniana grave. A preocupação com herniação causada por níveis elevados da PIC é um incentivo para a inserção de monitores de PIC. A faixa ideal para iniciar o tratamento de PIC elevada não é clara, porém, em geral, recomendam-se valores entre 20 e 25 mmHg. A PIC elevada pode exercer efeitos lesivos diretos sobre os tecidos do cérebro, mas o dano maior associado à PIC elevada é o aumento na resistência ao fluxo sanguíneo cerebral, produzindo lesão cerebral secundária adicional.

A manutenção de um fluxo sanguíneo adequado para o cérebro é importante, porém não é tão fácil. Em circunstâncias normais, a autorregulação da pressão cerebral mantém o fluxo sanguíneo cerebral (FSC) estável em uma ampla faixa de PPC (aproximadamente 50 a 150 mmHg). Entretanto, essa zona de autorregulação é alterada em pacientes com LCT, causando uma dependência crescente da elevação na pressão arterial média (PAM) para manter a perfusão cerebral. No passado, preconizava-se uma PPC superior a 70 mmHg em pacientes com LCT. Entretanto, dados do North American Brain Injury Study on Hypothermia, estudo realizado pelo National Institute of Health (NIH|), sugerem que reduções transitórias na PPC iguais ou inferiores a 60 mmHg não estavam associadas a piores desfechos em comparação com PPC acima de 60 mmHg. Dados recentes parecem questionar a utilidade de manter a PAM artificialmente elevada para melhorar a PPC e, na realidade, esta prática pode aumentar a duração da HIC. Aparentemente, a atenção dispensada à PPC é importante, embora a melhor estratégia de manejo não seja clara. No entanto, há um consenso em torno do fato de que a elevação rotineira da PPC para valores acima de 60 mmHg não está associada a melhores desfechos.

O metabolismo celular cerebral é mais importante do que o fluxo sanguíneo total, de modo que foram desenvolvidos alguns métodos para testar e monitorizar o metabolismo celular cerebral. Dois desses métodos são: (1) saturação venosa de oxigênio no bulbo jugular ($SvjO_2$), e (2) pressão tecidual cerebral de oxigênio ($PtiO_2$, do inglês *tissue oxygen tension*). Esses métodos têm limitações óbvias. A $SvjO_2$ mede a utilização do oxigênio em todo o cérebro e, provavelmente, não é tão útil em lesões focais. Por outro lado, a oxigenação tecidual cerebral mede apenas uma área específica e talvez não seja representativa de outras áreas lesadas. Atualmente, não existe nenhum dispositivo que possa ser utilizado como monitor ideal.

A prevenção de episódios hipotensivos é muito importante e pode ser obtida com a expansão plasmática (cristaloides, coloides e hemoderivados) ou com a administração de vasopressores. É extremamente importante reconhecer o fato de que, embora os pacientes com LCT possam ter hipotensão secundária ao trauma craniencefálico, isto não é comum, de modo que qualquer hipotensão em pacientes com LCT deve ser considerada de natureza hipovolêmica. O estado normovolêmico deve ser atingido antes de se iniciar vasopressores, pois a vasoconstrição cerebral em pacientes hipovolêmicos pode agravar a isquemia. A administração de cristaloides deve ser feita com solução fisiológica. Isto é diferente em pacientes que necessitam de ressuscitação volêmica por hemorragia. A solução fisiológica facilita a expansão volêmica e pode ajudar a diminuir a formação de edema cerebral. Pela mesma razão, não se recomenda administrar líquidos contendo dextrose e água em pacientes com LCT, pois a água livre pode penetrar nos tecidos cerebrais e, consequentemente, aumentar o edema cerebral. Geralmente, os vasopressores envolvem um α-agonista com atividade predominantemente vascular. Raramente, o tratamento da hipertensão é indicado em pacientes com lesão cerebral. Não há evidências de que a hipertensão piore a hemorragia intracraniana.

Pacientes com trauma craniencefálico grave (GCS ≤ 8) requerem intubação imediata para proteção de vias aéreas. Este procedimento também permite aumentar a oferta de oxigênio pela correção da hipóxia. Além disso, a ventilação-minuto pode ser controlada, e o paciente pode ser **hiperventilado** para reduzir a pressão arterial de gás carbônico ($PaCO_2$), estimulando a vasoconstrição. Esse processo diminui o FSC e o volume sanguíneo cerebral. A redução no volume sanguíneo facilita a diminuição da PIC. Os benefícios potenciais da hiperventilação controlada são mais visíveis nas primeiras 24 horas após a lesão; portanto, a hiperventilação deve ser usada com muita cautela e apenas por curtos períodos de tempo. Depois disso, se a HIC persistentir, caso se opte pela utilização de hiperventilação controlada para se atingir valores de $PaCO_2$ entre 30 a 35 mmHg, ainda deve ser por curtos períodos de tempo. Na maioria dos indivíduos, o ideal é manter a $PaCO_2$ entre 35 a 40 mmHg.

O edema cerebral em pacientes com LCT possivelmente seja resultado de lesões celulares diretas causadas por eventos traumáticos ou, mais tardiamente, por edema vasogênico durante a fase de recuperação. Atualmente, a estratégia para remoção do edema cerebral se limita aos agentes osmóticos, principalmente manitol ou solução salina hipertônica. **O manitol eleva o gradiente osmótico e, através das forças de Starling, arrasta o líquido do compartimento interstícial do cérebro para o interior do plasma, diminuindo, consequentemente, o volume do cérebro e baixando a PIC.** O manitol pode apresentar consequências adversas, pois é um diurético potente e pode diminuir significativamente a volemia, reduzindo o FSC. Por isso, recomenda-se administrar este medicamento somente em pacientes normovolêmicos e monitorizados para se evitar hipotensão. Mais recentemente, a solução salina hipertônica foi acrescentada ao tratamento de pacientes com LCT. Acredita-se que a solução salina hipertônica tenha o mesmo mecanismo de ação do manitol para reduzir a PIC, embora não existam dados que suportem a sua eficácia.

Os estímulos dolorosos contribuem para a elevação da PIC em pacientes com LCT. Sedação e analgesia adequada são medidas importantes no cuidado desses pacientes. No entanto, o uso desses agentes pode limitar o exame neurológico e, consequentemente, é recomendável usar agentes de ação curta. Embora a indução de coma barbitúrico também tenha sido utilizada para reduzir o metabolismo cerebral, esse tipo de intervenção deve limitar-se às situações em que apenas a sedação convencional não seja suficiente para manter o conforto do paciente. É possível adicionar bloqueadores neuromusculares quando for necessário aumentar o controle da pressão intracerebral, porém este procedimento também interfere no exame neurológico.

Fatores que contribuem para lesões cerebrais secundárias

Lesões cerebrais secundárias são eventos lesivos que ocorrem após a lesão inicial. Além das intervenções de segurança pública (i.e., uso de capacete), pouco se pode fazer para evitar lesões primárias. Na maior parte das vezes, é a gravidade da lesão secundária que determina o prognóstico de pacientes com LCT. Assim, o manejo das lesões secundárias é a meta principal do tratamento de pacientes com LCT. Os dois fatores mais danosos são hipotensão e hipóxia. Hemorragia secundária, a expansão da hemorragia primária, é outro fator muito importante que pode contribuir para a ocorrência de lesões cerebrais secundárias.

A fisiopatologia da lesão secundária envolve processos bioquímicos e lesões nas "células de apoio" do cérebro, como micróglia, astrócitos, oligodendrócitos e células endoteliais, que são essenciais à sobrevivência dos neurônios. Inúmeros estudos clínicos em pacientes com trauma craniencefálico (TCE) investigaram vários agentes farmacológicos para neutralizar as lesões secundárias. No entanto, até o presente momento, essas investigações apresentaram sucesso limitado.

Como não existem intervenções farmacológicas reais para prevenir ou reverter lesões secundárias, é fundamental minimizar a hipotensão e a hipóxia. **Um único episódio de pressão arterial sistólica (PAS) igual ou inferior a 90 mmHg durante o tempo decorrido desde a lesão até a ressuscitação duplica a mortalidade e aumenta significativamente a morbidade de qualquer lesão cerebral.** Este fato reforça a prioridade de evitar a hipovolemia e a necessidade de iniciar vasopressores nos casos em que a hipotensão for refratária à reposição volêmica.

A hipóxia também contribui significativamente para a ocorrência de piores desfechos em LCT. A incidência de episódios hipóxicos diminuiu com a prática de intubação precoce e o uso da ventilação mecânica (VM). Foi sugerido, no passado, manter o hematócrito (Ht) acima de 30% para aumentar o transporte de oxigênio. Atualmente, esse nível de Ht não é corroborado pela literatura, pois os efeitos adversos das transfusões de sangue são bastante conhecidos. Entretanto, há uma aceitação geral de que se deve evitar anemia significativa e de que a necessidade de transfusão deve ser individualizada.

A hemorragia cerebral é uma das formas mais devastadoras de lesão secundária. O volume adicional de sangue aumenta o efeito de massa e eleva a PIC, limitando a capacidade de manter um adequado FSC. Além disso, a piora da hemorragia primária inicia os processos de estresse oxidativo, inflamação e edema, resultando na morte celular. A redução da hemorragia secundária pode exercer um efeito significativo no desfecho global. A monitorização da coagulação é muito importante, principalmente em indivíduos que receberam transfusões maciças de sangue, pois a coagulopatia contribui para futuras hemorragias e para o aumento no efeito de massa.

Outra fonte importante de lesões secundárias é a febre persistente. Não está suficientemente claro como ou por que a febre persistente aumenta as lesões cerebrais secundárias, porém acredita-se que o aumento na demanda metabólica celular seja a causa principal. Pacientes com lesões cerebrais graves e febre devem receber tratamento medicamentoso agressivo e medidas não farmacológicas de resfriamento para reduzir a temperatura corporal central.

> **CORRELAÇÃO COM O CASO CLÍNICO**
>
> - Ver também Caso 7 (Questões éticas), Caso 28 (Trauma fechado) e Caso 30 (Estado mental alterado).

QUESTÕES DE COMPREENSÃO

27.1 Um homem com 18 anos de idade estava dirigindo sua motocicleta e colidiu com um poste de iluminação. Na chegada à emergência, o paciente abre os olhos ao estímulo doloroso, balbucia alguns sons e apresenta postura em decorticação. Qual é o escore da GCS?

  A. 6
  B. 7
  C. 8
  D. 9
  E. 10

27.2 Uma mulher com 35 anos de idade era passageira em um carro envolvido em um capotamento. No momento em que chegou à emergência, apresentava um GCS de 5 (RO-1 RV-1 RM-3) e foi intubada. A paciente está hipotensa, com PAS de 80 mmHg que não responde à ressuscitação volêmica. O FAST (do inglês *focused assessment with sonography for trauma*) mostra a presença de líquido livre no abdome. O tratamento inicial deve ser:

  A. Colocação imediata de uma ventriculostomia na enfermaria de trauma
  B. Levar a paciente para a TC para obtenção de imagens do cérebro e da coluna cervical

C. Levar a paciente imediatamente para o centro cirúrgico
D. Internar a paciente na UTI, iniciar a administração de líquidos e transfusão de sangue
E. Levar a paciente para realizar uma angiografia da aorta e embolização

27.3 Um homem com 21 anos de idade sofreu um acidente ciclístico com hemorragia intracerebral, tendo necessitado de uma inserção cirúrgica de ventriculostomia. Mais tarde, naquele mesmo dia, a PIC elevou-se para 35 mmHg, e o paciente recebeu 100 g de manitol. Na hora seguinte, a PA caiu de 120/80 para 90/60 mmHg. A causa mais provável da hipotensão é:
A. Elevação na pressão intracerebral
B. Nova hemorragia intracraniana
C. Choque medular
D. Redução no volume intravascular
E. Depressão miocárdica

27.4 Um homem com 19 anos de idade foi atingido na cabeça por um bastão de basebol e foi levado para o hospital pelos amigos cinco minutos após o acidente. O paciente apresentava escore da GCS de 10 e PA de 150/90 mmHg. A TC de crânio mostrou uma pequena hemorragia intraparenquimatosa (aproximadamente 3 cm de diâmetro). O paciente foi transferido para a UTI para monitorização. O tratamento deverá incluir qual entre as seguintes opções:
A. Administração de manitol com repetição da TC em 24 a 48 horas e monitorização na enfermaria
B. Ventriculostomia e internação na UTI para monitorização
C. Internação na UTI para monitorização e repetição da TC dentro de seis horas
D. Craniectomia de emergência e evacuação do hematoma intracerebral

RESPOSTAS

27.1 **B.** O GCS é 7. O paciente recebe 2 pontos por abrir os olhos ao estímulo da dor, 2 pontos pela fala incoerente e 3 pontos pela postura em decorticação à dor.

27.2 **C** Esta paciente sofreu um trauma significativo e apresenta um escore da GCS baixo. A paciente foi intubada para proteção de vias aéreas. Recebeu reposição volêmica para a hipotensão, porém não apresentou resposta favorável, e o exame FAST mostrou líquido livre no abdome. Hipotensão e hipóxia são as ocorrências secundárias mais importantes em pacientes com LCT. Aparentemente a paciente apresenta hemorragia intra-abdominal não controlada, detectada pela presença de líquido livre na cavidade e hipotensão não responsiva à administração de volume. O controle cirúrgico do sangramento é a forma mais adequada de corrigir a hipotensão.

27.3 **D.** O manitol reduz o edema cerebral e aumenta o gradiente osmótico dos tecidos cerebrais ao plasma, arrastando o líquido para fora do tecido cerebral.

Entretanto, o manitol também age como um diurético potente, podendo provocar hipovolemia. Este fato pode produzir hipotensão e aumentar o risco de lesão cerebral secundária. O manitol deve ser usado somente em pacientes comprovadamente normovolêmicos.

27.4 **D.** Este paciente apresenta um trauma cerebral moderado, de acordo com o escore da GCS. Ele apresenta uma pequena hemorragia intraparenquimatosa, porém, como foi trazido rapidamente à emergência, esta hemorragia poderá piorar posteriormente. No momento, a lesão não é suficientemente grave para intubação, ventriculostomia, vasopressores ou descompressão cirúrgica. No entanto, devido ao risco de aumentar a hemorragia, o paciente precisa ser monitorado na UTI com exames neurológicos frequentes e repetição da TC de crânio em aproximadamente seis horas.

DICAS CLÍNICAS

▶ O suporte imediato de pacientes com LCT inclui reposição volêmica, manutenção de PPC adequada e prevenção de hipóxia.
▶ A hipotensão em pacientes com LCT deve primeiramente ser considerada hipovolêmica, com os esforços concentrando-se na identificação e na correção da fonte de hipovolemia.
▶ A redução na PIC pode ser obtida com elevação da cabeceira do leito, posição neutra da cabeça, diurese osmótica e hiperventilação transitória.
▶ Redução na lesão cerebral secundária é a meta principal no tratamento de pacientes com LCT.

REFERÊNCIAS

Chang CWJ. Neurologic injury: prevention and initial care. In: Gabrielli A, Layon AJ, Yu M, eds. *Civetta, Taylor, & Kirby's Critical Care.* 4th ed. Philadelphia, PA: Lippincott Williams & Wilkins; 2009:1245-1260.

Clifton GL, Drever P, Valadka A, Zygun D, Okonkwo D. Multicenter trial of early hypothermia in severe brain injury. *J Neurotrauma.* 2009 Mar;26(3):393-397.

Nortje J, Menon DK. Traumatic brain injury: physiology, mechanisms, and outcome. *Curr Opin Neurol.* 2004 Dec;17(6):711-718.

Winter CD, Adamides AA, Lewis PM, Rosenfeld JV. A review of the current management of severe traumatic brain injury. *Surgeon.* 2005;3:329-337.

CASO 28

Um homem com 48 anos dormiu ao volante enquanto dirigia em uma rodovia. O carro colidiu com o divisor de pistas, provocando o capotamento e arremessando o motorista para fora do veículo. O paciente foi avaliado na emergência, onde a tomografia computadorizada (TC) identificou as seguintes lesões: contusões cerebrais bifrontais, fraturas faciais, fraturas costais à esquerda, contusão pulmonar à esquerda, fratura bilateral de ramos púbicos sem deslocamento, fratura no fêmur esquerdo e laceração esplênica de grau 2. Na emergência, o paciente recebeu 2 litros de cristaloide e apresentou os seguintes sinais: pressão arterial (PA) de 100/80 mmHg, frequência cardíaca de 98 batimentos por minuto (bpm); frequência respiratória (FR) de 24 inspirações por minuto (ipm); escore 13 da escala de coma de Glasgow (GCS). O paciente foi transferido para a UTI para monitorização e outros cuidados.

- Como este paciente deve ser monitorado?
- Quais são as prioridades no manejo deste paciente?

RESPOSTAS PARA O CASO 28
Trauma fechado

Resumo: um homem com 48 anos de idade sofreu uma colisão com o carro em alta velocidade e apresentou politraumatismo fechado. As lesões incluem lesão cerebral, contusão pulmonar com múltiplas fraturas costais, fratura pélvica, laceração esplênica de grau 2 e fratura de fêmur. O paciente está hemodinamicamente estável, com GCS de 13, e, no momento, encontra-se na UTI.

- **Monitorização:** este paciente precisa ser monitorado para detectar sinais de deterioração pulmonar, hemodinâmica e neurológica. A **oximetria de pulso** é muito útil para a monitorização contínua da oxigenação. A monitorização da **FR e do esforço respiratório** é importante, pois houve contusão pulmonar e lesões na parede torácica. A **monitorização hemodinâmica através da pressão venosa central (PVC) e da pressão arterial invasiva** é essencial para detectar sangramento persistente causado pelas lesões múltiplas. A avaliação neurológica frequente pela **GCS** é imprescindível para monitorar a lesão intracraniana. Com frequência, a repetição da TC de crânio 8 a 12 horas após o exame inicial pode ser muito útil.
- **Prioridade no manejo:** (1) respiração em primeiro lugar (parede torácica e pulmões); (2) fontes de sangramento (baço e pelve), em segundo lugar; (3) lesão cerebral em terceiro lugar; e (4) lesões ortopédicas sem risco de vida, em último lugar.

ANÁLISE
Objetivos

1. Conhecer as lesões mais comuns no trauma fechado.
2. Aprender a priorizar e a coordenar o manejo de pacientes politraumatizados, incluindo lesões intra-abdominais, lesões torácicas fechadas, lesões ortopédicas e lesões cerebrais.
3. Conhecer os critérios para o manejo conservador de lesões intra-abdominais de órgãos sólidos.

Considerações

O paciente é um homem com 48 anos de idade que se envolveu em um acidente automobilístico com mecanismo de alta energia, que é importante como causa de lesões graves. O paciente foi submetido à avaliação por imagem e foram identificadas lesão cerebral, lesões torácicas, fratura pélvica, laceração esplênica e fratura de fêmur. No momento, o paciente está na UTI para observação do trauma craniencefálico, otimização do quadro pulmonar e monitorização de potenciais hemorragias causadas pela laceração esplênica e pela fratura pélvica. O paciente pode apresentar piora neurológica, secundária à lesão cerebral, ou evoluir com choque circulatório, por hemorragia esplênica ou pélvica. Além disso, pode ocorrer piora do quadro respiratório, exigindo intubação para manutenção de oxigenação e ventilação. Dois fatores que podem piorar o desfecho de pacientes com traumatismo craniencefálico são a hipotensão e a hipoxemia. Neste paciente, essas complicações devem ser evitadas e, caso ocorram, tratadas de forma agressiva.

ABORDAGEM AO
Trauma fechado

ABORDAGEM CLÍNICA

Lesões mais comuns no trauma fechado

Trauma fechado é o mecanismo mais comum de politrauma. Entretanto, tipos diferentes de traumas fechados produzem consequências diferentes. Por exemplo, acidentes de carro em alta velocidade, queda de um telhado e queda da posição em pé produzem traumas diferentes. Com frequência, o tratamento do trauma fechado é um grande desafio, pois quando o mecanismo é grave, vários órgãos podem estar envolvidos. Nesses pacientes, a priorização do cuidado é importante para otimizar o desfecho.

Os sistemas afetados com maior frequência são: sistema nervoso central (SNC) (crânio, cérebro e coluna), sistema respiratório (parede torácica e pulmões), órgãos intra-abdominais sólidos (fígado e baço), sistema gastrintestinal (intestino e mesentério), sistema urológico (rins e bexiga) e sistema musculoesquelético (fraturas em ossos longos e na pelve).

As lesões do **SNC** incluem fraturas de crânio e lesões cerebrais. Em geral, o principal problema nas fraturas de crânio é a lesão cerebral subjacente. As lesões cerebrais incluem contusões, hematoma epidural, hematoma subdural e hemorragia subaracnóidea (HSA). Essas lesões se manifestam por alteração de sensório ou depressão do nível de consciência, refletidas na queda da GCS. As lesões cerebrais ou as fraturas no crânio exigem avaliação neurocirúrgica, embora a maior parte dessas lesões possa ser tratada conservadoramente com exames neurológicos repetidos.

As **lesões no sistema respiratório** incluem fraturas costais, contusão pulmonar, pneumotórax e hemotórax. As fraturas costais aumentam significativamente a morbidade e também elevam a mortalidade, principalmente em pacientes com mais de 45 anos. As fraturas costais são extremamente dolorosas e podem causar restrição respiratória e capacidade inspiratória reduzida. As sequelas mais comuns são pneumonia e insuficiência respiratória, esta necessitando ventilação mecânica (VM), a qual tem suas próprias complicações. Acredita-se que as contusões pulmonares sejam causadas pelo impacto direto do parênquima pulmonar contra a parede torácica como resultado de uma força de desaceleração significativa. Clinicamente, essas contusões reduzem a oxigenação, pois ocorre *shunt* fisiológico no pulmão afetado, impedindo a troca gasosa efetiva na vigência de uma perfusão adequada. **Infelizmente, as contusões pulmonares costumam agravar-se após o** trauma, pois pode haver sequestro dos líquidos administrados no interior do parênquima pulmonar afetado.

Pneumotórax pode ocorrer pela laceração do parênquima pulmonar por um fragmento ósseo de uma costela quebrada, levando ao acúmulo de ar no espaço pleural. Em situações extremas, o excesso de ar que ocupa o tórax pode deslocar o mediastino e impedir o retorno venoso para o coração. Esse processo pode causar um colapso circulatório conhecido por **pneumotórax hipertensivo**. O reconhecimento e o tratamento imediato com drenagem torácica (toracotomia) é o procedimento que pode salvar a vida desses pacientes. Hemotórax é a hemorragia para o interior do espaço pleural, frequentemente originada na caixa torácica. Além do risco de exsanguinação, o sangue acumulado no tórax pode provocar infecções (empiema) e sepse. Esse quadro exige drenagem cirúrgica.

O **trauma abdominal de órgãos sólidos** (fígado e baço) se manifesta por hemorragia nas primeiras horas ou após 1 a 2 dias. O controle do sangramento é feito por intervenção cirúrgica ou por embolização angiográfica. As hemorragias clinicamente mais graves se manifestam pela queda na PA ou na hemoglobina (Hb) e hematócrito (Ht) nas primeiras 24 horas após o trauma. Pacientes com lesões hepáticas graves desenvolvem fístula biliar e podem apresentar peritonite biliar. O tratamento inclui métodos não cirúrgicos com drenagem orientada por TC e descompressão biliar por colangiopancreatografia retrógrada endoscópica (CPRE) com colocação de *stent* na árvore biliar.

O **trauma de vísceras ocas** pode causar peritonite, pois o conteúdo entérico irrita a cavidade peritoneal. Em geral, os pacientes apresentam um quadro hiperdinâmico e leucocitose. Este quadro produz uma resposta inflamatória e séptica profunda que necessita de cirurgia e possível ressecção intestinal. Lesões mesentéricas podem causar exsanguinação ou isquemia intestinal com peritonite tardia. A maneira mais adequada de tratar essas lesões é através da cirurgia.

O **trauma renal** fechado pode causar laceração parenquimatosa ou lesões renovasculares. As lacerações renais provocam hemorragias e hematomas perinéfricos. Raramente, em particular quando há envolvimento da pelve renal, essas lesões podem causar urinoma e sepse, necessitando drenagem cirúrgica ou percutânea. As lesões renovasculares são causadas pela localização retroperitoneal dos rins. Na realidade, quando há mecanismo de alta energia, a artéria renal é estirada junto a sua inserção aórtica. Esse estiramento produz uma lesão da íntima que pode levar à trombose arterial e isquemia renal. Infelizmente, o sucesso da revascularização renal após trauma fechado é muito pequeno. Rins isquêmicos causam hipertensão persistente ou dor crônica nos flancos que melhoram apenas com a nefrectomia.

As **fraturas pélvicas** podem provocar hemorragias potencialmente fatais. Pode-se imaginar a pelve como um "anel". O rompimento desse anel por fraturas pode criar dois problemas potenciais: hemorragia e lesões internas. A vascularização da pelve facilita o desenvolvimento de hemorragias venosas e arteriais. Além disso, a ruptura do "anel" expande o volume pélvico. Como consequência, o aumento do continente eleva a perda sanguínea, além da perda do efeito de tamponamento normalmente presente quando o anel ósseo pélvico está intacto. Além do mais, os fragmentos ósseos da pelve podem lacerar órgãos internos, como o reto, a vagina e a uretra. As fraturas pélvicas podem ser fatais por si mesmas e, infelizmente, estão geralmente associadas a outras lesões potencialmente fatais.

Priorização e coordenação do manejo do Trauma fechado

Com frequência, os pacientes apresentam lesões múltiplas envolvendo as estruturas abdominal, torácica, óssea e cerebral.

A mortalidade pelo trauma demonstra uma relação temporal. Lesões cerebrais devastadoras ou exsanguinação maciça por ruptura aórtica causam morte imediata na cena do trauma. Mortes que ocorrem em alguns minutos podem dever-se a problemas nas vias respiratórias, lesões cerebrais devastadoras ou hemorragias. Mortes que ocorrem entre as primeiras horas até dois dias após o trauma, geralmente são causadas por hemorragias ou lesões cerebrais. Geralmente, a mortalidade subsequente a esse período de tempo se deve à disfunção de múltiplos órgãos ou à sepse. Como resultado, a chave para triar o manejo das lesões é identificar o padrão temporal da mortalidade. Esses princípios são a base das orientações do Advanced Trauma Life Support para ressuscitação. Resumidamente, esses princípios são os seguintes:

A. (*Airway*): Vias respiratórias
B. (*Breathing*): Respiração
C. (*Circulation*): Circulação
D. (*Disability*): Incapacitação
E. (*Exposure/Environment*): Exposição/Ambiente

A incapacidade de manter as vias respiratórias leva à morte rápida do paciente. Os problemas respiratórios são mais frequentes devido à incapacidade de proteção das vias aéreas pela redução no nível de consciência em decorrência de choque ou trauma craniencefálico. **Quando o paciente não estiver alerta ou responsivo, é imprescindível proteger as vias aéreas, utilizando-se a intubação orotraqueal.** Esta é a prioridade em pacientes com trauma fehado. No cenário descrito, o paciente apresenta uma GCS de 13, indicando sensório adequado para proteção de vias aéreas. Por isso, o paciente não precisa ser intubado na emergência ou na UTI. Entretanto, se o quadro piorar, não deve haver dúvida quanto à necessidade de obter uma via aérea definitiva. **Um escore da GCS igual ou menor a 8 define coma e indica que a intubação é imprescindível para proteção das vias aéreas.**

Com GCS de 13, o paciente deve ser monitorado na UTI, com avaliações neurológicas frequentes. Quando houver piora do sensório, manifesta pela queda na escala de GCS, deve-se avisar o neurocirurgião e repetir a TC de crânio para se avaliar a possibilidade de progressão da lesão. Além disso, se a pontuação da GCS cair acentuadamente, o mais prudente é intubar o paciente com urgência para se evitar hipóxia causada pela incapacidade de manter a patência das vias aéreas. Se, no primeiro atendimento, a GCS for igual ou inferior a 8, a American Association of Neurological Surgeons recomenda monitorização da pressão intracraniana (PIC).

Essa monitorização é realizada invasivamente pelo neurocirurgião, embora também possa ser feita à beira do leito (Figura 28.1).

Pacientes com múltiplas fraturas costais e contusão pulmonar devem permanecer em observação constante, preferencialmente com monitorização cardíaca e oximetria de pulso. O manejo de pacientes com contusão pulmonar grave e lesões hemorrágicas concomitantes é um grande desafio. A administração de líquidos e hemoderivados no choque hemorrágico pode piorar a oxigenação, já alterada pela contusão pulmonar. Esse processo poderá se complicar ainda mais se o paciente também apresentar lesão cerebral grave, pois hipóxia e hipotensão podem causar lesões cerebrais secundárias e piorar o desfecho neurológico.

Grau	Hematoma	Laceração
I	Subcapsular, área inferior a 10%	Laceração capsular inferior a 1 cm, não hemorrágica
II	Subcapsular, área de 10 a 50%	Intraparenquimatosa com diâmetro de 1 a 3 cm
III	Subcapsular, área superior a 50%, maior do que 3 cm ou envolvendo vasos trabeculares	Intraparenquimatosa maior do que 2 cm
IV	Hematoma roto com sangramento ativo	Segmentar ou com envolvimento de vasos hilares, com desvascularização esplênica superior a 25%
V	Completamente rompido	Envolvimento dos vasos hilares com desvascularização esplênica total

As lesões esplênicas são preocupantes, pois podem apresentar hemorragia posterior. Desenvolveu-se uma classificação tomográfica das lesões esplênicas.

É possível apenas observar a maior parte das lesões esplênicas. As lesões com maior risco de não responderem ao manejo conservador são:

1. Baixo Ht no momento da admissão
2. Hipotensão no momento da admissão
3. Grau de lesão mais elevado à TC
4. *Injury severity score* elevado
5. Pontuação mais baixa na GSC
6. Grande quantidade de hemoperitôneo

Dados de estudos retrospectivos sugerem que a embolização angiográfica pode aumentar o sucesso do manejo não cirúrgico de lesões esplênicas.

As fraturas pélvicas também podem causar hemorragias graves. A ruptura do anel ósseo provoca lesões no plexo venoso da pelve e nos ramos da artéria ilíaca interna. Além disso, também ocorrem hemorragias causadas por fragmentos ósseos. A hemorragia é mais pronunciada em fraturas nos ramos e na sínfise púbica. Fraturas no acetábulo e na asa do ilíaco não apresentam tendência a sangramento,

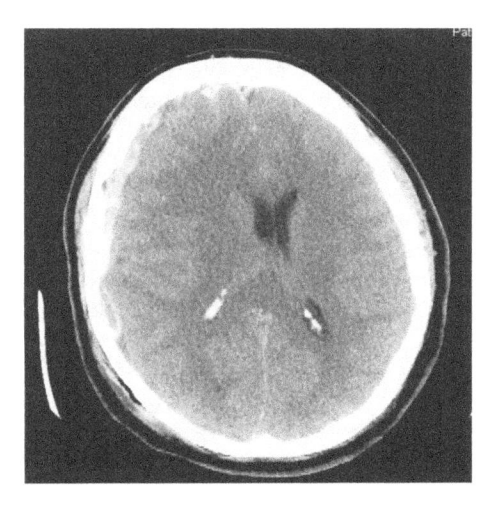

Figura 28.1 A TC de crânio mostra um hematoma subdural à direita com desvio da linha média. O hematoma na TC de crânio sem contraste é visualizado como uma densidade esbranquiçada. (Cortesia de J. Sadjadi, MD.)

embora possam causar osteoartrite precoce. Em geral, as fraturas pélvicas podem ser controladas com a bandagem pélvica visando a diminuição do volume potencial de sangramento, além de poder auxiliar o tamponamento de hemorragias pélvicas. Quando a bandagem não controlar a hemorragia, as opções são angiografia com embolização ou tamponamento pélvico peritoneal, sendo que estes dois procedimentos são executados no bloco cirúrgico (Figura 28.2).

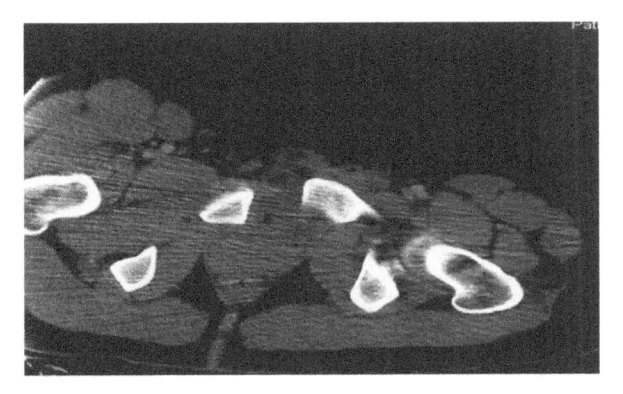

Figura 28.2 A imagem mostra uma fratura pélvica "tipo livro aberto", com ruptura da sínfise púbica. A lesão tem risco de sangramento, necessitando DE bandagem. (Cortesia de J. Sadjadi, MD.)

As fraturas no fêmur podem causar um sangramento de até 1 litro no interior da coxa. No entanto, por hora, não é prudente colocar uma fixação cirúrgica definitiva no fêmur do paciente, pois não está suficientemente claro se as lesões no crânio ou no baço piorarão. Uma operação no fêmur no momento da admissão pode mascarar o agravamento de outras lesões enquanto o paciente estiver sob anestesia geral. Esta possibilidade resultou no desenvolvimento do conceito de cirurgia ortopédica para controle de danos (*damage control*). Existe a possibilidade de realinhar o fêmur, controlar a hemorragia e reduzir potencialmente as complicações pulmonares colocando-se um pino de Steimaman à beira do leito. Esse tipo de tração com peso reduz a fratura até a otimização do estado fisiológico, antes da fixação cirúrgica definitiva.

O melhor é manejar na UTI pacientes com múltiplas lesões traumáticas fechadas causadas por mecanismos de alta energia. A priorização no manejo das lesões é essencial para otimizar o desfecho. O intensivista deve se comunicar com as demais especialidades médicas e coordenar o tratamento desses pacientes para melhorar o prognóstico.

Critérios de seleção para manejo conservador de lesões intra-abdominais em órgãos sólidos

O manejo de lesões no baço e no fígado em pacientes que sofreram trauma fechado mudou para um paradigma não cirúrgico. A avaliação ultrassonográfica focada para o trauma (FAST, do inglês *focused abdominal sonogram for trauma*) alterou o diagnóstico de hemorragias intraperitoneais após traumas fechados. Tradicionalmente, o exame físico e a lavagem peritoneal diagnóstica eram as ferramentas principais no diagnóstico de hemorragias intra-abdominais. No entanto, o exame FAST é rápido e não invasivo, identificando imediatamente a presença de líquido livre intra-abdominal que, em pacientes hemodinamicamente instáveis, se presume que seja sangue e exige exploração cirúrgica.

Entretanto, nos casos em que o paciente estiver hemodinamicamente estável, o próximo passo é uma TC de abdome e de pelve, mesmo que o exame FAST seja positivo. Isso facilita a identificação das lesões e permite que o médico elabore o plano terapêutico.

Uma grande revisão multicêntrica de banco de dados identificou vários fatores de risco para falha no manejo conservador das lesões esplênicas:

1. Idade avançada
2. *Injury severity score* elevado
3. Queda do Ht
4. Piora no grau da lesão
5. Aumento na quantidade de hemoperitônio

Além disso, este estudo delineou a probabilidadede da necessidade de esplenectomia de acordo com o grau da lesão:

Grau	Percentual que exige esplenectomia
I	4,8%
II	9,5%
III	19,6%
IV	33,7%
V	75%

Qualquer instabilidade hemodinâmica nova exige exploração cirúrgica imediata e, provavelmente, esplenectomia.

As lacerações no fígado se comportam de uma forma um pouco diferente em relação às lacerações no baço. Pacientes com lesão hepática fechada hemodinamicamente estáveis submetidos à TC raramente necessitam cirurgia. A necessidade de cirurgia para o trauma hepático fechado é determinada pelos achados clínicos e não pelos achados radiográficos (Figura 28.3).

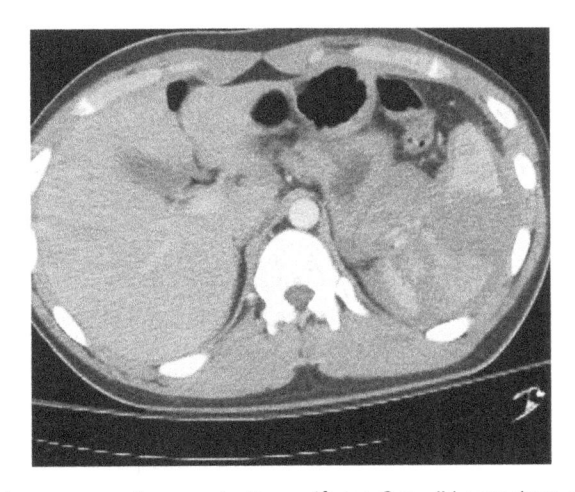

Figura 28.3 A imagem mostra uma lesão esplênica Grau IV com duas grandes fraturas afetando o hilo, um pequeno realce vascular e um pequeno hemoperitônio. O tratamento deste paciente com embolização angiográfica foi bem-sucedido. (Cortesia de J. Sadjadi, MD.)

> **CORRELAÇÃO COM O CASO CLÍNICO**
> - Ver também Caso 27 (Lesão cerebral traumática), Caso 33 (Disfunção de múltiplos órgãos) e Caso 34 (Endocrinopatias).

QUESTÕES DE COMPREENSÃO

28.1 Qual paciente a seguir pode se beneficiar com um monitor de PIC?
   A. Um homem com 24 anos de idade que sofreu uma queda de uma altura de 3 metros com uma GCS de 7 e TC de crânio normal
   B. Um homem com 28 anos de idade envolvido em uma colisão automobilística em alta velocidade, com uma GCS de 8, que está recebendo propofol e apresenta um hematoma subdural à direita
   C. Uma mulher com 19 anos de idade que caiu na posição de pé e teve convulsões presenciadas, com GCS de 9 e com uma pequena HSA
   D. Um homem com 82 anos de idade que caiu da cama e se encontra confuso, não conseguindo movimentar o lado esquerdo
   E. Um homem com 17 anos de idade com um hematoma epidural identificado na TC e uma GCS de 15

28.2 Uma mulher com 35 anos de idade se envolveu em uma colisão de carro em alta velocidade. A frequência cardíaca está 136, a PA está 76/40, e a paciente está confusa. O exame FAST é positivo para líquido intra-abdominal. A primeira conduta a ser tomada é:
   A. Intubação
   B. TC de abdome e pelve
   C. Laparotomia exploratória
   D. Internação na UTI
   E. Angiografia mesentérica e embolização dos vasos sangrantes

28.3 Um homem com 23 anos de idade caiu de uma escada de uma altura de 3 metros. O paciente refere dor pélvica. No momento em que chegou, a FC era de 120 bpm, e a PA era 90/65 mmHg. O exame físico revelou a presença de equimoses nas nádegas. As radiografias identificaram fratura pélvica e abertura da sínfise púbica. O exame FAST é normal. O próximo passo é:
   A. Colocação de uma bandagem pélvica na sala de emergência
   B. Angiografia
   C. Laparotomia exploratória
   D. TC de abdome e pelve
   E. Redução aberta e fixação interna da pelve

RESPOSTAS

28.1 **B.** Embora os dados disponíveis não sejam suficientes para fazer recomendações de Nível I, o paciente B não preenche os critérios da American Association of Neurological Surgeons para monitorização de PIC. Esses critérios são: hemorragia intracraniana confirmada por TC, pontuação da GCS menor ou igual a 8 e estar recebendo sedação.

28.2 **C.** Este cenário descreve uma paciente que se envolveu em uma colisão de carro em alta velocidade e está hemodinamicamente instável. O exame FAST é positivo, sugerindo a presença de hemorragia intra-abdominal. A paciente precisa de uma laparotomia exploratória. Nessas circunstâncias, a hemorragia é a prioridade, pois, sem controle do sangramento, a paciente provavelmente morrerá. Ela já está hemodinamicamente instável, sugerindo que se encontra em estado de choque Classe IV. Angiografia e embolização são opções para pacientes relativamente estáveis com lesões em órgãos sólidos. O raciocínio por trás da embolização é que a execução imediata deste procedimento ajuda a evitar intervenções cirúrgicas em alguns pacientes. Se o estado desta paciente estabilizar com a ressuscitação, e a TC mostrar a presença dessas lesões, a angiografia e a embolização são alternativas viáveis.

28.3 **A.** Este paciente sofreu fratura pélvica com um padrão conhecido por provocar hemorragia. Além disso, ele está hemodinamiamente instável. O exame FAST normal exclui hemorragia intra-abdominal. Presume-se que a instabilidade hemodinâmica seja secundária à hemorragia provocada pela fratura pélvica. O primeiro passo é colocar uma bandagem para reduzir o espaço pélvico potencial onde possam ocorrer hemorragias. A angiografia é desnecessária se o estado hemodinâmico melhorar. Se o quadro hemodinâmico seguir piorando, apesar da colocação da bandagem e da transfusão, é necessário fazer uma angiografia e possível embolização de ramos da artéria ilíaca interna que podem estar sangrando.

DICAS CLÍNICAS

▶ Pacientes com politraumatismo fechado podem sofrer múltiplas lesões potencialmente fatais. O médico é responsável por triar estas lesões conforme a gravidade.
▶ A grande maioria dos traumatismos craniencefálicos leves (GCS 13-15) pode ser monitorada sem necessidade de intervenção.
▶ Exames FAST positivos em pacientes hipotensos exigem exploração cirúrgica.
▶ Há uma grande variedade de achados radiográficos que ajudam a prever o sucesso do manejo não cirúrgico de lesões esplênicas.
▶ O manejo de lesões hepáticas (cirúrgico *versus* não cirúrgico) é determinado pelo estado clínico do paciente.

REFERÊNCIAS

Bratton SL, Carney NA. Guidelines for the management of severe traumatic brain injury. VI. Indications for intracranial pressure monitoring. *J Neurotrauma.* 2007;24(Suppl 1):S37-S44.

Moore EE, Cogbill TH, Jurkovich GJ, et al. Organ injury scaling: spleen and liver (1994 revision). *J Trauma.* 1995;38:323-324.

Peitzman AB, Heil B, Rivera L, et al. Blunt splenic injury in adults: multi-institutional study of the Eastern Association for the Surgery of Trauma. *J Trauma.* 2000;49:177-189.

CASO 29

Um homem com 30 anos de idade foi internado na UTI. O paciente é um bombeiro que estava no interior de um edifício em chamas quando o piso da sala desabou, provocando a queda do terceiro andar até o andar térreo. O paciente ficou preso sob uma grande quantidade de entulho e foi resgatado depois de aproximadamente 35 minutos. O exame feito no local do acidente apresentou os seguintes resultados: pulso de 112 batimentos por minuto (bpm); pressão arterial (PA) de 90/70 mmHg e deformidades bilaterais na coxa com edema de partes moles. O paciente sofreu queimaduras na parte anterior do tórax e do abdome, assim como queimaduras circunferenciais envolvendo a parte superior de ambos os braços. Aparentemente, as feridas nas pernas se estendiam até o interior dos músculos. A pontuação na escala de coma de Glasgow (GCS) na emergência era 10 e o paciente foi intubado. O nível de carboxi-hemoglobina (COHb) era de 27%. Após a colocação de uma sonda vesical, observou-se que a urina apresentava uma tonalidade escura cor de chá. A tomografia computadorizada (TC) do abdome e da pelve revelou lacerações hepáticas e mínima quantidade de líquido livre no abdome. Observou-se também uma fratura na crista ilíaca direita.

▶ Quais são as prioridades para este paciente na UTI?
▶ Como você irá efetuar a ressuscitação volêmica?
▶ Quais são as medidas que você tomaria para evitar possíveis lesões em órgãos, resultantes das queimaduras?

RESPOSTAS PARA O CASO 29
Traumas e queimaduras

Resumo: este paciente é um homem com 30 anos de idade que sofreu queimaduras graves no tronco e nas extremidades superiores em associação com várias outras lesões traumáticas. A apresentação na emergência é consistente com choque e lesão por inalação.

- **Prioridades:** intubação orotraqueal para proteção de vias aéreas. O paciente deve receber oxigênio a 100% para minimizar as lesões causadas pela inalação de monóxido de carbono (CO). Um acesso intravenoso de grande calibre é extremamente importante para a ressuscitação volêmica e para a monitorização da pressão venosa central (PVC). Provavelmente, as deformidades na coxa indicam a presença de fratura no fêmur, que deve ser confirmada por radiografia, seguida por redução e estabilização. As queimaduras devem ser limpas delicadamente e cobertas com sulfadiazina de prata e curativos com gaze.
- **Ressuscitação volêmica:** a ressuscitação volêmica pode começar com a fórmula de Parkland ou com a fórmula modificada de Brooke. O objetivo final da ressuscitação é uma diurese acima de 0,5 a 1,0 mL/kg/h e PVCs adequadas. Possivelmente, este paciente deva receber uma quantidade maior de líquidos devido a outras lesões associadas (fígado, pelve e ossos longos) e à mioglobinúria. Da mesma forma, em razão dessas fontes potenciais de sangramento, é necessário monitorizar de perto a hemoglobina (Hb), o hematócrito (Ht), a coagulação e a contagem plaquetária durante o início da ressuscitação.
- **Medidas para evitar lesões orgânicas:** as queimaduras de grande porte produzem depressão miocárdica causada pelos mediadores inflamatórios circulantes. Possivelmente, as lesões pulmonares resultem de efeitos diretos das queimaduras ou de lesão pulmonar aguda (LPA), sendo provável o desenvolvimento de lesão renal aguda (LRA) como consequência de ressuscitação volêmica insuficiente e de mioglobunúria. A prevenção primária inicia com a ressuscitação volêmica adequada e em tempo hábil, baseada na monitorização hemodinâmica e na resposta clínico--laboratorial (débito urinário, lactato e déficit de base). O manejo imediato e em tempo hábil das feridas também é muito importante para prevenir disfunções de outros órgãos. Por exemplo, a excisão imediata de queimaduras comprovadamente produz menos complicações sépticas nas feridas e melhora a sobrevida.

ANÁLISE
Objetivos

1. Conhecer detalhadamente o manejo de lesões térmicas (lesões por inalação, infecções, LRA, manejo da dor, suporte metabólico e nutricional).
2. Aprender como identificar e priorizar o atendimento a pacientes queimados com outras lesões associadas.

CASOS CLÍNICOS EM TERAPIA INTENSIVA **335**

Considerações

O bombeiro é um grande queimado, o que se caracteriza pela extensão das feridas envolvendo toda a circunferência do tronco e as extremidades superiores. Levando-se em consideração que ficou preso em um edifício em chamas, ele foi exposto a subprodutos do incêndio, principalmente monóxido de carbono e cianeto. A inalação dessas toxinas, em combinação com o calor e o vapor direto das chamas, pode causar edema e danos graves nas vias respiratórias. Consequentemente, é necessária a intubação imediata. O nível de COHb em torno de 27% é preocupante e indica inalação significativa de CO. Em geral, níveis de COHb de 30% estão associados a lesões permanentes do sistema nervoso central (SNC), enquanto níveis acima de 60% geralmente levam ao coma e à morte. A afinidade do CO com a Hb é 240 vezes maior que a do oxigênio e, portanto, a meia-vida do CO em ar ambiente é de 250 minutos. A meia-vida da COHb pode ser reduzida a 40 a 60 minutos administrando-se oxigênio a 100%. A história de queda de vários andares até o andar térreo, resultando em várias lesões ósseas graves e subsequente imobilidade é preocupante, pois poderão ocorrer degradação muscular e rabdomiólise. Portanto, é imprescindível tomar precauções e tratar as potenciais complicações. No caso deste paciente, as lesões associadas (fratura pélvica, anormalidades femorais bilaterais e lacerações hepáticas) são extremamente preocupantes. Este paciente necessita ser submetido a métodos de imagem para assegurar que não há sangramento retroperitoneal ativo (i.e., angiografia ou angiografia por TC [angio-TC]). Além disso, uma consultoria urgente ao ortopedista é importante para estabilização imediata das fraturas. O grau das lacerações hepáticas pode ser determinado com base nos achados da TC. A repetição seriada da Hb e do Ht pode ajudar a decidir sobre a necessidade de intervenção cirúrgica ou angiográfica.

ABORDAGEM AOS
Traumas e queimaduras

ABORDAGEM CLÍNICA

Manejo de lesões térmicas

As queimaduras são a principal causa de trauma nos Estados Unidos, pois ocorrem cerca de 1 milhão de casos por ano. As lesões por queimaduras podem ser causadas por calor, produtos químicos, eletricidade ou radiação, sendo que as lesões térmicas são as mais comuns. As lesões térmicas são causas significativas de morbidade e de mortalidade devido à resposta inflamatória profunda local ou sistêmica.

Biologia e fisiopatologia da pele

A epiderme e a derme são duas camadas distintas que formam a pele. A epiderme é a camada mais externa e tem a responsabilidade exclusiva de proteger o hospedeiro contra infecções, perda de líquidos e luz ultravioleta. A epiderme é também o sítio de absorção de vitamina D e produz grande parte da regulação térmica. Como sua origem é a ectoderme, a epiderme tem uma grande capacidade de regeneração. Em contraste, a derme se localiza sob a epiderme e fornece a base estrutural da pele. O colágeno é a molécula estrutural mais importante nesta camada. A derme dá à pele durabilidade e elasticidade.

As queimaduras podem causar danos estruturais e funcionais significativos na pele. A classificação de queimaduras de Jackson descreve a fisiopatologia das lesões térmicas. Existem **três zonas de lesões teciduais provocadas por queimaduras: zona de coagulação, zona de estase e zona de hiperemia.** A zona de coagulação se localiza no centro e caracteriza-se por ser o tecido que sofre as lesões mais graves. As células desta zona são coaguladas e necrosadas. A zona de estase se localiza logo depois da zona de coagulação e caracteriza-se por isquemia e vasoconstrição. A zona de estase é importante porquê, na maior parte das vezes, é inicialmente viável, porém poderá progredir para a zona de coagulação nas situações em que for exposta a edema grave e/ou hipoperfusão (consequências do manejo hídrico inicial inadequado). A zona de hiperemia se localiza além da zona de estase. Nesta zona, o tecido é viável, embora frequentemente esteja envolvido pelas alterações inflamatórias profundas das células circunjacentes.

Avaliação clínica

Os pacientes com queimaduras devem ser tratados da mesma forma que pacientes com outros tipos de trauma, ou seja, a avaliação inicial deve estar focada nas vias aéreas e nos sistemas respiratório e circulatório. Neste momento, deve-se fazer também a avaliação da extensão das queimaduras e de outras lesões graves. A inspeção das vias aéreas inclui avaliação da boca, do nariz, da orofaringe e da traqueia. Queimaduras faciais, compressão dos pelos do nariz, presença de cinza, de secreções orais espumosas e de edema devem alertar o médico para uma possível lesão inalatória que exija intubação imediata. Além disso, a respiração trabalhosa e superficial, o uso de músculos acessórios, o estridor ou o sensório reduzido também são indicações para intubação. **Uma porção significativa das mortes iniciais ocorre depois de hipóxia secundária à falta de oxigênio ou à inalação de toxinas.**

Talvez um dos avanços mais expressivos no manejo de pacientes como os grandes queimados seja a ressuscitação volêmica imediata e agressiva. A fórmula de Parkland, nome de um hospital em Dallas, no Estado do Texas (EUA), é uma orientação para reposição de líquidos. Nos casos de homens com mais de 15% de superfície corporal total (SCT) afetada ou crianças com mais de 10% de SCT afetada, recomenda-se tratamento suportivo, monitorização constante e ressuscitação volêmica agressiva. A fórmula de Parkland calcula a quantidade de volume que deve ser administrada nas primeiras 24 horas, medindo-se o percentual da SCT afetada e multiplicando este valor por 4 mL de Ringer lactato e pelo peso do paciente em kg. Metade da quantidade calculada deve ser administrada nas primeiras oito horas após a lesão, e a segunda metade nas 16 horas subsequentes. A fórmula de Parkland serve apenas como um guia geral para a ressuscitação e deve ser usada em conjunto com outras informações (p. ex., débito urinário, PVC, etc.) para determinar a volemia. A fórmula modificada de Brooke é uma abordagem alternativa para ressuscitação que utiliza a solução de Ringer lactato a 2 mL/kg por percentual da SCT afetada, sendo que a metade do líquido deve ser administrada nas primeiras duas horas e a metade remanescente nas 16 horas subsequentes. Durante o segundo período de 24 horas, administra-se uma solução coloidal a (0,3 a 0,5 mL/kg)/% de SCT afetada + soro glicosado (SG) a 5% para manter um débito urinário de pelo menos 0,5 mL/kg/h.

O cálculo da SCT afetada pode ser enganoso. Em geral, incluem-se somente queimaduras de segundo e terceiro graus nessa estimativa. A regra dos nove de Wallace é uma forma alternativa de estimar a extensão das queimaduras em adultos. Divide-se o corpo em duas seções e aplica-se um percentual (uma fração ou múltiplo de 9) da área da superfície corporal (ASC). Com base neste esquema, a parte anterior do tórax, a parte posterior do tórax, o abdome, as nádegas, as extremidades inferiores anteriores bilaterais, as extremidades posteriores unilaterais, a circunferência unilateral do braço e a circunferência da cabeça correspondem a 9% cada. O períneo é igual a 1%, totalizando-se 100% (Figura 29.1).

A regra dos nove não se aplica às crianças, tendo em vista que são proporcionalmente diferentes dos adultos. Por isso, uma adaptação da regra dos nove estima uma área superficial maior para a circunferência da cabeça e menor para as extremidades (Figura 29.1). No paciente em questão, a área calculada da SCT é igual a 36%.

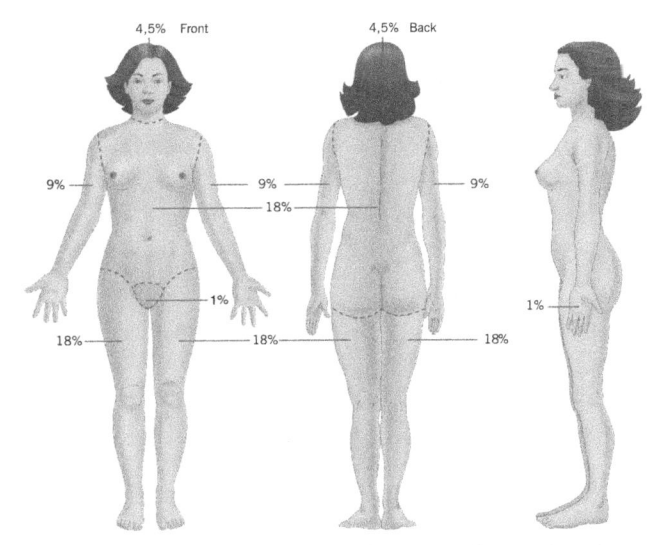

Figura 29.1 Regra dos nove para estimar a dimensão das queimaduras de uma paciente dividindo-se o corpo em regiões, nas quais a área da superficial corporal total pode ser calculada por múltiplos de nove. (Reproduzida, com permissão, de Brunicardi FC, Andersen DK, Billiar TR et al.: *Schwartz's Principles of Surgery,* 9th ed. New York, NY:McGraw-Hill Education; 2010, Figure 8-1.)

Manejo de queimaduras

A determinação da profundidade de uma queimadura pode dar uma base para o manejo (ver Figura 29.2). As queimaduras de primeiro grau são superficiais e envolvem apenas a epiderme. Elas apresentam uma aparência eritematosa e não têm bolhas. Geralmente, a cicatrização ocorre dentro de alguns dias, podendo chegar a duas semanas. Em geral, o tratamento consiste na aplicação de cremes tópicos para alívio sintomático, que agem como barreira contra infecções.

As **queimaduras de espessura parcial** (antes conhecidas como queimaduras de segundo grau) se estendem além da epiderme e classificam-se como superficiais ou profundas. As queimaduras superficiais de espessura parcial se caracterizam pela presença de bolhas doloridas, geralmente de cor rosada. Agentes tópicos, como a sulfadiazina de prata, são utilizados no manejo dessas queimaduras que, em geral, cicatrizam dentro de duas semanas sem muito dano residual e com formação mínima de cicatrizes. Por outro lado, as queimaduras profundas de espessura parcial são secas, salpicadas e com dor variável. A sulfadiazina de prata também pode ser usada no manejo. Entretanto, a excisão cirúrgica e a colocação de enxertos de pele podem ser necessárias nos casos de feridas que não cicatrizarem dentro de três semanas. Formação de cicatrizes graves, danos funcionais e contratura são riscos das queimaduras profundas crônicas de espessura parcial.

As **queimaduras de terceiro grau** são queimaduras de espessura total e envolvem toda a epiderme e a derme. Em geral, essas queimaduras são indolores, pois as terminações nervosas também foram danificadas. Essas queimaduras apresentam uma coloração branca ou negra, com formação de escaras. A cicatrização espontânea dessas feridas ocorre apenas por contração, porque os precursores da regeneração da pele foram danificados. Da mesma forma que as queimaduras profundas de espessura parcial, a capacidade regenerativa é limitada nestas lesões, e, em geral, a

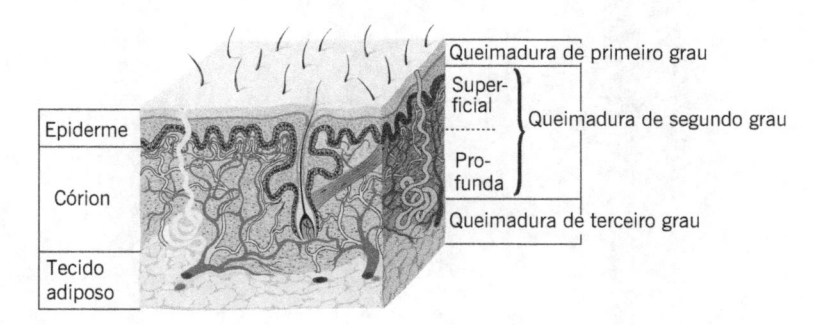

Figura 29.2 Camadas de pele mostrando a profundidade de queimaduras de primeiro, segundo e terceiro graus. (Reproduzida, com permissão, de Doherty GM. *Current Diagnosis & Treatment: Surgery*. 11th ed. McGraw-Hill Education; 2010, Figure 14-1.)

regeneração espontânea é mais prolongada. Portanto, de maneira geral, as queimaduras de espessura total e as queimaduras profundas de espessura parcial se beneficiam de intervenções cirúrgicas, com excisão do tecido afetado e enxertos de pele para otimizar o resultado funcional. A excisão imediata dos tecidos desvitalizados também reduz os efeitos locais e sistêmicos dos mediadores inflamatórios.

Síndrome de disfunção de múltiplos órgãos após queimaduras

Quase todos os órgãos podem ser comprometidos após queimaduras graves, em função da resposta inflamatória profunda, local e sistêmica. **Em geral, os sistemas neurológico, pulmonar e cardiovascular são os mais afetados logo após a lesão.** Sob o ponto de vista neurológico, as vítimas de queimaduras poderão sofrer um declínio do sensório resultante de uma série de razões, incluindo hipóxia, inalação de toxinas e lesões traumáticas cranianas. A suplementação de oxigênio deve ser imediata. Um escore da GCS baixo indica a necessidade de intubação endotraqueal (IET) e ventilação mecânica (VM). Em pacientes alertas, é importante estar atento ao fato de que as queimaduras superficiais e de espessura parcial podem causar dor excruciante e necessitam de administração cuidadosa e contínua de analgésicos.

Um percentual substancial de pacientes como os grandes queimados apresenta **lesão por inalação.** O contato direto com calor e vapor pode causar danos nas vias respiratórias superiores e inferiores, assim como edema significativo que pode levar à obstrução das vias aéreas. **Monóxido de carbono e cianeto de hidrogênio,** subprodutos de incêndios, são toxinas que causam inflamação e edema pulmonar, impedindo a troca gasosa adequada. Portanto, é muito importante considerar a hipótese de intubação e VM imediatas. Deve haver cuidados traqueobrônquicos regulares (i.e., sucção profunda, broncoscopia terapêutica, uso de agentes farmacológicos adjuvantes, como os broncodilatadores ou a acetilcisteína) na UTI.

Em geral, o colapso cardiovascular após queimaduras graves é ocasionado por hipovolemia resultante da perda de líquidos após a ruptura da pele e vasodilatação, resultante da liberação de mediadores inflamatórios locais e sistêmicos. A **ressuscitação volêmica agressiva** deve ser iniciada imediatamente na emergência e prosseguir na UTI. A fórmula de Parkland é um guia inicial para a ressuscitação volêmica (4 mL de Ringer lactato × % da área SCT afetada × peso em kg, administrando-se a metade nas primeiras oito horas e a segunda metade nas 16 horas subsequentes). As mensurações constantes do débito urinário e da PVC na UTI facilitam a determinação da resposta ao manejo hídrico. Frequentemente, a ressuscitação volêmica inicial precisa ser ajustada para minimizar os efeitos da ressuscitação excessiva ou insuficiente.

Sepse causada por queimaduras extensas é uma das condições associadas mais devastadoras. As lesões causadas por queimaduras rompem a barreira protetora da pele, que, por sua vez, torna o paciente mais suscetível a infecções. As lesões térmicas graves induzem um estado de imunocomprometimento relativo que pode levar à sepse. Inicialmente, as queimaduras são estéreis, porém rapidamente se tornam colonizadas pela flora cutânea do paciente, como as espécies de *Staphylococcus*. As feridas podem tornar-se, subsequentemente, colonizadas por organismos gram-positivos e gram-negativos, assim como por leveduras provenientes da flora oral e por agentes contaminantes originários da equipe assistencial e do ambiente hospitalar. Em muitos hospitais norte-americanos, a **Pseudomonas aeroginosa é uma bactéria bastante frequente.** A descontaminação seletiva reduz a colonização do trato gastrintestinal (TGI) e, comprovadamente, diminui a incidência de sepse por queimaduras em UTI.

As demandas metabólicas aumentam significativamente após lesões térmicas. Em pacientes com queimaduras graves (lesões comprometendo mais de 20% da SCT), **o suporte nutricional imediato é extremamente importante,** sendo que a reposição proteica e a manutenção do balanço nitrogenado são os aspectos mais críticos da terapia. O suporte nutricional enteral imediato nessa população está associado à melhora na manutenção das funções fisiológicas e imunológicas do TGI, à redução de sepse e à diminuição na permanência hospitalar. As metas nutricionais devem incluir alto teor de proteínas e atenção especial para a suplementação de glutamina. A ingestão proteica diária deve ficar na faixa de 1,5 a 2,0 g/kg/d. A prevenção de hiperglicemia é importante para minimizar a incidência de complicações infecciosas. Medições diárias do peso, com avaliações semanais dos níveis de pré-albumina, são bastante úteis para determinação da resposta e para orientar o planejamento nutricional. A estratégia nutricional é mais bem aplicada quando é feita de forma multidisciplinar, com a colaboração de nutricionistas.

MANEJO DE LESÕES ASSOCIADAS

Com frequência, se não forem identificadas e tratadas em tempo hábil, vítimas de queimaduras apresentam lesões traumáticas associadas que podem colocar a vida em risco ou comprometer o resultado funcional. O tratamento de vítimas de queimaduras é o mesmo que o de pacientes com outros traumas. A avaliação inicial deve ser feita com base no ABC do trauma e acompanhada por uma ampla investigação secundária para identificar a presença de outras lesões potenciais. Imagens radiográficas, como raios X, TC e ultrassonografia, são ferramentas diagnósticas extremamente úteis.

Em geral, as lesões térmicas graves estão associadas à imobilidade e à degradação muscular subsequente. A função renal pode ser afetada pela hipovolemia causada pelo aumento da permeabilidade capilar, resultante da resposta inflamatória sistêmica profunda, e por rabdomiólise. A mensuração do débito urinário é importante para a monitorização da volemia. As mensurações laboratoriais repetidas da ureia, da creatinina (Cr) e da creatinocinase são muito úteis para o manejo da rabdomiólise e para a prevenção de lesão renal aguda (LRA).

CONSEQUÊNCIAS NO LONGO PRAZO

Mesmo que um paciente sobreviva a uma lesão térmica grave, ainda há várias consequências das queimaduras a longo prazo. Transtornos psiquiátricos podem ocorrer como resultado da hospitalização prolongada, dos vários procedimentos cirúrgicos, da formação de cicatrizes cutâneas graves, da contratura e de outras alterações funcionais. A reabilitação a longo prazo e a orientação são fatores importantes para melhorar a recuperação funcional. Além disso, os pacientes com queimaduras graves correm um grande risco de desenvolver câncer de pele. A úlcera de Marjolin é um carcinoma de células escamosas que surge a partir da cicatriz de uma queimadura. Quaisquer alterações em cicatrizes de queimaduras devem ser imediatamente investigadas por biópsias, visando excluir a presença de malignidades.

CORRELAÇÃO COM O CASO CLÍNICO

- Ver também Caso 4 (Monitorização hemodinâmica), Caso 5 (Medicamentos vasoativos e farmacologia), Caso 8 (Manejo de via aérea/Insuficiência respiratória), Caso 28 (Trauma fechado) e Caso 33 (Disfunção de múltiplos órgãos).

QUESTÕES DE COMPREENSÃO

29.1 Um paciente sofreu queimaduras parciais profundas envolvendo toda a parte anterior do tórax e do abdome, além de queimaduras circunferências envolvendo a parte superior de ambos os braços. O peso estimado é de 75 kg. De acordo com fórmula de Parkland, qual é a quantidade de líquido que ele deverá receber nas primeiras oito horas após a lesão?
A. 2.000 a 4.000 mL de RL
B. 4.000 a 6.000 mL de RL
C. 8.000 a 12.000 mL de RL
D. 10.000 a 12.000 mL de albumina
E. 4.000 a 8.000 mL de albumina

29.2 Uma mulher com 45 anos de idade sofreu uma lesão térmica no braço dominante há dois anos. Foram necessários seis meses de tratamento agressivo para a cicatrização da ferida inicial. Ela retorna com prurido na cicatriz, cujas bordas são irregulares e mudou de forma nos últimos meses. O médico da paciente o convoca para discutir o caso, já que você cuidou da paciente na UTI durante a hospitalização inicial. Qual é, entre as opções a seguir, a conduta mais adequada?
A. Observar a ferida, pois aparentemente não está infectada
B. Prescrever um antibiótico, pois talvez possa estar infecctada
C. Prescrever creme de hidrocortisona para aplicação diária
D. Biopsiar a ferida para excluir a hipótese de transformação maligna
E. Encaminhar a paciente para um dermatologista

RESPOSTAS

29.1 **B.** Este paciente apresenta queimaduras na parte anterior do tórax e do abdome e em ambos os braços, de modo que o envolvimento da superfície corporal total pode ser estimada em 18% (abdome e tórax) + 9% × 2 (ambos os braços) = 36%. De acordo com a fórmula de Parkland, que prevê 4 mL/kg × % SCT afetada, o cálculo será 4 × 75 × 36 = 10.800 em 24 horas. Durante as primeiras oito horas, deve-se administrar a metade do volume calculado, totalizando aproximadamente 5.400 mL.

29.2 **D.** Pacientes com feridas crônicas, incluindo cicatrizes de queimaduras, correm o risco de desenvolver transformações malignas. Há casos conhecidos de desenvolvimento de carcinoma epidermoide, sendo que um histórico de alteração de forma ou de crescimento exige biópsia tecidual.

DICAS CLÍNICAS

▶ Pacientes com queimaduras são indivíduos com trauma. Portanto, a avaliação deverá iniciar com o ABC do trauma e com a avaliação da gravidade das queimaduras e de outras lesões traumáticas.
▶ Cada um dos órgãos principais pode ser comprometido após a ocorrência de queimaduras graves.
▶ Intubação imediata, VM, ressuscitação volêmica agressiva, controle de infecções e nutrição enteral diminuem a morbidade e a mortalidade em pacientes com queimaduras graves.
▶ A biópsia tecidual é necessária em todos os casos de alterações nas cicatrizes de queimaduras para excluir a presença de malignidade.

REFERÊNCIAS

Chipp E, Milner C, Blackburn A. Sepsis in burns: a review of current practice and future therapies. *Ann Plastic Surg.* 2010;65:228-236.

Church D, Elsayed S, Reid O, Winston B, Lindsay R. Burn Wound Infections. *Clin Microbiol Rev.* 2006 Apr;19(2):403-434.

Enkhbaatar P, Traber DL. Pathophysiology of acute lung injury in combined burn and smoke inhalation injury. *Clin Sci (Lond).* 2004 Aug;107(2):137-143.

Evers L, Bhavsar D, Mailander P. The biology of burn injury. *Experimental Dermatol.* 2010;19:777-783.

CASO 30

Um homem com 60 anos de idade foi internado na unidade de terapia intensiva (UTI) por alterações no estado mental após duas convulsões tônico-clônicas com duração de menos de um minuto cada. Ele sofreu um surto convulsivo há cinco anos e, desde então, não teve mais convulsões. O paciente possui histórico de consumo excessivo de álcool – uma média de seis latas de cerveja por dia nos últimos 20 anos. Ele se apresentou com confusão e desidratação, tendo bebido pela última vez há quatro dias. O paciente não consegue responder às perguntas com coerência e divaga, com fluxo de ideias não muito claro. Os familiares confirmaram que houve uma deterioração rápida em seu estado mental nas últimas semanas, primeiramente com falta de atenção e um leve esquecimento, evoluindo, em seguida, para confusão e letargia. O paciente recebeu tiamina na emergência e está recebendo reposição hídrica vigorosa na UTI. Os sinais vitais incluem: temperatura de 38,3 °C, pressão arterial (PA) de 170/90 mmHg, frequência cardíaca (FC) de 135 batimentos por minuto (bpm) e saturação arterial de oxigênio (SaO_2) de 95% em ar ambiente. A tomografia computadorizada (TC) de crânio sem contraste não mostrou alterações agudas; mostrou apenas uma leve atrofia cerebral compatível com a idade. O exame físico revelou pupilas isofotorreagentes, além do restante do exame neurológico também normal.

▶ Qual é o diagnóstico mais provável?
▶ Quais são as próximas condutas para este paciente?

RESPOSTAS PARA O CASO 30
Estado mental alterado

Resumo: este homem com 60 anos de idade foi internado na UTI por apresentar estado mental alterado (EMA). O paciente possui um longo histórico de consumo de álcool e está confuso. A PA está elevada, e o paciente está febril.

- **Diagnóstico mais provável:** abstinência de álcool e *delirium tremens* (DT).
- **Próximas condutas:** garantir a segurança do paciente, estabilizar o seu estado clínico e fazer uma avaliação rápida das causas de EMA potencialmente tratáveis e reversíveis.

ANÁLISE
Objetivos

1. Elaborar uma lista das causas comuns de alterações do estado mental.
2. Entender os métodos de avaliação do estado mental.
3. Conhecer as alternativas terapêuticas de pacientes com *delirium*.

Considerações

Um homem com 60 anos de idade possui um histórico longo de consumo de álcool, sendo que seus familiares observaram que houve deterioração em suas capacidades mentais há algumas semanas. O paciente bebeu pela última vez há quatro dias e apresenta abstinência de álcool com progressão para DT. A prioridade é estabilizar o paciente com benzodiazepínicos para controle das convulsões e dos sintomas de abstinência. Além disso, é necessário administrar tiamina, ácido fólico, vitamina B_{12} e outras vitaminas junto com a hidratação agressiva. A administração de tiamina deve preceder a de glicose. Embora estes achados provavelmente sejam consequência do alcoolismo, o diagnóstico diferencial de problemas neurológicos é muito importante, visando a descartar-se meningite, toxicidade farmacológica, anormalidades eletrolíticas e acidente vascular encefálico (AVE).

ABORDAGEM AO
Estado mental alterado

DEFINIÇÕES
DELIRIUM: estado agudo de confusão.
COMA: estado de sonolência em que os olhos permanecem fechados, e o paciente não consegue despertar, mesmo após estimulação vigorosa.

ABORDAGEM CLÍNICA

A avaliação e a monitorização do estado mental de pacientes críticos com várias enfermidades graves é uma tarefa extremamente árdua. Estima-se que **metade dos pacientes internados no hospital por condições agudas provavelmente sofram de delirium durante a admissão.** Metade desses casos de *delirium* não é diagnosticada. Quando a consciência é normal, há compreensão do eu e do ambiente, e o paciente consegue interagir com as atividades da vida diária (AVD). A consciência normal depende do tronco cefálico e do sistema reticular ascendente intactos e plenamente funcionantes, assim como das suas respectivas projeções corticais. O EMA varia de confusão e agitação (*delirium*) a um estado em que o paciente não consegue despertar e permanece comatoso. Seja *delirium*, coma ou algum estado intermediário, cada categoria representa um estágio da mesma doença, e a investigação deve ser feita da mesma maneira. As causas potenciais são amplas e diversas, sendo que as principais incluem alterações metabólicas, exposição a toxinas, lesões estruturais, lesões vasculares, convulsões, infecções e abuso de substâncias.

Diagnóstico diferencial de estado mental alterado

As alterações metabólicas incluem distúrbios do controle de temperatura, do equilíbrio eletrolítico e dos níveis glicêmicos, alterações hormonais e deficiência de vitaminas. Tanto a hipertermia como a hipotermia podem provocar alterações no estado mental. As alterações eletrolíticas incluem hipernatremia, hiponatremia, hiperglicemia, hipoglicemia e hipercalcemia. Geralmente, a hipoglicemia ocorre no tratamento do diabetes melito (DM) e representa risco à vida. Hipotireoidismo grave não tratado pode causar coma mixedematoso. Crise tireotóxica ou "tempestade tireoidiana" é uma complicação do hipertireoidismo com risco à vida que se caracteriza por agitação acentuada, inquietação, *delirium* ou coma. O termo EMA é bastante amplo, que engloba desde confusão e agitação repentina a alterações no nível de consciência ou mesmo coma. Avalia-se o estado mental de um paciente pelo nível de consciência (i.e., atenção) mediado pelo sistema reticular ascendente e pela cognição (i.e., processo do pensamento), que é mediada pelas funções corticais. **Delirium é uma alteração aguda da consciência descrita como crescente e decrescente, com oscilações da atenção e da percepção.** Pacientes com *delirium* se apresentam confusos e agitados, sem perceber o que ocorre ao seu redor. Em idosos, é comum o *delirium* sobrepor-se à demência em até 80% dos casos.

Pacientes em coma são uma emergência médica e, por isso, devem ser avaliados imediatamente para a identificação de causas subjacentes e reversíveis. As causas mais comuns de coma são doença cerebrovascular, lesão hipóxica, distúrbios eletrolíticos, encefalopatias e toxicidade farmacológica. Quanto mais prolongado for o coma, menor a probabilidade de recuperação. Encefalopatia hepática precisa ser descartada. A administração de soro glicosado (SG) a 5% é padrão em pacientes comatosos, pois reverte hipoglicemia e pode salvar muitas vidas. Coma sem sinais focais, porém com meningismo, com ou sem febre, sugere meningite, meningoencefalite ou hemorragia subaracnóidea (HSA). Coma com sinais focais implica lesão estrutural, como AVE, tumor ou abscessos.

Hemorragia ou infarto hipofisário agudo podem causar apoplexia hipofisária. Por último, a deficiência de tiamina, em alcoólatras ou em pessoas desnutridas, pode causar encefalopatia de Wernicke quando líquidos contendo glicose são administrados. Toxinas podem ser exógenas ou endógenas. As fontes exógenas incluem drogas ilícitas ou medicamentos controlados, álcool e gases tóxicos. As fontes endógenas são consequentes à falência de múltiplos órgãos. Os exemplos incluem insuficiência hepática (encefalopatia hepática), insuficiência renal (encefalopatia urêmica) e insuficiência cardiopulmonar (hipóxia e/ou hipercapnia). As lesões estruturais podem provocar coma por lesões hemisféricas difusas, danos no sistema reticular ascendente do tronco encefálico ou interrupção das conexões entre os dois. Lesões hemisféricas maciças causam coma por desvio da linha média, comprometendo ambos os hemisférios, ou atingindo o tronco encefálico ao comprimir a formação reticular rostral (herniação transtentorial). As lesões com efeito de massa no tronco encefálico produzem coma pela ação direta na formação reticular. Como as vias responsáveis pelos movimentos oculares laterais atravessam o sistema reticular ascendente, alterações nestes movimentos (olho de boneca) auxiliam o diagnóstico.

As lesões que ocupam espaço incluem neoplasias (primárias ou metastáticas), hemorragia intracraniana e infecções. As lesões vasculares incluem fenômenos hemorrágicos ou isquêmicos, inflamação e hipertensão. A HSA e o acidente vascular encefálico hemorrágico (AVEh) produzem hemorragias intracerebrais. A isquemia cerebral geralmente é causada pela oclusão trombótica ou embólica de um grande vaso. As lesões hemisféricas unilaterais causadas por AVE podem reduzir a consciência, porém sem causar coma, a não ser que haja efeito de massa sobre o outro hemisfério. Isquemia cerebral total, geralmente causada por parada cardiorrespiratória consequente à fibrilação ventricular (FV), pode provocar encefalopatia anóxica e coma. Vasculite no sistema nervoso central (SNC) também pode ocasionar EMA, assim como outros sinais e sintomas sistêmicos.

Hipertensão maligna pode causar AVE e encefalopatia hipertensiva. As infecções no SNC também afetam o estado mental. Os exemplos incluem meningite, encefalite e empiema subdural. As infecções podem também se originar em sítios distantes e causar EMA, como na embolia séptica por endocardite. Infecção ou febre de qualquer fonte podem produzir *delirium* em idosos. O DT se caracteriza por alucinações, desorientação, taquicardia, hipertensão, febre baixa, agitação e diaforese. **Geralmente, as alterações no estado mental são ocasionadas por alterações metabólicas, exposição a toxinas, lesões estruturais, lesões vasculares, convulsões, infecções e abstinência. WITCH HAT (*withdrawal, infection, toxins/drugs, CNS pathology, hypoxia, heavy metals, acute vascular insult, and trauma*) é um método mnemônico para lembrar as causas mais comuns de EMA,** cujo significado em português é: abstinência, infecção, toxinas/drogas, patologias do SNC, hipóxia, metais pesados, insulto (lesão) vascular agudo e trauma.

Avaliação

A identificação rápida da causa de EMA é importante para o manejo eficiente. Na maioria das vezes, as etiologias são variadas e multifatoriais. A segurança do paciente vem em primeiro lugar, e o ABC da ressuscitação e a reposição volêmica devem ser as prioridades. É muito importante rastrear os pacientes para verificar a presença de drogas ilícitas ou níveis tóxicos de medicamentos controlados. As interações farmacológicas não podem ser ignoradas. Sempre que for possível, deve-se obter um histórico junto aos familiares para auxiliar a identificação da causa de EMA. Detalhes pertinentes do histórico do paciente, incluindo o uso de medicamentos sem receita médica e de medicamentos controlados, de suplementos vitamínicos e o abuso de drogas, ajudam a orientar o diagnóstico e o tratamento.

A avaliação laboratorial deve incluir gasometria arterial, painel metabólico completo, hemograma completo, amônia e nível de enzimas hepáticas. A solicitação de níveis séricos de ácido acetilsalicílico, paracetamol e antidepressivos tricíclicos dependerão da história e da suspeita clínica. O exame físico deve abordar três questões principais: (1) o paciente tem meningite? (2) existem sinais de lesões com efeito de massa? e (3) trata-se de uma síndrome difusa de origem metabólica exógena ou endógena?

O foco no exame neurológico é verificar se há sinais de lateralização que sugiram lesões focais ou meningismo e febre que podem indicar infecção. As características básicas a serem observadas no exame físico são a dimensão e a fotorreação das pupilas, os movimentos oculares, a atividade motora (incluindo a postura) e determinados padrões respiratórios. Coma sem sinais focais, febre ou meningismo sugere lesão difusa com hipóxia, toxicidade metabólica ou induzida por medicamentos, infecção ou estado pós-ictal. Nos casos de coma após parada cardiorrespiratória, os pacientes sem reflexos pupilares e corneanos nas primeiras 24 horas e ausência de resposta motora nas primeiras 72 horas têm poucas chances de recuperação efetiva.

Pacientes com achados focais ao exame físico ou coma inexplicável devem ser submetidos a métodos de imagem emergenciais para excluir hemorragia ou lesões com efeito de massa. Punção lombar é indicada quando houver suspeita de meningite ou de HSA na vigência de métodos de neuroimagens normais. A possibilidade de estado epiléptico (EE) não convulsivo deve ser avaliada por meio de eletrencefalograma de emergência. O *delirium* pode predispor os pacientes a períodos prolongados de hospitalização, limitando a capacidade física e aumentando as taxas de institucionalização. Portanto, a detecção rápida, com avaliação e intervenção adequadas, é essencial. O diagnóstico de *delirium* se baseia nas informações clínicas. O algoritmo do **método de avaliação da confusão (CAM,** do inglês *confusion assessment method*) é uma ferramenta bastante útil no diagnóstico de *delirium*. O exame físico facilita a determinação da etiologia de EMA. A avaliação das causas neurológicas ajuda a determinar a gravidade dos danos ao SNC. A avaliação de sinais neurológicos focais é imprescindível, e a TC permite detectar a presença de patologia intracraniana. Cabe lembrar que, antes de uma punção lombar por suspeita de meningite, é importante realizar uma TC de crânio. Esse procedimento permite detectar quaisquer anormalidades estruturais evitando uma possível herniação causada pela punção lombar.

Diagnóstico de delirium

É extremamente importante diagnosticar e determinar a causa de *delirium*. Para o diagnóstico de *delirium*, o paciente deve apresentar alterações agudas no estado mental com oscilação do nível de consciência. Os exames laboratorial e físico ajudam a esclarecer a fonte de *delirium*. O CAM é a ferramenta mais precisa disponível para o diagnóstico de *delirium*. O método CAM descrito no Quadro 30.1 permite que os médicos avaliem o *delirium* e façam perguntas focadas que agilizam a obtenção de diagnósticos corretos.

Não há exames laboratoriais ou métodos de imagem superiores ao algoritmo do CAM (sensibilidade = 94 a 100%; especificidade = 90 a 95%). Alguns indícios que facilitam a identificação da etiologia de EMA incluem curso de tempo das alterações no estado mental, associação dessas alterações com outros eventos (p. ex., alteração nas medicações ou desenvolvimento de sintomas físicos), presença de privação sensorial (ausência de óculos ou de aparelhos auditivos) e presença de dor incontrolável. O histórico das medicações, com atenção especial aos sedativos hipnóticos,

Quadro 30.1 • MÉTODO DE AVALIAÇÃO DA CONFUSÃO PARA O DIAGNÓSTICO DE *DELIRIUM*

Característica	Comentários
1. Início agudo e curso oscilante	Em geral, essas informações são fornecidas por familiares ou por enfermeiras, caracterizando-se por respostas positivas às seguintes perguntas: "Há evidências de alterações no estado mental em relação ao estado basal do paciente?" "A conduta anormal oscila durante o dia, isto é, surge e desaparece, ou aumenta ou diminui de gravidade?"
2. Desatenção	Caracteriza-se por uma resposta positiva às seguintes perguntas: "O paciente tem alguma dificuldade para focar ou concentrar a atenção? Por exemplo, distrai-se com facilidade ou tem dificuldade em acompanhar o que foi dito?"
3. Pensamento desorganizado	Caracteriza-se por uma resposta positiva à seguinte pergunta: "O pensamento do paciente está desorganizado ou incoerente, como discurso sem sentido, conversação irrelevante, fluxo vago ou ilógico de ideias ou mudanças imprevistas de assunto?"
4. Alteração no nível de consciência	Caracteriza-se por qualquer resposta que não seja de "alerta" à seguinte pergunta: "No geral, qual é o nível de consciência do paciente? Normal = alerta; Hiperalerta = vigilante; Sonolento, porém fácil de acordar = letárgico; Difícil de acordar = estupor; Não consegue acordar = coma." O diagnóstico de *delirium* exige a presença dos achados dos itens 1 e 2 associados a achados do item 3 ou do item 4

barbitúricos, álcool, antidepressivos, anticolinérgicos, opioides, antipsicóticos, anticonvulsivantes, anti-histamínicos e anti-parkinsonianos, é extremamente útil para listar as possíveis etiologias de EMA. Quanto maior a quantidade de medicamentos que um paciente estiver tomando, maior é a probabilidade de que um desses esteja causando ou contribuindo para o *delirium*. Tanto pacientes como cuidadores devem estar conscientes de que o termo medicações inclui quaisquer medicamentos sem prescrição médica, vitaminas, suplementos, elixires e cremes.

A realização de exames clínico e neurológico completos é importantíssima para determinar o estado mental dos pacientes. Recomenda-se procurar sinais de infecção, insuficiência cardíaca, isquemia miocárdica, desidratação, desnutrição, retenção urinária e impactação fecal. A avaliação laboratorial deve ser compatível com situações clínicas específicas. Embora sejam utilizadas com bastante frequência, as imagens do crânio não ajudam muito no diagnóstico de *delirium*, a não ser que haja um histórico de queda ou evidência de dano neurológico focal. Intervenções direcionadas a fatores de risco individuais, como alteração cognitiva, perda de sono, imobilidade, alterações visuais e auditivas e desidratação, podem diminuir a incidência de *delirium*. Na maior parte das vezes, o *delirium* é uma combinação de vulnerabilidade e fatores desencadeantes agudos (Quadro 30.2).

A melhora da vulnerabilidade subjacente e a prevenção de fatores desencadeantes reduzem a incidência de *delirium*. Deve-se evitar a **contenção física,** porquê, em geral, aumenta a agitação e o risco de lesões. Entretanto, se outras medidas não surtirem efeito e houver risco de lesões pessoais ou a outros, a imobilização deve ser usada com cautela. O uso de sedativos pode exacerbar ou prolongar o *delirium*. Os **antipsicóticos** ou os **ansiolíticos** devem ser usados apenas quando houver risco de vida, como em UTI, e quando as medidas comportamentais não tenham sido bem-sucedidas. Baixas doses de haloperidol, risperidona e olanzepina são igualmente eficazes para tratar casos de agitação associada ao *delirium*. Os efeitos depressores respiratórios são inexpressivos, o que é desejável em pacientes com comprometimento pulmonar. Recomenda-se a utilização das menores doses tóxicas que controlem a agitação com sucesso. O uso de lorazepam em combinação com agentes antipsicóticos é uma terapia complementar que não apresenta efeitos colaterais indesejáveis.

Tratamento

O tratamento de EMA depende da etiologia. Uma parte significativa do tratamento do *delirium* é a adoção de medidas preventivas. Na prevenção de recidivas de DT, é muito importante abordar fatores desencadeantes, como falta de sono e desidratação. Recomenda-se administrar vitamina B_{12} e ácido fólico e hidratar adequadamente os pacientes. A manutenção de ambientes apropriados, com pouca iluminação durante o dia e ainda mais escuros durante a tarde e nas horas de sono, é extremamente relevante. O paciente deve ser orientado a evitar a reversão do ciclo normal de sono e vigília.

Quadro 30.2 • CAUSAS COMUNS DE DELIRIUM	
Categoria	Doenças
Autoimune	• Vasculite no SNC • Cerebrite lúpica
Neoplásica	• Metástases cerebrais difusas • Tumores cerebrais
Hospitalar	• Psicose de UTI
Toxinas	• Medicamentos controlados (narcóticos, anticolinérgicos, benzodiazepínicos) • Abuso de drogas (álcool, drogas ilícitas) • Venenos (monóxido de carbono, pesticidas)
Metabólica	• Anormalidades eletrolíticas • Hipotermia e hipertermia • Falência de órgãos vitais (insuficiência hepática, insuficiência renal, IC) • Deficiência de vitaminas (B_{12}, tiamina, folato) • Anemia grave • Desnutrição grave
Infecciosa	• Infecções sistêmicas • Infecções no SNC
Endócrina	• Tireoide (hiper ou hipo) • Hiperparatireoidismo • Insuficiência suprarrenal
Cerebrovascular	• Hipoperfusão • Encefalopatia hipertensiva • AVEi focais e hemorragias

SNC, sistema nervoso central; UTI, unidade de terapia intensiva; IC, insuficiência cardíaca; AVEi; acidente vascular encefálico isquêmico.

Medicamentos

Os neurolépticos devem ser usados com muita cautela, para evitar efeitos colaterais indesejáveis. Os neurolépticos mais recentes, como risperidona, olanzapina e quetiapina, têm menos efeitos adversos. Recomenda-se utilizar a menor dose e retirar gradualmente a terapia o quanto antes possível, em especial nos pacientes idosos. Haloperidol em baixas doses produz menos sedação, além de ser eficaz no tratamento de *delirium*, principalmente em combinação com lorazepam. A combinação de 5 mg de haloperidol com 1 mg de lorazepam é bastante eficaz no tratamento de *delirium*. O uso de risperidona produz menos efeitos colaterais do que o haloperidol e, sempre que for possível, deve substituir este último. Sedativos como o lorazepam são os medicamentos de escolha no tratamento de *delirium* por abstinência ao álcool. Esses agentes também são utilizados para diminuir a ansiedade. A depressão respiratória pode ser minimizada com a monitorização cuidadosa, especialmente em pacientes idosos.

O flumazenil pode ser usado na intoxicação por benzodiazepínicos. Essa terapia pode eliminar rapidamente os sintomas, incluindo convulsões, que, nesta hipótese, não se beneficiam de benzodiazepínicos, pois o efeito destes é bloqueado pelo flumazenil. A dexmedetomidina também é um sedativo que não produz depressão respiratória. A naloxona e a naltrexona devem ser consideradas quando houver intoxicação por opioides, pois inibem competitivamente os sítios de ligação dos opiáceos, sendo uteis no tratamento de intoxicação por qualquer tipo de opioide. Nutrição apropriada e remoção de fatores desencadeantes são essenciais para evitar recidivas. A recuperação do *delirium* exige várias semanas de tratamento e monitorização continuada.

CORRELAÇÃO COM O CASO CLÍNICO

- Ver também Caso 3 (Escores e prognósticos dos pacientes), Caso 27 (Lesão cerebral traumática), Caso 32 (Acidente vascular encefálico) e Caso 37 (Intoxicação).

QUESTÕES DE COMPREENSÃO

30.1 Uma mulher com 78 anos de idade e síndrome da angústia respiratória aguda (SARA) que foi internada na UTI e colocada em ventilação mecânica (VM) há dois dias está sendo avaliada por desorientação. Antes da hospitalização, ela vivia sozinha e era independente. A paciente recebeu lorazepam nas últimas 48 horas por episódios de agitação. A enfermeira informou que a paciente ficou recentemente desorientada e não está interagindo de forma clara com os familiares como costumava fazer. A paciente apresentou oscilação no estado mental nas últimas 48 horas. O exame físico revelou taquicardia sinusal de 110 bpm, sem outras alterações. Ela está desperta, porém não segue as orientações. O exame neurológico não mostrou anormalidades focais com função adequada dos pares cranianos. Qual, entre as seguintes alternativas, é a causa mais provável dos sintomas atuais da paciente?

A. Acidente cerebrovascular
B. *Delirium*
C. Demência
D. Psicose paranoica
E. Ataque isquêmico transitório (AIT)

30.2 Um homem com 19 anos de idade foi internado na UTI após ter chegado à emergência, há cerca de seis horas, por *overdose* de drogas. Seus colegas o trouxeram para a emergência depois de ele ter desmaiado em uma festa. Eles admitiram que ingeriram uma mistura de codeína e oxicodona com álcool, bem como tomaram várias doses de bebida durante toda a noite. O paciente foi intubado para proteção de vias aéreas e colocado em VM. Os sinais vitais estão estáveis. No exame físico, o paciente apresentava miose, mucosas resse-

cadas e reage somente aos estímulos profundos. Qual é a próxima conduta a ser adotada para este paciente?
A. Administração intravenosa de benzodiazepínicos
B. Administração de haloperidol e avaliação psiquiátrica
C. Administração intravenosa de flumazenil
D. Administração intravenosa de naloxona ou naltrexona
E. Infusão de tiamina

RESPOSTAS

30.1 **B.** Esta paciente apresenta várias causas de *delirium*: idade avançada, intubação e VM, ambiente estranho e problemas clínicos significativos, como SARA. O primeiro objetivo é proteger a paciente, para evitar que cause danos a si, retirando dispositivos invasivos. O tratamento imediato deve envolver o uso de haloperidol e lorazepam para controlar a agitação e o *delirium*. O propofol também é uma alternativa para controlar a agitação e melhorar a sincronia entre a paciente e a VM. É extremamente importante evitar a síndrome crepuscular, aumentando a consciência da paciente em relação ao ambiente que a rodeia. A TV deve permanecer ligada. A comunicação frequente com a paciente, explicando a sua condição, a terapia pretendida e a razão da pouca iluminação e do controle da penetração da luz solar no quarto, é o primeiro passo para aliviar a ansiedade. O controle da iluminação ambiental ajuda a paciente a discernir a diferença entre o dia e a noite. Atenção especial à hidratação e a distúrbios eletrolíticos é imprescindível para melhorar as condições clínicas basais.

30.2 **D.** A reversão da *overdose* de narcóticos, que é a fonte da depressão respiratória e do coma, é feita com a administração imediata de naloxona. Em geral, essa reversão é rápida, porém poderá ser atenuada, pois está acompanhada do uso de álcool. O paciente poderá acordar agressivo se a reversão do narcótico for muito rápida. É muito importante avaliar os níveis de etanol e de paracetamol. Em geral, a oxicodona e a codeína estão disponíveis em combinação com paracetamol. A *overdose* de paracetamol também é uma hipótese a ser considerada. Se os níveis de paracetamol forem elevados, a administração de acetilcisteína evita lesões hepáticas irreversíveis. A codeína e a oxicodona não são medicamentos solúveis, porém o paracetamol é solúvel em água, de modo que, com frequência, os usurários de drogas dissolvem as medicações combinadas e filtram o paracetamol, deixando livre o composto narcótico. As vias aéreas do paciente devem ser protegidas por intubação endotraqueal (IET). Recomenda-se VM para evitar a hipoventilação e a hipercapnia induzidas pela *overdose* de narcóticos. A elevação da cabeceira do leito a 45 graus evita aspiração. Como a *overdose* de narcóticos pode causar SARA, é necessário realizar radiografias torácicas e gasometrias arteriais. Na eventualidade de um hiato osmolar entre a osmolalidade medida e a osmolalidade calculada de mais de 10 mOsm/kg de água, na presença de acidose metabólica com hiato aniônico elevado, o etilenoglicol e o álcool metílico podem ser as causas do coma. O álcool isopropílico produz hiato osmolar, mas não causa acidose.

> **DICAS CLÍNICAS**
>
> ▶ O EMA é uma alteração aguda na consciência e na cognição e, como tal, é considerado uma emergência médica que deve ser diagnosticada rapidamente e tratada imediatamente para se atingir o melhor desfecho possível.
> ▶ As causas mais comuns de EMA são: abstinência, infecção, toxinas ou drogas, patologias no SNC, hipóxia, metais pesados, lesão (insulto) vascular aguda e trauma (WITCH HAT, do inglês *withdrawal, infection, toxins/drugs, CNS pathology, hypoxia, heavy metals, acute vascular insult, trauma*).
> ▶ A avaliação de *delirium* pelo CAM é o método mais preciso atualmente disponível para o diagnóstico dessa condição.
> ▶ Deve-se fazer a distinção entre demência e *delirium* em pacientes idosos, pois pode haver sobreposição das duas condições.
> ▶ Medicamentos como haloperidol, risperidona e olanzapina são eficazes para o tratamento de agitação com *delirium*.
> ▶ *Delirium* é uma perturbação da consciência e da cognição durante curtos períodos de tempo e está associado a um aumento na morbidade e mortalidade, seja qual for sua causa.

REFERÊNCIAS

Clifford S, Deutschman MS. *Evidence Based Practice of Critical Care.* Saunders; 2010.

Loscalzo J. *Harrison's Pulmonary and Critical Care Medicine.* McGraw-Hill; 2010.

Toy E, Simon B, Takenaka K, Liu T, Rosh A. *Case Files Emergency Medicine,* 2nd ed McGraw-Hill, Lange, 2009.

CASO 31

Uma mulher branca com 68 anos de idade apresentou três convulsões tônico-clônicas generalizadas nos últimos 45 minutos após ter sido hospitalizada na unidade de cuidados coronarianos, sendo que cada convulsão durou cerca de cinco minutos. Ela está no segundo pós-operatório de um reparo de aneurisma de aorta ascendente e nunca recuperou a consciência no pós-operatório. Uma TC de crânio realizada no primeiro pós-operatório mostrou várias hipodensidades compatíveis com acidentes vasculares encefálicos (AVEs) embólicos. O eletrencefalograma (EEG) mostra surtos de atividade epileptiforme. A frequência respiratória (FR) é de 18 inspirações por minuto (ipm), a pressão arterial (PA) é de 160/90 mmHg, a frequência cardíaca (FC) é de 150 batimentos por minuto (bpm) e a temperatura é de 37,7 °C. A paciente pesa 60 kg.

▶ Qual é o diagnóstico mais provável?
▶ Qual é o mecanismo que justifica o quadro da paciente?
▶ Qual é a conduta que deve ser imediatamente adotada?

RESPOSTAS PARA O CASO 31
Estado de mal epiléptico

Resumo: esta paciente com 68 anos de idade sofreu múltiplos AVEs embólicos após uma cirurgia para correção de aneurisma de aorta ascendente. Ela teve três convulsões em um período de 45 minutos e permaneceu comatosa desde a cirurgia.

- **Diagnóstico mais provável:** estado de mal epiléptico (EME).
- **Mecanismo:** múltiplos AVEs após uma cirurgia de aorta, provocando uma redução no limiar convulsivo.
- **Conduta a ser imediatamente implementada:** administrar benzodiazepínicos por via intravenosa seguidos de um antiepiléptico como a fenitoína. Se necessário, pode-se utilizar anestesia geral com midazolam ou propofol para o controle das convulsões.

ANÁLISE
Objetivos

1. Compreender as causas mais comuns de convulsões.
2. Discutir o diagnóstico e o tratamento de EME.
3. Entender o papel das medicações e das toxinas como causas de convulsões.

Considerações

Esta paciente com 68 anos de idade foi submetida a uma cirurgia para correção de um aneurisma de aorta ascendente. Ela permanece em coma desde a cirurgia, e as imagens do cérebro revelam múltiplos AVEs. Ela teve três convulsões em um período de 45 minutos, sendo que cada convulsão durou cinco minutos. O mecanismo mais provável das convulsões repetidas são os múltiplos AVEs embólicos após a cirurgia de aorta, levando a uma redução no limiar convulsivo nas áreas isquêmicas. As condutas mais importantes são a manutenção da oxigenação, a sucção de secreções orais para evitar aspiração e o controle das convulsões. O tratamento imediato mais eficiente é a **administração intravenosa de benzodiazepínicos, seguida da um antiepilético como a fenitoína.** Como último recurso, a anestesia geral com midazolam ou propofol intravenosos ajudam a controlar as convulsões. As possíveis complicações são a aspiração de secreções gástricas (controle das vias respiratórias, elevação da cabeceira do leito até 45 graus), o trauma causado pela atividade convulsiva (proteção do leito) e rabdomiólise com toxicidade renal (hidratação) pelos níveis elevados de creatinocinase (CK).

ABORDAGEM AO
Estado de mal epiléptico

Define-se estado de mal epiléptico (EME) como uma condição em que ocorrem convulsões contínuas ou muito rápidas sem recuperação da consciência entre cada convulsão. A fisiopatologia de EME não é totalmente compreendida. Até 30% dos pacientes adultos com um diagnóstico recente de epilepsia se apresentam com EME. A frequência de casos nos Estados Unidos é de aproximadamente 150.000, com 55.000 óbitos ao ano. A mortalidade do EME é elevada, principalmente se o tratamento não for iniciado rapidamente.

O EME é uma condição com risco de vida que exige rápido atendimento. O prognóstico do EME acompanhado de convulsões com duração de mais de 30 minutos ou com impossibilidade de recuperar a consciência entre as convulsões é reservado. **O EME é considerado uma emergência médica.** É necessário chamar uma ambulância nos casos de convulsões com duração de mais de cinco minutos. Aproximadamente 2 milhões de pessoas nos Estados Unidos têm epilepsia, uma prevalência semelhante a do diabetes melito (DM) tipo 2. Anualmente, 100.000 casos novos de epilepsia são diagnosticados nos Estados Unidos. Entre os idosos, a incidência de epilepsia é significativamente mais elevada (Quadro 31.1).

MANEJO

É imprescindível proteger as vias aéreas e proceder a uma ventilação efetiva. A hiperventilação e a hipocapnia ajudam a compensar a acidose metabólica, resultante do aumento no metabolismo muscular e da acidose láctica, associada ao EME. Após a interrupção das convulsões, a acidose reverte rapidamente com o retorno da adequada perfusão muscular. Recomenda-se evitar o bicarbonato intravenoso,

QUADRO 31.1 • DEFINIÇÃO DE DISTÚRBIOS CONVULSIVOS

Definições	Comentários
EME	> 30 minutos de atividade convulsiva contínua ou duas ou mais convulsões sem recuperação total do sensório basal
Epilepsia	Quando duas ou mais convulsões ocorrem com um intervalo de mais de 24 horas entre cada convulsão ou quando elas se tornam recorrentes
Convulsão	Qualquer evento que provoque alguma mudança comportamental associada à função cerebral alterada ou errática

EME, estado de mal epiléptico.

a não ser nos casos de acidose mais intensa. O paciente deve permanecer em um ambiente protegido para que lesões corporais sejam evidadas. Durante as convulsões, existe a probabilidade de hipoventilação e cianose com pressões inspiratórias elevadas na ventilação mecânica (VM). Nas situações em que a ventilação mecânica ficar impossibilitada o paciente deve ser imobilizado. Não deve haver contenção excessiva durante as convulsões, pois podem ocorrer fraturas e luxações.

Geralmente, o EME se manifesta por uma série de convulsões tônico-clônicas. O manejo do EME tônico-clônico se caracteriza pela administração intravenosa de diazepam ou lorazepam mais a aplicação intravenosa de fenitoína ou fosfenitoína. Se essas medicações não forem suficientes para controlar as convulsões, há risco de convulsões prolongadas e danos cerebrais. Alguns pacientes não respondem a estas medicações e podem apresentar atividade mioclônica ou focal motora. Uma série alterações eletroencefalográficas características ocorrem no EME, o que **facilita a confirmação diagnóstica**. O EME é uma condição de alto risco e de tratamento difícil.

Os benzodiazepínicos são os medicamentos de escolha para o controle agudo de estado de mal epiléptico. A seguir, o paciente deve receber fenitoína ou fosfenitoína como tratamento de manutenção com atenção aos níveis sanguíneos terapêuticos. Se o EME persistir após o uso de benzodiazepínicos e compostos de fenitoína, deve-se considerar a hipótese de indução de coma barbitúrico. Na impossibilidade de interromper as convulsões com as opções anteriores, a próxima conduta é a anestesia com midazolam ou propofol. O EME ou as convulsões que persistem por um período superior a 60 a 90 minutos na UTI causam distúrbios sistêmicos graves (p. ex., hipertermia extrema, acidose). A Figura 31.1 apresenta a abordagem passo a passo e as dosagens preferidas das medicações antiepilépticas.

Consultoria neurológica

A consultoria neurológica é muito importante na avaliação de EME, principalmente quando o diagnóstico for duvidoso, quando dois ou mais antiepilépticos não controlarem as convulsões, quando a paciente desejar engravidar no futuro ou quando o paciente apresentar uma forma de epilepsia cujo tratamento seja particularmente difícil.

CAUSAS DE CONVULSÕES

Convulsões induzidas por medicamentos

A causa mais comum de convulsões é não aderência às drogas antiepilépticas, principalmente à fenitoína. **Várias medicações diminuem o limiar convulsivo** e também podem provocar convulsões em indivíduos saudáveis. O Quadro 31.2 apresenta um resumo dessas medicações divididas por classe. Recomenda-se atenção especial aos pacientes com insuficiência renal e com comorbidades do sistema nervoso central (SNC) ao se determinar a dosagem de qualquer medicação antiepiléptica. A fenitoína pode causar positividade do teste de anticorpo antinuclear (AAN) semelhante

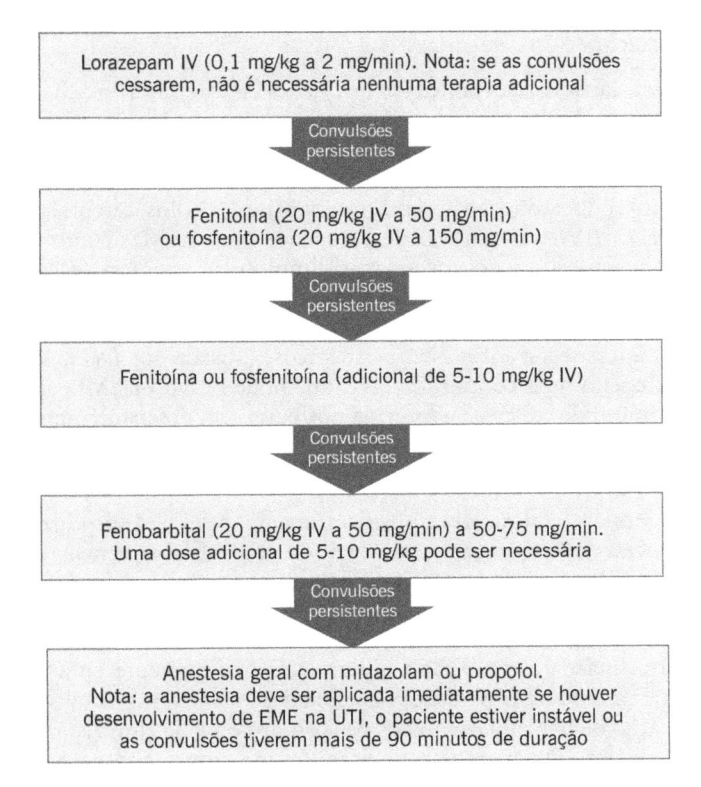

```
┌─────────────────────────────────────────────────────────┐
│ Lorazepam IV (0,1 mg/kg a 2 mg/min). Nota: se as convulsões │
│ cessarem, não é necessária nenhuma terapia adicional    │
└─────────────────────────────────────────────────────────┘
                    ▼ Convulsões persistentes
┌─────────────────────────────────────────────────────────┐
│ Fenitoína (20 mg/kg IV a 50 mg/min)                     │
│ ou fosfenitoína (20 mg/kg IV a 150 mg/min)              │
└─────────────────────────────────────────────────────────┘
                    ▼ Convulsões persistentes
┌─────────────────────────────────────────────────────────┐
│ Fenitoína ou fosfenitoína (adicional de 5-10 mg/kg IV)  │
└─────────────────────────────────────────────────────────┘
                    ▼ Convulsões persistentes
┌─────────────────────────────────────────────────────────┐
│ Fenobarbital (20 mg/kg IV a 50 mg/min) a 50-75 mg/min.  │
│ Uma dose adicional de 5-10 mg/kg pode ser necessária    │
└─────────────────────────────────────────────────────────┘
                    ▼ Convulsões persistentes
┌─────────────────────────────────────────────────────────┐
│ Anestesia geral com midazolam ou propofol.              │
│ Nota: a anestesia deve ser aplicada imediatamente se houver │
│ desenvolvimento de EME na UTI, o paciente estiver instável ou │
│ as convulsões tiverem mais de 90 minutos de duração     │
└─────────────────────────────────────────────────────────┘
```

Figura 31.1 Algoritmo para tratamento de estado de mal epiléptico.

ao lúpus, febre medicamentosa e síndrome de Stevens-Johnson. O AAN em casos induzidos por medicamentos tem origem no RNA, enquanto AAN com origem no DNA é observado nos casos de lúpus eritematoso sistêmico (LES).

Quadro 31.2 • MEDICAMENTOS QUE DIMINUEM O LIMIAR CONVULSIVO	
Classe de medicação	Medicamentos que diminuem o limiar convulsivo
Antimicrobianos	Imipeném, penicilina (doses elevadas), cefazolina, fluoroquinolonas, metronidazol, isoniazida, aztreonam
Medicamentos psiquiátricos	Bupropiona, lítio, clozapina, flumazenil, fenotiazinas
Anestésicos	Lidocaína, bupivacaína
Diversos	Teofilina, ciclosporina, metrizamida (contraste IV)

Causas infecciosas

As infecções são causas importantes de convulsões. As infecções do SNC e em outros sítios produzem convulsões agudas e podem provocar epilepsia crônica. Infecção direta do SNC, como meningite bacteriana, encefalite viral, neurossífilis, malária cerebral e doença disseminada de Lyme podem causar convulsões. Infecções sistêmicas, como endocardite bacteriana (através de êmbolos cerebrais originados nas vegetações), HIV/Aids [através de patógenos oportunistas como *Toxoplasma*, *Polyomavirus* (agente da leucoencefalopatia multifocal progressiva) e Meningite criptocócica]. Entre os exantemas da infância, o sarampo pode produzir panencefalite esclerosante subaguda muitos anos após a infecção, levando a um estado de convulsões crônicas recorrentes. Neurocisticercose causada por *Taenia solium* (tênia suína) é o patógeno mais comum do SNC que pode provocar EME, além de ser a causa mais comum de epilepsia adquirida nos países em desenvolvimento.

Etanol

O etanol, através dos efeitos sobre o neurotransmissor GABA, produz convulsões em circunstâncias de intoxicação aguda e em situações de abstinência (*delirium tremens*, DT). Complicações do abuso de álcool, como trauma craniencefálico (TCE), hematomas subdurais e AVE podem provocar convulsões. **O risco das convulsões por abstinência progredirem a DT é de 5%.** O DT é um quadro grave de abstinência ao álcool associada a um estado hipermetabólico que apresenta mortalidade elevada. O tratamento de convulsões relacionadas ao consumo de álcool necessita da administração de benzodiazepínicos de ação prolongada (lorazepam, diazepam ou clordiazepóxido). O tratamento de manutenção com fenitoína nesta situação não é eficaz e não deve ser utilizado.

Pseudoconvulsões

Convulsões não epilépticas psicogênicas (CNEP), ou pseudoconvulsões, devem ser diferenciadas de EME ou de qualquer outra condição epiléptica autêntica. Complicações iatrogênicas podem ocorrer pela administração indevida de anticonvulsivantes. Deve-se suspeitar de pseudoconvulsões quando houver comorbidades psiquiátricas, início gradual das convulsões, atividade motora caracterizada por impulsos pélvicos e giro da cabeça e vocalização como choros e gritos no meio de uma convulsão. Em geral, o exame físico revela movimentos oculares geotrópicos, afastamento dos olhos em relação ao examinador e reação brusca das pupilas. A ausência de cianose e a intensificação das convulsões com a contenção do paciente também são consistentes com pseudoconvulsões. **O padrão-ouro para o diagnóstico de CNEP é a eletrencefalografia monitorada por vídeo,** pois, nas convulsões psicogênicas, não ocorrem alterações encefalográficas quando o paciente está sendo observado durante a suposta convulsão. O manejo de CNEP deve concentrar-se no tratamento da comorbidade psiquiátrica subjacente.

CASOS CLÍNICOS EM TERAPIA INTENSIVA **361**

Estudos eletrencefalográficos
Aproximadamente 50% dos pacientes epilépticos não apresentam anormalidades em um EEG isolado. O EEG positivo confirma a presença da atividade elétrica anormal, o tipo de convulsão e a localização. O EEG realizado logo após uma convulsão pode ser enganoso; portanto, o exame deve ser feito pelo menos 48 horas após uma suspeita de convulsão. O EEG deve incluir registros com fatores desencadeadores, como privação do sono, estimulação luminosa e hiperventilação.

Síndrome neuroléptica maligna
A síndrome neuroléptica maligna (SNM) é um distúrbio neurológico potencialmente fatal causado por uma reação adversa a *medicamentos neurolépticos ou antipsicóticos* (haloperidol). A SNM se caracteriza por rigidez muscular, instabilidade autonômica e *delirium*. A SNM eleva a CK, provocando insuficiência renal. Usuários de antipsicóticos devem ser monitorados para esse efeito colateral. O tratamento inclui a remoção do medicamento, hidratação agressiva e terapia com dantroleno.

> **CORRELAÇÃO COM O CASO CLÍNICO**
>
> - Ver também Caso 27 (Lesão cerebral traumática), Caso 30 (Estado mental alterado) e Caso 32 (Acidente vascular encefálico).

QUESTÕES DE COMPREENSÃO

31.1 Um diabético com 25 anos de idade dependente de insulina foi encontrado inconsciente na cama. Sua mãe constatou que ele havia tomado sua dose matinal de insulina, porém não tomou o café da manhã. Ela ouviu ruídos e percebeu que o paciente estava tendo uma convulsão tônico-clônica no quarto. Neste momento, o paciente está desperto, mas em estado pós-ictal. Qual é a causa mais provável da convulsão neste caso?

   A. TCE com hemorragia cerebral
   B. Neutropenia
   C. Transtorno convulsivo de início recente
   D. Deficiência nutricional
   E. Uso oculto de álcool

31.2 Um paciente com EME refratário aos benzodiazepínicos e à fenitoína foi intubado para proteção das vias respiratórias. Este paciente esteve convulsionando nas últimas duas horas na UTI. Qual é a próxima conduta a ser adotada para este paciente?

   A. Entrar em contato com a neurocirurgia para intervenção cirúrgica
   B. Realizar uma ressonância magnética (RM) cerebral

C. Considerar anestesia geral e/ou propofol
D. Administrar bólus intravenoso de magnésio, seguido de infusão contínua
E. Considerar a administração oral ou intramuscular de fenobarbital.

RESPOSTAS

31.1 **D.** Hipoglicemia é a causa mais provável da convulsão neste paciente diabético, principalmente pela omissão do desjejum. A recomendação é a aplicação intramuscular de glucagon, porque evita o risco de aspiração que existe com a administração de glicose via oral. Nas situações em que for necessário usar glicose oral, o açúcar em pó é preferível às formas líquidas para evitar aspiração. Quanto maior a depleção de glicose e oxigênio no SNC, maior é a probabilidade de uma lesão neurológica e de predisposição dos tecidos cerebrais à atividade convulsiva.

31.2 **C.** Após terem sido esgotados todos os recursos para interromper as convulsões, a anestesia geral com midazolam ou propofol é uma opção a ser considerada. No escalonamento terapêutico, o fenobarbital pode ser aplicado logo após os benzodiazepínicos e a fenitoína. Este paciente permaneceu em EME por mais de 90 minutos. O manejo de EME intratável inclui anestesia geral como recurso final para diminuir a mortalidade ocasionada por essa condição.

DICAS CLÍNICAS

▶ O controle imediato das convulsões diminui o risco de lesões neurológicas crônicas.
▶ Os benzodiazepínicos são os primeiros medicamentos a serem utilizados para o controle de convulsões tônico-clônicas.
▶ Considerar a SNM como uma das causas de EME nos casos em que o paciente apresentar febre e o uso de haloperidol e/ou succinilcolina for conhecido.
▶ Pacientes em EME podem ter rabdomiólise e acidose, cujo tratamento é feito com hidratação e alcalinização urinária.
▶ Considerar a anestesia geral nos casos de EME refratário.
▶ A intubação endotraqueal (IET) pode ser necessária para proteger as vias aéreas.
▶ Há uma chance de 30% de ocorrência de convulsões em pacientes com hematoma subdural.
▶ Medicamentos de uso corriqueiro podem diminuir o limiar convulsivo e provocar convulsões em indivíduos normais.
▶ Os pacientes em EME devem receber hidratação adequada. Devem-se monitorar os níveis de CK, eletrólitos, ureia e creatinina.
▶ Infecções do SNC e externas ao SNC podem ocasionar estados convulsivos agudos e crônicos.

REFERÊNCIAS

Browne T, Holmes G. Review article. Primary care, epilepsy. *N Engl J Med.* 2001;344:1145-1151.
Clifford S, Deutschman MS. *Evidence Based Practice of Critical Care.* Philadelphia: Saunders; 2010.
Loscalzo J. *Harrison's Pulmonary and Critical Care Medicine.* McGraw-Hill; 2010.

CASO 32

Um homem com 52 anos de idade consultou na emergência (SE) por uma leve fraqueza no lado esquerdo, que havia iniciado há aproximadamente duas horas, enquanto executava serviços de jardinagem. O paciente tem histórico de doença pulmonar obstrutiva crônica (DPOC) e ainda fuma uma carteira de cigarros por dia. Durante a permanência na emergência, o paciente se queixou de cefaleia grave associada à êmese. A pressão arterial (PA) é de 190/100 mmHg e o ritmo cardíaco é regular, com 76 batimentos por minuto (bpm). O exame neurológico não apresenta papiledema, disartria ou assimetria facial. O paciente recebeu ativador tecidual do plasminogênio recombinante (rTPA, do inglês *recombinant tissue plasminogen activator*) intravenoso e, logo em seguida, desenvolveu fraqueza aguda no braço e na perna esquerdos, junto com fala titubeante. Repetiu-se, em caráter emergencial, uma tomografia computadorizada (TC) (Figura 32.1).

▶ Qual é o diagnóstico mais provável?
▶ Qual é o próximo passo no tratamento deste paciente?

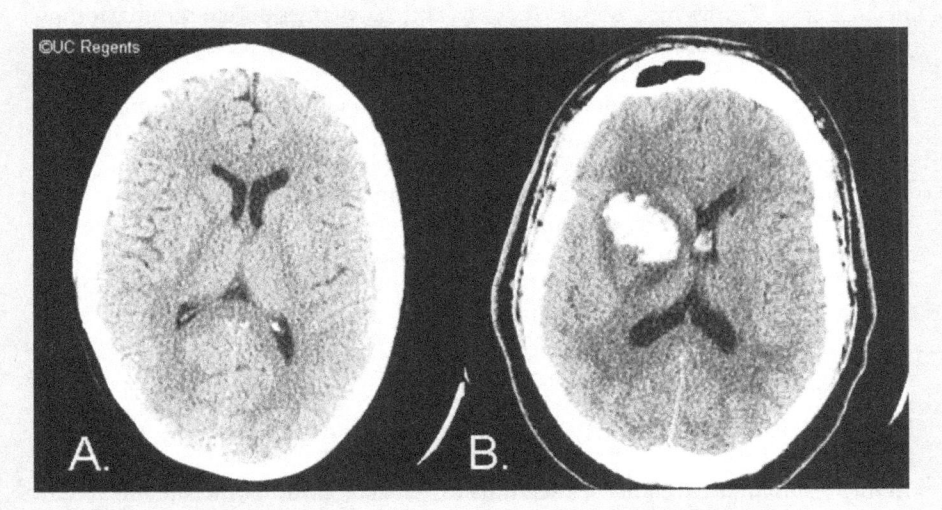

Figura 32.1 Imagem da TC de crânio.

RESPOSTAS PARA O CASO 32
Acidente vascular encefálico

Resumo: este homem com 52 anos de idade e DPOC está em observação na emergência por fraqueza no lado esquerdo. O paciente recebeu rTPA e, logo em seguida, apresentou piora da fraqueza no lado esquerdo.

- **Diagnóstico mais provável:** inicialmente, ataque isquêmico transitório (AIT) *versus* AVE isquêmico e, em seguida, complicações hemorrágicas do rTPA.
- **Próximo passo:** todos os anticoagulantes devem ser interrompidos, a hipertensão deve ser controlada, e a coagulopatia deve ser corrigida.

ANÁLISE

Objetivos

1. Compreender as causas de doença e aterosclerose vascular cerebral.
2. Entender o tratamento do AVE agudo.
3. Identificar as complicações comuns das medicações utilizadas no tratamento do AVE.
4. Conhecer os medicamentos para profilaxia de AVE.

Considerações

Este paciente sofreu uma das complicações mais temidas do tratamento com rTPA, ou seja, hemorragia intracraniana. A cápsula interna é a área mais comum de AVE em pacientes hipertensos. Todos os anticoagulantes devem ser interrompidos após a identificação de hemorragia intracraniana. O controle da PA e a reversão de qualquer anormalidade da coagulação são medidas essenciais. A avaliação inicial deve incluir TC ou ressonância magnética (RM) de crânio para determinar se há acidente vascular encefálico isquêmico (AVEi) ou acidente vascular encefálico hemorrágico (AVEh) enquanto a PA é controlada. Inicialmente, o paciente sofreu um AVE não hemorrágico. O AVE é a segunda causa mais comum de morte em adultos nos Estados Unidos. Após a terapia com rTPA, apesar de ter preenchido todos os critérios para administração do medicamento visando a dissolução do coágulo, o paciente sucumbiu a um efeito colateral bem identificado destes medicamentos desenvolvendo sangramento na área da cápsula interna direita.

ABORDAGEM AO
Acidente vascular encefálico

Acidente vascular encefálico é a segunda causa, após cardiopatia isquêmica (CI), de perda de anos de vida por incapacitação ou morte em todo o mundo. A incidência de AVE varia entre os países e aumenta exponencialmente com o avanço da idade. Nas sociedades ocidentais, 80% dos casos de AVE são ocasionados por isquemia cerebral focal secundária à oclusão arterial, e 20% são por hemorragia. As lesões cerebrais isquêmicas culminam em morte celular anóxica. Logo após a oclusão arterial, uma área de edema ainda com integridade estrutural circunda um núcleo central de morte tecidual. Esta é a área de penumbra que ainda pode se recuperar nos primeiros minutos ou horas após a lesão. Não há déficits ou achados clínicos que, necessariamente, identifiquem a presença de danos irreversíveis. Dependendo da duração e da gravidade da isquemia, a área de edema pode ser incorporada ao infarto ou ao tecido normal.

A mortalidade aos 30 dias está na faixa de 10 a 17%. Os pacientes idosos geralmente pioram depois de um AVE. Mau prognóstico também é observado quando há concomitância de cardiopatia isquêmica e diabetes melito (DM). A mortalidade está relacionada ao local afetado. O risco de morte é baixo, isto é, de 2,5% nos casos de infartos lacunares, com possibilidade de chegar a 78% nos casos de infartos hemisféricos com efeito de massa.

TRATAMENTO

O dito popular é que "tempo é cérebro". Portanto, tão logo um paciente seja diagnosticado com possível infarto cerebral, devem-se realizar métodos de imagem para excluir hemorragia e, neste caso, avaliar a necessidade de terapia trombolítica. O tratamento intravenoso com rTPA (alteplase) ou outros agentes trombolíticos intravenosos, quando iniciados até três horas após o início dos sintomas, é bastante eficaz para limitar a gravidade de um AVE. A dose recomendada de rTPA é de 0,9 mg/kg, até o máximo de 90 mg, sendo que os primeiros 10% devem ser administrados no primeiro minuto, e os 90% remanescentes em uma hora. O desfecho neurológico favorável varia de 31 a 50% aos três meses. Em um estudo, hemorragia intracraniana sintomática ocorreu em 6,4% dos indivíduos do grupo do rTPA *versus* 0,6% do grupo controle. Os estudos com rTPA intravenoso não conseguiram identificar benefício quando a administração foi feita após seis horas do início dos sintomas. O benefício do rTPA é maior se o tratamento for mais precoce.

A hemorragia intracraniana após a trombólise é mais alta em pacientes com AVEs maiores e mais graves e em pacientes idosos. Há uma grande preocupação com hemorragias, assim como com a eficácia e a segurança do rTPA em pacientes que apresentam alterações isquêmicas precoces na TC. Nas primeiras três horas após o início dos sintomas, o surgimento de alterações isquêmicas na TC não foi associado a um aumento no risco de hemorragia intracraniana sintomática ou a outras hemorragias após o rTPA.

Anticoagulação

Os AVEis ocorrem por trombos ou estreitamento arterial. O início de ácido acetilsalicílico (AAS) (160 ou 300 mg/dl) dentro de 48 horas após o começo do AVE, com manutenção por pelo menos duas semanas, melhora a sobrevida e a recuperação funcional através da redução da recidiva de AVEis. Recomenda-se o uso rotineiro do AAS para a prevenção secundária de AVEi após as primeiras semanas. O AAS tem baixo custo, possui um bom perfil de segurança, além de ser bastante eficaz em pacientes com AVEi. No entanto, o uso desse medicamento deve ser suspenso por 24 horas em pacientes tratados com trombolíticos intravenosos para diminuir o risco de hemorragia. A administração de dipiridamol ou clopidogrel na fase aguda do AVEi ainda não foi testada em ensaios randomizados. Tem havido uma queda na incidência de AVEi em indivíduos de meia idade e idosos, embora tenha havido um aumento em pacientes mais jovens, provavelmente devido à obesidade e à hipertensão, que são os fatores contribuintes mais frequentes. Os responsáveis pela assistência médica devem permanecer em alerta para o risco crescente de AVE em pessoas mais jovens. A incidência de AVEs agudos aumentou drasticamente em indivíduos de ambos os sexos com idade inferior a 35 anos, porém ainda é maior entre os homens. A detecção mais eficiente de AVEis com auxílio de RM pode expor a obesidade e a hipertensão como causas subjacentes. **O uso de heparina não fracionada (HNF), heparinas de baixo peso molecular (HBPM), heparinoides, inibidores da trombina ou anticoagulantes orais na fase aguda dos AVEs melhora o prognóstico funcional.**

Manejo de fatores de risco cardiovasculares

Ácido acetilsalicílico e dipiridamol de liberação prolongada devem ser iniciados depois de 24 horas (300 mg por dia nas primeiras duas semanas) com o propósito de prevenção secundária. Recomenda-se também o manejo agressivo de fatores de risco cardiovasculares, incluindo parar de fumar e o tratar a hipertensão, assim como administrar estatinas. **Fibrilação atrial (FA) é uma arritmia comum que aumenta o risco de AVEs.** A varfarina (e mais recentemente a apixabana oral em FA não valvar) para manter o INR entre 2 e 3 é o tratamento preferido. A apixabana, um inibidor direto da antitrombina, não exige monitorização da INR. Esses agentes são mais eficazes do que o AAS para a prevenção de AVE em pacientes com FA. Janelas terapêuticas mais estreitas e a necessidade de monitorização permanente da coagulação limitam o uso da varfarina. Nas situações em que for necessário usar a varfarina, a manutenção da INR na faixa terapêutica é um grande desafio e ocorre em menos de 60% do tempo, sendo que a anticoagulação subótima provavelmente cause recidivas de AVEs. Pelo menos um terço dos pacientes com FA e risco de AVE não inicia a terapia anticoagulante, ou não a segue. O AAS diminui em cerca de 20% o risco de AVEs em pacientes com FA e é usado para tratar os pacientes nos quais os antagonista da vitamina K são contraindicados. A adição de clopidogrel ao AAS em pacientes nos quais os antagonistas da vitamina K forem contraindicados reduziu em 28% o risco de incidência de AVE, porém a combinação aumenta o risco de hemorragia grave. Atualmente, existem no mercado diversos inibidores do Fator Xa de baixo peso molecular que podem ser administrados por via oral. Entre esses medicamentos, os mais conhecidos são rivaroxabana, apixabana, betrixabana, YM150 e DU-176b. A apixabana é um inibidor direto e competitivo do Fator Xa.

Prevenção e manejo de complicações

Pacientes com AVE agudo têm risco elevado de trombose venosa profunda (TVP) e de embolia pulmonar (EP). O risco de TVP e de EP aumenta com o avanço da idade e com o aumento do escore de gravidade do AVE. A terapia anticoagulante não melhora o resultado funcional global, porém recomenda-se a administração subcutânea de baixas doses de HNF ou HBPM em pacientes com alto risco de TVP e EP, assim como em pacientes com imobilidade. Infartos supratentoriais grandes e edema com efeito de massa podem provocar herniação transtentorial ou uncal, geralmente entre o segundo e o quinto dia após o início do AVE. Unidades de terapia intensiva (UTI) que acompanharam esses casos documentaram taxas precoces de fatalidade em até 78%. O tratamento clínico não se mostrou eficaz em lesões que ocupam grande espaço. Em comparação com o tratamento clínico, a cirurgia (hemicraniectomia, duraplastia, adesivo dural para aumentar o espaço intradural) realizada nas primeiras 24 horas após o início do AVE reduziu a mortalidade (22% vs. 71%). Aparentemente, a cirurgia é menos benéfica em pacientes afásicos, pacientes com idade acima de 50 anos e pacientes nos quais a cirurgia foi realizada no segundo, e não no primeiro dia após o início do AVE. Pacientes tratados em unidades especializadas no atendimento de AVEs tiveram maior probabilidade de sobreviver, de recuperar a independência e de retornar para casa, em comparação com pacientes que não receberam esses cuidados especializados.

Estados hipercoaguláveis

Condições hipercoaguláveis podem provocar AVEs. As mais comuns são uso de anticoncepcionais orais, gravidez, deficiência do Fator V de Leiden, deficiências de proteínas C e S, deficiência de antitrombina III e a presença de anticoagulante lúpico. Em geral, estes pacientes apresentam alguma forma de TVP. A suspeita de estado pró-coagulante ocorre principalmente nas situações em que houver episódios recorrentes de TVP. A trombose arterial deve aumentar a atenção para essas condições. Os coágulos podem atingir a circulação arterial que supre o cérebro (êmbolos paradoxais) partindo da circulação venosa e atravessando o coração para o lado esquerdo por defeitos septais atriais ou ventriculares. Anticoagulante lúpico é uma imunoglobulina específica contra os fosfolipídeos que prolonga o tempo de coagulação, mas em vez de hemorragia, produz uma condição pró-coagulante paradoxal. O anticoagulante lúpico pode ser observado em indivíduos que, em outras circunstâncias, seriam normais. Em algumas pessoas, esta condição está associada a um aumento no risco de formação de trombos, além de ser uma possível causa de abortos espontâneos recorrentes. Os fatores de risco são lúpus eritematoso sistêmico (LES) e o uso recente de fenotiazinas. O diagnóstico preciso depende da realização de exames especiais da coagulação e dos níveis dos fatores envolvidos.

Prevenção de acidente vascular encefálico

A prevenção secundária de AVE e de outras complicações cardiovasculares é extremamente importante. A prevenção consiste principalmente em baixas doses de AAS e dipiridamol em pacientes com AVEi, anticoagulantes orais em pacientes com embolia cardíaca, tratamento da hipertensão, terapia à base de estatinas e controle glicêmico em pacientes diabéticos. Comprovadamente, parar de fumar e endarterectomia de carótida em pacientes com estenose carotídea ipsilateral são bastante eficientes.

Mesmo nos Estados Unidos, apenas uma minoria de pacientes com AVEi agudo recebe rTPA via intravenosa. O **uso intravenoso de rTPA atualmente se restringe a uma janela de três horas após o início dos sintomas, com benefícios potenciais se o medicamento for administrado em até seis horas após o início de um AVE.** O uso tardio pode ser considerado após a quantificação da área de penumbra por imagens de perfusão em RM/TC. O propósito da trombólise é recanalizar as artérias ocluídas. **A recanalização completa de uma artéria cerebral média ocluída dentro de duas horas após o início da trombólise foi bem-sucedida em um terço dos pacientes.** Em alguns casos, a ultrassonografia transcraniana com efeito Doppler a uma frequência de 2 MHz, aplicada por duas horas simultaneamente com rTPA, elevou a taxa de recanalização arterial. A adição intravenosa de microbolhas de galactose pode aumentar a taxa de recanalização do Doppler. Em comparação com a trombólise intravenosa, a trombólise intra-arterial aumenta a probabilidade de recanalização. A administração de pró-urocinase recombinante intra-arterial com heparina intravenosa, em comparação com heparina intravenosa isoladamente, dentro de seis horas após o início de um AVE, resultou em uma taxa mais elevada de recanalização da artéria cerebral média (66% vs. 18%) e em uma taxa mais elevada de resultado funcional favorável depois de três meses (40% vs. 25%, P = 0,04).

O procedimento invasivo necessário para a administração de trombolítico intra-arterial no sítio da oclusão consome mais tempo do que a terapia intravenosa. Quando o trombolítico intravenoso é acompanhado pela trombólise intra-arterial, há uma aceleração do tratamento e melhora das taxas de recanalização. A trombectomia mecânica em pacientes com oclusão intracraniana aguda da artéria carótida resultou em taxas mais elevadas de recanalização.

A PA elevada, hiperglicemia e febre nas primeiras horas e dias depois de um AVE são associadas a piores desfechos a longo prazo. A terapia anti-hipertensiva na fase aguda do AVE deve ser interrompida, a não ser que a pressão arterial diastólica (PAD) exceda 120 mmHg, ou a pressão arterial sistólica (PAS) exceda 220 mmHg em pacientes que não receberem rTPA. Recomenda-se monitorizar a PA antes, durante e depois da administração de rTPA. Os anti-hipertensivos intravenosos são uma opção recomendada para manter a PAS abaixo de 185 mmHg e a PAD abaixo de 110 mmHg. A hipotermia também melhorou o resultado funcional em estudos envolvendo pacientes com isquemia cerebral global depois de parada cardiorrespiratória e trauma de medula espinal, mas não em pacientes com traumatismo craniencefálico.

Conclusões

Pacientes com sinais e sintomas altamente sugestivos de AVE devem ser submetidos a métodos de imagem em caráter de urgência (TC ou RM). A RM é mais sensível para as alterações isquêmicas iniciais, embora qualquer um desses métodos seja eficaz para excluir hemorragia. Na ausência de hemorragia ou de outras contraindicações para trombólise, como a melhora espontânea e completa dos déficits, elevação da PA para níveis iguais ou superiores a 185/110 mmHg ou apresentação em mais de três horas (possivelmente seis horas) após o início dos sintomas, o paciente deve receber rTPA intravenoso. Os fatores de riscos cardiovasculares devem ser avaliados, e anticoagulação deve ser iniciada na presença de FA.

DESCOBERTAS RECENTES IMPORTANTES

Em comparação com o AAS, a apixabana é mais eficaz para diminuir o risco de eventos embólicos em pacientes com FA. A biodisponibilidade é de 50%, e o medicamento é eliminado parcialmente pelos rins. A apixabana, em doses de 2,5 mg duas vezes ao dia é eficaz e segura para prevenção de TVP após cirurgia ortopédica eletiva. **A dabigatrana, inibidor direto da trombina, recebeu recomendação de Classe I como alternativa para a varfarina, para prevenir AVE e tromboembolia sistêmica em pacientes com FA paroxística ou permanente.** Os fatores de risco de AVE ou de embolização sistêmica aumentam em pacientes com próteses valvares cardíacas, doença valvar hemodinamicamente significativa, insuficiência renal (eliminação de creatinina (Cr) < 15 mL/min) e doença hepática avançada (alteração basal da coagulação).

Não se recomenda a mudança rotineira para dabigatrana em pacientes que já estiverem usando varfarina com sucesso, mas se essa medida for adotada deve ser uma decisão individualizada. A dabigatrana exige a administração de duas doses diárias e apresenta risco maior de efeitos colaterais não hemorrágicos; portanto, pacientes que já estiverem tomando varfarina com um controle excelente da INR pouco se beneficiam da mudança. A aderência a duas doses diárias realmente é um grande problema. A monitorização da INR com a varfarina adiciona mais custos e problemas de complacência. A maior parte dos estudos demonstra que há um benefício no tratamento rotineiro visando a redução da PA na fase aguda do AVE.

Os inibidores seletivos da recaptação de serotonina (ISRS) são bastante eficazes após AVEis. Alguns ISRS melhoram a recuperação motora depois de um AVE, embora este fato ainda não tenha sido confirmado de forma universal. Um número menor de pacientes que receberam fluoxetina, em comparação com pacientes que receberam placebo, teve depressão. A administração de trombolíticos não alterou estes achados. Como fazem parte da terapêutica do AVE, os ISRS devem ser considerados como um adjunto a fisioterapia na reabilitação de déficits motores em AVE moderados a graves. Os relatos de efeito reduzido do clopidrogrel em pacientes que estão usando inibidores da bomba de prótons (IBPs) não são conclusivos quanto à elevação do risco de AVE recorrente. A suplementação de vitaminas não impediu a ocorrência de eventos cardiovasculares maiores em pacientes com episódios prévios de infarto miocárdico, angina instável ou AVE.

> **CORRELAÇÃO COM O CASO CLÍNICO**
>
> - Ver também Caso 3 (Escores e prognósticos dos pacientes), Caso 27 (Lesão cerebral traumática), Caso 30 (Estado mental alterado) e Caso 31 (Estado de mal epiléptico).

QUESTÕES DE COMPREENSÃO

32.1 Um homem com 38 anos de idade que se apresentou na emergência com fraqueza na perna direita e dormência na mão direita foi encaminhado para a UTI. O paciente afirma que os sintomas iniciaram imediatamente após uma avaliação médica com teste ergométrico. O paciente formou-se recentemente na faculdade e não possui história médica anterior, é um fumante ocasional e bebe apenas socialmente. O exame revelou a presença de fraqueza na extremidade inferior direita, mas com força preservada nos membros superiores. Os sinais vitais mostram taquicardia e PA de 140/90 mmHg. O paciente encontra-se alerta e desperto, sem assimetria facial ou alteração da fala. O ECG na chegada à UTI mostra ritmo sinusal normal, em comparação com um ritmo irregular sem ondas P identificáveis e múltiplas contrações ventriculares prematuras quando ele chegou à emergência. A TC de crânio foi negativa. Qual é o diagnóstico mais provável neste paciente?

   A. AVE isquêmico com fibrilação atrial
   B. AVE hemorrágico
   C. Hipertensão induzida por exercícios
   D. *Flutter* atrial de início recente
   E. Endocardite

32.2 Uma mulher com 35 anos de idade se apresentou na emergência com queixa de ter sofrido uma queda de vários degraus na escada de um cinema. A paciente está taquicárdica e normotensa, com força muscular grau 2 em 5 na extremidade superior esquerda, em comparação com a extremidade direita. A ultrassonografia Doppler da extremidade inferior esquerda detectou a presença de uma TVP. A TC de crânio revelou uma lesão hipodensa pequena na área da cápsula interna direita. Ainda são aguardados os exames da coagulação. Qual é causa provável dos sintomas neurológicos desta paciente?

   A. Hemorragia intracraniana
   B. Um AVE isquêmico secundário a êmbolos paradoxais
   C. Esclerose múltipla

D. Esclerose lateral amiotrófica
E. Síndrome de embolia por líquido amniótico

RESPOSTAS

32.1 **A.** Este paciente com 35 anos de idade teve uma FA induzida por exercícios e provavelmente teve uma embolização cerebral a partir de êmbolos cardíacos. O retorno da FA ao ritmo sinusal normal (RSN) produziu trombos e liberou êmbolos, provocando sintomas neurológicos. Esse trombo pode ter se originado no átrio esquerdo ou no átrio direito (defeito septal atrial, DSA) atingindo a circulação arterial. O paciente teve uma FA paroxística, momento em que desenvolveu um trombo, provavelmente no apêndice atrial, com embolização do coração para a circulação cerebral. Se os sintomas neurológicos desaparecerem, este paciente deverá ser classificado como tendo sofrido um AIT, situação na qual o fluxo sanguíneo para uma determinada área do cérebro diminuiu de forma intermitente. Se os déficits neurológicos persistirem, o diagnóstico será de AVE, sendo que a repetição da TC de crânio em 48 horas revela a área hipodensa na parte envolvida do cérebro. O paciente precisa ser monitorizado com um equipamento Holter durante 24 horas para documentar a FA. A FA paroxística é a arritmia mais perigosa, pois há constante conversão espontânea ao ritmo sinusal, aumentando o risco de AVE e liberando êmbolos na circulação sistêmica. Inicialmente, este paciente necessita de anticoagulação por 3 a 6 meses junto com medicação para controle do ritmo cardíaco. A investigação de FA em pacientes jovens é imprescindível (hipertireoidismo, medicamentos). A recomendação é verificar a necessidade de anticoagulação de longo prazo avaliando benefícios *versus* riscos de FA paroxística associada à formação de tromboembolismo. Neste paciente, é fundamental a manutenção do ritmo sinusal, assim como a prevenção de FA espontânea e esporádica.

32.2 **B.** Esta paciente desenvolveu vários trombos por hipercoagulabilidade. Algumas causas potenciais incluem Fator V de Leiden, gravidez e o anticoagulante lúpico. Muitas alterações previamente desconhecidas da coagulação são descobertas durante a gestação. Um indício de hipercoagulabilidade nesta paciente é o fato de ela ter sofrido dois abortamentos. O nível elevado de estrogênio na gestação potencializa outros fatores de risco de hipercoagulabilidade quando há alterações da coagulação como o Fator V de Leiden, as proteínas C e S e a antitrombina III. Esta paciente desenvolveu TVP por ter ficado sentada por um período de tempo prolongado em um cinema. Os sintomas neurológicos da paciente são provocados pela hipercoagulabilidade, que contribuiu para o desenvolvimento de trombos e êmbolos que atingiram a microcirculação da vasculatura cerebral. A recomendação foi internar na UTI e obter um exame hematológico completo para diagnosticar o distúrbio da coagulação. Recomenda-se a avaliação por um hematolologista e por um obstetra. A terapia imediata é anticoagulação com heparina ou enoxaparina (Lovenox, um inibidor Xa injetável). O uso de varfarina é contraindicado na gestação, pois é um medicamento teratogênico. É necessária anticoagulação a longo prazo. Em geral, o anticoagulante lúpico se manifesta por prolongamento do tempo de protrombina (TP) na ausência de hemorragia. Se este for o diagnóstico, o TP se prolongará ainda mais quando for misturado com plasma normal a uma proporção 1:1, confirmando a presença do anticorpo (antifosfolipídeo). Se a causa do prolongamento do TP fosse a deficiência de um fator, deveria ser corrigida pela mistura com plasma normal na proporção 1:1.

REFERÊNCIAS

Foster C, Mistry N, Peddi PF, Sharma S. *The Washington Manual of Medical Therapeutics*. 33th ed. Philadephia: Lippincott Williams & Wilkins, 2010.

Van der Worp HB, Acute ischemic stroke. *N Engl J Med*. 2007;357:2203-2204.

Van der Worp HB, Raaijmakers TW, Kappelle LJ. Early complications of ischemic stroke. *Curr Treat Options Neurol*. 2008;10:440-449.

CASO 33

Um homem com 63 anos de idade foi submetido a apendicectomia e colostomia por ruptura de uma apendicite com abscesso e desvitalização do ceco. Na cirurgia, observou-se que ele apresentava necrose e perfuração do ceco com peritonite fecal. No oitavo dia do pós-operatório, o paciente ainda permanece no ventilador, com relação entre pressão arterial de oxigênio e fração inspirada de oxigênio (PaO_2/FiO_2) de 260 mmHg. Nas últimas 24 horas, houve queda da diurese, com débito urinário inferior a 300 mL nas últimas 18 horas. O paciente está ictérico. A TC abdominal não revelou dilatação da árvore biliar intra-hepática, mas há alterações inflamatórias moderadas na cavidade peritoneal sem sinais de infecção intra-abdominal ativa.

▶ Qual é o diagnóstico mais provável?
▶ Quais são as causas do quadro atual?
▶ Como você faria a monitorização e a quantificação da disfunção orgânica do paciente?
▶ Quais são suas estratégias e metas terapêuticas para este paciente?

RESPOSTAS PARA O CASO 33
Disfunção de múltiplos órgãos

Resumo: este homem com 63 anos de idade fez uma cirurgia por ruptura de apendicite complicada por perfuração colônica e peritonite fecal. No momento, o paciente está com disfunção de órgãos, mesmo que o foco infeccioso tenha sido controlado. Ele apresenta disfunção pulmonar com piora da oxigenação (razão P/F = 260). Além disso, há comprometimento renal e hepático, considerando-se a queda da diurese e a icterícia. Não há evidências de patologia intra-abdominal ativa.

- **Causas do quadro atual:** a peritonite inicial e a resposta inflamatória subsequente resultaram na disfunção de órgãos.
- **Monitorização e quantificação da disfunção de órgãos:** a monitorização contínua das funções orgânicas por métodos convencionais (débito urinário, pressão arterial média [PAM], saturação arterial de oxigênio [SaO_2], etc.) é imprescindível, pois as disfunções devem ser quantificadas com base na escala de disfunção de múltiplos órgãos.
- **Estratégias e metas terapêuticas para este paciente:** a terapia da disfunção de múltiplos órgãos é basicamente suportiva a todos os órgãos afetados. A causa subjacente deve ser tratada. Possivelmente seja necessário utilizar suporte mecânico, como, por exemplo, ventilação mecânica para insuficiência pulmonar e hemodiálise para insuficiência renal.

ANÁLISE
Objetivos

1. Aprender a identificar, quantificar e tratar disfunção de múltiplos órgãos do paciente crítico.
2. Conhecer os fatores que contribuem para o desenvolvimento da síndrome da disfunção de múltiplos órgãos (SDMO).
3. Conhecer os métodos de suporte para pacientes com SDMO.

Considerações

Este paciente apresentava uma causa isolada para o quadro – apendicite e perfuração de ceco com peritonite fecal. A doença não foi solucionada com a remoção do segmento colônico afetado, com a irrigação da cavidade peritoneal e com a administração de antibióticos. A despeito do tratamento apropriado da peritonite, houve deterioração clínica. Houve piora da função pulmonar, com uma razão P/F sugestiva de lesão pulmonar aguda (LPA). O paciente também apresentou lesão renal aguda (LRA) demonstrada pela progressão da oligúria. A icterícia é uma evidência de deterioração hepática. Esses órgãos se tornaram disfuncionados alguns dias após o evento desencadeador, persistindo, apesar da resolução da enfermidade inicial. Esses fatos são uma indicação de SDMO secundária.

ABORDAGEM À
Síndrome da disfunção de múltiplos órgãos

DEFINIÇÕES

SÍNDROME DA DISFUNÇÃO DE MÚLTIPLOS ÓRGÃOS: disfunção persistente de dois ou mais órgãos como resultado da ruptura na homeostase. Essa disfunção de órgãos pode persistir a despeito da resolução do evento inicial.

SÍNDROME DA RESPOSTA INFLAMATÓRIA SISTÊMICA: esta síndrome ocorre na presença de dois ou mais dos seguintes achados.

1. Temperatura corporal < 36 °C ou > 38 °C
2. Frequência cardíaca (FC) > 90 batimentos por minuto (bpm)
3. Frequência respiratória (FR) > 20 inspirações por minuto (ipm)
4. Contagem de leucócitos < 4.000 células/mm^3 ou > 12.000 células/mm^3 ou a presença de > 10% de neutrófilos imaturos (formas jovens)

LESÃO RENAL AGUDA: anteriormente conhecida como insuficiência renal aguda (IRA), a LRA é definida como um declínio rápido na função renal (< 48 horas), determinado pelo volume urinário e/ou pelos níveis séricos de creatinina (Cr). Elevações absolutas na creatinina sérica (CrS) ≥ 0,3 mg/dL, ou um aumento percentual na CrS ≥ 50% são indicativos de LRA. Além disso, a presença de LRA também é definida também pela redução no débito urinário < 0,5 mL/kg/h por mais de seis horas.

LESÃO PULMONAR AGUDA/SÍNDROME DA ANGÚSTIA RESPIRATÓRIA AGUDA: insuficiência respiratória hipoxêmica, cuja forma mais grave é a síndrome da angústia respiratória aguda (SARA). Define-se LPA como uma razão P/F de 200 a 300. A SARA é uma insuficiência hipoxêmica com P/F < 200 e infiltrado bilateral difuso na radiografia torácica na ausência de insuficiência cardíaca congestiva (ICC).

RAZÃO P/F: (PaO_2/FiO_2) X 100. Esta relação é utilizada para identificar o grau de insuficiência pulmonar.

ABORDAGEM CLÍNICA

A SDMO é uma síndrome clínica característica da terapia intensiva. A SDMO não existia antes da capacidade de manter vivos pacientes que, em outras circunstâncias, teriam morrido em decorrência das suas doenças. A partir do momento em que os cuidados críticos começaram a evoluir e se tornaram bem-sucedidos para manter a vida em enfermidades com risco elevado de óbito, observou-se a ocorrência de disfunção de órgãos, apesar da resolução dos quadros iniciais. Os pacientes que desenvolvem a SDMO têm permanência mais prolongada na UTI e apresentam um aumento de 20 vezes na taxa de mortalidade, em comparação a de pacientes sem SDMO.

Fisiopatologia

Existem vários fatores que contribuem para o desenvolvimento da SDMO. Originalmente, acreditava-se que a SDMO ocorresse apenas em pacientes com sepse grave. Embora a sepse seja responsável por quase três quartos dos casos de SDMO, qualquer cenário clínico que cause inflamação significativa ou resposta sistêmica importante pode evoluir para SDMO. A SDMO começa com a resposta fisiológica normal a um único evento desencadeante, como pneumonia, pancreatite ou ferimentos por arma de fogo no abdome. A lesão inicial ativa macrófagos que, por sua vez, liberam mediadores pró-inflamatórios e ativam fatores da coagulação. Os mediadores pró-inflamatórios podem também causar trombose microvascular e apoptose, além de aumentar a permeabilidade capilar. Os efeitos pró-coagulantes agem em combinação com a cascata da coagulação previamente ativada, funcionando como um mecanismo de proteção local contra infecções. Após o tratamento da lesão original, os mediadores inflamatórios e os fatores de coagulação retornam aos níveis normais, possibilitando a cicatrização.

Ocasionalmente, apesar da resolução do evento desencadeante, a resposta fisiológica normal age como um alça de retroalimentação positiva, **ampliando excessivamente a resposta imune.** A ativação leucocitária também pode liberar mediadores pró-inflamatórios que ativam mais monócitos/macrófagos, que, por sua vez, liberam ainda mais mediadores pró-inflamatórios. A inflamação e a coagulação persistentes provocam danos celulares, os quais ativam mais mediadores inflamatórios. A falência subsequente de órgãos provoca mais danos celulares. Imediatamente após a falência dos primeiros órgãos, a liberação de mediadores inflamatórios prossegue e age em outros órgãos até ocorrer a disfunção de múltiplos órgãos.

A deterioração clínica persistente após o tratamento da lesão original sugere o diagnóstico de SDMO. Embora, em geral, o pulmão seja o primeiro órgão afetado, não há um padrão de progressão das falências orgânicas. De maneira geral, classifica-se a disfunção orgânica de acordo com a pontuação da SDMO (Quadro 33.1). **Não existe uma terapia exclusiva para SDMO, e o tratamento é basicamente suportivo.** A meta terapêutica é diminuir a lesão celular persistente em cada órgão, de modo que a alça de retroalimentação positiva seja interrompida e se retome a homeostase normal.

O melhor tratamento para a SDMO é identificar os pacientes com risco mais elevado e prevenir a progressão da doença. Para isso, a medida ideal é a otimização cardiopulmonar logo no início da doença, suporte nutricional imediato e adequado, antibioticoterapia apropriada para diminuir o risco de superinfecções resistentes aos antibióticos convencionais e minimização das transfusões sanguíneas.

A identificação da SDMO exige monitorização constante e terapia de suporte dos órgãos envolvidos. A vigilância atenta também é importante para detectar a falência de outros órgãos durante o tratamento. A mortalidade na UTI está relacionada ao número de órgãos afetados e à gravidade da lesão. O prognóstico depende da pontuação do MODS (Quadro 33.2).

De maneira geral, o pulmão é o primeiro órgão afetado. Com frequência, os pacientes que desenvolvem SDMO já estão intubados e não conseguem ficar sem

Quadro 33.1 • PONTUAÇÃO DA DISFUNÇÃO DE MÚLTIPLOS ÓRGÃOS

Sistemas	PONTUAÇÃO				
	0	1	2	3	4
Respiratório (P/F)	>300	226-300	151-225	76-150	< 75
Renal (CrS) (µmol/L)	< 100	101-200	201-350	351-500	> 500
Hepático (bilirrubina sérica) (µmol/L)	< 20	21-60	61-120	121-240	> 240
Cardiovascular (PAR)	< 10	10,1-15	15,1 a 20	> 20,1-30	> 30
Hematológico (contagem de plaquetas)	> 120	81-120	51 a 80	21-50	< 20
Neurológico (GCS)	15	13-14	10-12	7-9	< 6

CrS, creatinina sérica; PAR, pulso ajustado da frequência cardíaca (do inglês, pulse adjustal heart rate); GCS, Escala de coma de Glasgow.

ventilação mecânica (VM), apesar do tratamento da enfermidade original. A LPA é o termo geral para insuficiência respiratória hipoxêmica. A forma mais grave de LPA é a SARA. Nos casos de lesão pulmonar, ocorre um defeito na troca gasosa normal. A inflamação afeta mais a absorção de oxigênio do que a eliminação de dióxido de carbono. Esse fato ocorre logo no início do quadro devido a atelectasias e trombose intravascular. A permeabilidade capilar cresce na medida em que o processo inflamatório progride, aumentando o volume de líquido alveolar e elevando a distância para a difusão do oxigênio.

A identificação de uma razão P/F inferior a 300 indica LPA. Razão P/F inferior a 200 é um fator de risco de SARA. A definição de SARA é uma razão P/F inferior a 200 com infiltrado pulmonar bilateral, sem evidência de ICC. A ventilação protetora deve ser iniciada logo após o diagnóstico de LPA ou SARA. A meta é fornecer

Quadro 33.2 • TEMPO MÉDIO DE PERMANÊNCIA EM UTI (DIAS)

Pontuação do MODS	Mortalidade na UTI	Mortalidade hospitalar	Permanência na UTI em dias
0	0%	0%	2
1-4	1%-2%	7%	3
5-8	3%-5%	16%	6
9-12	25%	50%	10
13-16	50%	70%	17
17-20	75%	82%	21
21-24	100%	100%	-

MODS, escore de disfunção múltipla de órgãos (do inglês, *multiple-organs dysfunction score*).
Dados de: Marshall JC, Cook DJ, Christou NV, et. al. Multiple organ dysfunction score: a reliable descriptor of a complex clinical outcome. *Cri Care Med*. 1995 Oct; 23(10):1638-1652.

oxigenação adequada sem causar danos alveolares adicionais. Essa meta pode ser atingida com volumes de ar corrente baixos, elevação na pressão positiva ao final da expiração (PEEP, do inglês *positive end-expiratory pressure*) e limitação da pressão de platô (Pplatô). A ventilação protetora diminui a incidência de volutrauma e barotrauma, além de reduzir os níveis de mediadores inflamatórios.

O maior fator de risco para o desenvolvimento de SDMO é a falência circulatória nas primeiras 24 horas após a admissão. Essa é a razão pela qual a ressuscitação volêmica imediata é extremamente importante em pacientes gravemente enfermos. A causa da falência circulatória durante a SDMO é multifatorial. O fator de necrose tumoral (TNF, do inglês *tumor necrosis factor*) e as espécies reativas de oxigênio inibem a contratilidade cardíaca durante a fase inflamatória inicial. Além disso, a liberação imediata de citocinas aumenta a permeabilidade vascular e a vasodilatação. Essa combinação reduz pré-carga contratilidade e pós-carga. Ressuscitação volêmica é o tratamento da falência circulatória. No entanto, esse tratamento pode contribuir para o agravamento do quadro, pois os líquidos administrados podem não permanecer no interior dos vasos devido ao aumento na permeabilidade vascular. Esse fato pode piorar a falência de órgãos levando a um ciclo vicioso. Recomenda-se o uso de vasopressores somente após a reposição volêmica efetiva. Embora aumentem a volemia, os hemoderivados estão associados a complicações. O uso insensato de vasopressores e hemoderivados comprovadamente aumenta a morbidade e a mortalidade. A utilização da saturação venosa central de oxigênio ($SvcO_2$), obtida por meio de um cateter venoso central (CVC), do lactato e do excesso de base provavelmente ajude a orientar a ressuscitação inicial. A $SvcO_2$ reflete a extração de oxigênio da parte superior do corpo e, em geral, é mais elevada que o O_2 venoso misto em pacientes com choque.

A LRA, também conhecida por IRA, caracteriza-se por um declínio na função renal detectada pela elevação da CrSou pela queda no débito urinário. Níveis de CrS que aumentam em torno de 0,3 mL/dL, ou 50% acima do valor basal, indicam a presença de LRA. Débito urinário igual ou inferior a 0,5 mL/kg/h também sugere LRA. Nos casos de SDMO, as causas de LRA são intrínsecas e pré-renais. Logo no início da SDMO, a hipotensão pode precipitar a LRA, enquanto as causas tardias são medicamentos nefrotóxicos e nefropatia induzida por contraste. A hipoxemia pode provocar destruição celular e alterar a função renal. A terapia renal substitutiva (diálise) pode ser necessária para dar suporte aos pacientes com SDMO e LRA.

Pacientes com SDMO podem desenvolver disfunção hepática identificada pela presença de colestase e icterícia. Os níveis de bilirrubina permitem determinar a gravidade da disfunção com base no sistema de pontuação de SDMO. Muito provavelmente, a elevação nos níveis de bilirrubina resulte de escape de bile nos canalículos hepáticos danificados por citotoxinas e mediadores inflamatórios. A elevação dos reagentes de fase aguda, como a proteína C reativa e a α_1-antitripsina, é comum durante os estágios inflamatórios da SDMO. Geralmente, a disfunção hepática identificada na SDMO não apresenta nenhum risco de vida. Não há terapia de suporte específica direcionada exclusivamente para o fígado, de maneira que o suporte constante aos outros sistemas é tudo o que deve ser feito.

CORRELAÇÃO COM O CASO CLÍNICO

- Ver também Caso 1 (Detecção precoce de doença crítica), Caso 3 (Escores e prognósticos dos pacientes), Caso 22 (Insuficiência hepática aguda) e Caso 23 (Lesão renal aguda).

QUESTÕES DE COMPREENSÃO

33.1 Um homem com 63 anos de idade, previamente hígido, foi internado na UTI com sepse por pneumonia no lobo inferior direito. O paciente recebeu antibióticos de amplo espectro e está em VM. Os parâmetros do respirador são ventilação por volume controlado, com VAC de 9 mL/kg, concentração do oxigênio de 60% e PEEP de 8. Há dois dias, a radiografia torácica mostrou infiltrados bilaterais difusos, e a PaO_2/FiO_2 está 195. A SaO_2 é de 85%. O tratamento mais adequado para este paciente é:
   A. Aumentar o volume de ar corrente
   B. Diminuir a PEEP
   C. Aumentar a cobertura antibiótica
   D. Elevar a PEEP e reduzir o volume de ar corrente
   E. Fazer broncoscopia para excluir pneumonia atípica

33.2 Um homem com 35 anos de idade e histórico de abuso crônico de álcool foi internado por pancreatite grave aparentemente não necrótica, de acordo com a TC. O paciente foi internado na UTI por insuficiência respiratória e redução do débito urinário. A bilirrubina total está 3,8 mg/dL. Não há histórico de colelitíase, e a ultrassonografia (US) mostrou que a anatomia da árvore biliar é normal. A causa mais provável da falência de múltiplos órgãos é:
   A. Liberação de enzimas pancreáticas para o interior da circulação, degradando as proteínas séricas
   B. Infecção pancreática
   C. Obstrução da drenagem biliar
   D. Desnutrição pelo alcoolismo crônico
   E. Liberação de citocinas inflamatórias provenientes dos monócitos

33.3 Um homem com 21 anos sofreu um ferimento por arma de fogo no abdome. Foram realizadas várias ráfias entéricas e ressecado um pequeno segmento do intestino delgado. Após 36 horas, o paciente permanece em VM e apresenta leucocitose progressiva, taquicardia e febre. Qual, entre as afirmações abaixo, é a mais correta em relação a um possível diagnóstico de SDMO para este paciente?
   A. Provavelmente este paciente tenha SDMO com base na febre e na leucocitose
   B. Provavelmente este paciente tenha SDMO com base na infecção abdominal
   C. Provavelmente este paciente não tenha SDMO
   D. Provavelmente este paciente não tenha SDMO devido à faixa etária

33.4 O melhor tratamento para SDMO é:
A. Preventivo
B. Ressuscitação volêmica agressiva
C. Diálise
D. Ventilação pulmonar protetora
E. Nutrição enteral

RESPOSTAS

33.1 **D.** Este paciente está hipóxico e apresenta SARA. O princípio básico do tratamento da SARA é a redução na incidência de volutrauma e barotrauma. Deve-se reduzir o volume de ar corrente, elevar a PEEP e manter uma oxigenação adequada. Pode-se aceitar hipercapnia permissiva desde que o pH não caia abaixo de 7,2. A saturação de oxigênio baixa neste paciente deve ser tratada com redução do volume de ar corrente e elevação da PEEP, utilizando-se a estratégia do protocolo ARDSNet para ventilação pulmonar protetora. Na maior parte das vezes, pneumonia atípica ocorre em hospedeiros imunocomprometidos. Portanto, não se trata de um diagnóstico provável neste paciente, previamente hígido.

33.2 **E.** Os outros mecanismos podem ser os fatores desencadeantes e contribuintes, ao passo que a resposta inflamatória sistêmica é secundária à liberação de citocinas pelos monócitos que foram ativados. Em circunstâncias normais, a liberação de citocinas diminui na medida em que melhora a patologia desencadeadora do quadro. Às vezes, a cascata inflamatória não regride e se transforma em uma alça de retroalimentação positiva. Este é o início da SDMO.

33.3 **C.** Neste paciente, a leucocitose crescente, a febre e a taquicardia podem significar inúmeras complicações possíveis. Na atual circunstância, lesões intra-abdominais que possam ter passado despercebidas e infecção intra-abdominal são possibilidades distintas. Da mesma forma, este paciente, que é vítima de um trauma e que, recentemente, se submeteu a uma laparotomia emergencial devido a lesões intra-abdominais, corre o risco de desenvolver pneumonia. O momento desses sintomas não é compatível com o quadro típico de SDMO, que, em geral, ocorre após alguns dias a semanas depois da lesão inicial. Além disso, não há evidências de LRA, lesão hepática ou lesão pulmonar.

33.4 **A.** O tratamento mais adequado da SDMO é o suporte e a prevenção. Ressuscitação, diálise, nutrição enteral, ventilação pulmonar protetora são tratamentos ou modalidades de suporte em pacientes com SDMO. No entanto, o tratamento ideal é a identificação dos pacientes com risco de desenvolver SDMO e o início imediato de cuidados apropriados antes que a síndrome ocorra. Com frequência, os cuidados de suporte mencionados são necessários logo após o início da SDMO.

REFERÊNCIAS

Barie PS, Hydo LJ, Pieracci FM, Shou J, Eachempati SR. Multiple organ dysfunction syndrome in critical surgical illness. Surg *Infect (Larchmt)*. 2009 Oct;10(5):369-377.

Dewar D, Moore FA, Moore EE, Balogh Z. Postinjury multiple organ failure. *Injury*. 2009 Sep;40(9): 912-928.

Mizock BA. The multiple organ dysfunction syndrome. *Dis Mon*. 2009 Aug;55(8):476-526.

CASO 34

Um homem com 69 anos de idade foi internado no hospital há 10 dias por um volvo de colo intestinal complicado por perfuração colônica e peritonite fecal. O paciente foi submetido à cirurgia, recebeu antibioticoterapia e necessitou de ventilação mecânica (VM). No dia anterior, ele havia sido extubado e estava se sentindo bem até esta manhã. Nesta manhã, o paciente está com taquicardia persistente, variando de 100 a 110 batimentos por minuto (bpm), está sonolento e não interage com a família. Os familiares que o visitaram estão preocupados porque sentem que ele "não é a mesma pessoa". A tomografia computadorizada (TC) de crânio não mostrou anormalidades.

▶ Quais são as causas potenciais deste quadro?
▶ Quais são as manifestações de doenças endócrinas associadas a enfermidades críticas?

RESPOSTAS PARA O CASO 34
Endocrinopatias

Resumo: um homem com 69 anos de idade está se recuperando de uma sepse por peritonite causada por um processo gastrintestinal. Neste momento, o paciente está com o sensório alterado e taquicárdico. A TC é normal, o que sugere que as causas responsáveis pelo quadro atual provavelmente não sejam anatômicas.

- **Causas deste quadro:** a peritonite inicial e a resposta inflamatória subsequente causaram disfunção de múltiplos órgãos.
- **Manifestações de doenças endócrinas associadas a enfermidades críticas:** as alterações relacionadas a problemas endócrinos após enfermidades críticas incluem *mudanças comportamentais* (psicomotoras, cognitivas e transtornos do sono), *alterações cardiovasculares* (choque distributivo, síndrome da disfunção de múltiplos órgãos [SDMO]), *alterações metabólicas* (defeitos no metabolismo da glicose, perdas proteicas) e *alterações imunológicas* (aumento na suscetibilidade a infecções em função do aumento da supressão imune pela mudança no equilíbrio da relação entre as células TH_1/TH_2 favorecendo um excesso de células TH_2).

ANÁLISE

Objetivos

1. Conhecer os distúrbios cardiovasculares, metabólicos, comportamentais e imunes que podem ser produzidos por alterações endócrinas associadas a enfermidades críticas.
2. Reconhecer as manifestações de endocrinopatias na terapia intensiva.
3. Conhecer as medicações que podem contribuir para a ocorrência de endocrinopatias.

Considerações

Este paciente se tornou gravemente enfermo e sua permanência na UTI se prolongou após infecção intra-abdominal e sepse. Embora tenha apresentado uma melhora gradativa, a taquicardia persistente e o sensório alterado exigem uma investigação mais profunda. Neste ponto, exames como hemograma e bioquímica completos, gasometria arterial, radiografia torácica, eletrocardiograma (ECG) e enzimas cardíacas são bastante úteis para identificar causas cardiopulmonares. Outros potenciais focos infecciosos devem ser avaliados pelo exame físico, culturas e métodos de imagem. Além disso, causas anatômicas devem ser avaliadas pela TC de crânio.

Endocrinopatias também devem ser consideradas quando os pacientes críticos desenvolvem alterações cardiovasculares, metabólicas e neuropsiquiátricas, pois essas enfermidades podem afetar a homeostase de vários órgãos. Inicialmente, as agressões sépticas graves podem sobrepujar as respostas naturais ao estresse do corpo humano, reguladas principalmente pelo sistema nervoso autônomo (SNA) e pelo eixo hipotalâmico-hipofisário-suprarrenal (HHS), causando instabilidade hemodinâmica precoce que, em geral, está associada à alteração do sensório. Subsequentemente a essas respostas iniciais, os indivíduos gravemente enfermos podem entrar em um estado de hipercatabolismo, possivelmente produzido por disfunção tireóidea, manifesta clinicamente por taquicardia, fibrilação atrial (FA) ou agitação. Em idosos, o hipertireoidismo pode manifestar-se por letargia. O metabolismo elevado, secundário ao hipertireoidismo, pode ser avaliado pela dosagem sérica dos hormônios tireóideos e hipofisário. Com frequência, *delirium* e alterações cognitivas ocorrem em indivíduos que se recuperaram da síndrome da angústia respiratória aguda (SARA), sendo comuns relatos de disfunção cognitiva significativa, ansiedade e depressão. Embora as causas exatas dessas alterações neuropsiquiátricas ainda não tenham sido elucidadas, acredita-se que a resposta intensa aos mediadores inflamatórios e às citocinas possa alterar a homeostase neuro-hormonal e provocar disfunções neuropsiquiátricas.

ABORDAGEM ÀS Endocrinopatias

ABORDAGEM CLÍNICA

Sepse em pacientes gravemente enfermos

Diretrizes, como as oferecidas pela Surviving Sepsis Campaign (Campanha de Sobrevivência à Sepse), fornecem uma abordagem multidisciplinar para o tratamento de pacientes sépticos. A ressuscitação volêmica inicia com cristaloides isotônicos, conforme as seguintes metas: pressão arterial média (PAM) acima de 65 mmHg, pressão venosa central (PVC) de 8 a 12 e débito urinário superior a 0,5 mL/kg/h. Vasopressores, como noradrenalina ou dopamina, devem ser iniciados quando não for possível manter a PAM acima de 65 mmHg, apesar da administração adequada de líquidos. Pode-se também transfundir concentrado de hemácias (CHAD) para se atingir a meta de hemoglobina (Hb) de 7 a 9 g/dL. Entretanto, quando há acidose láctica, hemorragia ou isquemia coronariana, a meta de Hb deve ser de 10 g/dL. O início de antibióticos de amplo espectro para o controle do foco infeccioso deve ser imediato, com descalonamento após a disponibilidade dos resultados das culturas. No manejo das doenças críticas, os intensivistas devem permanecer em alerta para os distúrbios endócrinos, como insuficiência suprarrenal, hiper ou hipoglicemia, deficiência de vasopressina e disfunção tireóidea.

Resposta endócrina à doença crítica

Duas rotas fisiológicas são ativadas no estresse agudo: o SNA e o sistema endócrino. O SNA é ativado pelas catecolaminas secretadas pela medula suprarrenal, produzindo alterações cardiovasculares, metabólicas, imunes e endócrinas. **Na fase aguda da enfermidade, o sistema endócrino é responsável pela resposta adaptativa, mantendo a perfusão dos órgãos, reduzindo o anabolismo e suprarregulando a resposta imune. Na fase crônica da enfermidade, o sistema endócrino pode causar hipercatabolismo persistente e contribuir para a disfunção de órgãos.**

Sistema nervoso autônomo e arginina vasopressina

A resposta "bater ou correr" do sistema nervoso autônomo é produzida pela liberação de noradrenalina, adrenalina e dopamina a partir da medula suprarrenal. Esses hormônios produzem respostas adaptativas complexas sistêmicas e melhoram certas condições, aumentando o estado de alerta e causando vasoconstrição cutânea, vasodilatação das artérias da musculatura esquelética e das artérias coronárias, broncodilatação, taquicardia, taquipneia, dilatação pupilar e glicogenólise. Os órgãos mesentéricos também liberam catecolaminas durante o estresse, contribuindo com um percentual significativo dos níveis corporais totais. Normalmente, a liberação de catecolaminas pela síndrome da resposta inflamatória sistêmica (SIRS) típica diminui em 3 a 5 dias, o que pode ser inadequado no estresse grave, como é o caso do choque séptico. **Teoricamente, três vias importantes contribuem para o desenvolvimento de choque com vasodilatação: (1) produção excessiva de óxido nítrico (NO), (2) hiperpolarização da membrana celular provocando o relaxamento da musculatura lisa dos vasos sanguíneos e (3) deficiência relativa de vasopressina.**

Alguns pacientes sépticos apresentam resposta insuficiente às catecolaminas, podendo beneficiar-se da administração exógena de medicações vasoativas para manter a perfusão tecidual. Com frequência, a dopamina ou a noradrenalina são os agentes de primeira linha quando o choque séptico é refratário à reposição volêmica. A arginina vasopressina é um hormônio neuro-hipofisário que age sobre os receptores V_1 da musculatura dos vasos sanguíneos e sobre os receptores V_2 das células tubulares renais para preservar a homeostase, causando vasoconstrição arterial e tendo efeito antidiurético. Na sepse, alguns pacientes podem desenvolver deficiência relativa de vasopressina com infrarregulação dos receptores V_1, beneficiando-se de baixas doses de vasopressina exógena. Consequentemente, pacientes com choque séptico refratários à reposição volêmica e a doses elevadas de vasopressores convencionais podem ser candidatos à terapia com vasopressina.

Eixo hipotalâmico-hipofisário-suprarrenal

O estresse agudo também estimula o eixo HHS, que é essencial para a sobrevivência. No início, há aumento na secreção do hormônio liberador da corticotropina pelo núcleo paraventricular do hipotálamo, que, por sua vez, estimula a hipófise anterior a produzir hormônio adrenocorticotrófico (ACTH, do inglês *adrenocorticotrophic hormone*). Em seguida, o ACTH envia sinais para o córtex suprarrenal para produzir cortisol. O cortisol tem várias ações fisiológicas importantes sobre o metabolismo, incluindo efeitos estimulantes sobre os sistemas cardiovascular e imune. Durante situações de estresse, o cortisol eleva a glicemia ativando a gliconeogênese e inibindo a absorção da glicose pelos tecidos periféricos. Além disso, o cortisol ativa a lipólise nos tecidos adiposos e aumenta a liberação de ácidos graxos livres. O cortisol eleva a PA, tornando a musculatura dos vasos sanguíneos sensível às catecolaminas. Do ponto de vista imune, o cortisol produz efeitos anti-inflamatórios por meio da redução no número de linfócitos T e B, monócitos, neutrófilos e eosinófilos no sítio da inflamação.

Aproximadamente 10 a 20% dos pacientes críticos podem apresentar algum grau de insuficiência suprarrenal, com uma incidência documentada de até 60% em pacientes com choque séptico. Resistência aos glicocorticoides é um fenômeno geralmente descrito em pacientes sépticos. Observações sugerem que os mediadores liberados em pacientes críticos, principalmente nos sépticos, podem estimular ou alterar a síntese e a ativação de cortisol por meio de ações no eixo HHS e nos receptores dos glicocorticoides.

Existem três ensaios laboratoriais para a detecção de insuficiência suprarrenal. O primeiro é o nível sérico de **cortisol**, que reflete a concentração hormonal total. A desvantagem da análise do nível sérico de cortisol é que o cortisol livre, em vez da fração ligada às proteínas, é o real responsável pelas funções fisiológicas do hormônio. Na maior parte dos pacientes críticos, os níveis da globulina de ligação com os corticosteroides são reduzidos. Além disso, com a estimulação aguda da hipófise, o aumento no cortisol livre é substancialmente mais pronunciado do que a elevação nas concentrações do cortisol total. Por isso, o nível sérico do cortisol total possivelmente não reflita com precisão os níveis de cortisol livre e a função suprarrenal em pacientes críticos. A mensuração do cortisol livre é preferida, embora esse tipo de ensaio não seja amplamente disponível. **O teste de estimulação com a cosintropina mede a alteração (aumento) no nível de cortisol sérico após a administração de uma dose de 250 µg de ACTH sintético. Aumentos inferiores a 9 µg/dL dentro de 60 minutos indicam a incapacidade das glândulas suprarrenais em responder de forma adequada à estimulação do ACTH.** Entretanto, esse teste tem suas limitações, tendo em vista que não avalia a integridade do eixo HHS, a resposta do eixo HHS a outros tipos de estresse, como hipotensão ou hipoglicemia, ou a adequação dos níveis de cortisol em situações de estresse.

Em um estudo multicêntrico controlado e randomizado, Annane e colaboradores constataram que houve melhora na sobrevida com sete dias de corticoterapia em pacientes com choque séptico dependentes de catecolaminas e não responsivos à cosintropina. Em outro estudo controlado randomizado realizado em 2008 (The Corticus Trial), não foi encontrada diferença na mortalidade de pacientes sépticos após a administração de corticoides, a despeito da resposta à cosintropina. Na realidade, esse estudo identificou uma reversão mais rápida do choque em pacientes tratados com corticoides, em comparação aos pacientes que receberam placebo. É possível que esses resultados aparentemente conflitantes sejam explicados pelo fato dos pacientes do estudo de Annane serem mais graves. Em 2008, com base em uma metanálise de seis estudos controlados randomizados, o American College of Critical Care Medicine divulgou um consenso sugerindo o uso de **hidrocortisona** em pacientes com choque séptico, em particular nos indivíduos que reagiram insatisfatoriamente à ressuscitação volêmica e aos agentes vasopressores. A decisão de tratar pacientes sépticos com corticoides se fundamenta em critérios clínicos, e não no resultado de testes de estimulação da cosintropina ou de outros testes da função suprarrenal.

Insulina

Com frequência, enfermidades críticas e sepse causam hiperglicemia em pacientes com ou sem histórico de diabetes melito (DM). As causas de hiperglicemia induzida por enfermidades críticas incluem inibição da liberação de insulina mediada por catecolaminas, além de síntese e liberação de glicose induzidas por corticoides e citocinas pró-inflamatórias. Além disso, a disfunção das células β do pâncreas, a disfunção da produção de glicose hepática e a resistência periférica à insulina são outros fatores que contribuem para a hiperglicemia. Em pacientes críticos, a hiperglicemia contribui para o aumento de morbidade e mortalidade por vários mecanismos, incluindo aumento da carga oxidativa, ativação de vias sinalizadoras de estresse e alteração na função dos neutrófilos. Além disso, a hiperglicemia está associada ao aumento no risco de infarto do miocárdio, complicações na cicatrização de feridas e aumento na mortalidade em pacientes depois de cirurgias, traumas e neurotrauma.

A insulinoterapia intensiva reduziu a mortalidade em um estudo controlado randomizado envolvendo pacientes submetidos à cirurgia cardíaca em VM. Esses benefícios foram observados em pacientes com ou sem diabetes e, aparentemente, foram mais significativos em pacientes com falência de múltiplos órgãos (FMO) induzida por sepse e com permanência na UTI superior a cinco dias. **Originalmente, de acordo com o estudo supracitado, a meta para valores glicêmicos de 80 a 110 mg/dL foi sugerida como a mais benéfica para pacientes críticos. No entanto, evidências mais recentes sugerem que o valor alvo de 140 a 180 mg/dL é mais apropriado e produz menos complicações relacionadas à hipoglicemia, em comparação com os valores de 80 a 110 mg/dL.**

Eixo hipotalâmico-hipofisário-tireóideo

Os hormônios produzidos pela tireoide são regulados pelo hormônio liberador da tireotrofina (TRH, do inglês *thyrotropin-releasing hormone*) e pelo hormônio estimulante da tireoide (TSH, do inglês *thyroid-stimulating hormone*), liberados pelo hipotálamo e pela hipófise anterior, respectivamente. A ação dos hormônios tireóideos eleva a taxa metabólica basal, afeta a síntese de proteínas e aumenta a sensibilidade dos tecidos às catecolaminas. A tiroxina (T_4) é o principal hormônio produzido pela tireoide, sendo subsequentemente desiodado nos tecidos extratireóideos para a forma ativa, a triiodotironina (T_3). Aproximadamente 99% de todo T_3 e T_4 se ligam às globulinas de ligação com a tiroxina e a outras proteínas plasmáticas. A forma fisiologicamente ativa é livre e pode ser mensurada laboratorialmente.

A **síndrome do paciente eutiróideo**, também conhecida como síndrome do T_3 baixo em relação ao T_4 ou síndrome da enfermidade não tireóidea, é identificada com frequência em pacientes críticos. Esta condição se caracteriza por uma queda aguda de T_3, seguida em 24 a 48 horas por uma queda de T_4. A causa é a inibição da conversão de T_4 em T_3, provocando uma elevação do T_3 reverso (rT_3). Em geral, o TSH aumenta de forma rápida e temporária no início do quadro, posteriormente permanecendo no limite inferior da normalidade e sem ritmo circadiano. Embora esse fato possivelmente reflita um mecanismo adaptativo com o objetivo de reduzir o hipercatabolismo, esse processo está associado a um aumento na mortalidade, independentemente da ausência de sintomas evidentes de hiper ou hipotireoidismo. Um estudo controlado randomizado de pequeno porte não mostrou benefício em mortalidade com a administração exógena de T_4 *versus* placebo em pacientes críticos com esse distúrbio. Outro estudo de coorte não randomizado não mostrou diferença no desfecho clínico em pacientes que receberam infusão contínua de TRH. Atualmente, não se recomenda a correção dos níveis de hormônio tireóideo na síndrome do paciente eutireóideo.

Eixo somatotrófico

O hormônio do crescimento (GH, do inglês *growth hormone*), que apresenta secreção pulsátil pela hipófise anterior, tem efeitos corporais anabólicos, aumentando a lipólise e a síntese proteica e reduzindo a absorção de glicose nos hepatócitos. A atividade do GH é mediada pelo fator de crescimento 1 similar à insulina (IGF-1, do inglês *insulin-like growth factor 1*), que se conjuga às proteínas de ligação do fator de crescimento 1 similar à insulina (IGFBP, do inglês *insulin-like growth factor binding protein*), o que aumenta a sua meia-vida e reduz a sua biodisponibilidade. A fase aguda da doença crítica se caracteriza por redução na liberação pulsátil do GH, por níveis elevados de GH basal e por níveis baixos de IGF-1 e IGFBP. A liberação de citocinas durante o estresse provoca uma resistência generalizada ao GH devido à infrarregulação de seus receptores, reduzindo a atividade anabólica e fornecendo energia metabólica à custa da perda das proteínas musculares. Esse mecanismo produz efeitos danosos em pacientes críticos, incluindo retardo na cicatrização, depressão da função imune e disfunção muscular respiratória. Dois grandes estudos clínicos que investigaram se o GH exógeno poderia reverter o hipercatabolismo não encontraram benefício e, na realidade, constataram aumento no risco de infecção e morte. Atualmente, não há evidências confirmando que agentes farmacológicos que atuem no eixo somatotrófico tenham benefício no desfecho clínico de pacientes críticos.

Eixo hipotalâmico-hipofisário-gonadal

Os hormônios gonadais, que interagem com os receptores de androgênio e de estrogênio, são mediados pelo hormônio luteinizante (LH, do inglês *luteinizing hormone*) e pelo hormônio folículo-estimulante (FSH, do inglês *follicle-stimulating hormone*) liberados pela hipófise anterior. Por sua vez, o LH e o FSH são regulados pelo hormônio liberador de gonadotrofinas, cuja secreção ocorre no hipotálamo. Nos homens, níveis baixos de testosterona estão associados a doenças críticas agudas e crônicas, sendo diretamente relacionados à mortalidade. Mulheres podem apresentar "amenorreia hipotalâmica do estresse". Embora a suplementação de estrogênio tenha se mostrado benéfica em pacientes críticos, as recomendações atuais não endossam a reposição rotineira de hormônio sexual. Além disso, o uso de estrogênio pode elevar o risco de tromboembolismo venoso.

Distúrbios do sono em unidade de terapia intensiva

Os distúrbios do sono são comuns na UTI. Nesses distúrbios, ocorrem redução no sono noturno, redução ou ausência de sono profundo e rompimento do padrão circadiano. Além disso, geralmente, os pacientes críticos relatam ansiedade, medo e pesadelos associados ao sono durante e após a permanência na UTI. O ciclo normal sono-vigília é controlado por interações complexas entre neurotransmissores como catecolaminas, glutamato, histamina, melatonina e acetilcolina. A produção de melatonina pela glândula pineal segue um padrão de variação diurna e é responsável pela promoção do sono noturno. Observou-se que pacientes sépticos apresentam secreção contínua e sem oscilação da melatonina. Acredita-se que a produção alterada de melatonina seja benéfica durante a sepse, considerando que possui propriedades antioxidantes. Pacientes críticos também podem ter falta de sono por perturbações na atividade do eixo HHS, que é responsável pela modulação da liberação de cortisol após o estresse. Comprovadamente, o cortisol inibe o sono. Devido a essas alterações endógenas, assim como devido aos estímulos externos, 60% dos pacientes na UTI relatam perturbações do sono.

Distúrbios endócrinos induzidos por medicamentos

Disfunção no eixo hipofisário-suprarrenal induzida por medicamentos. Com frequência, o **etomidato** é usado para indução na intubação em sequência rápida. A infusão contínua de etomidato foi muito utilizada na década de 1980, porém essa prática foi descontinuada após a descoberta de que este medicamento está associado a uma elevação na mortalidade devido à disfunção suprarrenal. Existem relatos de que uma única dose de etomidato contribui para a disfunção suprarrenal, embora isto seja incomum, o que sugere um risco mínimo. Em pacientes sépticos, uma única dose de etomidato pode produzir insuficiência suprarrenal clinicamente significativa. Nesse grupo de pacientes, o nível de disfunção suprarrenal pode contribuir para desfechos clínicos insatisfatórios. Portanto, as recomendações atuais sugerem que a cetamina seja um agente mais apropriado para indução na intubação em sequência rápida nos pacientes sépticos. Acredita-se que o efeito do etomidato sobre a disfunção suprarrenal resulte de um bloqueio da enzima envolvida na conversão final do colesterol em cortisol e que seja dependente da dose.

A corticoterapia crônica é comum em pacientes críticos. Pacientes com histórico de corticoterapia crônica correm o risco de desenvolver insuficiência suprarrenal durante estados de estresse, embora a dose e a duração do uso prévio de corticoides não sejam preditores desta complicação. Recomenda-se que pacientes hipotensos e com histórico de corticoterapia crônica recebam reposição esteroidal, enquanto pacientes que não estejam hipotensos devem ser monitorados cuidadosamente para verificar a presença de sinais de insuficiência, em vez de receberem reposição empírica.

Medicamentos que provocam suprarregulação da atividade do citocromo P-450 (CYP-450) podem aumentar o metabolismo do cortisol (decomposição química) e contribuir para a insuficiência suprarrenal. Exemplos dessa classe de agentes são rifampina, fenobarbital e fenitoína. Os efeitos farmacológicos podem ser observados dentro de sete dias após o início da terapia, e o uso destes fármacos exige monitorização rigorosa dos efeitos clínicos.

Antifúngicos que inibem o CYP-450 podem produzir insuficiência suprarrenal pela supressão da esteroidogênese dependente do citocromo P-450. O cetoconazol é o antifúngico associado à insuficiência suprarrenal mais bem documentado. O fluconazol e o intraconazol são agentes que produzem insuficiência suprarrenal com menos frequência, em comparação com o cetoconazol. Os pacientes que recebem terapia antifúngica devem ser monitorados de perto devido ao grande potencial para insuficiência suprarrenal clinicamente significativa.

Disfunção tireóidea induzida por medicamentos. A infusão de dopamina está associada à ocorrência da **síndrome da doença não tireóidea.** Esse efeito se relaciona à redução na concentração do TSH e à queda da produção de T_4. Os efeitos da dopamina sobre a função tireóidea podem ser observados dentro de 24 horas após o início da infusão, sendo que esses efeitos se revertem completamente dentro de 24 horas após o término da infusão.

O **lítio** se concentra na tireoide e pode **diminuir a liberação de tiroxina.** Hipotireoidismo e formação de gota podem ocorrer em indivíduos com ingestão prolongada de lítio. Existem relatos de hipotireoidismo em aproximadamente 20% de indivíduos com ingestão de lítio por 10 anos ou mais.

Com frequência, prescreve-se **amiodarona** para o manejo de arritmias atriais ou ventriculares. Em termos de peso, **37% da amiodarona se compõem de iodo**, sendo que, estruturalmente, este medicamento se assemelha ao T_4. A administração de amiodarona a curto e longo prazo tem o potencial para produzir **tireotoxicose.** A tireotoxicose-1 induzida por amiodarona (AIT-1, do inglês *amiodarone-induced thyrotoxicosis-1*) ocorre quando o indivíduo possui doença tireóidea prévia. Esse tipo de problema é tratado com medicações antitireóideas, como o metimazol ou o propiltiouracil. A AIT-II é uma tireoidite induzida por amiodarona que destrói a glândula e libera o hormônio tireóideo, sendo que a administração de corticoides é a forma mais adequada de tratar essa condição. Devido à meia-vida longa da amiodarona (50 a 100 dias), as ATIs podem ocorrer muito tempo depois da interrupção do medicamento.

Um aspecto interessante é que a **amiodarona pode causar hipotireoidismo,** embora, neste momento, não se conheça os mecanismos envolvidos. Indivíduos com histórico de tireoidite de Hashimoto apresentam risco elevado de desenvolver hipotireoidismo A maior parte dos casos de hipotireoidismo é branda e pode ser tratada com reposição de T_4 ou com a interrupção da amiodarona.

> **CORRELAÇÃO COM O CASO CLÍNICO**
>
> - Ver também Caso 15 (Arritmias cardíacas), Caso 19 (Sepse) e Caso 33 (Disfunção de múltiplos órgãos).

QUESTÕES DE COMPREENSÃO

34.1 Um homem com 44 anos de idade foi hospitalizado para tratamento de choque séptico causado por pneumonia e foi ressuscitado volemicamente com cristaloides para atingir uma PVC de 18 mmHg. A partir de então, foi iniciada infusão de noradrenalina. Apesar dessas medidas, a PAM permaneceu abaixo de 65 mmHg. O início da infusão de 0,03 U/min de vasopressina não produziu benefício. Acredita-se que o regime antimicrobiano em uso seja apropriado para esse quadro infeccioso. Qual é, entre as alternativas a seguir, o manejo mais adequado neste paciente?

A. Realizar um teste de estimulação com cosintropina e administrar hidrocortisona se a resposta suprarrenal for insuficiente
B. Administrar 100 µg de T_4
C. Mensurar o nível plasmático da vasopressina
D. Administrar 100 µg de cortisol por via intravenosa
E. Transfundir 2 U de CHAD

34.2 Uma mulher com 55 anos de idade e histórico de gota desenvolveu febre, taquicardia e ansiedade 12 horas após o início de uma infusão de amiodarona para arritmias ventriculares. Observou-se que o TSH sérico é inferior a 0,01. Qual afirmação descreve mais fielmente sua condição atual?

A. Esta paciente está com hipotireoidismo induzido pela amiodarona
B. Administração de corticoides é o tratamento ideal para esta condição
C. Esta paciente está com tireoidite induzida pela amiodarona
D. O uso de propiltiouracil é o tratamento mais adequado para esta condição
E. Administração de iodo é o tratamento usado para esta condição

34.3 Qual é, entre as afirmações a seguir, a descrição mais fiel da abordagem atualmente recomendada para o controle glicêmico em UTI?

A. Controle rigoroso da glicemia com a meta de atingir níveis glicêmicos de 80 a 110 é uma forte recomendação para pacientes no período pós-operatório
B. A meta de controle glicêmico para atingir níveis de 140 a 180 está associada a taxas mais baixas de morbidade e de mortalidade do que os níveis de 80 a 110
C. Aparentemente, o controle glicêmico em UTI não produz benefícios clínicos

D. De maneira geral, a hiperglicemia não chega a ser um problema, a menos que os indivíduos estejam recebendo nutrição parenteral total (NPT)
E. Níveis glicêmicos acima de 180 estão associados a melhora no desfecho neurológico do trauma craniencefálico

RESPOSTAS

34.1 **D.** Este paciente apresenta choque séptico persistente, a despeito da ressuscitação volêmica. Ele segue refratário à noradrenalina e a uma dose baixa de vasopressina. Com base nos achados de uma metanálise de seis estudos controlados randomizados e nas recomendações consensuais do American College of Critical Care Medicine, a administração de hidrocortisona é uma hipótese a ser considerada no caso deste indivíduo. A reposição de T_4 e as transfusões de sangue não desempenham nenhum papel no tratamento do choque séptico refratário aos vasopressores. A mensuração dos níveis séricos de vasopressina não é importante para a tomada de decisão clínica.

34.2 **D.** Esta paciente apresenta evidência clínica e bioquímica de hipertireoidismo. A condição pode ou não ter sido induzida pela amiodarona. Em qualquer um dos casos, o tratamento apropriado é a administração de medicações antitireóideas, como o propiltiouracil. A amiodarona também pode produzir hipertireoidismo através de uma tireoidite autoimune, embora esse processo normalmente leve mais de 12 horas.

34.3 **B.** As evidências atuais sugerem que a meta para o controle glicêmico está entre 140 e 180, em vez de 80 a 110, pois há um número menor de episódios hipoglicêmicos.

DICAS CLÍNICAS

▶ A dopamina e a noradrenalina são as drogas de primeira linha para manter a perfusão tecidual no choque séptico após ressuscitação volêmica adequada.
▶ A arginina vasopressina pode ser indicada para em pacientes com hipotensão refratária a doses elevadas de vasopressores e nos pacientes críticos com suspeita de deficiência relativa de vasopressina.
▶ A hidrocortisona deve ser considerada em casos de choque séptico, se houver hipotensão refratária à reposição volêmica e às drogas vasopressoras e se o paciente possuir evidência clínica de insuficiência suprarrenal.
▶ O tratamento de pacientes sépticos com corticoides deve ser uma decisão clínica, não devendo ser tomada com base em resultados de testes de função suprarrenal.
▶ A insulinoterapia com a meta de níveis glicêmicos de 140 a 180 é benéfica em pacientes críticos.
▶ A síndrome da doença não tireóidea pode ocorrer em indivíduos gravemente enfermos, embora, atualmente, não seja recomendada qualquer intervenção para restaurar os níveis tireóideos à normalidade.
▶ Há uma relação linear entre esteroides gonadais e mortalidade em pacientes críticos, embora a literatura atual não dê suporte à reposição exógena.

REFERÊNCIAS

Annane D. Effect of treatment with low doses of hydrocortisone and fludrocortisones on mortality in patients with septic shock. *JAMA*. 2002;288:862.

Bello G, Paliani MG, Pontecorvi A, Antonelli M. Treating nonthyroidal illness syndrome in the critically ill patients: still a matter of controversy. *Curr Drug Targets*. 2009;10:778-787.

Bougle A, Annane D. Endocrinopathy. In: Gabrielli A, Layon AJ, Yu M, eds. *Civetta, Taylor, and Kirby's Critical Care*. 4th ed. Philadelphia, PA: Lippincott Williams & Wilkins; 2009:2411-2427.

Marik PE, Pastore SM, Annane D, et al. Recommendations for the diagnosis and management of corticosteroid insufficiency in critically ill adult patients: consensus statements from an international task force by the American College of Critical Care Medicine. *Crit Care Med*. 2008;36:1937-1949.

Sprung CL, Annane D, Keh D, et al. Hydrocortisone therapy for patients with septic shock. *N Engl J Med*. 2008;358:111-124.

Thomas Z, Bandali F, McCowen K, Malhotra A. Drug-induced endocrine disorders in the intensive care unit. *Crit Care Med*. 2010;38(6):S219-S230.

CASO 35

Uma mulher G1P0* com 18 anos de idade na 34ª semana de gestação se apresentou, na unidade de triagem obstétrica, com queixa de cefaleia grave. Ela afirma que se sentia incomodada com a luminosidade excessiva. O histórico pré-natal é normal. No primeiro trimestre, as mensurações da pressão arterial (PA) estavam na faixa de 100/60 mmHg. O exame físico apresentou os seguintes achados: PA, 180/105 mmHg; frequência cardíaca (FC), 98 batimentos por minuto (bpm); temperatura, 36,9 °C; frequência respiratória (FR), 12 inspirações por minuto (ipm). O exame cardiopulmonar foi normal. O abdome não está doloroso à palpação, e a altura do fundo do útero é de 27 cm. Os batimentos cardíacos fetais estão em 135 bpm, com desacelerações variáveis e ocasionais na monitorização fetal externa. Não há contrações uterinas. O exame da vagina revela um colo do útero longo, posterior e fechado. Durante o exame, observou-se que a paciente apresentava contraturas faciais e no momento está apresentando convulsões tônico-clônicas nas extremidades superiores e inferiores.

▶ Qual é o diagnóstico mais provável?
▶ Qual é o próximo passo?
▶ Quais são as considerações mais importantes no manejo desta paciente?

---
* N. de R.T. A letra G refere-se ao número de gestações e, a letra P, ao número de partos.

RESPOSTAS PARA O CASO 35
Eclâmpsia

Resumo: uma mulher G1P0 com 18 anos de idade está na 34ª semana de gestação e se queixa de cefaleia grave e fotofobia. A PA é de 180/105 mmHg, e a altura do fundo do útero é de 27 cm. Os batimentos cardíacos fetais são de 135 bpm, com desacelerações variáveis e ocasionais na ausência de contrações uterinas. O colo do útero está desfavorável. Durante o exame, percebeu-se que a paciente apresentava contraturas faciais e, no momento, está apresentando convulsões tônico-clônicas nas extremidades superiores e inferiores.

- **Diagnóstico mais provável:** eclâmpsia. Outros diagnósticos a serem considerados incluem epilepsia, intoxicação farmacológica, abstinência de medicamentos, abstinência de álcool e anormalidades no sistema nervoso central (SNC) como infarto cerebral, hemorragia cerebral, trombose venosa, trauma craniencefálico (TCE), infecções, neoplasia e alterações metabólicas.
- **Próximos passos:** (1) manutenção da patência das vias aéreas, (2) prevenção de aspiração colocando a mãe em decúbito lateral esquerdo e elevando a cabeceira do leito, (3) suplementação de oxigênio (8 a 10 L/min) com máscara facial durante os episódios convulsivos, (4) providenciar acesso intravenoso, (5) administrar sulfato de magnésio por via intravenosa ou intramuscular, (6) monitorização constante da FR, do pulso e da PA, e (7) chamar o obstetra para fazer o parto.
- **Considerações importantes no manejo desta condição:** a meta mais importante no manejo de pacientes com eclâmpsia é estabilizar a mãe. A bradicardia fetal e/ou a desaceleração da FC pode ocorrer durante episódios convulsivos. Ambas as condições desaparecem com a interrupção da eclâmpsia.

ANÁLISE

Objetivos

1. Conhecer os distúrbios hipertensivos na gestação.
2. Descrever eclâmpsia e priorizar o seu manejo.
3. Conhecer o tratamento de eclâmpsia.
4. Identificar as complicações comuns da pré-eclâmpsia.

Considerações

Esta paciente com 18 anos de idade se apresentou com **hipertensão,** PA de 180/105 mmHg, cefaleia e fotofobia, sendo que todas essas condições são preocupantes em casos de pré-eclâmpsia grave. No momento, a **convulsão tônico-clônica generalizada** progrediu para **eclâmpsia, que aumenta consideravelmente o risco para a mãe e para o feto.**

- É imprescindível controlar a PA e chamar um obstetra, porém, em primeiro lugar, a paciente deve ser estabilizada e receber **sulfato de magnésio para evitar a ocorrência de novas convulsões.**
- Como as convulsões eclâmpticas podem ser violentas, esta paciente deve ser protegida. Considerando que ela sofreu uma convulsão tônico-clônica generalizada, é provável que fique imóvel e confusa devido ao estado pós-ictal. Algumas pacientes eclâmpticas podem entrar em coma com tempo de duração variável. Levando-se em consideração que as pacientes eclâmpticas podem tornar-se combativas após uma convulsão ou podem sofrer outra convulsão, **recomenda-se erguer as grades do leito e proteger o encosto da cabeça. A inserção de uma espátula dentro da boca impede que a paciente morda a língua, porém pode provocar reflexo de vômito ou causar danos aos dentes. A contenção física não é recomendável.**
- A suplementação de oxigênio com uma máscara facial evita a ocorrência de hipóxia na gestante e no bebê. A avaliação constante dos sinais vitais é muito importante, assim como do débito urinário, da proteinúria e do edema periférico.
- A administração de sulfato de magnésio intravenoso evita a ocorrência de futuras convulsões e de complicações associadas. **O tratamento inclui uma dose de ataque de 6 g de sulfato de magnésio durante 15 minutos, seguida da administração contínua de 2 a 3 g por hora.** Considerando que o sulfato de magnésio possui uma faixa terapêutica estreita de 2 a 3,5 mmol/L, a paciente deve ser monitorada quanto à presença de **hiporreflexia e depressão respiratória.** O sulfato de magnésio deve ser mantido por 24 horas no período pós-parto, pois, em geral, as convulsões persistem durante o trabalho de parto, no parto e depois do parto. No caso de estado de mal epiléptico resistente ao sulfato de magnésio, a paciente deverá ser intubada e profundamente sedada.
- Além do controle das convulsões, também é necessário controlar a PA com **hidralazina ou labetalol,** com uma meta de pressão arterial sistólica (PAS) inferior a 160 mmHg e de pressão arterial diastólica (PAD) abaixo de 100 mmHg. Além disso, é extremamente importante monitorar os níveis de hemoglobina (Hb), plaquetas, creatinina sérica (CrS), enzimas hepáticas e desidrogenase láctica (LDH) para identificar a síndrome HELLP (do inglês *hemolysis, elevated liver enzymes and low platelets* [hemólise, nível elevado de enzimas hepáticas e baixo nível de plaquetas]).
- **O único tratamento curativo para eclâmpsia é o parto.** Após a estabilização do estado da mãe, o ideal é realizar o parto normal para evitar os riscos do parto cesariano.
- A altura do fundo do útero de 27 cm significa que o feto é pequeno para a idade gestacional, e a causa provável disso é o fluxo sanguíneo uteroplacentário deficiente, secundário à hipertensão da gestante. O feto corre o risco de retardo no crescimento intrauterino e de efeitos fetais adversos, o que justifica acompanhamento regular e monitorização cuidadosa.

ABORDAGEM À
Doença hipertensiva na gestação

DEFINIÇÕES

HIPERTENSÃO CRÔNICA: é PA **igual ou superior a 140/90 mmHg** antes do início da gravidez ou diagnosticada **antes da 20ª semana de gestação** não atribuível à doença trofoblástica gestacional ou à hipertensão diagnosticada pela primeira vez após a 20ª semana de gestação e que tenha persistido depois de 12 semanas após o parto.

ECLÂMPSIA: desenvolvimento de **convulsões do tipo grande mal** durante a gestação que não estejam relacionadas a alguma condição preexistente.

HIPERTENSÃO GESTACIONAL: hipertensão início recente **igual ou superior a 140/90 mmHg após a 20ª semana de gestação sem desenvolvimento de proteinúria** e associada à PA normal dentro de 12 semanas após o parto.

SÍNDROME HELLP: anemia hemolítica, nível elevado de enzimas hepáticas e baixo nível plaquetário.

PRÉ-ECLÂMPSIA LEVE: hipertensão de início recente com **PA ≥ 140/90 mmHg e proteinúria acima de 300 mg/24 horas após a 20ª semana de gestação.**

HIPERTENSÃO GESTACIONAL GRAVE: hipertensão de início recente **igual ou superior a 160/105 mmHg após a 20ª semana de gestação sem proteinúria** e associada à PA normal dentro de 12 semanas após o parto.

PRÉ-ECLÂMPSIA GRAVE: hipertensão de início recente com **PA ≥ 160/110 mmHg, excreção de proteínas urinárias ≥ 5 g por 24 horas,** além de evidências de **envolvimento de outros órgãos,** como função hepática alterada, trombocitopenia, oligúria (≤ 500 mL em 24 horas), edema pulmonar, dor epigástrica ou no quadrante superior direito, alterações visuais ou cerebrais e/ou restrição no crescimento fetal.

SOBREPOSIÇÃO DE PRÉ-ECLÂMPSIA E HIPERTENSÃO CRÔNICA: **proteinúria de início recente ≥ 300 mg/24 horas em mulheres hipertensas, na ausência de proteinúria antes da 20ª semana de gestação,** ou elevação súbita na proteinúria, na PA ou na contagem de plaquetas < 100.000 μl em mulheres com hipertensão e proteinúria antes de 20 semanas de gestação.

ABORDAGEM CLÍNICA

Epidemiologia

A **tríade mortal da gestação** se caracteriza pela presença de **embolia, distúrbios hipertensivos e hemorragia.** Essas três complicações contribuem significativamente para a morbidade e mortalidade maternas, complicando entre 5 a 10% de todas as gestações. **Os distúrbios hipertensivos são as complicações mais perigosas e mortais da gestação.** No mundo ocidental, a incidência de eclâmpsia varia de 1 em 2.000 a 1 em 3.448 gestações, sendo mais elevada nos centros terciários, em gestações multifetais e em pacientes sem acompanhamento pré-natal. O início de convulsões eclâmpticas no período pré-parto varia de 38 a 53%, no período intraparto entre 18 e 36% e no período pós-parto de 11 a 44%.

Fisiopatologia

Embora a fisiopatologia definitiva da eclâmpsia seja desconhecida, vários estudos identificaram a **placenta como a causa principal**. Provavelmente, **a hipoperfusão placentária, secundária à estruturação anormal da interface materno-fetal,** seja a chave para o problema. Além disso, outros fatores, como a vasculatura materna, aumentam a sensibilidade aos agentes vasopressores, causando **vasoespasmo** (hipoperfusão de **órgãos**) e **aumento da permeabilidade capilar** (edema). Além disso, a ativação da cascata da coagulação produz microtrombos que agravam ainda mais a perfusão. Embora **a maior parte das pacientes seja assintomática,** é provável que ocorra uma miríade de complicações envolvendo vários órgãos individuais. A hipertensão aumenta a pós-carga cardíaca e danifica o endotélio em decorrência do aumento da permeabilidade, provocando anormalidades cardíacas, hemoconcentração, edema não dependente e possível edema pulmonar. As complicações no bebê incluem restrição ao crescimento fetal pela deficiência da perfusão uteroplacentária causada por defeitos na invasão trofoblástica e na placentação.

Avaliação da pressão arterial

Durante a avaliação obstétrica de uma paciente, a PA deve ser mensurada com um manguito adequadamente posicionado (a câmara de ar do manguito deve envolver dois terços do braço). Para diagnosticar hipertensão, é imprescindível ter **dois registros elevados que excedam 140/90 mmHg em momentos distintos.** A hipertensão é considerada crônica se a PA permanecer elevada antes de 20 semanas de gestação (ver Quadro 35.1).

Hipertensão gestacional

Nos casos em que uma mulher desenvolver hipertensão com PA igual ou superior a 140/90 mmHg após 20 semanas de gestação, em duas ocasiões distintas, **sem evidência de pré-eclâmpsia (incluindo proteinúria),** o diagnóstico será de hipertensão gestacional. A hipertensão gestacional é diagnosticada com base no exame clínico, sendo que a paciente deve ser avaliada para verificar a presença de outros sinais, como cefaleia grave, alterações visuais, dor epigástrica ou no quadrante superior direito, náusea, vômito ou redução do débito urinário. Logo após o diagnóstico, a condição deve ser tratada com **observação cuidadosa da mãe e do feto.** Entretanto, se a hipertensão for igual ou superior a 160/110 mmHg sem proteinúria significa que a mãe sofre de **hipertensão gestacional grave** e deve ser tratada com **anti-hipertensivos e sulfato de magnésio para profilaxia convulsiva. De maneira geral, 20% das pacientes com hipertensão gestacional grave são, na realidade, pré-eclâmpticas** e precisam interromper a gestação através do parto.

Quadro 35.1 • DIAGNÓSTICO E TRATAMENTO DAS DOENÇAS HIPERTENSIVAS GESTACIONAIS

Hipertensão durante a gestação	Diagnóstico e tratamento
Hipertensão gestacional	PA sistólica ≥ 140 ou PAD ≥ 90 mmHg pela primeira vez durante a gestação Sem proteinúria A PA retorna ao nível normal antes de 12 semanas pós-parto O diagnóstico final é determinado somente após o parto Tx: manejo de pacientes ambulatoriais com visitas semanais antes do parto
Hipertensão gestacional grave	A mesma observação acima, porém PA ≥ 160 ou PAD ≥ 110 mmHg Tx: semelhante ao da pré-eclâmpsia grave. Profilaxia convulsiva; anti-hipertensivos; parto se ≥ 34 semanas de gestação; se < 34 semanas de gestação, administrar corticoides e, a seguir, fazer o parto
Hipertensão crônica	Uma PA ≥ 140/90 mmHg antes da gestação ou diagnosticada antes de 20 semanas de gestação, não atribuída à doença gestacional trofoblástica, ou Hipertensão diagnosticada pela primeira vez após 20 semanas de gestação e que persistir após 12 semanas do parto Tx: anti-hipertensivos como labetalol ou nifedipina
Sobreposição de pré-eclâmpsia e hipertensão crônica	Início recente de proteinúria ≥ 300 mg/24 horas em mulheres hipertensas, porém sem proteinúria antes de 20 semanas de gestação Elevação súbita na proteinúria, na PA ou contagem de plaquetas < 100.000/μL em mulheres com hipertensão e proteinúria antes de 20 semanas de gestação Tx: depende do grau de hipertensão e de proteinúria
Pré-eclâmpsia leve	PA ≥ 140/90 mmHg após 20 semanas de gestação Proteinúria ≥ 300 mg/24 horas ou ≥ 1 + positiva na urina Tx: se ≥ 34 semanas, o parto é a opção mais adequada, porém se < 34 semanas de gestação, administrar corticoides, permitindo o manejo expectante, seguido do parto
Pré-eclâmpsia grave	PA ≥ 160/110 mmHg. Proteinúria de 2000 mg/24 horas ou ≥ 2 + positivos na urina CrS > 1,2 mg/dL, exceto se previamente elevada Cefaleia persistente ou perturbação visual ou cerebral, dor epigástrica persistente Tx: profilaxia convulsiva, controle da hipertensão com labetalol ou hidralazina, fazer o parto se ≥ 34 semanas de gestação, porém se < 34 semanas de gestação, administrar corticoides antes do parto e, a seguir, fazer o parto
Eclâmpsia	Convulsões que não podem ser atribuídas a outras causas em mulheres com pré-eclâmpsia Tx: estabilizar a mãe, administrar sulfato de magnésio IV, parto imediato

(Continua)

Quadro 35.1 • DIAGNÓSTICO E TRATAMENTO DAS DOENÇAS HIPERTENSIVAS GESTACIONAIS (continuação)	
Hipertensão durante a gestação	**Diagnóstico e tratamento**
HELLP	Plaquetas < 100.000/μL Hemólise microangiopática – LDH elevada Níveis séricos elevados de transaminases – TGO ou TGP Tx: fazer o parto se ≥ 34 semanas de gestação, estado fetal não preocupante ou doença materna grave. Administrar sulfato de magnésio para evitar convulsões e transfundir plaquetas se hemorragia materna significativa ou contagem de plaquetas < 20.000

LDH, desidrogense láctica (do inglês *lactate dehydrogenase*); PA, pressão arterial; PAD, pressão arterial diastólica; TGO, transaminase glutâmico-oxalacética (ou AST, aspartato-aminotransferase); TGP, transaminase glutâmico-oxalacética (ou ALT, alanino aminotransferase); CrS, creatinina sérica; Tx, tratamento.

Pré-eclâmpsia

Como já foi referido, pré-eclâmpsia significa o desenvolvimento de hipertensão e proteinúria após a 20ª semana de gestação. A pré-eclâmpsia pode ser leve ou grave, dependendo do grau de elevação da PA. Pré-eclâmpsia leve envolve PA **igual ou superior a 140/90 mmHg com proteinúria ≥ 300 mg em 24 horas, ao passo que pré-eclâmpsia grave produz ≥ 5 g de proteinúria e sinais de envolvimento de órgãos.** O tratamento depende do tempo de gestação. **Na gestação igual ou superior a 34 semanas, o parto imediato é a opção preferida, ao passo que** na **gestação inferior a 34 semanas, a administração de corticoides acelera o desenvolvimento pulmonar do feto, permitindo o manejo expectante inicial, posteriormente seguido do parto.**

Eclâmpsia

Embora a pré-eclâmpsia possa evoluir para eclâmpsia, isso nem sempre ocorre. Isto é, eclâmpsia pode não se desenvolver, ou pode ocorrer independentemente de pré-eclâmpsia prévia.

A causa da pré-eclâmpsia permanece desconhecida, embora se acredite que seja secundária a **vasoespasmo, à disfunção endotelial e à isquemia.** A pré-eclâmpsia evolui para eclâmpsia quando a paciente apresenta convulsões. Especula-se que a patogênese das convulsões eclâmpticas inclua vasoconstrição e vasoespasmo, encefalopatia hipertensiva, edema cerebral, infarto ou hemorragia cerebral e encefalopatia metabólica. **Provavelmente as convulsões sejam causadas pela liberação excessiva de neurotransmissores excitatórios, por despolarização maciça e por surtos de potenciais de ação.** Nas gestações normais, o fluxo sanguíneo renal aumenta e ocorre uma elevação na taxa de filtração glomerular, mas as pacientes com eclâmpsia apresentam uma redução na perfusão renal e na filtração glomerular como resultado de uma redução na volemia e de um aumento na resistência arteriolar renal aferente. Esse mecanismo eleva a PA e provoca oligúria e proteinúria. A proteinúria nem sempre ocorre antes da gestante desenvolver convulsões, porém surge em algum momento nas pacientes eclâmpticas. As eventuais alterações hepáticas são as hemorragias periportais na periferia do fígado, sendo que os casos mais graves levam ao infarto hepático e morte (ver outras complicações no Quadro 35.2).

O diagnóstico de eclâmpsia não precedida por pré-eclâmpsia ocorre quando a gestante apresentar **edema generalizado, hipertensão, proteinúria e convulsões**, embora nem sempre todos estes sinais sejam evidentes, pois há um amplo espectro de apresentação. A característica marcante é a **convulsão, que pode ocorrer em qualquer momento durante a gestação, no parto e no período pós-parto.** De maneira geral, a hipertensão é grave e fica ao redor de 160/110 mmHg em 20 a 54% dos casos, porém, pode estar ausente em 16% das pacientes. Os sintomas que podem ocorrer antes ou depois da convulsão incluem cefaleia persistente occipital ou frontal, visão turva, fotofobia, dor epigástrica e/ou no quadrante superior direito e alteração do sensório.

Manejo da eclâmpsia

Durante ou imediatamente após um episódio convulsivo agudo, é imprescindível tomar algumas medidas para a segurança da mãe. A inserção de uma **proteção lingual** evita a ocorrência de trauma na língua, **as grades do leito devem ser protegidas e erguidas** e a contenção física somente deve ser aplicada de acordo com a necessidade. Além disso, a paciente deve permanecer posicionada em decúbito lateral, mantendo um dispositivo de aspiração sempre disponível. **As vias aéreas, a respiração e a circulação** devem ser monitoradas cuidadosamente, devendo-se obter uma linha intravenosa. Deve-se aplicar oxigênio por máscara facial durante 8 a 10 minutos e monitorar a oxigenação e o equilíbrio acidobásico por meio de oximetria de pulso e gasometria arterial. É muito importante avisar imediatamente ao obstetra. Após a estabilização da mãe, o próximo passo é tratar as convulsões. **É essencial estabilizar a paciente, interromper a primeira convulsão** e, a seguir, administrar uma dose de ataque de 6 g de sulfato de magnésio por 15 a 20 minutos, seguida por uma dose de 2 g/h administrada continuamente para evitar recorrên-

Quadro 35.2 • COMPLICAÇÕES DE PRÉ-ECLÂMPSIA
• AVE
• Edema pulmonar
• Insuficiência renal
• CIVD
• Retardo no crescimento intrauterino

AVE, acidente vascular encefálico; CIVD, coagulação intravascular disseminada.

cias. De todas as mulheres eclâmpticas que recebem sulfato de magnésio, 10% terão outra convulsão e, consequentemente, deverão receber outro bólus intravenoso de 2 g durante 3 a 5 minutos.

Se a paciente continuar a ter convulsões, é necessário intubá-la e sedá-la. O passo seguinte é controlar a PA e preservar a perfusão cerebral, cardíaca e placentária. A meta é manter a **PAS entre 140 a 160 mmHg, e a PAD, entre 90 a 105 mmHg**. Geralmente, é possível alcançar essa meta com **hidralazina, labetalol ou nifedipina**. Devem-se usar diuréticos somente quando houver edema pulmonar. **Durante uma convulsão, o feto pode apresentar bradicardia, desaceleração tardia transitória, variabilidade reduzida a cada batimento e taquicardia compensatória, porém, de maneira geral, retorna ao estado normal após a convulsão**. Entretanto, a persistência da bradicardia fetal ou das desacelerações tardias repetitivas pode provocar **deslocamento prematuro da placenta**, uma emergência cirúrgica que exige parto cesariano imediato. Após a estabilização da mãe, com a recuperação da consciência – estando orientada em relação ao nome, ao local e à hora – e com o controle das convulsões, o parto é o tratamento definitivo.

Eclâmpsia não é uma indicação para parto cesariano, a não ser que a paciente esteja com menos de 30 semanas de gestação ou seu escore de Bishop esteja abaixo de 5, indicando que o colo uterino não está preparado para a indução do trabalho de parto. **Após o parto, deve-se manter a administração de sulfato de magnésio por 24 horas, sendo fundamental monitorar os sinais vitais, a ingesta e a eliminação de líquidos e os sintomas de danos em órgãos-alvo (cefaleia, visão turva, dor epigástrica).** Devido aos danos e reparos endoteliais e ao vasoespasmo que costuma ocorrer durante a eclâmpsia, estas mulheres são muito sensíveis à reposição hídrica vigorosa e à perda de sangue no parto.

A descrição de patologia cerebral era comum em estudos na época em que a mortalidade era muito elevada, antes do uso generalizado do sulfato de magnésio e dos agentes anti-hipertensivos. Esses estudos mostraram que hemorragia intracerebral grave ocorria em até 60% das pacientes eclâmpticas, e em metade destes casos, a gestante evoluía para o óbito. Outros sintomas neurológicos observados em casos graves de eclâmpsia, além das convulsões, incluem cefaleia, escotomas, cegueira e edema cerebral generalizado, que pode ocasionar confusão ou coma.

Síndrome HELLP

Algumas mulheres podem desenvolver alterações hematológicas, incluindo trombocitopenia e hemólise. A trombocitopenia pode levar à coagulopatia com risco de vida. Quando acompanhada de níveis elevados de enzimas hepáticas indicando necrose hepática, a combinação de eventos é conhecida como HELLP (do inglês *homolisys, elevated liver enzymes, low platelets* [hemólise, nível elevado de enzimas hepáticas, contagem baixa de plaquetas]). Também podem ocorrer outras alterações na síndrome HELLP: redução dos fatores da coagulação; elevação no consumo do Fator VIII; ou aumento nos produtos de degradação da fibrina, que, em casos graves, pode provocar CIVD. É possível que ocorram hematomas hepáticos secundários a infartos no fígado que podem sangrar profusamente no caso de ruptura. Quando não rompem, podem ser tratados de forma conservadora.

> **CORRELAÇÃO COM O CASO CLÍNICO**
>
> - Ver também Caso 30 (Estado mental alterado), Caso 31 (Estado de mal epiléptico), Caso 32 (Acidente vascular encefálico) e Caso 36 (Problemas obstétricos).

QUESTÕES DE COMPREENSÃO

35.1 Uma G3P1102* com 27 anos de idade e 29 semanas de gestação passou pela sala de triagem obstétrica junto com o marido, que informou que ela havia sofrido uma convulsão há 15 minutos envolvendo todo o corpo. A paciente está letárgica e não é capaz de responder às perguntas. O marido disse que ela teve complicações na segunda gravidez e que o parto do filho foi prematuro. A gestação atual não teve complicações. A PA no primeiro trimestre ficou na faixa de 100/60 mmHg. O exame físico mostrou os seguintes valores: PA = 180/105 mmHg; FC = 97 bpm; temperatura = 36,9 °C; e FR = 12 ipm. Qual é o passo inicial mais importante no manejo?
  A. Administrar uma dose de ataque de sulfato de magnésio
  B. Ajudar a paciente a deitar-se no leito hospitalar e avaliar as vias respiratórias, colocar uma máscara facial com oxigênio e obter acesso intravenoso
  C. Fazer o parto imediato por uma incisão em C
  D. Administrar uma dose de corticoide e aguardar 48 horas para fazer o parto

35.2 Uma G2P1001 com 26 anos de idade e 38 semanas de gestação se consultou com cefaleia e contrações a cada 5 minutos. Ela foi internada em trabalho de parto e não teve complicações na gestação. O exame revelou os seguintes valores: PA = 180/110 mmHg; FC = 97 bpm; temperatura = 36,9 °C; FR = 12 ipm; e dilatação de 3 cm no colo uterino. O exame qualitativo de urina (EQU) mostra 2 + de proteinúria. Duas horas mais tarde, ela ficou febril, com PA de 140/90 mmHg, FC de 100 bpm, FR de 8 ipm e diminuição dos reflexos tendíneos profundos. Qual é o próximo passo no manejo?
  A. Tomografia computadorizada (TC) de crânio
  B. Interrupção do uso de hidralazina
  C. Gluconato de cálcio

---

* N. de R.T. Informação descrita pelo sistema do acrônimo GTPAL (gravidez, termo, pré-termo, abortos e vivos [live]) em que o primeiro digito representa a gravidez; o segundo representa o número total de nascimentos a termo; o terceiro indica o número de nascimentos prematuros; o quarto identifica o número de abortos (espontâneos ou eletivos); e o quinto refere-se ao número de filhos vivos atuais.

D. Interrupção do uso de sulfato de magnésio

35.3 Uma G3P1102 com 30 anos de idade e 29 semanas de gestação se consultou no pré-natal. Ela não teve complicações na gestação. O exame revelou os seguintes valores: PA = 150/95 mmHg, FC = 97 bpm, temperatura = 36,9 °C e FR = 12 ipm. O EQU não revelou proteinúria, e a paciente nega falta de ar, cefaleia, alterações na visão ou dor no quadrante superior direito. Qual é o diagnóstico mais provável?
   A. Pré-eclâmpsia moderada
   B. Sobreposição de pré-eclâmpsia e hipertensão crônica
   C. Hipertensão gestacional grave
   D. Hipertensão gestacional

35.4 Qual é o passo seguinte no manejo da paciente da Questão 35.3.?
   A. Visitas semanais pré-parto para monitorização da PA e do EQU
   B. Iniciar labetalol
   C. Iniciar hidralazina
   D. Administrar sulfato de magnésio intravenoso

RESPOSTAS

35.1 **B.** Esta paciente se apresentou uma convulsão tônico-clônica e, consequentemente, tem eclâmpsia, até prova em contrário. Considerando o histórico de hipertensão em uma gestação anterior, PA elevada na apresentação, cefaleia grave e convulsão tônico-clônica generalizada, é provável que ela tenha eclâmpsia, necessitando, em primeiro lugar, ser estabilizada. É necessário administrar sulfato de magnésio e fazer o parto, porém, antes de tudo, precisa ser estabilizada.

35.2 **D.** Esta paciente tem pré-eclâmpsia grave, tendo em vista que a PAS está acima de 160 mmHg, e ela tem 2 + de proteinúria. Ela está sendo tratada adequadamente com sulfato de magnésio, cuja faixa terapêutica é estreita. Os níveis tóxicos do sulfato de magnésio podem diminuir os reflexos tendíneos profundos e provocar depressão respiratória ao ponto de comprometer a respiração e causar a morte. Portanto, a paciente deve ser monitorada rigorosamente quando estiver recebendo magnésio. Na eventualidade de toxicidade pelo magnésio, deve-se interromper a administração e, a seguir, a utilizar gluconato de cálcio. A TC e o uso de hidralazina não têm efeito sobre a toxicidade pelo magnésio.

35.3 **D.** Esta paciente apresenta PA elevada, porém sem proteinúria. Considerando que a PA está abaixo de 160/110 mmHg, ela tem hipertensão gestacional, e não hipertensão gestacional grave. A pré-eclâmpsia moderada se caracteriza não apenas pela PA elevada, mas também pela presença de proteinúria. A sobreposição de pré-eclâmpsia e hipertensão crônica ocorre em pacientes com hipertensão conhecida antes da 20ª semana de gestação e com ocorrência de proteinúria após a 20ª semana.

35.4 **A.** O tratamento da hipertensão gestacional envolve monitorização semanal da mãe e do feto antes do parto. A hidralazina e o labetalol são usados nos casos de hipertensão grave, porém não são utilizados para hipertensão abaixo de 160/110 mmHg. As mulheres com hipertensão gestacional estão acostumadas com PA elevada, sendo que a redução no nível pressórico para valores normais pode provocar hipoperfusão em órgãos vitais, como a placenta e o cérebro. O sulfato de magnésio é utilizado na profilaxia de convulsões e, em geral, não é administrado até a PA ficar acima de 160/110 mmHg ou a paciente apresentar sinais de disfunção de órgãos, como cefaleia, alterações visuais, oligúria ou dor no quadrante superior direito.

DICAS CLÍNICAS

▶ Epilepsia é a recorrência de convulsões que não são provocadas por qualquer causa imediatamente identificável. Esse diagnóstico não pode ser feito com base em uma única convulsão, mesmo se anticonvulsivantes sejam administrados.
▶ Mulheres com eclâmpsia devem ser tratadas com sulfato de magnésio em vez de outros anticonvulsivantes, porque é eficaz na taxa redução de recorrência de convulsões e na taxa de morte materna.
▶ A administração intravenosa de sulfato de magnésio tem efeito terapêutico mais rápido, além de ser menos dolorido em comparação à administração intramuscular.
▶ A administração intravenosa de 1 g de gluconato de cálcio reverte sintomas de toxicidade por sulfato de magnésio, como hiporreflexia e depressão respiratória.
▶ Embora o parto seja o único tratamento curativo, a mãe deve ser estabilizada após uma convulsão antes de dar à luz.
▶ O parto cesariano é razoável em mulheres com menos de 32 semanas de gestação e que tenham colo uterino desfavorável.

REFERÊNCIAS

American College of Obstetricians and Gynecologists. Diagnosis and management of preeclampsia and eclampsia, *ACOG Practice Bulletin.* 2002;33.

Benbadis SR. Differential diagnosis of epilepsy: a critical review. *Epilepsy Behav.* 2009;15:15-21.

Cunningham FG, Leveno KJ, Bloom SL, Hauth JC, Rouse DJ, Spong CY. Chapter 34. Pregnancy hypertension. *Williams Obstetrics.* 23e. New York: McGraw-Hill Publishers, 2012. http://www.accessmedicine.com.foyer.swmed.edu/content.aspx?aID=6032899, accessed Oct 14, 2013.

Haddad B, Sibai BM. Expectant management in pregnancies with severe pre-eclampsia. *Semin Perinatol.* 2009;33:143-151.

Sibai BM. Diagnosis, prevention, and management of eclampsia. *Obstet Gynecol.* 2005;105:402-410.

Sibai BM. Managing an eclamptic patient. *OBG Management.* 2005;17(5):37-50.

Yoder SR, Thornburg LL, Bisognango JD. Hypertension in pregnancy and women of childbearing age. *Am J Med.* 2009;122:890.

CASO 36

Uma mulher com 25 anos, na 26ª semana de gestação, foi hospitalizada há um dia por pielonefrite aguda e necessidade de antibioticoterapia intravenosa. A paciente sentia-se bem até esta manhã, quando se queixou de falta de ar aguda e progressiva. Ela não tem história prévia de doença pulmonar. O exame físico revelou os seguintes achados: frequência cardíaca (FC) de 130 batimentos por minuto (bpm); frequência respiratória (FR) de 40 inspirações por minuto (ipm); pressão arterial (PA) de 130/85 mmHg; e temperatura de 39,2 °C. A ausculta pulmonar identificou crepitantes difusos. A gasometria apresenta pH de 7,35; pressão arterial de oxigênio (PaO_2) de 62 mmHg; pressão arterial de gás carbônico ($PaCO_2$) de 40 mmHg; e HCO_3 de 19 mEq com 100% de oxigênio com máscara unidirecional. A seguir, a paciente foi internada na unidade de terapia intensiva (UTI), intubada e colocada em ventilação mecânica (VM).

▶ Qual é o diagnóstico mais provável?
▶ Quais são os problemas obstétricos neste caso?
▶ É necessário ajustar o tratamento à gestação?

RESPOSTAS PARA O CASO 36
Problemas obstétricos

Resumo: uma mulher com 25 anos, na 26ª semana de gestação, está tratando pielonefrite e evolui para insuficiência respiratória apresentando ausculta com estertores. A gasometria apresentou pH de 7,35, PaO_2 de 62 mmHg, $PaCO_2$ de 40 mmHg e HCO_3 de 19 mEq/L com 100% de oxigênio por meio de uma máscara unidirecional. A seguir, a paciente foi internada na UTI, onde foi intubada e colocada em VM.

- **Diagnóstico mais provável:** síndrome da angústia respiratória aguda (SARA).
- **Problemas obstétricos:** as gestantes apresentam valores gasométricos diferentes. Por exemplo, o pH normal na gestação é 7,45 e a PCO_2 normal é de 30 mmHg. Portanto, esta paciente apresenta acidose significativa e está retendo CO_2. Outro aspecto importante é a monitorização do estado fetal e a elaboração de um plano de parto, em caso de necessidade.
- **Ajustes do tratamento à gestação:** geralmente, o tratamento da condição clínica beneficia tanto a mãe como o feto. A VM não é contraindicada em gestantes. Durante a gestação, é importante evitar algumas medicações, como as quinolonas e os inibidores da enzima conversora de angiotensina (IECA).

ANÁLISE

Objetivos

1. Descrever o efeito da gestação em pacientes críticas.
2. Conhecer o manejo de pacientes críticas que estiverem grávidas.
3. Conhecer os métodos de monitorização fetal e saber quando intervir para o benefício do feto em pacientes críticas.

Considerações

Esta paciente está na 26ª semana de gestação, que é o limite inferior de viabilidade perinatal. A paciente foi internada na véspera por pielonefrite aguda e desenvolveu insuficiência respiratória, que culminou em intubação e VM. A paciente apresenta taquipneia significativa e respiração difícil, sendo que os dados gasométricos são preocupantes. A gestação está associada a alterações fisiológicas no sistema respiratório que causam alcalose respiratória primária e acidose metabólica compensatória. O pH arterial normal de gestantes é 7,45. Portanto, o pH de 7,35 nesta paciente significa uma acidose substancial. Da mesma forma, a $PaCO_2$ normal na gestação é de 30 mmHg devido ao aumento na ventilação-minuto (Vm). A $PaCO_2$ de 40 mmHg nesta paciente é consistente com retenção acentuada de CO_2 e piora da capacidade ventilatória. A paciente foi intubada e colocada em VM. Após a estabilização materna, a atenção deve ser direcionada ao feto. É fundamental priorizar o bem-estar materno antes de abordar os problemas do feto. A ultrassonografia (US) à beira do leito para avaliar a idade gestacional e o peso fetal é importante para determinar a viabilidade do feto. Geralmente, o período entre 24 e 26 semanas de gestação é considerado o limite inferior de viabilidade fetal, ou seja, para a sobrevivência do bebê caso o parto seja feito. Se o feto for considerado potencialmente viável, é importante discutir o assunto com a paciente e seus familiares para decidir a necessidade de cesariana no caso de existir bradicardia fetal persistente. Além disso, é necessário elaborar um planejamento do parto. Se o parto é prematuro, deve ser decidido se ele será normal ou cesariano.

ABORDAGEM AOS Problemas obstétricos

DEFINIÇÕES

PLANEJAMENTO DO PARTO: um planejamento de parto normal ou cesariano na eventualidade de trabalho de parto ou da necessidade de um parto emergencial, como nos casos de bradicardia fetal.
MONITORIZAÇÃO FETAL: avaliação do estado fetal com monitorização da FC do feto; US para determinar o peso do feto; e avaliação ultrassonográfica da atividade fetal, como respiração, movimento e volume de líquido amniótico.
PERIVIÁVEL: idade gestacional no limiar da viabilidade, geralmente especificada como o período entre a 22ª e 26ª semana de gestação.
CESARIANA PERIMORTEM: cesariana de emergência em pacientes sob ressuscitação cardiopulmonar (RCP) ou que morreram há instantes.

ABORDAGEM CLÍNICA

Alterações fisiológicas na gestação

Durante a gestação, o coração se desloca no sentido ascendente e para a esquerda como consequência de alterações na forma da caixa torácica e do deslocamento superior do diafragma. Além disso, ele também gira ao longo do seu eixo. Nas radiografias, essa alteração lateral na posição do coração pode ser erroneamente interpretada como cardiomegalia. Outras alterações na estrutura do coração se assemelham àquelas resultantes do treinamento físico. Hipertrofia miocárdica fisiológica é o resultado da expansão volêmica, com pico entre a 30ª e a 34ª semana de gestação, podendo reverter espontaneamente após o parto.

O débito cardíaco (DC) é o resultado do produto do volume de ejeção ventricular pela FC. Durante a gestação, o DC aumenta significativamente. Por volta da 5ª semana de gestação, o DC aumenta 10% em relação aos níveis pré-gestacionais, e após 34 semanas, atinge o pico de 50% acima dos níveis observados antes da gestação. A FC começa a elevar-se no primeiro trimestre e continua aumentando até atingir o pico de 15 a 20 batimentos acima do normal na 34ª semana. O DC varia substancialmente de acordo com a posição materna. O DC é mais elevado na posição genutorácica e nas posições laterais recumbentes e mais baixo na posição supina (cerca de 30% mais baixo). Na fase final da gestação, o retorno venoso das extremidades inferiores se mantém na posição em supino, mesmo nas situações em que a veia cava estiver totalmente ocluída pelo útero grávido devido ao desenvolvimento de vasodilatação da circulação colateral paravertebral. A despeito desse fato, entre 5 a 10% das mulheres grávidas apresentam sinais de "hipotensão supina" como tonturas, náuseas e mesmo síncope. Possivelmente, isso seja uma incapacidade em desenvolver um sistema colateral paravertebral adequado.

A resistência vascular sistêmica (RVS) diminui na fase inicial da gestação, atingindo o nadir na metade da gravidez. A RVS aumenta gradualmente até o final do período gestacional, porém, ainda assim, permanece em torno de 20% mais baixa do que o valor anterior à gestação. Acredita-se que esse fenômeno seja um efeito direto da progesterona sobre a musculatura lisa dos capilares, sendo que os níveis circulantes elevados de monofosfato cíclico de adenosina e de óxido nítrico (NO) também desempenham um papel importante. Como a PA das mulheres grávidas é um produto do DC e da RVS, verifica-se que há uma alteração semelhante na PA ao longo de toda a gestação.

A pressão venosa se eleva gradualmente nas extremidades inferiores durante a gestação. A pressão venosa femoral se eleva de 10 cmH_2O para 25 cmH_2O no final da gestação. Consequentemente, eventos como edema, hemorroidas, varizes e aumento no risco de trombose venosa profunda são comuns.

Com frequência, é difícil fazer a distinção entre os sinais e sintomas ocasionados pelas adaptações fisiológicas da gestação e os sinais e sintomas de doença cardíaca autêntica. O som de B_1 se torna mais alto no final do primeiro trimestre, sendo que 90% das mulheres grávidas desenvolvem B_3. O surgimento de sopros sistólicos ao longo da borda paraesternal esquerda ocorre em mais de 90% de mulheres grávidas e acredita-se que seja causado pelo aumento no fluxo sanguíneo através das valvas pulmonares e aórticas.

SISTEMA RESPIRATÓRIO. A mucosa nasofaríngea se torna edematosa e irritada pelo aumento na hiperemia e pelos níveis elevados de estrogênio. Obstrução nasal, epistaxe e pólipos nasais são frequentes durante a gestação e desaparecem espontaneamente após o parto.

Devido principalmente à alteração nas dimensões e na forma da cavidade torácica, observam-se as seguintes alterações pulmonares:

1. FR – inalterada
2. Capacidade vital – inalterada
3. Capacidade inspiratória – aumenta em 5 a 10%
4. Volume de ar corrente – aumenta em 30 a 50%
5. Volume de reserva inspiratória – inalterado
6. Capacidade funcional residual – diminui em 20%

Durante a gestação, níveis elevados de progesterona provocam hiperventilação relativa, resultando em alcalose respiratória crônica. Essa $PaCO_2$ relativamente baixa em mulheres grávidas é benéfica para o processo de remoção de CO_2 da circulação fetal.

O volume sanguíneo materno compreende o volume plasmático e a massa eritrocitária. Esse volume de sangue total começa a aumentar já na 6ª semana de gestação e atinge seu patamar no período entre a 30ª e a 34ª semana, elevando-se em torno de 40 a 50% na maior parte das mulheres grávidas. O volume de plasma começa a aumentar na 10ª semana de gestação e atinge seu patamar na 30ª semana, ao passo que a massa eritrocitária começa a aumentar depois de 10 semanas e continua aumentando até o final do período gestacional. As razões para essas expansões permanecem desconhecidas. Tem sido mostrado que a suplementação de ferro aumenta a massa de eritrócitos de 18 para 30% ao final da gestação. Levando-se em consideração que, na fase intermediária da gestação, o volume de plasma aumenta mais do que a massa eritrocitária, as gestantes geralmente apresentam anemia fisiológica transitória. Observou-se que há um declínio gradual nas plaquetas em toda a gestação, porém 98% das mulheres grávidas ainda apresentam contagem de plaquetas acima de 116.000/mm³. Valores abaixo desse nível devem ser avaliados para possíveis causas de trombocitopenia.

ALTERAÇÕES RENAIS. O fluxo plasmático renal começa a aumentar logo no início da gestação e atinge 75% acima do valor pré-gestacional por volta da 16ª semana de gestação. A taxa de filtração glomerular se eleva logo depois de 5 a 7 semanas e atinge um valor 50% superior ao de mulheres não grávidas. A alteração no mecanismo de captação da glicose nos túbulos proximais durante a gestação permanece desconhecida. A excreção de glicose na urina ocorre na maior parte das mulheres grávidas. As mulheres não grávidas eliminam menos de 100 mg/dia, ao passo que as mulheres grávidas podem eliminar de 1 até 10 g por dia.

Doenças respiratórias na gestação

Geralmente, as exacerbações de asma diminuem sensivelmente em mulheres grávidas com doença branda, enquanto as portadoras de **doença grave podem apresentar deterioração importante.** A pressão uterina sobre o diafragma diminui a reserva pulmonar. **O tratamento de gestantes asmáticas é idêntico ao das pacientes não grávidas,** iniciando com β-agonistas e corticoides, podendo necessitar de sulfato de magnésio. As metilxantinas também são consideradas seguras para o uso na gestação. A adrenalina é relativamente contraindicada na gravidez devido à possibilidade de vasoconstrição das artérias uterinas.

A mortalidade por influenza aumenta em mulheres grávidas em decorrência das alterações respiratórias e do estado de relativo imunocomprometimento. Portanto, gestantes estão entre os principais grupos que devem receber imunização anual contra a *influenza*. A vacina nasal com vírus vivo atenuado é contraindicada na gestação. As mulheres com suspeita ou confirmação de *influenza* devem receber antivirais imediatamente. O uso de oseltamivir ou zanamivir é bastante seguro na gestação. O ideal é administrá-los nos primeiros dois dias após o início da infecção, mantendo-os por cinco dias. As gestantes podem apresentar doença fulminante e, em caso de sinais de deterioração clínica, devem ser internadas imediatamente, pelo risco de necessitarem suporte respiratório. Na Califórnia, em séries grandes de pacientes grávidas com *influenza* H1N1 e no período pós-parto, 10% das mulheres foram hospitalizadas, o que corresponde a quatro vezes o que ocorre na população em geral. Dezoito pacientes foram transferidas para a UTI (20% das mulheres hospitalizadas) e oito pacientes morreram. Setenta e cinco por cento dessas mortes foram de pacientes com comorbidades clínicas, sendo que nenhuma delas recebeu antivirais nas primeiras 48 horas após o início da doença.

Dificuldades nas vias aéreas

Ao longo de toda a gestação, ocorrem diversas mudanças anatômicas, como aumento de peso, incluindo tamanho dos seios, formação de edema na mucosa respiratória e congestão capilar na mucosa nasal e orofaríngea e nos tecidos laríngeos. A redução no volume funcional residual de até 50%, com aumento concomitante da necessidade de oxigênio pode resultar rapidamente em hipoxemia nas pacientes com hipoventilação. O efeito da progesterona do trato gastrintestinal (TGI) também pode retardar o esvaziamento gástrico e diminuir o tônus do esfíncter esofágico inferior, elevando o risco de aspiração. A presença de edema laríngeo dificulta ainda mais a intubação, sendo que muitos anestesiologistas defendem "**uma redução no tamanho do tubo ET**". Além disso, devido ao risco de broncoespasmo ou de outras distorções na anatomia das vias respiratórias, pode haver apenas uma tentativa bem-sucedida para colocar o tubo endotraqueal (TET). O uso de máscara laríngea (VRL), um dispositivo supraglótico projetado para encaixar na hipofaringe, pode ser bastante útil. Qualquer via aérea obstétrica deve ser considerada uma via aérea difícil. É muito importante prever uma anatomia difícil e a possibilidade de rápida dessaturação.

Doença cardíaca na gestação

As doenças hipertensivas na gestação são comuns e afetam aproximadamente 8% das pacientes obstétricas. Uma das possibilidades é a hipertensão gestacional, que se caracteriza por PA elevada isolada, pré-eclâmpsia (hipertensão com proteinúria) ou sobreposição de pré-eclâmpsia e hipertensão crônica. A pré-eclâmpsia altera os parâmetros hemodinâmicos, aumenta a resistência vascular sistêmica (RVS) e diminui a volemia. Consequentemente, **as mulheres pré-eclâmpticas são mais sensíveis a alterações volêmicas, seja pela perda de sangue que pode provocar hipotensão** ou pela sobrecarga hídrica, que pode causar edema pulmonar.

A miocardiopatia periparto é uma miocardiopatia dilatada das quatro câmaras de etiologia desconhecida que afeta mulheres na gestação ou no período pós-parto. As pacientes afetadas apresentam insuficiência cardíaca congestiva (ICC) e radiografia torácica com aumento acentuado da silhueta cardíaca. **O DC é inferior a 45%,** devendo ser excluídas outras causas de disfunção ventricular. Muitos casos são descobertos tardiamente após a instalação de sintomas graves e, por isso, é necessário um alto índice de suspeição. A meta principal do tratamento durante a gestação é a estabilização do quadro materno. Os pilares do tratamento são **digoxina, diuréticos de alça, redução na sobrecarga com hidralazina e nitratos e β-bloqueadores**. Os IECAs e os bloqueadores dos receptores de angiotensina (BRA) são contraindicados na gestação devido aos efeitos renais no feto. A não ser em casos de descompensação, recomenda-se manejo expectante em pacientes pré-termo (menos de 37 semanas). Se houver descompensação, há necessidade de monitorização hemodinâmica (MH) rigorosa e de suporte e coordenação do cuidado com envolvimento de anestesiologista, cardiologista e obstetra especializado em casos de alto risco para o trabalho de parto e parto em UTI. O prognóstico depende da recuperação da função ventricular esquerda, que costuma ocorrer em aproximadamente 50% das pacientes. Nessas pacientes, a mortalidade pode se aproximar de 10%, com agravamento da insuficiência cardíaca (IC). **Até 80% das mulheres que engravidam novamente podem desenvolver ICC em gestações futuras.**

Doença hepática na gestação

Doença hepática aguda da gravidez (DHAG) é uma condição extremamente perigosa que se caracteriza por esteatose microvesicular do fígado que, possivelmente, é causada por **disfunção mitocontrial da oxidação de ácidos graxos**, que produz acúmulo de gordura hepatocitária. O resultado imediato é insuficiência hepática que, se não for diagnosticada e tratada imediatamente com o parto, resultará em morbidade ou mortalidade materna e neonatal. Mulheres com DHAG são mais propensas a serem heterozigotas para a deficiência da desidrogenase de 3-hidroxiacil-coenzima A de cadeia longa (LCHAD, do inglês *long chain 3-hydroxyacylcoenzime A dehydrogenase*). As pacientes apresentam sintomas inespecíficos como indisposição, náuseas e vômitos e, possivelmente, dor no quadrante superior direito. Também podem ocorrer hipoglicemia e insuficiência hepática fulminante com encefalopatia. O exame físico pode ou não revelar hipertensão e icterícia. A avaliação laboratorial é importante e, em geral, mostra alterações da função hepática e níveis reduzidos de glicose. Coagulação intravascular disseminada (CIVD) e hiperbilirrubinemia também podem estar presentes. O parto é a base da terapia. A função renal também deve ser monitorada.

Sepse na gestação

A presença de infecção é mais comum na gestação pela relativa imunodeficiência das pacientes. **Pielonefrite** é a causa mais comum de sepse, em geral devido ao organismo *Escherichia coli*, principalmente aquela ocasionada pelo subtipo O127, embora um grande número de bacilos gram-negativos seja a etiologia provável. A liberação de endotoxinas produz hipotensão devido à vasodilatação periférica. A causa mais comum de sepse no pós-parto é a endometrite pós-cesariana. A mortalidade é mais elevada em mulheres grávidas do que em pacientes não grávidas. Diagnóstico imediato, antibioticoterapia agressiva, terapia de suporte e remoção do foco séptico são medidas muito importantes. A decisão de fazer o parto é difícil, pois a gestação pode ser prematura. No entanto, a gestação pode alterar a hemodinâmica, por exemplo, reduzindo o retorno venoso. O estado fetal deve ser monitorado com muito cuidado. A perfusão placentária depende da pressão arterial média (PAM) materna.

Trauma na gestação

Aproximadamente 6 a 7% de todas as gestantes sofrem algum tipo de trauma, sendo que o risco é mais alto no terceiro trimestre. A maior parte desses traumas é acidental, embora alguns sejam intencionais. As quedas são o tipo mais comum de trauma, abrangendo em torno da metade dos casos. **A causa mais comum de morte fetal é o choque materno, e a segunda causa mais comum é o deslocamento prematuro da placenta.** Aparentemente, traumas fechados não apresentam risco de morte superior ao mesmo mecanismo nas mulheres não grávidas. A atenção com a paciente é sistemática e se assemelha à atenção dispensada às mulheres não grávidas, com foco inicial nos ABC e, a seguir, em hemorragias manifestas ou ocultas. O rompimento do útero por trauma abdominal direto é raro, porém deve ser considerado em pacientes com parto cesariano no passado, sensibilidade uterina, início rápido de hipotensão ou choque materno e padrão de FC fetal suspeito. Depois que a mãe estiver segura, a atenção deve ser direcionada ao bem-estar fetal. A US fetal e a monitorização da FC do feto são procedimentos extremamente importantes. Lesões no feto por trauma fechado são raras, por causa da proteção exercida pelas partes moles da mãe.

No caso de trauma penetrante, a mortalidade fetal é mais elevada, principalmente em pacientes com lesão abdominal. Lesões fetais ocorrem em até 70% dos casos que ocorrem no terceiro trimestre, e a perda fetal ocorre em aproximadamente 50% dos casos, ao passo que a mortalidade materna ocorre em menos de 5% dos casos. A maior parte dos especialistas recomenda laparotomia exploratória nos casos de trauma abdominal penetrante para identificar possível laceração uterina ou lesão fetal. Em pacientes grávidas, os métodos de imagem devem ser feitos de acordo com a necessidade. Radiografias simples podem ser feitas com proteção adequada. Caso esteja disponível, a ressonância magnética (RM) é preferível à tomografia computadorizada (TC) para diminuir a exposição à radiação. Todavia, a TC torácica, por exemplo, emite apenas 1 rad de energia radioativa, sendo que exposições inferiores a 10 rads não são consideradas perigosas para o feto em desenvolvimento. A lavagem peritoneal diagnóstica não é considerada precisa na gestação e, geralmente, não é utilizada.

Cesariana perimortem

A cesariana *perimortem* é feita basicamente por duas razões: (1) em determinadas mortes maternas causadas por lesões na cabeça ou por causas não ressuscitáveis, a indicação é salvar o feto, ou (2) em casos de parada cardíaca materna provocada por causa potencialmente ressuscitável, em benefício da mãe e do feto. Exemplos da segunda categoria incluem parada cardíaca ou perda grave de sangue, nos quais se faz a remoção do feto por meio de parto cesariano, da mesma forma como se remove um órgão não vital da circulação materna. Esse procedimento facilita a ressuscitação, melhora o retorno venoso e facilita as compressões torácicas. Seja qual for a razão, **o parto cesariano deve ser feito dentro de quatro minutos após a parada cardíaca, para otimizar a função neurológica do feto.** A chave para partos rápidos é utilizar grandes incisões. As incisões verticais na linha média se estendem desde o apêndice xifoide até o púbis através de todas as camadas da parede abdominal. Nas situações em que a placenta estiver em uma posição anterior, o cirurgião deve fazer o corte através dela e abordar a hemorragia somente depois do parto do feto. Geralmente, faz-se uma incisão vertical na linha média através do segmento uterino superior, para possibilitar a retirada do neonato, a aspiração, assim como o pinçamento e o corte do cordão umbilical. Depois disso, é possível reiniciar a reanimação da paciente.

Embolia de líquido amniótico

Embolia de líquido amniótico é uma emergência obstétrica rara, cuja etiologia provável é a penetração de líquido amniótico, células e cabelos fetais na circulação materna, produzindo hipotensão materna e colapso cardiovascular. Ocorre uma reação anafilática aguda associada a um espasmo da artéria pulmonar e hipertensão, pressão ventricular direita elevada e hipóxia. Metade das mulheres afetadas morre dentro de uma hora após a apresentação. Em seguida, inicia-se uma segunda fase se a reanimação da paciente for bem-sucedida, caracterizada por CIVD e hemorragia maciça com atonia uterina. A terapia é o reconhecimento imediato e, de acordo com a necessidade, suporte como oxigenação, RCP, cristaloides, hemoderivados e vasopressores, além de correção agressiva de coagulopatia. Possivelmente seja necessário fazer parto cesariano em mulheres com parada cardíaca que não respondem à ressuscitação. Infelizmente, a embolia de líquido amniótico está associada a 80% de mortalidade materna.

> ### CORRELAÇÃO COM O CASO CLÍNICO
> - Ver também Caso 8 (Manejo de via aérea/Insuficiência respiratória), Caso 19 (Sepse) e Caso 35 (Eclâmpsia).

QUESTÕES DE COMPREENSÃO

36.1 Uma mulher com 30 anos está na 12ª semana de gestação. A gasometria arterial (GA) foi inevitável pela queixa de falta de ar. Após a interpretação da gasometria arterial, qual, entre as afirmações a seguir, é a mais precisa em relação aos valores normais na gestação?

  A. O pH arterial provavelmente é mais baixo, e a $PaCO_2$ permanece inalterada, em comparação com pacientes não grávidas

B. O pH arterial permanece inalterado, e a $PaCO_2$ provavelmente se eleva em comparação com pacientes não grávidas
C. O pH é mais elevado, e a $PaCO_2$ é mais baixa do que em pacientes não grávidas
D. O pH e a $PaCO_2$ permanecem inalterados em comparação com pacientes não grávidas

36.2 Uma G1P0 com 28 anos e 34 semanas de gestação apresenta um histórico de dois dias de indisposição, náuseas e vômitos. Ao exame físico, a paciente parece estar levemente ictérica. A PA é de 140/90 mmHg. Os exames laboratoriais revelam transaminase glutâmico-oxalacética (TGO) de 200 IU/l e bilirrubina de 5 mg/dL. Qual, entre as opções a seguir, seria mais consistente com esteatose aguda da gestação?
A. Proteína urinária de 500 mg em 24 horas
B. Esfregaço de sangue periférico mostrando esquizócitos
C. Glicemia de 40 mg/dL
D. Nível de amilase três vezes acima do valor normal

36.3 Uma G2P1 com 31 anos na 40ª semana de gestação está em trabalho de parto. Devido ao progresso lento, o trabalho de parto está sendo estimulado com oxitocinas. A enfermeira percebe que a paciente não reage, não tem pulso e nem PA. Iniciou-se a ressuscitação cardiopulmonar. Qual, entre as opções a seguir, é o diagnóstico mais provável?
A. Esteatose aguda da gestação
B. Embolia de líquido amniótico
C. Cetoacidose diabética
D. Rompimento do útero

RESPOSTAS

36.1 **C.** A GA normal na gestação revela alcalose respiratória primária com compensação metabólica parcial. Consequentemente, o pH arterial é mais elevado do que no estado de não gravidez (7,45), e a $PaCO_2$ é mais baixa, em comparação com o estado de gravidez (30 mmHg vs. 40 mmHg em mulheres não grávidas). Para compensar essa alteração, os rins eliminam bicarbonato e, consequentemente, o nível sérico de bicarbonato é mais baixo do que em pacientes não grávidas (19 mEq/L vs. 24 mEq/L).

36.2 **C.** Esta paciente apresenta esteatose aguda da gestação com indisposição, náuseas e vômitos, icterícia e PA ligeiramente elevada. Hipoglicemia é um achado uniforme. Se o quadro for grave, a paciente pode apresentar amônia sérica elevada e encefalopatia.

36.3 **B.** Embolia por líquido amniótico. Esta paciente iniciou um quadro de hipotensão aguda, colapso cardiovascular e hipóxia. No caso de ressuscitação, a paciente pode evoluir com hemorragia e CIVD.

DICAS CLÍNICAS

- Alterações fisiológicas na gestação devem ser consideradas na interpretação dos exames laboratoriais.
- Em comparação com pacientes não grávidas, a volemia e o DC aumentam 50% em gestantes.
- As gestantes apresentam alcalose respiratória primária e acidose metabólica compensatória parcial.
- A prioridade deve ser avaliar e estabilizar a mãe antes de abordar os problemas do feto.
- A avaliação fetal deve iniciar com a determinação precisa da idade gestacional. Um dos pontos principais da decisão é determinar se o feto é viável e se há necessidade de intervenção cesariana de emergência para a solução dos problemas fetais.
- O planejamento de parto é importante se a condição da paciente exigir que o parto seja feito.
- A monitorização do estado do feto é importante.
- Existem poucos medicamentos contraindicados na gestação.

REFERÊNCIAS

American College of Obstetricians and Gynecologists (ACOG). Asthma in pregnancy. ACOG practice bulletin; no. 90. Washington DC: American College of Obstetricians and Gynecologists (ACOG); Feb 2008.

Louie JK, Acosta M, Jamieson DJ, Honein MA. Severe 2009 H1N1 influenza in pregnant and postpartum women in California. *N Engl J Med*. 2010;326:27-35.

Sliwa K, Hilfiker-Kleiner D, Petrie MC, et al. Current state of knowledge on aetiology, diagnosis, management, and therapy of peripartum cardiomyopathy: a position statement from the Heart Failure Association of the European Society of Cardiology Working Group on peripartum cardiomyopathy. *Eur J Heart Fail*. Aug 2010;12(8):767-778.

Stein PD, Matta F, Yaekoub AY. Incidence of amniotic fluid embolism: relation to cesarean section and to age. *J Womens Health (Larchmt)*. Mar 2009;18(3):327-329.

Tuffnell DJ. United Kingdom amniotic fluid embolism register. *BJOG*. Dec 2005;112(12):1625-1629.

CASO 37

Um homem com 46 anos de idade foi levado ao hospital porque os familiares observaram que ele parecia letárgico e se queixava de dor abdominal. O paciente tinha história de dor lombar crônica. Por esta queixa, ingeria paracetamol/hidrocodona, além de doses extras de paracetamol (comprimidos de 500 mg). Os familiares relatam que encontraram vários frascos vazios dos medicamentos na casa. Os exames laboratoriais revelaram contagem normal de leucócitos, de hemoglobina (Hb), de hematócrito (Ht) e de plaquetas. Os valores da transaminase glutâmico-oxalacética (TGO, também conhecida por AST) e da transaminase glutâmico-pirúvica (TGP, também conhecida por ALT) foram 1300 IU/L e 1700 IU/L, respectivamente.

▶ Qual é a causa mais provável do quadro atual?
▶ Qual é a próxima conduta?
▶ Como é a evolução deste quadro?

RESPOSTAS PARA O CASO 37
Intoxicação

Resumo: este paciente com 46 anos de idade, com letargia e dor abdominal, apresentava elevação das transaminases após ingesta excessiva de paracetamol. O quadro sugere hepatotoxicidade por paracetamol.

- **Causa provável do quadro atual:** *overdose* de paracetamol.
- **Próxima conduta:** a lavagem gástrica após ingesta maciça é bastante eficaz, pois elimina pílulas ou fragmentos de pílulas ainda não digeridos se realizada nos primeiros 30 a 60 minutos após a ingesta. A administração de carvão ativado, que absorve a maior parte das toxinas (devido à sua grande área de superfície), somente deve ser feita em pacientes despertos ou em doentes comatosos após proteção das vias aéreas. A dose mais usada é de 1 g/kg por via oral ou por sonda nasogástrica, com a meta de se atingir uma proporção de 10 por 1 (carvão/toxina).
- **Estágios da doença:** há quatro estágios distintos na hepatotoxicidade pelo paracetamol: (1) efeitos tóxicos pré-clínicos (exames laboratoriais normais); (2) lesão hepática (transaminases elevadas); (3) insuficiência hepática; e (4) recuperação. Com base na avaliação inicial, este doente se encontra no estágio 2.

ANÁLISE
Objetivos

1. Conhecer as manifestações clínicas, o manejo e as consequências da ingesta de paracetamol, salicilato, antidepressivos tricíclicos, álcool, hipoglicemiantes orais, cianeto e propofol.
2. Conhecer as indicações de carvão ativado no manejo de ingesta/*overdose* de substâncias.
3. Reconhecer a importância do manejo das vias aéreas, da respiração e da circulação na ingesta/*overdose* de substâncias.

Considerações

Este paciente com 46 anos de idade ingeriu paracetamol/hidrocodona (Vicodin®) e doses extras de paracetamol para tratamento de dor lombar. As doses extras de paracetamol utilizadas sem prescrição médica são suficientes para superar a capacidade de metabolização hepática segura deste medicamento. As transaminases elevadas confirmam lesão hepática grave. A provável redução da motilidade gastrintestinal causada pelos opiáceos potencializa o efeito do paracetamol, pois o fármaco permanece mais tempo disponível para absorção.

Prioridades

Devem-se avaliar as vias aéreas com atenção especial ao reflexo de tosse. O fator que mais contribui para o aumento da morbidade por *overdose* de medicamentos é o comprometimento das vias aéreas em decorrência da flacidez da língua, da aspiração de conteúdo gástrico ou da apneia causada pela depressão respiratória. A proteção das vias aéreas pela intubação endotraqueal (IET) é imprescindível quando há comprometimento do nível de consciência. A monitorização e a avaliação dos parâmetros respiratórios fornecem algumas pistas para a possibilidade de outras ingestas concomitantes. A monitorização do sensório e a avaliação da glicemia são extremamente importantes, pois o paciente também pode ter ingerido outras substâncias além daquelas que foram mencionadas pelos familiares. Após a estabilização das vias aéreas, da respiração e da circulação do paciente, o nível sérico de paracetamol e o tempo de ingesta são utilizados em combinação com os níveis de enzimas hepáticas e com os exames de coagulação para determinar a evolução do tratamento e a extensão da lesão hepática. Os exames adicionais para avaliar a ingesta de outras substâncias incluem nível de salicilato, nível de álcool, eletrólitos, osmolalidade sérica, rastreamento toxicológico da urina (para investigar abuso de drogas), lactato, cetonas séricas e eletrocardiograma (ECG).

Histórico adicional

Deve-se considerar que todos os doentes podem ter intoxicação por múltiplas substâncias e que apresentam risco à vida. O histórico adicional sempre é muito útil para determinar quais outras substâncias podem ter sido ingeridas. Geralmente, os familiares, a equipe médica de emergência (paramédicos, bombeiros) e o médico que fez o atendimento primário fornecem informações adicionais muito úteis. O momento da ingesta e a dosagem do medicamento também são variáveis muito importantes e ajudam a orientar o tratamento. Nesta situação específica, é muito importante solicitar aos familiares que recuperem frascos vazios encontrados na residência do paciente. Imediatamente após a identificação de todas as substâncias tóxicas ingeridas ou supostamente ingeridas, é importante consultar o centro de informação toxicológica para auxiliar no manejo do paciente.

Descontaminação

A técnica de descontaminação depende do momento, da quantidade e do tipo de substância ingerida. Dependendo das circunstâncias, a descontaminação gastrintestinal pode envolver lavagem gástrica, administração de carvão ativado ou irrigação intestinal total. Embora existam poucas evidências clínicas que justifiquem a lavagem gástrica, esta técnica geralmente é usada em casos de ingesta maciça de substâncias extremamente tóxicas. O objetivo é a eliminação de pílulas ou de fragmentos de pílulas não digeridos, geralmente sendo mais eficaz se for iniciada em até 30 a 60 minutos após a ingesta. **O carvão ativado é um absorvente altamente eficaz que absorve a maior parte das toxinas (devido à sua grande área de superfície), mas deve ser administrado a pacientes despertos ou a pacientes comatosos com proteção de vias aéreas. A dose comum é de 1 g/kg por via oral ou por sonda nasogástrica, com o objetivo de se atingir uma proporção de 10 por 1 (carvão/toxina).** A repetição da dose de carvão pode aumentar a eliminação das substâncias.

A absorção de materiais como ferro, lítio e metais pesados pelo carvão ativado não é muito eficiente. A irrigação intestinal total utiliza taxas elevadas de fluxo de soluções não absorvíveis para limpeza intestinal cirúrgica e para forçar a saída do conteúdo intestinal. Essa técnica é indicada em casos de ingesta de: (1) substâncias não absorvíveis pelo carvão, (2) preservativos ou dispositivos cheios de medicamentos, e (3) comprimidos de liberação prolongada. Hemodiálise e antídotos também aceleram a eliminação de substâncias específicas.

Avaliação psiquiátrica

Todos os pacientes intoxicados devem ser avaliados para ideação suicida, fatores de risco para depressão, histórico anterior de tentativas de suicídio e transtornos psiquiátricos anteriores. Sempre que for possível, essas informações podem ser obtidas junto ao paciente e corroboradas pelos familiares. Há um grande potencial para superdosagens acidentais, principalmente em populações pediátricas, em idosos e em doentes incapacitados. Portanto, após a estabilização clínica, é importante considerar a avaliação de um psiquiatra.

ABORDAGEM À
Intoxicação

ABORDAGEM CLÍNICA

No ano de 2005, de acordo com estimativas da American Association of Poison Control Centers, o paracetamol foi responsável por 70.000 visitas a instituições de assistência médica e por 300 mortes. A intoxicação por paracetamol pode ser causada pela ingesta de uma única dose excessiva (em geral, nas tentativas de suicídio), por ingestas excessivas e repetidas ou mesmo por dosagens para fins terapêuticos.

Fisiopatologia da toxicidade do paracetamol

Normalmente, o metabolismo do paracetamol é hepático, por meio da glicuronização e da sulfatização em metabólitos não tóxicos. Entretanto, aproximadamente 5% do paracetamol são metabolizados pelo citocromo P-450 2E1 em **imina N-acetil-p-benzoquinona** (**NAPQI,** do inglês *N-acetyl-p-benzoquinone imine*), **que é extremamente tóxica para o fígado. Nos casos de administração de doses terapêuticas de** paracetamol, a desintoxicação do NAPQI é feita rapidamente pela glutationa, para formar metabólitos não tóxicos (cisteína e conjugados mercaptúricos). No entanto, nos casos de *overdose* de paracetamol, **o NAPQI exaure as reservas de glutationa, interage com as macromoléculas do fígado e provoca lesões hepáticas.**

Há quatro estágios distintos na hepatotoxicidade induzida pelo paracetamol: (1) efeitos tóxicos pré-clínicos (exames laboratoriais normais); (2) lesão hepática (transaminases elevadas); (3) insuficiência hepática; e (4) recuperação. Cada estágio tem prognósticos e estratégias terapêuticas diferentes. A mortalidade em pacientes com insuficiência hepática varia entre 20 e 40%.

Avaliação clínica

A avaliação inicial dos pacientes com *overdose* deve ser direcionada à **inspeção das vias aéreas, da respiração, da circulação, da incapacitação e da descontaminação**. A maior parte dos pacientes permanece assintomática na fase inicial ou apenas se queixa de náuseas, vômitos e anorexia. Entretanto, após 24 e 48 horas, começam a mostrar sinais de lesão no fígado e de insuficiência hepática.

Após a estabilização das vias aéreas, da respiração e da circulação, os níveis de paracetamol e o momento da ingesta podem ser utilizados em combinação com as enzimas hepáticas e com a coagulação para determinar a extensão da lesão e a evolução do tratamento. Precisar o momento da ingesta é muito importante para orientar a terapia. A administração de carvão ativado deve ser considerada. O **nomograma de Rumack-Matthew** (Figura 37.1) talvez seja uma das maiores contri-

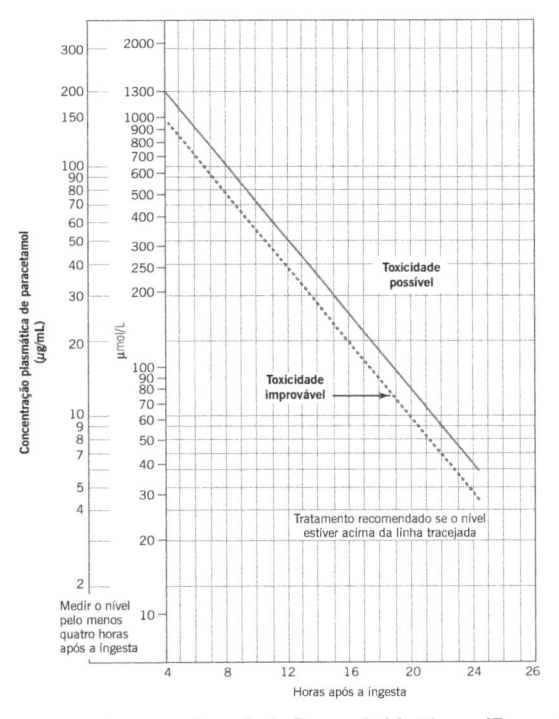

Figura 37.1 Nomograma do paracetamol, de Rumack-Matthew. (Reproduzida, com permissão, de Tintinalli JE, Stapczynski JS, Ma OJ, et al. *Tintinalli's Emergency Medicine: A Comprehensive Study Guide.* 7th ed. New York, NY: McGraw-Hill Education; 2011. Figure 184.2.)

buições para o manejo de pacientes com *overdose* de paracetamol. Esse nomograma foi publicado pela primeira vez em 1975, tendo sido desenvolvido a partir dos níveis de paracetamol em pacientes não tratados. O nomograma descreve a relação matemática entre os níveis de paracetamol, o momento da ingesta e o risco de lesões hepáticas. A linha superior do nomograma define o nível tóxico, provavelmente associado a uma *overdose* aguda. É também conhecida por "**linha 200**", pois qualquer nível igual ou superior a 200 mcg/mL nas primeiras quatro horas após a ingesta exige tratamento medicamentoso. A **linha inferior ("linha 150")** do nomograma define níveis séricos 25% abaixo daqueles que provavelmente produzam hepatotoxicidade e foram instituídos pela FDA para melhorar o desfecho clínico do tratamento com antídotos. Este nomograma ajuda o médico a interpretar os níveis de paracetamol. Qualquer nível de paracetamol obtido nas primeiras quatro horas após a ingesta não permite prever a probabilidade de hepatotoxicidade, embora seja capaz de confirmar a ingesta do medicamento.

Níveis de paracetamol obtidos entre 4 e 24 horas após a ingesta podem ser colocados no nomograma para determinar a probabilidade de lesão hepática. Se os níveis ficarem acima da linha inferior do nomograma, significa que o antídoto é necessário. Qualquer nível elevado de paracetamol detectado 24 horas após a ingesta deve ser considerado tóxico e justifica a administração do antídoto. A grande maioria dos pacientes é avaliada após a ingesta de **vários medicamentos.** Quando o nível de paracetamol não for tóxico após quatro horas da ingesta, uma nova dosagem com oito horas deve ser realizada em pacientes que tenham ingerido outras substâncias, pois pode haver retardo na absorção gastrintestinal (i.e., liberação prolongada de preparações de paracetamol, opiáceos ou anticolinérgicos). Mesmo nessas circunstâncias, o tratamento ainda deve ser orientado pelo nomograma. **O uso do nomograma não se aplica aos casos de ingesta crônica.**

A N-acetilcisteína (NAC) é o antídoto aprovado pela FDA para toxicidade por paracetamol com a função de repor a glutationa. A glutationa é sintetizada a partir de aminoácidos, de glutamato, de glicina e de cisteína (a disponibilidade de cisteína é a etapa limitante na produção). A NAC é absorvida imediatamente e hidrolisada em cisteína, que fornece o substrato para a síntese da glutationa. A glutationa converte a NAPQI em um metabólito não tóxico que é eliminado rapidamente pelo rim. A NAPQI pode lesar o fígado por dois mecanismos diferentes. Em primeiro lugar, a NAPQI possivelmente se ligue de forma covalente a proteínas intracelulares e produza necrose hepatocelular. Em segundo lugar, formação aumentada de NAPQI pode exaurir os estoques de glutationa intra-hepática e piorar a toxicidade hepática. **A administração da NAC nas primeiras 8 a 10 horas após a ingesta maximiza os benefícios,** pois atua antes do acúmulo de NAPQI. Embora o benefício da NAC diminua depois de 12 horas, o tratamento não deve ser interrompido, independentemente do atraso de 24 horas ou mais. Comprovadamente, o tratamento com NAC diminui a mortalidade quando a insuficiência hepática já se desenvolveu.

A NAC pode ser administrada por via oral, com uma dose de ataque de 140 mg/kg, seguida de uma dose de manutenção de 70 mg/kg em intervalos de quatro horas. Os casos sem complicações e sem evidências de lesão hepática podem ser tratados durante 24 horas com doses de manutenção. No entanto, se houver evidência de lesão hepática, o tratamento com NAC deverá estender-se até a melhora nos testes da função hepática. A administração intravenosa de NAC é indicada quando os pacientes não puderem ingerir a formulação oral, como naqueles com redução do nível de consciência, com vômitos ou com íleo paralítico. A NAC intravenosa é utilizada com uma dose de ataque de 150 mg/kg durante 16 horas. As enzimas hepáticas, assim como a coagulação, devem ser monitoradas até 36 horas após a ingesta. Nos casos em que houver evidência de lesão hepática, a NAC intravenosa deve ser mantida até que ocorra alguma melhora laboratorial do fígado.

OUTRAS INGESTÕES TÓXICAS COMUNS

Manejo da toxicidade por salicilato

Geralmente, os salicilatos são utilizados por suas propriedades anti-inflamatórias e analgésicas, podendo ser encontrados em medicamentos como o ácido acetilsalicílico, o salicilato de bismuto monobásico e outros sem prescrição médica, assim como em outras preparações tópicas para aplicação nos músculos e nas articulações. A dose terapêutica diária varia de 40 a 60 mg/kg/dia. Observa-se uma leve toxicidade em doses de 150 a 200 mg/kg/dia e uma toxicidade acentuada em doses de 300 a 500 mg/kg/dia.

A toxicidade por salicilato ocorre por dois mecanismos principais: (1) alcalose respiratória, e (2) acidose metabólica. Os salicilatos podem estimular diretamente o centro respiratório e provocar hiperventilação, causando alcalose respiratória e acidose metabólica compensatória. A acidose metabólica é exacerbada pela interrupção no metabolismo da glicose e dos ácidos graxos, levando ao aumento na produção de dióxido de carbono. A toxicidade branda por salicilato pode causar alcalose respiratória e acidose metabólica compensatória, porque o bicarbonato é eliminado pela urina. Todavia, com **toxicidade progredindo para moderada a grave, a alcalose respiratória é acompanhada por acidose metabólica com hiato aniônico elevado** à medida que os rins eliminam bicarbonato de sódio e potássio.

Em geral, os pacientes apresentam **náuseas, vômitos, zumbido, taquipneia e letargia.** Edema pulmonar, coma e colapso cardiovascular são eventos prováveis nos casos de toxicidade grave. O objetivo do manejo é dar suporte às vias aéreas, à respiração e à circulação do paciente, redobrando a atenção para assegurar ventilação adequada e permitir que os mecanismos compensatórios mantenham um pH arterial adequado. A administração de carvão ativado é uma hipótese a ser considerada. Os exames laboratoriais mais importantes incluem o nível de salicilato, os eletrólitos (para calcular o hiato aniônico), a gasometria arterial (GA) e o ECG (evidência de hipocaliemia). O objetivo principal do tratamento é aumentar a eliminação de salicilato pelos rins, que depende dos gradientes iônicos de hidrogênio. Portanto, o tratamento de escolha ainda é o bicarbonato de sódio, cuja função é tratar a acidose metabólica e intensificar a eliminação renal. O bicarbonato de sódio pode ser administrado como uma infusão contínua, com uma meta de pH urinário de 7,5 a 8,0. A suplementação de potássio deve ser adicionada aos líquidos intravenosos, pois a depleção deste eletrólito é muito rápida na toxicidade pelo salicilato. **A hemodiálise é uma alternativa a ser considerada nas intoxicações agudas, com níveis séricos de salicilato de 100 mg/dL associados à acidose grave.**

Toxicidade por antidepressivos tricíclicos

Tradicionalmente, os antidepressivos tricíclicos (ADTs) eram utilizados para tratar depressão. Porém, nos dias atuais, são usados com mais frequência no tratamento de **síndromes da dor crônica**, na **profilaxia de enxaqueca** em adultos e para o tratamento da enurese, de déficit de atenção e de transtorno obsessivo-compulsivo em crianças. Os ADTs possuem uma margem terapêutica estreita, e propriedades **anticolinérgicas** que podem retardar a absorção gastrintestinal. Além disso, os ADTs possuem efeitos de bloqueio α-adrenérgico podendo produzir hipotensão e contribuir para acidemia em combinação com depressão respiratória a partir dos efeitos no sistema nervoso central (SNC). No entanto, as complicações mais graves são os efeitos cardiovasculares e no SNC. Os **defeitos de condução** resultam da qualidade da ação depressora sobre as membranas consequente ao bloqueio dos canais rápidos de sódio do miocárdio, prolongando os intervalos PR, QRS e QT. Hipotensão provavelmente é causada pelo bloqueio α-adrenérgico. As propriedades **anticolinérgicas** podem provocar taquicardia. **Os efeitos no SNC se manifestam basicamente como letargia e coma (devido às propriedades anticolinérgicas)**, além de convulsões (atribuídas à atividade no SNC).

O cuidado suporte inicial é a imediata estabilização das vias aéreas e da respiração. A ressuscitação hídrica e a monitorização cardíaca suportam a circulação. A descontaminação com carvão ativado é uma opção a ser considerada. Bicarbonato de sódio deve ser administrado a pacientes com QRS prolongado ou com hipotensão. Acredita-se que o bicarbonato de sódio reverta o bloqueio dos canais de sódio e os efeitos miocárdicos supressivos dos ADTs. Além disso, o bicarbonato de sódio também pode ser usado na alcalinização sérica com o objetivo de atingir um pH entre 7,45 e 7,55, o que, por sua vez, eleva a pressão arterial (PA) e diminui o intervalo QRS.

Toxicidade por álcool

Há uma grande variedade de alcoóis comercialmente disponíveis em bebidas, remédios para resfriados, antissépticos bucais, extratos alimentícios, colônias, soluções de pós-barba, anticongelantes e álcool isopropílico. Até 15% da população norte-americana corre o risco de dependência de álcool. A **desidrogenase alcoólica** é a principal enzima que metaboliza substâncias como etanol, álcool isopropílico, metanol e etilenoglicol. Os polimorfismos genéticos da desidrogenase alcoólica determinam a taxa de metabolismo do álcool. Geralmente, os pacientes com toxicidade por álcool ficam excessivamente inebriados, com fala arrastada, ataxia, julgamento alterado e falta de coordenação. Na toxicidade grave, podem ocorrer depressão progressiva do SNC e coma. Em geral, além da embriaguez, a toxicidade pelo **metanol** provoca alterações **visuais**. Geralmente, o álcool isopropílico e o etilenoglicol apresentam intoxicação grave que semelhante à toxicidade pelo etanol.

A toxicidade pelo etanol provoca depressão no SNC, que se torna aditiva quando em combinação com benzodiazepínicos, barbitúricos ou opioides. A ocorrência de **hipoglicemia** é comum devido às alterações na gliconeogênese, em combinação com **desnutrição,** em pacientes com histórico de abuso crônico de álcool. Lesões ocultas na cabeça, hipoxemia, aspiração e distúrbios metabólicos subjacentes também devem ser considerados em todos os doentes intoxicados. **O tratamento é basicamente de suporte, com reposição de líquidos, glicose e tiamina.** A suplementação de glicose e a reposição volêmica são essenciais em casos de cetoacidose alcoólica (definida por acidose metabólica com hiato aniônico elevado e níveis elevados de β-hidroxibutirato). Não existe antídoto específico para intoxicação por etanol ou álcool isopropílico. No entanto, **a toxicidade por metanol e etilenoglicol deve ser tratada com fomepizol ou etanol para saturar a desidrogenase alcoólica e impedir a produção adicional de metabólitos tóxicos.** Nos casos de toxicidade grave, o metanol também pode ser eliminado pela hemodiálise.

Toxicidade por hipoglicemiantes

Existem vários agentes orais utilizados para reduzir a glicemia em pessoas com diabetes melito (DM) tipo 2. Em geral, essas medicações se dividem em duas categorias: hipoglicemiantes e anti-hiperglicêmicos. Os agentes conhecidos como anti-hiperglicêmicos agem reduzindo a glicemia, porém raramente causam hipoglicemia, mesmo quando utilizados em excesso. Esses agentes incluem metformina, inibidores da α-glicosidase e glitazonas. Estes fármacos diminuem a produção hepática de glicose (metformina e glitazonas), assim como diminuem a absorção intestinal de glicose (metformina e inibidores da α-glicosidase). Por outro lado, os agentes hipoglicemiantes, principalmente as sulfonilureias, geralmente causam hipoglicemia se há *overdose* ou eliminação reduzida. As sulfonilureias reduzem a glicemia, aumentam a liberação de insulina pelo pâncreas e elevam a sensibilidade periférica à insulina.

A toxicidade pelas sulfonilureias pode causar hipoglicemia, que se apresenta como diaforese, delirium, redução progressiva no nível de consciência, síncope ou coma. A toxicidade pode se dever a *overdose* intencional ou acidental ou à redução da eliminação secundária à insuficiência renal. A duração do efeito de muitas sulfonilureias excede 24 horas. Portanto, em geral, os pacientes são internados e tratados com líquidos intravenosos contendo dextrose, além de terem monitorização rigorosa da glicemia. Quando não responderem à dextrose intravenosa, os pacientes podem se beneficiar da administração de **octreotide**. A octreotide é um análogo sintético da somatostatina que suprime a liberação de insulina pancreática. A terapia adjuvante para pacientes com *overdose* de sulfonilureias inclui a alcalinização urinária, para aumentar a eliminação do medicamento.

Embora, em raras situações, os anti-hiperglicêmicos causem hipoglicemia em níveis tóxicos, esses agentes apresentam toxicidade por outros mecanismos. Por exemplo, **reconhecidamente, overdose de metformina e insuficiência renal provocam acidose láctica.** Casos de acidose grave eventualmente exigem hemodiálise.

Toxicidade por cianeto

A toxicidade pelo cianeto é mais comum em vítimas que **inalam fumaça** em incêndios industriais ou residenciais. Esse tipo de toxicidade é causado pela formação do gás cianeto de hidrogênio gerado pela queima de materiais plásticos. A toxicidade pelo cianeto também ocorre em unidades de terapia intensiva causada por infusões de doses elevadas ou prolongadas de **nitroprussiato.** O nitroprussiato libera cianeto durante o metabolismo e, em geral, é convertido a um metabólito não tóxico no fígado. No entanto, o uso prolongado ou de doses elevadas leva ao acúmulo de cianeto. Nos Estados Unidos, uma das causas raras de toxicidade por cianeto é a ingesta de alimentos que contenham esta substância, como mandioca, sementes de damasco, sementes de maçã e espinafre.

O cianeto desacopla a fosforilação oxidativa, fazendo com que o metabolismo celular mude de aeróbico para anaeróbico, causando acidose láctica. Os pacientes apresentam indisposição, cefaleia, confusão e fraqueza generalizada. Colapso cardiovascular, síncope e coma podem ocorrer nos casos de toxicidade grave. A **hidroxocobalamina intravenosa** é o antídoto mais seguro para toxicidade por cianeto, pois se combina com a substância tóxica para formar a cianocobalamina (vitamina B_{12}), que é subsequentemente expelida pelos rins. Recomenda-se usar o *kit* de antídotos contra o cianeto nas situações em que a hidroxocobalamina não estiver à disposição. O *kit* de antídotos contra o cianeto consiste em nitritos amílicos, nitritos de sódio e tiossulfato de sódio. As pérolas de nitrito amílico e o nitrito de sódio intravenoso induzem metemoglobinemia celular, que se liga ao cianeto. Todavia, **os nitritos devem ser evitados em casos de inalação de fumaça, situação na qual pode haver a coexistência de carboxiemoglobinemia.** Por outro lado, nos casos de indisponibilidade de hidroxocobalamina, a administração de tiossulfato de sódio é uma alternativa que aumenta a conversão de cianeto em tiocianato, que por sua vez também é expelido pelos rins.

Toxicidade por propofol

O propofol é um sedativo hipnótico solúvel em lipídeos usado com frequência em unidades cirúrgicas e intensivas. O propofol é metabolizado no fígado pela enzima CYP-450 2B6 por oxidação, sendo que a excreção ocorre através dos rins. Os receptores de GABA-A são o sítio principal de ação. O propofol, devido ao início rápido da ação e ao metabolismo rápido (a duração média da ação varia de 3 a 5 minutos para um bólus único), é usado com frequência cada vez maior em pacientes críticos em ventilação mecânica (VM). O propofol **é contraindicado em pacientes com alergia a ovos e à soja** devido aos aditivos contidos na emulsão na qual o medicamento é administrado. A dosagem padrão de propofol para sedação é de 25 a 75 μg/kg/min (ou 1,5 a 3 mg/kg/h).

Os efeitos adversos variam de dor no sítio da injeção à morte. Os pacientes podem apresentar hipotensão, arritmias (há relatos de bradicardia e taquiarritmias supraventriculares), pancreatite aguda secundária à hipertrigliceridemia e/ou broncoespasmo como resultado da administração de propofol. **A síndrome da infusão de propofol inclui rabdomiólise, insuficiência renal aguda (IRA), acidose láctica e instabilidade hemodinâmica como resultado de infusões prolongadas (> 48 horas) e de doses elevadas (> 5 mg/kg/h) do medicamento.** Não há antídoto específico para toxicidade por propofol. O tratamento é a interrupção imediata da infusão, seguido do cuidado suportivo. Os cuidados suportivos incluem administração intravenosa de líquidos, vasopressores ou medicamentos antiarrítmicos.

CORRELAÇÃO COM O CASO CLÍNICO

- Ver também Caso 23 (Lesão renal aguda), Caso 24 (Distúrbios acidobásicos – parte 1) e Caso 25 (Distúrbios acidobásicos – parte 2).

QUESTÕES DE COMPREENSÃO

37.1 Uma mulher com 25 anos de idade foi internada na UTI por alteração no nível de consciência após a ingesta de vários medicamentos. A mensuração 12 horas após a ingesta mostrou um nível de paracetamol de 80 μg/dL. Após a estabilização das vias aéreas, da respiração e da circulação, a equipe da UTI discutiu o tratamento com antídotos enquanto aguardava os exames da função hepática. Qual é o próximo tratamento para o manejo deste paciente?

A. Infundir bicarbonato de sódio com o objetivo de atingir um pH sérico de 7,45 a 7,55

B. O tratamento com NAC não deve ser considerado até o retorno dos exames da função hepática

C. A octreotide é uma opção a ser considerada se a paciente não responder à administração intravenosa de dextrose

D. Iniciar NAC e monitorar os exames de função hepática durante o tratamento

E. Iniciar a lavagem nasogástrica (NG) do conteúdo gástrico

37.2 Um homem com 54 anos de idade foi internado na UTI de queimados por confusão e redução do nível de consciência, junto com várias queimaduras de terceiro grau em todo o corpo secundárias a um incêndio industrial. O doente foi intubado para proteção de vias aéreas, tendo sido observados fuligem na faringe posterior e edema nas vias aéreas. Qual é o tratamento ideal para toxicidade por cianeto neste paciente?

A. Infundir bicarbonato de sódio com o objetivo de se atingir um pH sérico de 7,45 a 7,55
B. Administrar pérolas de nitrito amílico e nitrito de sódio intravenoso
C. Administrar hidroxocobalamina por via intravenosa
D. A metemoglobinemia, como meta terapêutica
E. Administrar nitroprussiato

37.3 Um homem com 33 anos de idade foi internado na UTI após ter sido encontrado comatoso na sua residência com uma carta de despedida e um frasco vazio de ácido acetilsalicílico (30 comprimidos). O nível de salicilato está 111 mg/dL e o pH sérico é de 7,01. Qual é o tratamento mais adequado para este paciente?

A. A octreotida é uma opção a ser considerada se o paciente não responder à administração intravenosa de dextrose
B. Infundir bicarbonato de sódio com o objetivo de se atingir um pH sérico de 7,45 a 7,55
C. Iniciar hemodiálise para acelerar a eliminação e corrigir a acidose
D. Iniciar NAC e monitorar a função hepática durante o tratamento
E. Suplementar potássio em líquido intravenoso

37.4 Uma mulher com 40 anos de idade e DM foi internada na emergência por lesão renal aguda (LRA), com creatinina (Cr) de 3,2 mg/dL. Prescreveu-se uma sulfonilureia. Verificou-se que ela tinha hipoglicemia persistente (nível glicêmico inicial de 30 mg/dL). Qual, entre as alternativas abaixo, é o tratamento de primeira linha?

A. Infusão intravenosa de dextrose com monitorização rigorosa da glicose
B. Iniciar imediatamente a terapia com fomepizol
C. Administrar imediatamente octreotida por via intravenosa
D. Infundir bicarbonato de sódio com o objetivo de se atingir um pH sérico de 7,5 a 8,0
E. Administrar cloreto de cálcio

RESPOSTAS

37.1 **D.** O nível de paracetamol da paciente está claramente além do limite, indicando provável toxicidade hepática quando colocado no nomograma para 12 horas após a ingesta. Portanto, justifica-se a terapia com NAC. Cabe lembrar que a função do nomograma é auxiliar a equipe médica a decidir se deve iniciar ou não a NAC. A avaliação da função hepática deve ser repetida seguidamente enquanto a paciente estiver recebendo NAC para determinar a duração da terapia. A lavagem gástrica é válida se for iniciada nos primeiros 30 a 40 minutos após a ingesta, para facilitar a evacuação dos fragmentos das pílulas. O uso de bicarbonato de sódio e de octreotida não é indicado para o tratamento de toxicidade por paracetamol.

37.2 **C.** A terapia com hidroxocobalamina é o tratamento indicado para toxicidade por cianeto, especialmente quando há inalação de fumaça. Os nitritos amílicos e o nitrito de sódio devem ser evitados quando há exposição à inalação de fumaça, pois a toxicidade por monóxido de carbono também é comum nessas exposições. Como a função do nitrito amílico e do nitrito de sódio é induzir metemoglobinemia, este mecanismo pode prejudicar o transporte de oxigênio se houver carboxiemoglobinemia. Se não houver disponibilidade de hidroxocobalamina, o tratamento com tiossulfato é a segunda opção para toxicidade por cianeto se houver inalação de fumaça. O bicarbonato de sódio não é indicado para o tratamento de toxicidade por cianeto. A administração de nitroprussiato em doses elevadas ou de forma prolongada pode contribuir para a toxicidade por cianeto. Além disso, a administração deste medicamento não tem nenhum papel no tratamento de toxicidade por cianeto relacionada à inalação.

37.3 **C.** A hemodiálise é indicada na toxicidade por salicilato com níveis séricos acima de 100 mg/dL e acidose profunda. A terapia com bicarbonato de sódio é a base do tratamento de toxicidade por salicilato, embora a meta principal seja a alcalinização da urina para acelerar a eliminação da substância tóxica. Portanto, a meta com bicarbonato de sódio é manter um pH urinário de 7,5 a 8,0. O uso de octreotida e de NAC não é indicado para os casos de toxicidade por salicilato. A suplementação de potássio é bastante útil durante o tratamento de toxicidade por salicilato, pois sempre ocorre depleção, embora, na realidade, a reposição de potássio não combata diretamente a toxicidade pelo salicilato.

37.4 **A.** A base do tratamento da hipoglicemia induzida pelas sulfonilureias é a administração intravenosa de líquidos contendo dextrose e a monitorização rigorosa por mais de 24 horas. A octreotida deve ser usada somente se ficar comprovado que os pacientes não responderam aos líquidos intravenosos contendo dextrose. O fomepizol é usado nos casos de intoxicação por etilenoglicol. O bicarbonato de sódio pode ser aplicado como medida adjuvante para facilitar a eliminação de sulfonilureias se a função renal for adequada. No caso desta paciente com creatinina sérica (CrS) de 3,2 e LRA, provavelmente a alcalinização não funcione. O cloreto de cálcio não possui quaisquer benefícios terapêuticos em pacientes com intoxicação por sulfonilureias.

> ### DICAS CLÍNICAS
>
> ▶ A lavagem gástrica após ingesta maciça pode ser eficaz para recuperar fragmentos de pílulas não digeridos quando realizada até 30 a 60 minutos após a ingesta.
> ▶ Os fatores que mais contribuem para a morbidade por *overdose* de medicamentos é o comprometimento das vias aéreas, a aspiração de conteúdo gástrico e a depressão respiratória.
> ▶ O carvão ativado é um absorvente eficaz, porém deve ser administrado apenas em doentes despertos ou em doentes comatosos com vias aéreas protegidas.
> ▶ A NAC é a medicação aprovada pelo FDA para a toxicidade pelo paracetamol. A administração nas primeiras 8 a 10 horas após a ingesta maximiza os benefícios. Os benefícios podem ser observados mesmo quando a NAC é administrada após 24 horas da ingesta.
> ▶ A ingesta aguda de etanol pode ter um papel protetor contra a toxicidade por paracetamol, porque compete pelo sistema da enzima citocromo P-450 2E1 e diminui o metabolismo do paracetamol em NAPQI.
> ▶ A ingesta crônica de etanol suprarregula o sistema da enzima citocromo P-450 2E1 e aumenta a conversão do paracetamol no metabólito tóxico, NAPQI.
> ▶ Pacientes com intoxicação por salicilato podem apresentar alcalose respiratória e acidose metabólica. O bicarbonato de cálcio corrige a acidose e acelera a excreção renal do salicilato. Casos graves podem exigir diálise.
> ▶ *Overdose* de sulfonilureias pode provocar hipoglicemia profunda. Se a dextrose não for eficaz, a octreotida intravenosa provavelmente seja a melhor opção.
> ▶ A síndrome da infusão de propofol inclui rabdomiólise, insuficiência renal aguda (IRA), acidose láctica e instabilidade hemodinâmica. Esta síndrome pode ser resultado de infusões prolongadas (> 48 horas) ou de doses elevadas (> 5 mg/kg/h).

REFERÊNCIAS

Heard K. Acetylcysteine for acetaminophen poisoning. *N Eng J Med.* 2008;359:258-292.

Olson K. *Poisoning and Drug Overdose.* 5th ed. San Francisco, CA: McGraw Hill; 2004.

Stolbach A, Goldfrank LR. Toxicology. In: Gabrielli A, Layon AJ, Yu M, eds. *Civetta, Taylor, and Kirby's Critical Care.* Philadelphia PA: Linppincott Williams & Wilkins; 2009:987-1014.

CASO 38

Um homem com 66 anos de idade caiu de um lance de escada. Ele sofreu várias fraturas costais e uma pequena contusão cerebral frontoparietal direita. Enquanto estava na emergência, o paciente desenvolveu dispneia progressiva, que resultou em intubação e ventilação mecânica (VM). Logo após ter chegado à UTI, a enfermeira percebeu que o paciente estava ansioso e agitado, apesar de ter recebido 8 mg de sulfato de morfina por via intravenosa (IV) há uma hora. A frequência cardíaca (FC) é de 110 batimentos por minuto (bpm), a pressão arterial (PA) é de 146/90 mmHg, a frequência respiratória (FR) é de 28 inspirações por minuto (ipm), o escore da escala de coma de Glasgow (GCS) é 10T (RO-4, RM-5, RV-1) e a saturação arterial de oxigênio (SaO_2) é de 100%. O paciente parece desconfortável e faz tentativas para remover os cabos de monitorização e a sonda vesical.

▶ Quais são os próximos passos na avaliação?
▶ Quais são as intervenções apropriadas neste momento?

RESPOSTAS PARA O CASO 38
Controle da dor e sedação

Resumo: um homem com 66 anos caiu de uma escada e sofreu fraturas costais e uma pequena contusão cerebral frontoparietal direita. O paciente foi intubado após evoluir com dispneia progressiva. No momento, ele parece agitado, desconfortável e corre o risco de provocar lesões autoinfligidas.

- **Próximos passos na avaliação:** identificar as possíveis causas de dor e de agitação neste paciente por meio de escalas validadas e definir as metas terapêuticas.
- **Intervenções apropriadas neste momento:** administrar uma combinação de sedativos e analgésicos. Uma combinação adequada para este paciente é propofol para sedação, titulado para uma Richmond agitation sedation scale (RASS) de -2, e fentanil para controle da dor.

ANÁLISE
Objetivos

1. Conhecer os princípios e as estratégias para monitorização da dor e da ansiedade em terapia intensiva.
2. Conhecer as diversas estratégias disponíveis para o tratamento farmacológico da dor e para a sedação em terapia intensiva.
3. Conhecer as questões deste manejo em VM.
4. Estar a par das questões envolvendo o manejo de pacientes com risco de abstinência de álcool, de benzodiazepínicos ou de opioides.

Considerações

Este paciente com 66 anos de idade está claramente agitado e se tornou um perigo para si mesmo, pois tentou remover cabos de monitorização e dispositivos invasivos. Para impedir lesões autoinfligidas, a agitação e a dor devem ser tratadas imediatamente. Entretanto, antes da próxima conduta, é extremamente importante considerar as comorbidades, as lesões atuais e as metas terapêuticas neste caso. Este paciente sofreu trauma craniencefálico (TCE), e o ideal é utilizar um medicamento de rápido início de ação, mas também com imediata cessação do efeito após suspensão, de forma a permitir reavaliação neurológica frequente. A equipe da UTI deve avaliar o tempo previsto de utilização de VM com base na gravidade da insuficiência respiratória. A avaliação inicial deve ser rápida, para que o pessoal de atendimento na UTI possa orientar-se a respeito dos medicamentos e técnicas necessários ao manejo da dor e da sedação.

ABORDAGEM À
Dor e agitação

ABORDAGEM CLÍNICA

O profissional de UTI é responsável pela manutenção do conforto dos pacientes durante sua permanência na unidade. Pacientes em VM podem apresentar estresse sobreposto aos seus problemas clínicos agudos. Exemplos de estresse adicional incluem ansiedade relacionada ao ambiente pouco familiar e desconforto causado por dor, tanto potencial como real. Agitação, ansiedade e dor podem causar muitos efeitos colaterais adversos, como exacerbação da atividade das catecolaminas endógenas, isquemia miocárdica, hipercoagulabilidade, hipermetabolismo, perda de sono e *delirium*, possivelmente resultando em lesões autoinfligidas por meio da remoção de dispositivos de sustentação da vida. Embora esses efeitos adversos devam ser ativamente evitados, os intensivistas devem ter em mente os efeitos potencialmente danosos do tratamento farmacológico da dor e da agitação. Deve-se estabelecer um equilíbrio que permita maximizar os benefícios e, ao mesmo tempo, minimizar os riscos do acúmulo tecidual destes medicamentos, cujos efeitos clínicos prolongados podem prolongar a permanência do paciente na UTI.

No manejo da sedação e da dor, é muito importante prever o tempo de duração do tratamento e da VM. A definição de metas ajuda a definir as estratégias farmacológicas mais práticas. Com bastante frequência, utiliza-se **a combinação de opioides e de benzodiazepínicos** para analgesia e sedação. Alternativamente, outros agentes podem ser selecionados de acordo com o estado clínico do paciente (Quadro 38.1). Os benzodiazepínicos (midazolam, lorazepam e diazepam) são os pilares da terapia ansiolítica, amnésica e sedativa em pacientes críticos, enquanto os opioides têm um longo histórico de eficácia e segurança na analgesia adequada destes pacientes.

A dor é comum, e a maioria dos algoritmos incorpora avaliação da dor, sendo que o relato dos pacientes é a forma mais precisa de quantificá-la quando estes são capazes de se comunicar. O uso de uma escala de classificação numérica (NRS, do inglês *numerical rating scale*) ou de dispositivos visuais (Figura 38.1) facilita os autorrelatos de dor. Outras ferramentas para observação da dor, como a escala comportamental da dor (BPS, do inglês *behavioral pain scale*) (Quadro 38.2) e a ferramenta de observação da intensidade da dor em pacientes críticos (CPOT, do inglês *critical pain observation tool*) também são válidas. Essas ferramentas utilizam detalhes como expressão facial, movimentos corporais, tensão muscular e sincronia com a VM para facilitar a avaliação da dor. Cabe ressaltar que a validade dessas escalas declina com o aumento na profundidade da sedação.

Quadro 38.1 • MEDICAMENTOS PARA A DOR

Classe de medicamento	Mecanismo de ação	Aplicações	Efeitos adversos	Exemplos
Opioides	Receptores Mu-1 para analgesia no SNC e tecidos periféricos. Receptores Mu-2 mediam depressão respiratória, náusea, vômito e constipação	Medicação mais utilizada para terapia analgésica em UTI	Deprimem o estímulo respiratório, diminuem a motilidade do TGI-íleo paralítico, poucos efeitos cardiovasculares em pacientes normovolêmicos, porém podendo causar hipotensão significativa em pacientes hipovolêmicos, efeitos de dependência e abstinência em infusões prolongadas	Morfina Fentanil Remifentanil Metadona Hidromorfina
Benzodiazepínicos	Potencializam os efeitos do ácido γ-aminobutírico (GABA) por meio do receptor da benzodiazepina – suprime a atividade do SNC	Medicamentos mais utilizados para sedação em UTI – não possuem propriedades analgésicas	Depressão respiratória	Lorazepam Midazolam
Propofol	Potencializa os efeitos do receptor do GABA (receptor diferente dos benzodiazepínicos); excessivamente lipofílico – atravessa rapidamente a barreira hematoencefálica	Efeito sedativo com início de ação rápido e de curta duração após suspensão, usado para sedação de curto prazo, para tratar EE, e como agente de indução anestésica comum	Composto altamente lipofílico – pode causar hipertrigliceridemia. Dor no sítio de injeção Síndrome da infusão de propofol: rara, observada em taxas de infusão elevadas >48 horas, que se caracteriza por arritmias, IC, acidose metabólica, hipercaliemia e rabdomiólise	

(Continua)

Quadro 38.1 • MEDICAMENTOS PARA A DOR (Continuação)

Classe de medicamento	Mecanismo de ação	Aplicações	Efeitos adversos	Exemplos
Agonistas dos receptores α_2	Ligam-se aos receptores alfa$_2$ liberando norepinefrina e diminuindo a atividade simpática – efeito líquido: sedação, analgesia e amnésia, propriedades sedativas facilitadas pelo sítio do locus ceruleus no SNC e acentuam os efeitos analgésicos nos receptores opioides	Geralmente são utilizados depois de procedimentos cardíacos e neurológicos; não estão associados à depressão respiratória	Efeito cardiovascular bifásico: o bólus inicial pode causar vasoconstrição, produzindo bradicardia e hipertensão; as infusões contínuas estão associadas à hipotensão secundária à vasodilatação	Dexmedetomidina Clonidina
ABNMs	Bloqueiam a transmissão na junção neuromuscular causando paralisia nos músculos esqueléticos afetados; medicamentos clinicamente relevantes com ação pós-sináptica nos receptores da acetilcolina da placa terminal do nervo motor	Indicados para pacientes em modos de VM, nos quais a agitação interferem na ventilação e oxigenação, trauma cranioencefálico fechado com elevação de PIC, tétano e se há redução do conteúdo venoso de O$_2$ por hipermetabolismo e agitação	A complicação mais temida é a extubação acidental. São considerados fatores etiológicos na miopatia do paciente crítico – causando fraqueza prolongada, em especial nos pacientes com uso concomitante de corticoides	Rocurônio Vecurônio Atracúrio Cisatracúrio Pancurônio
Butirofenonas	Inibem a neurotransmissão no SNC mediada pela dopamina	As indicações incluem tratamento de agitação, delirium e alucinações em pacientes críticos	Isolamento do ambiente provocando ausência de reação emocional. Podem produzir sintomas extrapiramidais, efeitos anticolinérgicos, síndrome neuroléptica maligna, intervalo QT prolongado	Haloperidol Droperidol

EE, estado epiléptico; UTI, unidade de terapia intensiva; IC, insuficiência cardíaca; SNC, sistema nervoso central; VM, ventilação mecânica; PIC, pressão intracraniana; ABNM, agente bloqueador neuromuscular.

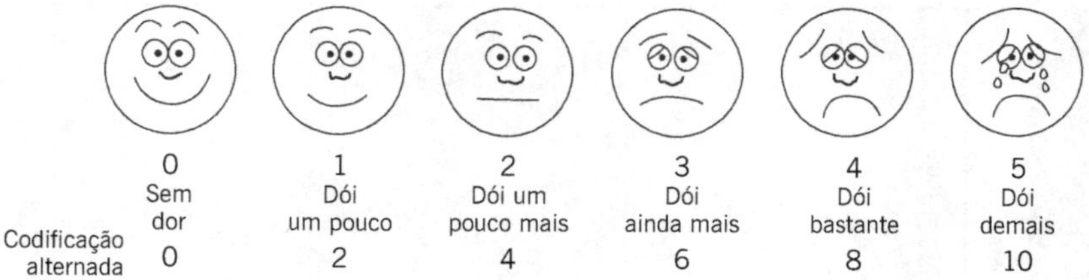

| Codificação alternada | 0 Sem dor 0 | 1 Dói um pouco 2 | 2 Dói um pouco mais 4 | 3 Dói ainda mais 6 | 4 Dói bastante 8 | 5 Dói demais 10 |

Figura 38.1 Escala analógica da dor. (Hockenberry MJ, Wilson D: *Wong's Essentials of pediatric nursing*, ed. 8, St. Louis, 2009, Mosby. Figura utilizada com permissão. Direitos autorais da Mosby.)

As escalas de sedação são usadas para orientar o manejo da agitação e definir um alvo de sedação para titular os medicamentos, assim como para detectar a presença de sedação excessiva. As mais comumente utilizadas são a **escala de sedação de Ramsay** (**RSS**, do inglês *Ramsay sedation scale*), a **escala de sedação e agitação de Richmond** (**RASS**, do inglês *Richmond agitation sedation scale*) (Quadro 38.3) e a **escala de sedação e agitação** (**SAS**, do inglês s*edation-agitation scale*) (Quadro 38.4). Uma pontuação de Ramsay de 2 ou 3 é excelente. Na ausência de causas orgânicas ou naturais de embotamento (i.e., patologia do SNC), uma pontuação de Ramsay de 5 ou 6 representa sedação excessiva.

Depois que for iniciada uma medicação sedativa e analgésica, a meta principal é minimizar os riscos associados à infusão prolongada destes fármacos. O objetivo da titulação descendente de um sedativo pode ser atingido com **a interrupção diária da infusão (ID).** Pacientes em VM recebendo sedação contínua podem beneficiar-se da descontinuação diária dos sedativos até ficarem despertos, pois esta estratégia está associada à redução da duração da ventilação e da permanência na UTI. A ID minimiza o acúmulo tecidual e diminui a duração da VM. A administração de sedativos e analgésicos deve ser interrompida uma vez ao dia, a não ser que haja

Quadro 38.2 • ESCALA COMPORTAMENTAL DA DOR

Pontuação	Expressão facial	Verbalização	Posição do corpo
0	Expressão facial neutra/positiva; aparência calma	Conversa normal, o paciente ri	Inativa, todas as extremidades permanecem relaxadas ou o paciente fica sentadão ou consegue caminhar
1	Expressão facial negativa; denota preocupação	Totalmente quieto ou chorando e/ou se queixando, porém não devido à dor	Movimentos irrequietos, mudança de atitude e/ou tocando a ferida ou a área da ferida
2	Expressão facial negativa; faz caretas; face distorcida	Chorando, gritando e/ou se queixando da dor	Permanece rígido e/ou encolhido com os braços e pernas encostados no corpo

Quadro 38.3 • ESCALA DE AGITAÇÃO E SEDAÇÃO DE RICHMOND

Pontuação	Classificação	Descrição
+4	Combativo	Claramente combativo ou violento e um perigo imediato para a equipe
+3	Muito agitado	Puxa ou remove tubos/cateteres ou apresenta conduta agressiva junto à equipe
+2	Agitado	Movimento sem coordenação frequente ou assincronia com a VM
+1	Inquieto	Ansioso ou apreensivo, porém sem movimentos agressivos ou vigorosos
0	Alerta e calmo	
-1	Sonolento	Parcialmente alerta, facilmente despertável e mantém contato visual (> 10 segundos)
-2	Sedação leve	Acorda rapidamente (< 10 segundos) e faz contato visual ao som da voz
-3	Sedação moderada	Quaisquer movimentos ao som da voz (porém sem contato visual)
-4	Sedação profunda	Não responde ao som da voz, mas se movimenta com estímulos físicos
-5	Incapaz de ser despertado	Não responde ao som da voz ou à estimulação física

evidência de desconforto. Logo após a interrupção, a equipe da UTI deve ficar alerta para a possibilidade de desconforto do paciente, ou seja, agitação física clara, labilidade hemodinâmica (hipertensão ou taquicardia) ou assincronismo com a VM. A administração de um bólus abranda os sintomas e permite reiniciar a infusão de sedativos e analgésicos a 50% da dose anteriormente infundida, com titulação subsequente. O uso da ID não se aplica a todos os pacientes, pois pode produzir episódios breves de abstinência intensa de medicamentos ou de álcool em indivíduos de alto risco. A realização de novas pesquisas poderá esclarecer a melhor abordagem

Quadro 38.4 • SISTEMA DE PONTUAÇÃO DA SEDAÇÃO DE RAMSAY

Pontuação	Resposta
1	Ansioso e agitado ou inquieto, ou ambos
2	Cooperativo, orientado e tranquilo
3	Atende somente aos comandos
4	Responde rapidamente a um estímulo glabelar leve
5	Responde lentamente a um estímulo glabelar leve
6	Sem resposta a um estímulo glabelar leve

para selecionar os pacientes para ID, porém, a critério do intensivista, a ID pode ser benéfica para o paciente certo.

Seleção da terapia farmacológica

Em pacientes agitados e ansiosos, o intensivista deve inicialmente tentar intervenções não farmacológicas, como posicionamento confortável, tranquilização verbal, e incentivar a presença da família e de amigos, embora, em geral, essas intervenções sejam inadequadas isoladamente e, em última análise, exijam intervenção medicamentosa. Na avaliação inicial da agitação do paciente no exemplo clínico deste capítulo, pode-se atribuir uma RASS de +3, considerando que faz tentativas para remover os cateteres e está claramente agitado. Como o paciente está desperto, é possível perguntar diretamente sobre a dor e instruí-lo a quantificá-la numericamente, caso ele esteja em condições de responder.

Antes de iniciar a sedação e a analgesia, é imprescindível avaliar as lesões, as comorbidades e as metas terapêuticas do paciente. O paciente em questão sofreu um TCE que exigiu exames neurológicos frequentes no período de observação imediato. Nessa situação, o propofol pode ser a escolha mais adequada, tendo em vista a rapidez no início de ação e a curta duração logo após a suspensão do medicamento. O midazolam também pode ser usado como sedativo neste paciente, embora o efeito sedativo persista por mais tempo após a suspensão em relação ao propofol, dificultando a realização de exames neurológicos frequentes. Sempre que se iniciar um sedativo, é necessário identificar o nível de sedação usando a escala de RASS como orientação. Níveis adequados de sedação permitem que o paciente desperte com facilidade e se sinta confortável, em consonância com uma pontuação RASS -1 ou -2. A sedação e a analgesia são tarefas multidisciplinares, pois a enfermagem à beira do leito é fundamental para a avaliação do nível da sedação. Consequentemente, é imprescindível comunicar as metas de sedação para toda a equipe assistencial.

Os opioides são a bases da analgesia em UTI. Além disso, esses medicamentos são excelentes para aliviar a tosse e a sensação de dispneia, sendo particularmente importantes em pacientes sob VM.

Entre os opioides, o fentanil tem início de ação mais rápido (1 minuto) e se redistribui rapidamente nos tecidos periféricos, resultando em meia-vida curta (0,5 a 1 hora) após uma única dose. Em infusões contínuas, o fentanil pode ser titulado para atender o conforto do paciente de acordo com a escala da dor descrita. Se o paciente despertar com facilidade, é possível avaliar a dor simplesmente pedindo que ele a quantifique. Se o paciente não despertar com facilidade, há a possibilidade de utilizar ferramentas como expressão facial, movimentos corporais e sincronia com a VM, sendo que a enfermeira à beira do leito ainda é a pessoa mais importante para esta avaliação.

Após o início da sedação ou analgesia, é importante reavaliar continuamente o estado clínico. Se o paciente melhorar o quadro respiratório e estiver preparado para testes de respiração espontânea, como preparação para extubação, a sedação deve ser reduzida, e o paciente deve despertar lentamente, pois a sedação pode atrapalhar o estado respiratório. O intensivista deve ficar atento a este aspecto, ou seja, deve sempre reavaliar o estado clínico do paciente e reduzir os medicamentos (ou aumentá-los caso seja necessário) para minimizar os riscos da sedação e da analgesia.

Seleção de sedativos e analgésicos para pacientes em ventilação mecânica

Em geral, os pacientes em VM necessitam de sedativos e/ou analgésicos para superarem o estresse e o desconforto associado a esse procedimento. Como a maioria dos pacientes que necessitam de suporte ventilatório prolongado evolui para extubação, os agentes sedativos e analgésicos são gradualmente reduzidos. A retirada gradual deve ser feita de maneira que seja possível evitar os sintomas de abstinência, sedação excessiva mantendo o conforto adequado, de modo que o paciente seja capaz de colaborar durante esta transição.

Sedação relacionada à ingesta ou à administração de substâncias

O abuso de bebidas alcoólicas contribui para inúmeros problemas de saúde. Consequentemente, é muito comum encontrar em UTI pacientes com histórico de consumo crônico de álcool. O consumo crônico e excessivo de álcool provoca depressão nos receptores centrais α e β e aumenta o neurotransmissor inibitório GABA. Ao mesmo tempo, o consumo crônico de bebidas alcoólicas aumenta os receptores do N-metil-D-aspartato (NMDA), que são responsáveis pelas atividades excitatórias centrais. Quando ocorre a interrupção na ingesta de álcool em indivíduos com histórico de consumo crônico, a combinação da atividade excitatória excessiva e a retirada da atividade inibitória podem produzir sintomas de abstinência, que incluem uma série de manifestações neuropsiquiátricas e hemodinâmicas. Os sintomas da abstinência ao álcool incluem **tremores** (início dentro de algumas horas, pico em 10 a 30 horas, melhorando em aproximadamente 40 horas), **convulsões** (início em 6 a 48 horas; pico em 13 a 24 horas), **alucinação** (início em 8 a 48 horas, podendo persistir por 1 a 6 dias) e **delirium tremens** (início em 48 a 96 horas). A identificação de pacientes sob risco de abstinência de álcool é muito importante. Isso pode ser determinado pelo histórico social e pelo histórico de episódios de abstinência. O tratamento inclui suporte e administração de benzodiazepínicos, sendo que, em alguns casos de *delirium tremens*, pode-se considerar a hipótese de adicionar propofol e neurolépticos.

A ingesta crônica e a administração de opioides exógenos podem diminuir os peptídeos opioides endógenos e, por isso, quando os opioides exógenos forem descontinuados abruptamente, os pacientes podem desenvolver sintomas de abstinência. Os sintomas iniciais da retirada de opioides incluem bocejos, rinorreia, espirros e tentativa de sentar no leito. As manifestações tardias da abstinência incluem inquietação, irritabilidade, taquicardia, tremor, hipertermia, vômitos e espasmo muscular. Os sintomas da abstinência iniciam dentro de 6 a 12 horas após a última dose de um opioide de ação curta ou depois de 36 a 48 horas após a última dose de um opioide de ação prolongada como a metadona. A abstinência ocorre com a descontinuação da administração de opioides a longo prazo ou com a retirada muito rápida do medicamento. Esse tipo de problema pode ser evitado com a retirada gradual durante alguns dias a semanas.

A abstinência de benzodizepínicos ocorre na UTI quando as infusões forem diminuídas ou interrompidas. Os pacientes recebendo doses elevadas por longos períodos de tempo (> 7 dias) são mais suscetíveis. Monitorização rigorosa e esquemas de retirada gradual são imprescindíveis para a descontinuação de benzodiazepínicos em pacientes críticos.

CORRELAÇÃO COM O CASO CLÍNICO

- Ver também Caso 8 (Manejo de via aérea/Insuficiência respiratória), Caso 9 (Manejo ventilatório) e Caso 30 (Estado mental alterado).

QUESTÕES DE COMPREENSÃO

38.1 Um homem com 45 anos de idade e vários ferimentos abdominais por arma de fogo foi intubado na UTI e recebeu infusão contínua de propofol e fentanil por três dias. Os exames laboratoriais pela manhã revelam contagem de potássio de 6,3 mEq/L e bicarbonato de 16 mEq/L, sendo que o paciente sofreu três episódios de taquicardia ventricular não sustentada durante a noite. Qual é o próximo passo no manejo?
  A. Administrar gluconato de cálcio, insulina e β-bloqueadores para a hipercaliemia
  B. Optar pela cardioversão
  C. Interromper a administração de propofol
  D. Ressuscitação volêmica para aumentar o nível de bicarbonato
  E. Optar pela hemodiálise

38.2 Uma mulher com 37 anos de idade foi internada na UTI por pancreatite grave complicada pela síndrome da angústia respiratória aguda (SARA) e necessitou VM. A paciente continua apresentando dificuldades ventilatórias e agitação com doses crescentes de fentanil e de midazolam Qual é a melhor conduta a seguir?
  A. Continuar aumentando a dose de midazolam de acordo com a tolerância
  B. Mudar o sedativo de midazolam para propofol
  C. Administrar um ABNM em complementação ao regime atual
  D. Administrar um segundo analgésico, considerando que as dificuldades ventilatórias e a agitação sejam secundárias ao controle precário da dor

E. Realizar um teste com ventilação por pressão de suporte

38.3 Uma mulher com 66 anos de idade, doença renal em estágio final e doença arterial coronariana (DAC) foi internada na UTI por insuficiência respiratória secundária à pneumonia. Qual é o analgésico mais adequado para esta paciente?
A. Cetorolaco
B. Fentanil
C. Morfina
D. Meperidina

RESPOSTAS

38.1 **C.** A síndrome da infusão de propofol é um efeito adverso raro, porém sério e potencialmente fatal, em geral observado em taxas de infusão acima de 83 µg/kg/min por mais de 48 horas, com uma taxa de mortalidade de até 85%. Esta síndrome se caracteriza pela presença de arritmias, IC, acidose metabólica, hipercaliemia e rabdomiólise. Os pacientes com risco elevado incluem indivíduos que recebem doses elevadas, com histórico de hipertrigliceridemia, e que recebem concomitantemente lipídeos parenterais para fins nutricionais. O tratamento consiste na interrupção imediata da infusão de propofol e, a seguir, correção das alterações hemodinâmicas e metabólicas.

38.2 **C.** Alguns pacientes podem permanecer com delírio, agitados e com dificuldade para manter a ventilação mesmo após terem recebido doses efetivas de medicamentos ansiolíticos. Nos casos de intubação traqueal, VM e sedação adequada, uma das boas opções é usar um bloqueador neuromuscular para paralisar o paciente. Em pacientes com SARA, que tenham dificuldade para ventilar e estejam frequentemente agitados, os bloqueadores neuromusculares talvez sejam alternativas razoáveis para melhorar a ventilação e a troca gasosa.

38.3 **B.** O metabolismo do fentanil ocorre no fígado que, por sua vez, cria metabólitos inativos que são eliminados pelos rins. Levando-se em consideração que os metabólitos são inativos, o fentanil é uma boa escolha para pacientes com insuficiência renal. A morfina é conjugada pelo fígado para formar metabólitos, que incluem a morfina-6-glucoronídeo, um metabólito extremamente potente. Como a morfina e a morfina-6-glucoronídeo são eliminadas pelos rins, os efeitos poderão prolongar-se em pacientes com disfunção renal. Assim como a morfina, a meperidina também é eliminada pelos rins. A normeperidina, um metabólito da meperidina, é um estimulante potente do SNC que potencializa as convulsões, principalmente em pacientes com disfunção renal. O cetorolaco é um agente anti-inflamatório não esteroide (AINE) inibidor reversível das enzimas cicloxigenase-1 e 2, que é contraindicado para uso em pacientes com alteração renal avançada, pois esse tipo de medicamento pode comprometer a função renal existente.

REFERÊNCIAS

Devlin JW, Roberts RJ. Pharmacology of commonly used analgesics and sedatives in the ICU: benzodiazepines, propofol, and opioids. *Crit Care Clin.* 2009;25:431-449.

Murray MJ, Bloomfield EL. Sedation and neuromuscular blockade. In: Gabrielli A, Layon AJ, Yu M, eds. *Civetta, Taylor, and Kirby's Critical Care.* 4th ed. Philadelphia, PA: Lippincott, Williams & Wilkins; 2009:961-971.

Rajaram SS, Zimmerman JL. Substance abuse and withdrawal: alcohol, cocaine, opioids, and other drugs. In: Gabrielli A, Layon AJ, Yu M, eds. *Civetta, Taylor, and Kirby's Critical Care.* 4th ed. Philadelphia, PA: Lippincott, Williams & Wilkins; 2009:1015-1027.

Zapanis A, Leung S. Tolerance and withdrawal issues with sedation. *Crit Care Nurs Clin N Am.* 2005;17:211-223.

CASO 39

Um homem com 56 anos de idade estava em uma loja, quando, subitamente, teve uma parada cardíaca presenciada. Foi imediatamente submetido a manobras de ressuscitação cardiopulmonar (RCP) por transeuntes. Quando os paramédicos chegaram, ele estava em fibrilação ventricular (FV), tendo sido submetido à desfibrilação, além de as manobras de RCP serem mantidas. Depois de vários ciclos de desfibrilação, retornou ao ritmo sinusal, com uma frequência cardíaca (FC) de 120 batimentos por minuto (bpm) e uma pressão arterial (PA) de 96/40 mmHg. Na sala de emergência, foi constatada taquicardia sinusal, com FC de 115 bpm, PA de 98/60 mmHg e escore da escala de coma de Glasgow (GCS, do inglês *Glasgow coma score*) de 7. Após o paciente ser transferido para a unidade de terapia intensiva (UTI), você é chamado para atendê-lo.

▶ Quais são as prioridades neste paciente?
▶ Quais são as condutas pós-ressuscitação que melhoram o prognóstico?

RESPOSTAS PARA O CASO 39
Manejo pós-ressuscitação

Resumo: um homem com 56 anos de idade apresentou uma parada cardiorrespiratória presenciada secundária a uma FV, sendo reanimado com sucesso após manobras de RCP, desfibrilações e intervenção farmacológica. Agora, ele está intubado e internado na UTI para o prosseguimento do cuidado.

- **Prioridades neste paciente:** minimizar as lesões cerebrais secundárias à parada cardiorrespiratória, combater disfunção miocárdica, combater lesão de isquemia e reperfusão, identificar a causa do evento e finalmente estabelecer o prognóstico.
- **Condutas pós-ressuscitação que melhoram o prognóstico:** reperfusão coronariana com angioplastia percutânea, ou trombolíticos, melhora a sobrevida de pacientes ressuscitados após uma parada cardiorrespiratória, se a causa básica do evento foi uma alteração aguda na morfologia de uma placa coronariana. Outros tratamentos direcionados à lesão neurológica melhoram o prognóstico, a saber: reoxigenação controlada, hipotermia terapêutica e controle glicêmico.

ANÁLISE
Objetivos

1. Conhecer a síndrome pós-ressuscitação e as estratégias direcionadas ao seu manejo que visam à otimização do prognóstico neurológico e da função miocárdica, do controle glicêmico e do controle da reoxigenação.
2. Descrever o uso da hipotermia terapêutica para redução do dano neurológico após a ressuscitação.

Considerações

Este homem com 56 anos de idade é internado na UTI após ter sido reanimado com sucesso de uma parada cardiorrespiratória induzida por FV. Disfunções neurológicas e cardíacas são complicações frequentes. Hipotermia terapêutica (HT) é definida como a redução da temperatura corporal central até 32 °C a 34 °C, o que pode auxiliar tanto a recuperação neurológica como a recuperação cardíaca pós-ressuscitação. Manter a saturação arterial de oxigênio (SaO_2) de 96 a 98% também reduz as sequelas pós-ressuscitação. Finalmente, hiperglicemia é muito frequente após ressuscitação. No passado, intervenções preconizavam um controle glicêmico mais estrito, porém evidências recentes sugerem que a manutenção de hiperglicemia moderada se correlaciona com um bom prognóstico. Dessa forma, o alvo da glicemia deve ser de 144 a 180 mg/dL.

ABORDAGEM AO
Paciente pós-ressuscitação

DEFINIÇÕES

SÍNDROME PÓS-RESSUSCITAÇÃO: esta síndrome inclui a lesão cerebral após parada cardiorrespiratória, a disfunção miocárdica após parada cardiorrespiratória, as lesões de isquemia e reperfusão e os processos de base que contribuíram para o evento.

HIPOTERMIA TERAPÊUTICA: manobra terapêutica direcionada à melhora do prognóstico neurológico por meio da redução da temperatura corporal central de 32 °C a 34 °C após uma parada cardiorrespiratória, com manutenção da hipotermia por 24 a 48 horas.

DISFUNÇÃO MIOCÁRDICA PÓS-RESSUSCITAÇÃO: é a disfunção biventricular multifatorial que ocorre transitoriamente após uma ressuscitação bem-sucedida.

ENCEFALOPATIA PÓS-PARADA CARDIORRESPIRATÓRIA: lesão isquêmica cerebral manifestada basicamente por coma e convulsões.

ABORDAGEM CLÍNICA

Introdução

A sobrevida após uma parada cardiorrespiratória intra e extra-hospitalar é pequena. No subgrupo de pacientes que apresentam retorno da circulação espontânea após a ressuscitação, a probabilidade de sobrevida é significativamente maior. **Aproximadamente um terço dos pacientes internados na UTI após uma parada cardiorrespiratória sobreviverá e terá alta hospitalar.** A síndrome pós-ressuscitação representa vários processos fisiopatológicos complexos agrupados em quatro categorias principais: lesão cerebral pós-ressuscitação, lesões de isquemia e reperfusão, disfunção miocárdica e persistência da causa desencadeante da parada. A suscetibilidade neuronal à isquemia não é uniformemente distribuída no cérebro. Diferentes respostas podem estar relacionadas a diferentes necessidades energéticas celulares e a respostas adaptativas do choque quente (*heat-shock*). A **principal característica da encefalopatia anóxica é o coma.** Além disso, 10 a 40% dos pacientes apresentam atividade epileptiforme, que deve ser monitorada e tratada.

A maioria dos tratamentos e sua lógica se baseia na recente literatura sobre pós-ressuscitação e incluem HT e intervenção cardíaca precoce. **Atualmente, várias entidades médicas recomendam um pacote de medidas que incluem hipotermia terapêutica, angiografia precoce com vistas à reperfusão, suporte hemodinâmico com inotrópicos e vasopressores e extubação precoce.**

Hipotermia terapêutica

Tem sido demonstrado, em vários estudos randomizados e controlados, que a **HT**, a redução da temperatura central até 32 °C a 34 °C, melhora a recuperação neurológica após parada cardiorrespiratória por FV. A HT deve ser instituída logo que possível com resfriamento de superfície por cobertores térmicos e bolsas de gelo. **Tem sido comprovada a melhora do prognóstico neurológico em vítimas de parada extra-hospitalar por FV.** Alguns especialistas têm proposto que esta estratégia também inclua paradas por outros mecanismos, porém o benefício ainda não foi comprovado em outros grupos. A HT foi incorporada ao International Consensus Guidelines for Resuscitative Care desde 2005. Durante a hipotermia, devem-se manter os eletrólitos a seguir no limite superior da normalidade: magnésio, fosfato, potássio e cálcio. Na fase de reaquecimento, a temperatura central deve ser elevada a uma velocidade de 0,25 °C a 0,5 °C por hora, com monitorização contínua e reposição de eletrólitos. **O rápido reaquecimento aumenta o catabolismo e pode piorar o prognóstico.** As potenciais complicações da hipotermia são o aumento do risco de infecções, pela disfunção leucocitária, o aumento do risco de sangramento, pela disfunção das plaquetas e dos fatores da coagulação, e as arritmias (especialmente fibrilação atrial [FA]).

A **disfunção miocárdica pós-ressuscitação** é uma redução transitória na função biventricular que ocorre nas primeiras 24 a 48 horas após a parada cardíaca. Acredita-se atualmente que a HT também possa apresentar efeitos benéficos na redução da disfunção miocárdica. Como a maioria das paradas cardiorrespiratórias extra-hospitalares são causadas por síndromes coronarianas, pacientes ressuscitados com sucesso devem ser considerados para reperfusão. A angiografia precoce com vistas à angioplastia pode melhorar o prognóstico nesses pacientes.

Oxigenação

Observações a partir de estudos experimentais sugerem que a ventilação durante e após a ressuscitação com a menor fração de oxigênio necessária para manter uma SaO_2 de 94 a 96% ou uma pressão parcial arterial de oxigênio (PaO_2) ~ 100 mmHg devem reduzir a lesão de reperfusão. Além disso, em uma coorte multicêntrica, observou-se que adultos com paradas não relacionadas a trauma apresentavam uma razão de chances de 1,8 para desfecho letal quando hiperóxia (PaO_2 > 300 mmHg) foi documentada na primeira gasometria pós-parada cardiorrespiratória. **Com base nestes princípios e na evidência clínica, o alvo de oxigenação durante a ressuscitação e logo após a reanimação deve ser uma SaO_2 de 94% a um máximo de 98%.**

Líquidos e vasopressores

A ressuscitação de pacientes hemodinamicamente instáveis por choque hemorrágico ou sepse é detalhada em outras seções deste livro. A Surviving Sepsis Campaign (Campanha de Sobrevivência à Sepse) é um esforço multinacional para padronizar a abordagem do manejo precoce de pacientes com sepse e choque séptico. Estratégias com líquidos e vasopressores têm sido bem definidas conforme esta proposta. De forma similar, observações clínicas recentes originadas no manejo de feridos de guerra no Oriente Médio têm levado a avanços na ressuscitação do choque hemorrágico. O que permanece indefinido é a estratégia terapêutica usada para minimizar o risco da ressuscitação inicial agressiva da sepse, do choque séptico e do choque hemorrágico. A quantidade de líquidos e hemoderivados necessária à ressuscitação no choque hemorrágico ou na sepse pode produzir edema generalizado e perda excessiva de líquidos para o espaço extracelular. Este deslocamento de líquidos produz edema e disfunção de órgãos, em especial nos pulmões e no trato gastrintestinal (TGI). Esforços de ressuscitação direcionados à otimização da oxigenação tecidual são mais importantes nas **primeiras horas** após as lesões sépticas e hemorrágicas, porém estender a administração de líquidos por mais tempo é potencialmente perigoso. Grandes esforços devem ser feitos para limitar a administração de líquidos, podendo-se lançar mão do uso de diuréticos logo que o choque tenha sido revertido, quando uma quantidade excessiva de líquidos foi previamente administrada. **Restrição precoce de líquidos para se evitar hipervolemia melhora a recuperação de pacientes com lesão pulmonar aguda (LPA) e síndrome da angústia respiratória aguda (SARA).** Tem-se demonstrado que a restrição precoce de líquidos melhora os escores de lesão pulmonar, reduz os dias em ventilação mecânica (VM) e o tempo de permanência na UTI. Da mesma forma, o uso cauteloso de líquidos em pacientes ressuscitados por sepse ou hemorragia apresenta benefícios sobre o TGI, melhorando a tolerância à nutrição enteral precoce (em 24 horas), o que se tem mostrado estar associado a benefícios imunológicos e fisiológicos.

Níveis glicêmicos

A hiperglicemia é frequente após a RCP. Observações recentes sugerem que o **controle glicêmico estrito em pacientes críticos aumenta as complicações neurológicas,** e um estudo randomizado controlado não encontrou diferença na mortalidade entre pacientes com parada extra-hospitalar manejados com níveis glicêmicos de 72 a 108 mg/dL *versus* níveis de 108 a 144 mg/dL; portanto, sugerindo que o controle glicêmico a valores "normais" pode ser arriscado. As Diretrizes para Ressuscitação Cardiopulmonar e Cuidado Cardiovascular de Emergência de 2010 atualmente recomendam **controle glicêmico moderado com alvo glicêmico entre 144 e 180 mg/dL para que se evite possível hipoglicemia.**

CORRELAÇÃO COM O CASO CLÍNICO

- Ver também Caso 3 (Escores e prognósticos dos pacientes), Caso 4 (Monitorização hemodinâmica) e Caso 40 (Cuidados pós-operatórios).

QUESTÕES DE COMPREENSÃO

39.1 Quais das estratégias a seguir melhoram a recuperação da síndrome pós-ressuscitação?
   A. Ecocardiografia precoce
   B. Resfriamento da temperatura central para 28 °C a 30 °C
   C. Manutenção da SaO_2 em 100%
   D. Resfriamento da temperatura central para 32 °C a 34 °C
   E. Ressuscitação por metas, guiada pelo cateter de Swan-Ganz

39.2 Quais das afirmações a seguir é a mais correta em relação ao manejo glicêmico pós-ressuscitação?
   A. Hipoglicemia é uma causa comum de parada cardiorrespiratória intra-hospitalar
   B. Controle glicêmico não tem papel no manejo pós-ressuscitação
   C. O alvo ótimo para o controle glicêmico é 80 a 110 mg/dL
   D. Valores de glicemia de 144 a 180 mg/dL são preferidos para o controle glicêmico
   E. Devem-se evitar soluções intravenosas que contenham glicose

39.3 Um homem com 64 anos de idade que está internado por uma colecistite aguda é encontrado em parada cardiorrespiratória. Ela está em FV e é submetido a compressões torácicas por vários minutos, sendo ressuscitado com sucesso. Qual dos tratamentos a seguir é importante neste paciente?
   A. Manter SaO_2 em 93%
   B. Manter glicemia em 110 mg/dL
   C. Angioplastia coronariana percutânea
   D. Manter a temperatura corporal central em 37 °C
   E. Estender e prolongar a ressuscitação com líquidos

RESPOSTAS

39.1 **D.** Comprovou-se que a HT com alvo de temperatura corporal central de 32 °C a 42 °C por 24 a 48 horas melhora o prognóstico neurológico em pacientes com parada cardiorrespiratória secundária à FV. O resfriamento a 28 °C a 30 °C aumenta o risco de arritmias sem melhora adicional no prognóstico neurológico. Manter a PaO_2 em 100% pode causar hiperóxia, o que tem sido associado a aumento de mortalidade. Mesmo que a manutenção de normovolemia melhore o prognóstico pós-parada cardiorrespiratória, a terapia guiada pelo cateter de Swan-Ganz não tem benefício comprovado na sobrevida.

39.2 **D.** Hiperglicemia e hipoglicemia são comuns após a RCP e podem contribuir para piores desfechos neurológicos. Atualmente, as diretrizes da American Heart Association (AHA) recomendam controle glicêmico moderado com alvo de 144 a 180 mg/dL. Um estudo randomizado comparou controle glicêmico estrito com alvo de 80 a 110 mg/dL *versus* alvo de 110 a 140 mg/dL após parada cardiorrespiratória sem demonstrar benefício em sobrevida. Hipoglicemia na pós-ressuscitação contribui para um pior prognóstico neurológico. Portanto, soluções contendo glicose podem estar indicadas se houver hipoglicemia.

39.3 **C.** Provavelmente este paciente tem síndrome coronariana aguda (SCA). Intervenção coronariana precoce melhora o prognóstico. A HT também pode ser útil com alvo de temperatura central de 32 °C a 34 °C. Glicemia deve ser mantida em 144 a 180 mg/dL. Ressuscitação para se atingir precocemente (primeiras seis horas) as metas hemodinâmicas melhora a sobrevida de pacientes sépticos. Contudo, prolongar a ressuscitação não traz benefício para a sobrevida. A administração excessiva de líquidos e a incapacidade de eliminar este excesso após a ressuscitação inicial do choque séptico geram intolerância à dieta enteral, redução da complacência pulmonar, piora da troca gasosa e síndrome compartimental do abdome.

DICAS CLÍNICAS

- As quatro categorias principais do cuidado pós-ressuscitação são: lesão cerebral, lesões de isquemia e reperfusão, disfunção miocárdica e persistência da causa da parada cardiorrespiratória.
- Resfriamento da temperatura central para 32 °C a 34 °C por 24 a 48 horas melhora o prognóstico neurológico de pacientes reanimados de uma parada cardiorrespiratória causada por FV.
- Resfriamento da temperatura central para 32 °C a 34 °C melhora a recuperação cardíaca em modelos animais de ressuscitação pós-parada cardiorrespiratória.
- O alvo da SaO_2 deve ser de 96 a 98%.
- Hiperglicemia é comum após ressuscitação, e a glicemia não deve ser estritamente controlada, permitindo-se que se mantenha na faixa de 144 a 180 mg/dL.
- Ressuscitação guiada por metas é benéfica quando aplicada nas primeiras seis horas.

REFERÊNCIAS

Bernard S. Hypothermia after cardiac arrest: expanding the therapeutic scope. *Crit Care Med.* 2009;37 (7 suppl):S227-S233.

Kilgannon JH, Jones AE, Shapiro NI, et al. Association between arterial hyperoxia following resuscitation from cardiac arrest and in-hospital mortality. *JAMA.* 2010;303:2165-2171.

Nolan JP, Soar J. Postresuscitation care: entering a new era. *Curr Opin Crit Care.* 2010;16: 216-222.

Sagalyn E, Band RA, Gaieski DF, Abella BS. Therapeutic hypothermia after cardiac arrest in clinical practice: review and compilation of recent experiences. *Crit Care Med.* 2009;37(7 suppl):S223-S226.

The National Heart, Lung, and Blood Institute Acute Respiratory Distress Syndrome (ARDS) Clinical Trial Network. Comparison of two fluid-management strategies in acute lung injury. *N Engl J Med.* 2006;354:2564-2575.

Xiong W, Hoesch RE, Geocadin RG. Post-cardiac arrest encephalopathy. *Semin Neurol.* 2011;31:216-225.

Zia A, Kern KB. Management of postcardiac arrest myocardial dysfunction. *Curr Opin Crit Care.* 2011;17:241-246.

CASO 40

Um idoso com 81 anos e histórico médico extenso, incluindo hipertensão, diabetes melito tipo 2, doença pulmonar obstrutiva crônica (DPOC) e gota, foi hospitalizado com anemia microcística e com sinais e sintomas de obstrução no intestino grosso. O paciente havia perdido aproximadamente 4,5 kg durante o último mês. A colonoscopia revelou um carcinoma obstrutivo no colo intestinal descendente. Posteriormente, o paciente foi submetido a uma colectomia esquerda. Ele foi internado na UTI aproximadamente quatro horas após a cirurgia.

▶ Qual é o manejo ideal para o balanço hídrico deste paciente?
▶ Como enfrentar a questão nutricional neste momento?
▶ Quais são as complicações possíveis dessa cirurgia e como elas podem ser monitoradas e identificadas?

RESPOSTAS PARA O CASO 40
Cuidados pós-operatórios

Resumo: idoso com 81 anos e carcinoma obstrutivo no colo descendente. A massa foi removida pela colectomia esquerda aberta. O paciente possui múltiplas comorbidades e foi internado na UTI para monitorização e manejo rigorosos.

- **Manejo do balanço hídrico:** levando-se em conta a idade e os distúrbios clínicos, é extremamente importante manter um balanço hídrico rigorosamente equilibrado. A monitorização detalhada da diurese, por meio de uma sonda vesical, e da volemia, por meio da pressão venosa central (PVC), poderá orientar o manejo.
- **Estado nutricional:** o paciente deve reiniciar a ingestão oral o quanto antes, geralmente dentro de 48 horas após a cirurgia, conforme a sua tolerância. Se ele não ingerir uma quantidade adequada de calorias por via oral, uma das opções é a nutrição enteral suplementar.
- **Possíveis complicações:** como monitorar e identificar:
  - **Cardíacas:** infarto do miocárdio, fibrilação atrial (FA), outras arritmias cardíacas - essas complicações podem ser identificadas por exame clínico, monitorização cardíaca e eletrocardiograma (ECG).
  - **Respiratórias:** edema pulmonar, atelectasia, exacerbação de DPOC, síndrome da angústia respiratória aguda (SARA) essas complicações podem ser identificadas por exame clínico, Rx ou TC torácica, saturação arterial de oxigênio (SaO_2) e gasometria arterial (GA).
  - **Líquidos/eletrólitos/nutrição:** deslocamento de líquidos para o terceiro espaço, hiperglicemia induzida por estresse e estado nutricional precário essas complicações podem ser identificadas por exame clínico e avaliação laboratorial.
  - **Gastrintestinais:** deiscência anastomótica, íleo paralítico, obstrução mecânica do intestino essas complicações podem ser identificadas por exame clínico, métodos de imagem e avaliação laboratorial.
  - **Geniturinárias:** azotemia pré-renal, lesão renal aguda (LRA) e processos obstrutivos pós-renais essas complicações podem ser identificadas por exame clínico, avaliação laboratorial e métodos de imagem.
  - **Endócrinas:** resistência insulínica, insuficiência suprarrenal essas complicações podem ser identificadas por exame clínico e avaliação laboratorial.
  - **Hematológicas/infecciosas:** anemia, infecção da ferida operatória, **síndrome da resposta inflamatória sistêmica (SIRS,** do inglês *systemic inflammatory response syndrome*)**, sepse** essas complicações podem ser identificadas por exame clínico e avaliação laboratorial.
  - **Musculoesqueléticas:** crise de gota – essa complicação pode ser identificada pelo exame clínico.

ANÁLISE

Objetivos

1. Conhecer as complicações pós-operatórias mais frequentes que poderão ocorrer no período pós-operatório.
2. Conhecer as alterações induzidas pelo estresse cirúrgico.
3. Aprender como avaliar o paciente, como estratificar o risco e as estratégias para redução de risco no pré-operatório e no perioperatório.

Considerações

O paciente tem câncer no colo intestinal descendente, anemia e obstrução intestinal. A obstrução intestinal por causas mecânicas tem um prognóstico pior e uma taxa mais elevada de morbidade, pois geralmente a cirurgia é de emergência. Além disso, o paciente já está desnutrido por causa da massa intestinal e da consequente perda de peso provocada pela malignidade. O estresse adicional da cirurgia aumentará o gasto energético e as demandas nutricionais acima do valor basal. É imprescindível dar atenção especial ao balanço hídrico, pois o deslocamento de líquidos no pós-operatório aumentará o estresse cardiovascular e pulmonar, que, provavelmente, já são comprometidos pelo histórico do paciente, com hipertensão, anemia e DPOC. A presença de diabetes tipo 2 pode indicar algum grau de insuficiência renal, aumentando o risco de infecção. Existe a possibilidade de uma crise aguda de gota causada pelo estado catabólico pós-cirúrgico, ou como resultado do deslocamento de líquidos causados pela cirurgia. A monitorização dos múltiplos sistemas orgânicos na UTI pode minimizar as complicações e facilitar a recuperação pós-operatória.

ABORDAGEM AO Pós-operatório em UTI

DEFINIÇÕES

PRESSÃO VENOSA CENTRAL: pressão na veia cava superior (VCS) medida por um cateter venoso central (CVC) inserido na veia jugular interna (VJI) ou na veia subclávia. Este procedimento permite estimar a pressão atrial direita, refletindo a pré-carga.

ATELECTASIA: colapso alveolar, que impede a troca gasosa efetiva. Esta situação pode afetar uma proporção variável dos pulmões e, em geral, é observada depois de trauma ou cirurgias, principalmente quando houver restrição à expansão pulmonar por dor ou fadiga.

EDEMA PULMONAR: acúmulo de líquido no parênquima pulmonar produzido por incapacidade do coração de remover adequadamente os líquidos da circulação pulmonar (cardiogênico) ou por lesão parenquimatosa pulmonar (não cardiogênico). A causa pode ser iatrogênica, provocada pela administração excessiva de líquidos intravenosos.

SÍNDROME DA ANGÚSTIA RESPIRATÓRIA AGUDA: inflamação parenquimatosa pulmonar associada à resposta inflamatória sistêmica causando hipoxemia grave que, em geral, exige ventilação mecânica invasiva. Pode ser isolada ou fazer parte da síndrome de disfunção de múltiplos órgãos (SDMO). A SARA é definida como um processo agudo, com razão entre a pressão arterial de oxigênio (PaO_2) e a fração inspirada de oxigênio (FiO_2) inferior a 200 e com infiltrado pulmonar bilateral na ausência de pressões de enchimento cardíaco elevadas.

PERDA DE LÍQUIDOS PARA O TERCEIRO ESPAÇO: em condições como inflamação, sepse ou choque, pode ocorrer sequestro hídrico no espaço extravascular, pois as proteínas e os líquidos se movem para o compartimento intersticial, causando hipovolemia relativa. Os exemplos incluem edema pulmonar, edema na parede intestinal, acúmulo de líquidos no lúmen intestinal em casos de obstrução e sequestro de líquidos no retroperitôneo em pacientes com pancreatite.

ABORDAGEM CLÍNICA

Os médicos intensivistas devem estar familiarizados com as complicações pós-operatórias, com as doenças cirúrgicas e com o estresse operatório. O conhecimento desses tópicos é extremamente importante para a prevenção e tratamento das complicações, abordando as necessidades pós-operatórias e facilitando a comunicação entre intensivistas e cirurgiões. Os problemas pós-operatórios variam desde questões simples a situações com risco de vida. É imprescindível que o médico conheça as prováveis complicações e permaneça alerta em relação às que aumentam a morbidade ou a mortalidade. O aspecto mais importante que deverá ser lembrado sobre as complicações pós-operatórias é que, quase sempre, estão relacionadas aos procedimentos cirúrgicos (complicações específicas e/ou da doença subjacente que levou à intervenção cirúrgica e/ou complicações relacionadas à exacerbação de uma ou mais comorbidades do paciente). Será apresentada mais adiante uma lista dos vários sistemas que podem ser afetados pelo estresse cirúrgico.

Complicações classificadas por sistemas

As **complicações cardíacas** incluem síndrome coronariana aguda (SCA), infarto do miocárdio, arritmias cardíacas e insuficiência cardíaca congestiva (ICC). O estresse sobre o sistema cardiovascular eleva o risco de infarto do miocárdio. Arritmias, como FA, são provocadas pelo aumento do retorno venoso consequente ao movimento de líquidos em todo o corpo após a cirurgia. Esse movimento de líquidos pode causar ou agravar a ICC.

As **complicações pulmonares** podem estar intimamente ligadas à disfunção cardíaca, quando se perde a capacidade de mobilizar o líquido intravascular, aumentando a pressão venosa pulmonar, como no caso de edema pulmonar. Outras complicações pulmonares comuns incluem atelectasia, pneumonia, SARA e exacerbação de qualquer doença pulmonar subjacente, como, por exemplo, DPOC ou enfisema.

As principais **complicações renais** são a redução da diurese ou mesmo oligúria. A LRA é classificada como pré-renal, renal e pós-renal. A pré-renal é causada por hipoperfusão renal, como costuma ocorrer quando há desidratação, perdas por vômitos/diarreia, ou como consequência de cirurgia, ingesta insuficiente ou reposição inadequada, bem como choque cardiogênico ou hemorragia significativa. As perdas hídricas insensíveis aumentam durante as cirurgias, especialmente quando o abdome permanecer aberto no pós-operatório. A obstrução intestinal gera um terceiro espaço, reduzindo ainda mais a volemia. As causas renais de oligúria são provenientes de lesões nos próprios rins, como a necrose tubular aguda (NTA) causada por isquemia ou toxicidade farmacológica. As causas pós-renais se originam em obstruções ao fluxo urinário, como obstrução de sonda vesical, hipertrofia prostática ou compressão por neoplasia, hematoma ou acúmulo de líquidos. A excreção fracionada de sódio (FE_{Na}) inferior a 1, em combinação com outros sinais de retenção hídrica (osmolalidade sérica alta, sódio urinário baixo), indica um estado pré-renal, ao passo que a presença de células ou cilindros celulares no EQU sugerem lesão renal direta ou NTA. Em geral, as causas de oligúria pós-renal (obstrutiva) são identificadas no exame físico ou em métodos de imagem.

A presença de **febre** sugere complicações e divide-se em três categorias com base no fator tempo. A ocorrência de febre no pós-operatório imediato (< 24 horas) provavelmente seja uma resposta à cirurgia ou atelectasia, embora em determinados casos a causa seja alguma infecção necrosante (*Clostridium* ou *Streptococcus* do grupo A). A febre que ocorre 24 a 72 horas após a cirurgia pode ser por atelectasia residual, porém é importante buscar fontes de infecção, como pneumonia, infecções urinárias (principalmente em pacientes com sonda vesical), ou infecção de linha IV/flebite. Depois de 72 horas, a febre deve ter como causa as infecções mencionadas acima, ou a partir de outros focos: infecções cirúrgicas, abscessos internos, deiscências anastomóticas, infecções de próteses ou trombose venosa profunda. A colecistite acalculosa, observada com alguma frequência em pacientes críticos, também pode ser fonte de febre. A avaliação clínica completa inclui exame físico, exame da ferida operatória e exame do sítio de inserção de cateteres, assim como hemoculturas, cultura de escarro, urocultura e culturas de feridas operatórias. Os métodos de imagem são bastante úteis. Por exemplo, as radiografias torácicas podem revelar consolidações pulmonares por pneumonia ou derrame pleural A ultrassonografia (US) com efeito Doppler das pernas ou a angio-TC de tórax podem indicar trombose venosa profunda (TVP) ou embolia pulmonar (EP). A TC abdominal pode localizar abscessos profundos. O tratamento adequado depende da causa, variando desde espirometria de incentivo e mobilização para atelectasia até a remoção de cateteres e administração de antibióticos parenterais. Abscessos profundos devem ser drenados, se necessário.

As **complicações em incisões cirúrgicas** podem ocorrer em qualquer paciente, ainda que profilaxia antibiótica apropriada, técnica cirúrgica meticulosa e hemostasia sejam os métodos preventivos mais eficazes. Não há benefício adicional em estender a antibioticoterapia profilática além do pós-operatório imediato. Os pacientes de alto risco para complicações em incisões cirúrgicas são indivíduos com campo cirúrgico contaminado, com má perfusão da cicatriz por hipotensão, diabéticos, obesos, tabagistas e imunocomprometidos. As complicações nas incisões cirúrgicas incluem hematomas e seromas, infecção superficiais ou profundas, deiscência de fáscia ou hérnias incisionais. As feridas ou hematomas/seromas que estiverem infectados (dolorimento, eritema, purulência) devem ser abertos, drenados e fechados com curativos sem tensão. Deiscências extensas de fáscia possivelmente exijam reparo no centro cirúrgico. A comunicação entre o intensivista e o cirurgião é extremamente importante para o tratamento das complicações relacionadas às incisões cirúrgicas.

Com frequência, as **complicações neurológicas** pós-operatórias estão relacionadas ao tratamento da dor. Embora hipoxemia e acidente vascular encefálico (AVE) possam causar alterações neurológicas no pós-operatório, as causas mais comuns são anormalidades eletrolíticas e toxicidade medicamentosa. A administração de medicações para o tratamento da dor, incluindo os opiáceos, e de sedativos em pacientes críticos pode desencadear *delirium*, agitação e sonolência. Os pacientes idosos são mais suscetíveis a esses efeitos. Os pacientes críticos também podem apresentar *delirium*, psicose ou "fenômeno crepuscular", que podem ser explicados pela fragmentação do sono, por alteração do ciclo sono-vigília e pelo estranhamento do ambiente.

Distúrbios produzidos pelo estresse cirúrgico

Cardiovascular: o aumento da demanda metabólica no pós-operatório eleva o débito cardíaco (DC) e o consumo miocárdico de oxigênio. O estresse cirúrgico em combinação com hipovolemia, infecção ou lesão traumática, anestésicos ou drogas vasoativas podem impedir a compensação do sistema cardiovascular à elevação da demanda, provocando isquemia miocárdica, infarto, sobrecarga hídrica, insuficiência cardíaca e arritmias. Independentemente do aumento da demanda miocárdica, dados recentes sugerem que SCA no pós-operatório pode ser produzida por instabilidade e ruptura de placas coronarianas, o que se acredita ser consequência da elevação de catecolaminas e mediadores inflamatórios no pós-operatório.

Pulmonar: o aumento da demanda metabólica eleva o consumo pós-operatório de oxigênio. Problemas de ventilação e oxigenação podem surgir pela elevação da demanda de O_2 e pelo comprometimento da capacidade vital. Por exemplo, incisões torácicas e na parte superior do abdome diminuem significativamente a capacidade vital em função da dor associada ao esforço respiratório. Isto pode causar atelectasia e elevação no risco de pneumonia. A sonolência após a anestesia geral e/ou pelo uso de sedativos pode aumentar a suscetibilidade à aspiração. Resposta inflamatória sistêmica pode causar lesão pulmonar aguda (LPA) e SARA. O estresse cirúrgico e a imobilidade aumentam a suscetibilidade ao tromboembolismo venoso. Condições como asma ou DPOC podem ser exacerbadas no pós-operatório e necessitam de tratamento com corticoides e/ou broncodilatadores.

Metabólico: a resposta metabólica à cirurgia é variável e se relaciona ao tipo e magnitude do estresse cirúrgico. Condições como trauma, sepse e queimaduras contribuem ainda mais para o aumento nas demandas metabólicas. Os pacientes críticos se caracterizam pela perda acelerada das proteínas musculares, em função da repriorização para a síntese de proteínas de fase aguda. **Hiperglicemia no pós--operatório é comum, sendo que as causas principais são o aumento na produção de glicose pelo fígado e a redução no consumo de glicose por tecidos dependentes de insulina.** A hiperglicemia não tratada contribui para a ocorrência de glicosúria, perdas hídricas excessivas e piora da função leucocitária, o que favorece a ocorrência de infecções. A monitorização da glicemia e a insulinoterapia são essenciais no pós-operatório. O estresse cirúrgico e/ou a sepse podem desencadear insuficiência suprarrenal. Essa situação se caracteriza por hipotensão não responsiva a líquidos. Em algumas circunstâncias, a disfunção suprarrenal poderá se manifestar como febre inexplicável, hipoglicemia, confusão, letargia e dor abdominal. Porém, sem dúvida, a razão mais comum para a ocorrência de insuficiência suprarrenal é iatrogênica. Usuários de corticoides de longa data são mais propensos à insuficiência suprarrenal consequente ao estresse cirúrgico, à sepse ou ao trauma.

Gastrintestinal: teoricamente, os pacientes que não forem intubados podem reiniciar a ingesta oral imediatamente após a cirurgia. Embora a prática tradicional seja não reiniciar a dieta oral (NPO, do latim *nil per os*) até o retorno da função intestinal documentado por flatos ou por peristalse, boa parte da literatura sugere que há benefícios em reiniciar alguma ingesta oral dentro de 48 horas da cirurgia em pacientes que podem tolera-lá. Nutrição enteral por sonda pode ser antecipada e implementada em pacientes intubados ou que não conseguem ingerir uma quantidade adequada de calorias por via oral por períodos prolongados de tempo. A manipulação cirúrgica intestinal e a administração de analgésicos podem desencadear íleo paralítico e retardo da função gastrintestinal. O uso de narcóticos poderá causar constipação e impactação fecal. Aderências podem se formar e causar obstrução intestinal após poucos dias da cirurgia, mas costumam ser mais tardias. Doentes críticos também apresentam risco de úlceras por estresse, que são lesões da mucosa do estômago secundárias à hipoperfusão tecidual, perda de função da barreira mucosal e hiperacidez gástrica. Os pacientes críticos hemodinamicamente instáveis com sepse e insuficiência respiratória, hepática, renal ou hematológica se beneficiam da profilaxia com antagonistas de H_2 ou sucralfato.

Avaliação perioperatória, estratificação de risco e redução de risco

Avaliação do paciente: muitos pacientes saudáveis são submetidos a procedimentos cirúrgicos sem intercorrências. Entretanto, os pacientes com algum comprometimento clínico precisam ser avaliados com mais cuidado nos períodos pré-operatório e perioperatório para confirmar se estão preparados para a cirurgia e garantir o melhor resultado.

Existem vários métodos para avaliar o estado clínico antes de uma cirurgia. A **classificação da American Society of Anesthesiologists (ASA)** se baseia nas seguintes premissas: classe I são saudáveis; classe II são portadores de doença sistêmica leve; classe III são portadores de doença sistêmica grave, que limita a atividade, mas não chega a ser incapacitante; classe IV são portadores de doença sistêmica incapacitante com risco de vida; classe V são pacientes moribundos cuja expectativa de vida é inferior a 24 horas com ou sem cirurgia; e classe VI são doadores de órgãos para transplante. Adiciona-se a designação "E" em cada classe nos casos emergenciais. Goldman calculou um índice de risco cardíaco no qual um número de pontos é contemplado para a presença de fatores clínicos, sendo que 11 pontos são para galope com B_3/distensão na veia jugular (DVJ) e 10 pontos para infarto do miocárdio dentro de um período de seis meses, sendo estes os fatores mais relevantes que contribuem para o risco cardíaco. Os pacientes com risco mais elevado (Classe IV) apresentaram uma incidência de 22% de complicações cardíacas sérias e uma taxa de mortalidade de 56%. Mais recentemente, desenvolveu-se o *Revised Cardiac Risk Index* (Índice de Risco Cardíaco Revisado) em que foram estabelecidos seis preditores independentes de complicações cardíacas perioperatórias — doença cardíaca isquêmica, ICC, doença cerebrovascular, diabetes com tratamento pré-operatório à base de insulina, creatinina sérica acima de 2,0 mg/dL e se o paciente será submetido a uma cirurgia de alto risco. Os procedimentos de alto risco incluem cirurgias intraperitoneais, intratorácicas ou vasculares suprainguinais (como a cirurgia aórtica).

Estratificação de risco: a avaliação pré-operatória fornece às equipes anestesiológica e cirúrgica informações sobre o estado clínico atual do paciente, o perfil de risco e recomendações para o manejo perioperatório. Exames devem ser requisitados somente se os resultados alterarem o tratamento e o plano de manejo. Os exemplos incluem ECG, teste ergométrico (para avaliar a resposta cardíaca ao aumento na demanda de oxigênio com exercícios) ou cintilografia com dipiridamol e tálio nos casos de pacientes que não tiverem condições de fazer exercícios. A ecocardiografia permite analisar o movimento da parede ventricular, a fração de ejeção e a presença de hipertrofia ventricular. Os testes de função pulmonar são úteis em pacientes que serão submetidos a ressecções pulmonares. No momento da internação na UTI, o uso do escore APACHE (do inglês, *acute physiology and chronic health evaluation*) ajuda a estratificar o risco dos pacientes (ver o Caso 3, Escores e prognósticos dos pacientes). Embora este escore seja usado na estratificação de risco e para comparação da morbidade de pacientes, sua complexidade dificulta o uso.

Redução de risco: o objetivo básico das avaliações pré-operatória e perioperatória é otimizar o prognóstico. Os pacientes podem beneficiar-se com a otimização das suas comorbidades no perioperatório. Os exemplos incluem controle da hipertensão, de arritmias cardíacas e do diabetes antes da cirurgia. Melhorar o estado nutricional dos pacientes também é muito importante. Ainda não foi comprovado que procedimentos como a intervenção coronariana percutânea (PCI, do inglês *percutaneous coronary intervention*) e a cirurgia de revascularização do miocárdio (CRM) sejam eficazes para reduzir a morbidade cardíaca perioperatória, exceto talvez em portadores de doença de tronco de coronária esquerda. **O uso de β-blo-**

queadores em pacientes em situação de risco diminui o risco de isquemia cardíaca perioperatória e o risco de morte, embora ainda haja controvérsias sobre o momento de interromper o uso desses medicamentos durante o período perioperatório. Se a condição do paciente não for emergencial, o exame pré-operatório completo poderá esclarecer a necessidade de alterar o anestésico original ou o plano cirúrgico e adiar ou alterar a abordagem cirúrgica. As estratégias para diminuir o risco intraoperatório incluem manter o paciente aquecido, manter a normoglicemia, administrar antibióticos perioperatórios dentro de uma hora após a incisão cutânea e utilizar dispositivos mecânicos para prevenção de trombose venosa profunda (TVP). Durante o período pós-operatório, deve-se continuar a profilaxia de TVP com dispositivos mecânicos, heparina convencional ou heparina de baixo peso molecular até possam ser mobilizados. Higiene oral, precauções com aspiração, espirometria de incentivo (para evitar atelectasia e pneumonia), virar frequentemente o corpo do paciente (para evitar úlceras de pressão) e profilaxia de úlcera de estresse também são medidas extremamente importantes.

CORRELAÇÃO COM O CASO CLÍNICO

- Ver também Caso 3 (Escores e prognósticos dos pacientes), Caso 8 (Manejo de via aérea/Insuficiência respiratória, Caso 14 (Síndromes coronarianas agudas), Caso 23 (Lesão renal aguda) e Caso 33 (Disfunção de múltiplos órgãos).

QUESTÕES DE COMPREENSÃO

40.1 Uma mulher com 92 anos de idade foi submetida a colecistectomia laparoscópica por colecistite. No pós-operatório, ela apresentou hipotensão discreta, com PA em torno de 80/40 mmHg e foi ressuscitada com líquidos. Seu peso é de 45 kg. Qual, entre os achados abaixo, é mais consistente com ressuscitação inadequada?

A. Razão de 45 entre a creatinina urinária e sérica
B. PVC de 13 mmHg
C. Débito urinário de 25 mL na última hora
D. Crepitantes pulmonares bilaterais à ausculta
E. Excreção fracionada de sódio de 1,3%

40.2 Um paciente com 78 anos de idade atingiu temperatura de 38,5 °C dois dias após ter sido submetido a uma hemicolectomia direita eletiva por uma pequena neoplasia colônica não obstrutiva. Qual, entre as alternativas abaixo, é a causa menos provável da febre?

A. Pneumonia
B. Infecção urinária

C. Atelectasia
D. Infecção na incisão cirúrgica
E. Abscesso intra-abdominal

40.3 Um homem obeso com 34 anos de idade foi submetido a uma laparotomia emergencial após um ferimento por arma de fogo no abdome. Um pequeno segmento do intestino delgado foi removido. O paciente se recuperou satisfatoriamente. No entanto, ao se erguer para caminhar até o banheiro, percebeu que estava perdendo uma grande quantidade de líquido serossanguinolento pela incisão abdominal. O exame da incisão mostra uma deiscência de 4 cm na fáscia. A abordagem mais adequada é:

A. Reaproximar a incisão com esparadrapo estéril
B. Usar bandagem abdominal e colocar o paciente em repouso no leito
C. Abrir a incisão para permitir a drenagem adequada e fazer um curativo com gaze
D. Reintervenção cirúrgica para os reparos adequados
E. Coletar o líquido da ferida operatória para culturas e administrar antibióticos

40.4 Um paciente com 55 anos de idade tem hipertensão controlada com hidroclorotiazida e metoprolol. Qual é sua classificação de acordo com a ASA?

A. I
B. II
C. III
D. IV
E. V

40.5 Uma paciente com 68 anos de idade tem história de diabetes dependente de insulina e de uso de corticoterapia crônica para artrite reumatoide, além de diverticulose colônica. Ela foi submetida a uma colostomia de emergência por diverticulite perfurada e peritonite fecal, permaneceu intubada na UTI e está recebendo antibióticos de amplo espectro. Após dois dias de pós-operatório, ela apresenta febre súbita (39,2 °C), confusão e letargia. A frequência cardíaca (FC) é de 110 batimentos por minuto (bpm), e a PA, de 79/58 mmHg. A paciente permanece hipotensa apesar da administração de líquidos e vasopressores. Os exames laboratoriais mostram uma glicemia de 46 mg/dL. Qual é a causa mais provável do quadro clínico?

A. Infarto do miocárdio
B. Cetoacidose diabética
C. Hipovolemia

D. Insuficiência suprarrenal
E. Sepse

RESPOSTAS

40.1 **A.** Em pacientes hipovolêmicos, a PVC geralmente é baixa (< 5); não deve haver crepitantes bilaterais sugestivos de edema pulmonar e a excreção fracionada de sódio deve ser inferior a 1%. Ainda que um débito urinário de 25 mL seja baixo, como a paciente pesa apenas 45 kg, 0,5 mL/kg/h equivale a um débito urinário esperado de 22,5 mL/h. Como o rim deve estar retendo líquidos, o sódio urinário deve ser baixo (< 20 mEq/L), a osmolalidade sérica deve ser elevada (> 500 mOsm/kg) e a relação entre a creatinina urinária e a creatinina sérica deve ser superior a 40. Portanto, no caso desta paciente, uma relação entre creatinina urinária e creatinina sérica de 45 indica um quadro "pré-renal" compatível com hipovolemia.

40.2 **E.** O paciente apresentou febre dentro de 72 horas da cirurgia. Este quadro sugere atelectasia, pois o paciente não deve estar expandindo os pulmões satisfatoriamente por estar acamado e com dor. Entretanto, focos infecciosos podem ser os responsáveis. Pneumonia, infecção urinária e infecções cateter-relacionadas são causas prováveis. Geralmente, a formação de abscessos intra-abdominais leva um período maior de tempo, sendo menos provável neste momento, relativamente precoce.

40.3 **D.** O paciente sofreu uma deiscência de fáscia causada por líquido serossanguíneo proveniente do peritônio. Como a deiscência é maior do que 1 ou 2 cm, o risco de infecção e de evisceração é bastante elevado, assim como o surgimento de uma hérnia ventral. O reparo cirúrgico imediato minimiza esses riscos e permite que o paciente se recupere e retome as atividades normais mais cedo.

40.4 **C.** A hipertensão é classificada como uma doença sistêmica. O paciente toma medicações para tratá-la, o que torna sua condição mais séria do que Classe II. No entanto, neste caso, a hipertensão é controlada com medicamentos, de modo que o paciente se enquadra na Classe III da ASA, e não na Classe IV.

40.5 **D.** Com frequência, a insuficiência suprarrenal aguda se apresenta com febre inexplicável, hipotensão persistente, alterações de sensório e hipoglicemia. Esta apresentação pode assemelhar-se à de sepse, embora a sepse tenha a tendência de apresentar-se com hiperglicemia nos estágios iniciais. Embora a insuficiência suprarrenal possa ser primária, a causa mais comum é a interrupção abrupta do uso de corticoides. O tratamento consiste em líquidos IV e 100 mg de hidrocortisona IV nos casos de crise suprarrenal, retirando-se gradualmente o corticoide quando a crise melhorar.

> **DICAS CLÍNICAS**
>
> ▶ A maior parte das complicações pós-operatórias se relaciona à cirurgia propriamente dita ou às doenças que levaram à cirurgia.
> ▶ A avaliação pré-operatória facilita a identificação de pacientes com risco de complicações específicas e oferece oportunidades para a implantação de estratégias que reduzam estes riscos.
> ▶ Idade avançada e condições preexistentes reduzem a reserva funcional e aumentam a suscetibilidade a disfunções orgânicas induzidas pela lesão cirúrgica.

REFERÊNCIAS

Fleisher LA. Cardiac risk stratification for noncardiac surgery: update from the American College of Cardiology/American Heart Association 2007 Guidelines. *Cleveland Clin J Med.* 2009;76(suppl 4): S9-S15.

Lee TH, Marcantonio ER, Mangione CM, et al. Derivation and prospective validation of a simple index for prediction of cardiac risk of major noncardiac surgery. *Circulation.* 1999;100:1043-1039.

Marquardt DL, Tatum RP, Lynge DC. Postoperative management of the hospitalized patient. In: Souba WW, et al, eds. *ACS Surgery: Principles and Practice.* 6th ed. Philadelphia, PA: Decker Publishing, 2007.

Walsh F, Ali J. Chapter 88. Preoperative assessment of the high-risk surgical patient. In: Hall JB, Schmidt GA, Wood LDH, eds. *Principles of Critical Care.* 3rd ed. http://www.accesssurgery.com/content.aspx?aID=2296894, accessed July 2, 2013.

CASO 41

Um homem com 20 anos de idade foi transferido da sala de cirurgia para a UTI depois de ter sido submetido a uma operação para controle de danos (*damage control*) causados por vários ferimentos por arma de fogo. O paciente permaneceu instável durante toda a cirurgia. As lesões identificadas incluem transecção da artéria femoral superficial (AFS) e diversas perfurações menores no intestino delgado. Durante a cirurgia, foram removidos três segmentos do intestino delgado e foi colocada uma derivação intraluminal temporária na AFS para controlar a hemorragia e restabelecer o fluxo sanguíneo para o membro inferior. No momento em que chegou à UTI, a temperatura era de 34,6 °C, a frequência de pulso era de 128 batimentos por minuto (bpm) e a pressão arterial (PA), de 90/70 mmHg. O paciente foi intubado e ventilado mecanicamente. O paciente apresenta hemorragia externa nos ferimentos e em vários sítios de punção venosa.

▶ Qual é o diagnóstico mais provável?
▶ Quais são as causas da condição atual do paciente?
▶ Quais são as prioridades para o tratamento deste paciente?

RESPOSTAS PARA O CASO 41
Hemorragia e coagulopatia

Resumo: um homem com 20 anos de idade teve ferimentos por arma de fogo no abdome e nas extremidades. As lesões intestinais foram controladas com ressecção, e a lesão vascular foi controlada com uma derivação temporária. O paciente permaneceu instável durante toda a cirurgia. A apresentação na UTI é consistente com choque e coagulopatia.

- **Diagnóstico mais provável:** choque hemorrágico e coagulopatia.
- **Causas da condição do paciente:** trauma com perda de sangue significativa, transfusões e hipotermia.
- **Prioridades para o tratamento:** aquecer o paciente, ressuscitar com concentrado de hemácias (CHAD), plasma fresco congelado (PFC) e plaquetas com correção da coagulopatia e da acidose.

ANÁLISE

Objetivos

1. Conhecer os princípios da transfusão maciça.
2. Conhecer as condições que contribuem para a coagulopatia depois da transfusão maciça.
3. Ter consciência das limitações dos exames laboratoriais na avaliação de pacientes com este quadro clínico.

Considerações

O paciente sofreu um trauma penetrante significativo que necessitou um procedimento cirúrgico de controle de danos (*damage control*) e uma derivação temporária da AFS. No momento da internação na UTI, o paciente estava hipotenso, taquicárdico e com sangramento nos ferimentos e nos sítios punção. O local do sangramento cirúrgico foi controlado (derivação da AFS), mas a hemorragia nos ferimentos persiste, indicando coagulopatia significativa. Durante a cirurgia, o paciente perdeu não apenas hemácias, mas também os fatores de coagulação presentes no plasma. Além disso, o paciente está **hipotérmico**, o que é comum em vítimas de trauma.

Em geral, a hipotermia inicia na emergência com a ressuscitação e continua na sala de cirurgia. Os pacientes politraumatizados são totalmente despidos e recebem infusões não aquecidas de soro fisiológico e CHAD. Provavelmente, o tórax e/ou abdome precisa ser aberto na sala de cirurgia, aumentando a perda de calor. Para evitar calafrios, os pacientes também podem ser paralisados para intubação. Todos esses mecanismos acarretam hipotermia profunda. A hipotermia torna mais lento o processo de coagulação, exacerbando a coagulopatia e mantendo o sangramento não cirúrgico (i.e., hemorragia que não pode ser controlada por suturas). É bastante provável que este paciente também esteja acidótico em decorrência da ressuscitação incompleta, o que poderá agravar a coagulopatia. **Com frequência, a combinação de acidose, de hipotermia e de coagulopatia é conhecida como "tríade da morte".**

ABORDAGEM À
Hemorragia e coagulopatia

DEFINIÇÕES

RESSUSCITAÇÃO HEMOSTÁTICA: a ressuscitação hemostática é um conceito relativamente novo que, em grande parte, evoluiu a partir de observações clínicas do tratamento de lesões durante os conflitos no Iraque e no Afeganistão. Esse processo iniciou com a limitação no uso de líquidos no campo, na aplicação de torniquetes e de agentes hemostáticos para controlar diretamente o sangramento. Depois que as vítimas chegavam ao posto de atendimento médico, o foco da ressuscitação era a preservação da coagulação, em vez da recuperação dos sinais vitais normais.

TRANSFUSÃO MACIÇA: definida frequentemente pela transfusão de ≥ 10 U de CHAD em 24 horas. Os pacientes que necessitam transfusão maciça perderam grande quantidade de sangue e, consequentemente, exigem reposição de CHAD, PFC e plaquetas em um curto período de tempo. De maneira geral, esses componentes são administrados em proporções que simulam as concentrações do sangue total.

FATOR VII: fator de coagulação que pode ser produzido através de biotecnologia recombinante e administrado em paciente com coagulopatia.

TROMBOELASTOGRAFIA: método de avaliação da coagulação em tempo real. Os resultados mostram o tempo de formação e a resistência do coágulo. Essas variáveis são utilizadas para guiar a administração de hemoderivados com metas predeterminadas.

PLAQUETOFÉRESE: processo pelo qual as plaquetas são separadas de outros componentes do sangue, sendo que os componentes remanescentes retornam para o doador. Portanto, uma unidade de plaquetoférese consiste em aproximadamente 6 a 7 unidades de unidades plaquetárias randômicas.

ABORDAGEM CLÍNICA

Princípios da transfusão maciça

A hemorragia ainda é uma das principais causas de mortes evitáveis em vítimas de trauma. A causa da morte vai além da exsanguinação. Até um terço de todas as vítimas de trauma já chega ao hospital com coagulopatia decorrente de lesão tecidual, hipoperfusão e perda de fatores de coagulação e de plaquetas pela hemorragia. A piora da coagulopatia inicial também pode ser mediada pelo aumento da fibrinólise através da rota da proteína C. O controle cirúrgico do sangramento é o principal tratamento para hemorragias em curso. O paciente deve receber ressuscitação volêmica até a hemorragia ser controlada cirurgicamente. Historicamente, a correção de hipovolemia causada por hemorragias era feita através da infusão de grandes volumes de cristaloides. A solução salina era o cristaloide preferido, **embora a infusão de volumes excessivos de soro fisiológico apresente complicações adversas.** Coagulopatia dilucional, trombocitopenia e acidose hiperclorêmica resultantes de infusões excessivas de cristaloides aumentam a coagulopatia. Hemorragia persistente afeta todos os três componentes da "tríade da morte" e aumenta a coagulopatia.

As complicações da ressuscitação com volume excessivo de cristaloides culminaram na abordagem conhecida como "ressuscitação hemostática", na qual a administração de hemoderivados ajuda a atenuar a coagulopatia traumática até que seja possível controlar a hemorragia de forma definitiva.

A **meta principal da ressuscitação hemostática é repor a perda de sangue de forma aproximada.** Com frequência, a ressuscitação hemostática é conhecida como **"transfusão maciça",** pois inclui grandes volumes de CHAD, PFC e plaquetas. Não existe uma definição simples do que constitui uma transfusão maciça, embora várias definições tenham sido propostas, que incluem as seguintes:

1. Reposição de toda volemia dentro de 24 horas.
2. Transfusão de mais de 10 U de CHAD em 24 horas.
3. Transfusão de mais de 20 U de CHAD em 24 horas.

Além disso, existem definições de **"transfusão maciça dinâmica",** como:

1. Transfusão de mais de 4 U de concentrado de hemácias em uma hora quando esta necessidade for antecipada.
2. Reposição de mais de 50% da volemia dentro de três horas.

Na realidade, quando recebem transfusões de sangue total, os pacientes estão recebendo transfusão de hemácias. Trata-se do produto final do sangue total (retirado de um doador), cuja centrifugação permite separar os componentes mais pesados (hemácias) dos componentes mais leves (plasma e plaquetas). Os fatores da coagulação permanecem nos componentes plasmáticos. Quando transfundem, os pacientes recebem hemácias para aumentar a capacidade de transporte de oxigênio, porém não recebem nenhum fator de coagulação. Transfusões múltiplas de CHAD, sem adição de fatores de coagulação, resultam em coagulopatia dilucional. Consequentemente, nas **transfusões maciças em que os pacientes recebem grandes volumes de CHAD, também se deve administrar PFC para garantir o suprimento de fatores hemostáticos.** Não se conhece a proporção exata entre CHAD e PFC para criar um cenário hemostático perfeito. No entanto, **grande parte dos especialistas concorda que a proporção de 1:1:1 de CHAD, PFC e plaquetas** seja a fórmula ideal para ressuscitações hemostáticas. Uma unidade de plaquetoférese corresponde a aproximadamente 6 a 10 concentrados de plaquetas randômicos, de modo que **1 U de plaquetoférese de um único doador é administrada após 6 U de CHAD e PFC.**

Coagulopatia após transfusões maciças

Até um terço dos pacientes politraumatizados com lesões significativas são atendidos com coagulopatia em curso. Em parte, este fato se deve à perda de fatores de coagulação devido às hemorragias, assim como lesões teciduais e hipoperfusão. Para entender as condições que afetam a coagulopatia depois de transfusões maciças, é extremamente importante entender primeiro o processo normal da coagulação. Os efeitos fisiológicos mais importantes que ocorrem durante a coagulação são **vasoconstrição, formação de tampões de plaquetas, formação de fibrina e fibrinólise.** Durante a formação de tampões de plaquetas, os fatores de coagulação interagem com a superfície das plaquetas formando uma rede de fibrina que serve de suporte para o tampão plaquetário.

Durante e depois de transfusões maciças, ocorrem alterações em muitos dos fatores associados à coagulação normal. A **trombocitopenia** limita a quantidade de tampões plaquetários que se formam no sítio de uma lesão. Inicialmente, esta situação é causada pela perda absoluta de plaquetas em decorrência de hemorragia ou da diluição provocada pela administração de cristaloides. A infusão de grandes volumes de cristaloides contribui para a coagulopatia durante as transfusões maciças. Portanto, **a infusão de cristaloides deve ser restringida durante as transfusões maciças.** Nas transfusões maciças são administrados CHAD e PFC que contêm mínimas quantidades de plaquetas. Isso poderá provocar uma queda na contagem plaquetária. Com frequência, em função do prazo de validade curto, os hospitais mantêm um estoque limitado de plaquetas. Esta situação poderá atrasar a administração de plaquetas, mesmo durante transfusões maciças protocolizadas.

Os hemoderivados contêm citrato como conservante para evitar a coagulação durante o período de estocagem. O citrato é um ligante forte de cálcio, de modo que **nos casos de administração de grandes volumes de hemácias, os estoques intravasculares de cálcio poderão se exaurir.** Os defeitos da coagulação se tornam evidentes a partir do momento em que os níveis de cálcio caem abaixo de 0,7 mmol por litro.

Mesmo administrando-se todos os componentes sanguíneos (CHAD, PFC e plaquetas), coagulopatia ainda pode ser observada em alguns pacientes durante transfusões maciças. Acredita-se que a administração de fatores de coagulação específicos facilita o processo de coagulação. O fator VII pode ser produzido de uma forma recombinante e administrado pela via intravenosa. A administração do fator VII recombinante ativado (rFVII) permanece controversa. Um estudo randomizado controlado mostrou que o rFVII diminui o uso de CHAD em 20% nos pacientes vítimas de trauma que necessitam de transfusões maciças. A administração do rFVII contribui para um estado protrombótico, aumentando o risco de eventos venosos tromboembólicos. Estudos recentes revelaram que, aparentemente, não há um aumento no risco de eventos tromboembólicos em pacientes com trauma.

Outros problemas que aumentam risco de vida e exacerbam a coagulopatia são a hipotermia e a acidose. Em geral, a combinação desses três problemas é conhecida como a "tríade da morte" e cada um destes problemas amplifica os outros. Com frequência, a hipotermia inicia na cena do trauma e continua na sala de cirurgia, bem como na UTI. A hipotermia afeta diretamente a cascata da coagulação, inibindo a formação de coágulos e aumentando o tempo necessário para a trombina atingir os níveis normais. Em todos os casos, é extremamente importante manter o paciente aquecido, elevando a temperatura dos líquidos administrados (incluindo os hemoderivados) e cobrindo o paciente com cobertores térmicos e com outros dispositivos de aquecimento. Na maioria das vezes, a acidose inicia com a hipoperfusão tecidual secundária à perda de sangue, embora possa ser exacerbada pela administração de grandes volumes de solução fisiológica. O teor de cloro das soluções salinas normais (154 mEq/L) pode produzir acidose hiperclorêmica. A acidose dificulta a participação da trombina na hemostasia e inibe significativamente a atividade dos complexos enzimáticos nas superfícies lipídicas.

Exames laboratoriais

O manejo atual de pacientes que recebem transfusões maciças inclui o monitoramento laboratorial constante do lactato arterial para avaliar a adequação da ressuscitação, do nível de cálcio ionizado e dos eletrólitos. Os valores laboratoriais utilizados para determinar o estado de coagulação de um paciente são o tempo de protrombina (TP), o tempo de tromboplastina parcial ativada (TTPA) e a INR (do inglês *internacional normalized ratio*). Esses testes são problemáticos em pacientes com trauma, pois a coagulação real desses indivíduos está sendo modificada constantemente, uma vez que estão recebendo grandes volumes de sangue, plasma e plaquetas. A análise das provas de coagulação é demorada, de modo que o resultado registrado não reflete, necessariamente, a coagulação do paciente no momento em que os resultados são disponibilizados. Além do mais, para testar o TP e o TTPA, as amostras de sangue devem ser aquecidas a 37 °C e misturadas ao plasma com baixa quantidade de plaquetas. Com frequência, os pacientes com trauma estão hipotérmicos, de forma que uma vez mais esse tipo de análise não reflete as interações celulares da formação do coágulo.

As evidências estão começando a mostrar que a **tromboelastometria rotacional (roTEM) ou os tromboelastogramas (TEGs) são métodos mais eficazes de avaliação da coagulação de pacientes com trauma.** A análise pode ser feita quase em tempo real, e o retorno dos resultados é extremamente rápido. Isto permite uma análise imediata e uma terapia focada em metas.

O TEG (Figura 41.1) utiliza uma pequena alíquota de sangue total e mede o tempo de coagulação (valor R), a formação do coágulo (ângulo-α), a resistência do coágulo (amplitude máxima [AM]) e a lise do coágulo (LY 30). O tempo de coagulação mede o tempo necessário para iniciar a formação do coágulo. Um aumento no tempo de formação do coágulo indica deficiência de fatores de coagulação. O ângulo-α representa a cinética da formação do coágulo, que, por sua vez, indica a taxa de acúmulo de fibrina e sua ligação cruzada. A amplitude máxima é uma medida da resistência total do coágulo. A resistência do coágulo representa a interação entre a plaqueta e a fibrina. Tem sido mostrado que o uso do TEG diminui mortalidade e melhora as práticas transfusionais em pacientes que fazem transfusões maciças.

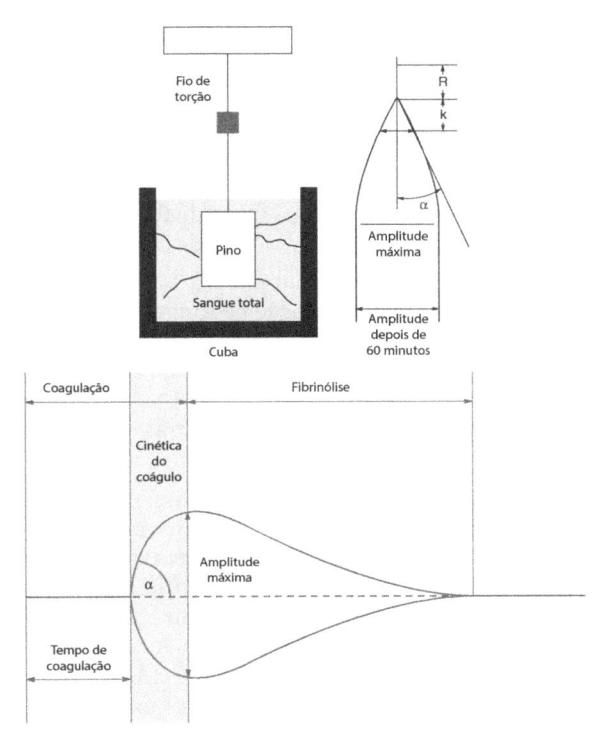

Figura 41.1 Uma amostra de sangue total (0,4 mL) ativado com Celite é colocada em uma cuba preaquecida. Um pino em suspensão em um fio de torção é inserido no interior da cuba. Gira-se a cuba para frente e para trás em um pequeno arco. A partir do momento em que ocorrer a interação entre os filamentos de fibrina e as plaquetas ativadas na superfície do pino, o movimento rotacional da cuba é transmitido para o pino. Quanto mais forte for o coágulo, maior será a movimentação do pino.

CORRELAÇÃO COM O CASO CLÍNICO

- Ver também Caso 4 (Monitorização hemodinâmica), Caso 5 (Medicamentos vasoativos e farmacologia), Caso 21 (Hemorragia digestiva), Caso 26 (Distúrbios hidroeletrolíticos) e Caso 28 (Trauma fechado).

QUESTÕES DE COMPREENSÃO

41.1 Um homem com 20 anos de idade sofreu um ferimento por arma de fogo no quadrante superior direito do abdome. No momento da admissão, a equipe de paramédicos informou que o paciente possui dois acessos venosos calibrosos e que recebeu 2 litros de solução fisiológica a caminho do hospital. A via aérea está patente e o paciente está respirando espontaneamente com saturação de oxigênio de 99%, com O_2 a 2 litros por minuto, através de uma cânula nasal. A PA é de 80/40 mmHg, e a FC, 120 bpm. O paciente tem um ferimento por arma de fogo no quadrante superior direito do abdome. O abdome está muito doloroso à palpação, e o paciente está frio e diaforético. A próxima etapa do tratamento deste paciente é mais bem realizada através de qual alternativa:

A. Administração de 500 mL de albumina a 5%
B. Administração de 2 litros de solução de Ringer lactato
C. Administração de 2 U de sangue de tipo sanguíneo específico
D. Administração de 2 U de sangue de tipo sanguíneo não específico (tipo O negativo)
E. Aquecimento do paciente e envio de amostras sanguíneas para avaliação laboratorial da coagulação

41.2 Uma mulher com 37 anos de idade foi trazida para o hospital por paramédicos após uma grave lesão por esmagamento da extremidade inferior direita. Ela foi levada para a sala de cirurgia, onde sua extremidade inferior foi avaliada e lavada; colocou-se uma fixação externa e um curativo a vácuo sobre a ferida aberta. A cirurgia durou várias horas e, a seguir, a paciente foi internada na UTI. A drenagem de sangue do curativo a vácuo foi de 1,5 litros de sangue nas primeiras 4 horas. A paciente recebeu 2 U de CHAD e, neste momento, está recebendo mais 1 U de CHAD. A FC é de 120 bpm, e a PA, de 90/60 mmHg. A concentração de hemoglobina atual é de 7 g/dL, a contagem de plaquetas é de 475.000, e o INR é 1,9. A temperatura é de 35 °C. A próxima conduta nesta paciente é:

A. Transfundir plaquetas
B. Transfundir PFC e verificar novamente o INR depois de duas horas
C. Levar a paciente para a sala de cirurgia se a ferida continuar sangrando
D. Diminuir a sucção a vácuo da ferida
E. Transfundir mais duas unidades de sangue e verificar novamente a hemoglobina

41.3 Um paciente está fazendo uma transfusão maciça, durante uma cirurgia para laceração hepática Grau IV. Ele recebeu 9 U de CHAD e 8 U de PFC. A próxima conduta neste paciente é:

A. Transfundir mais quatro unidades de CHAD
B. Administrar dois litros de cristaloide
C. Transfundir 1 U de plaquetoférese
D. Transfundir 6 U de plaquetoférese.
E. Transfundir 1 U de crioprecipitado.

41.4 Uma mulher com 63 anos de idade está fazendo uma colectomia para diverticulite grave. Durante a operação, há uma quantidade significativa de hemorragia proveniente de um vaso mesentérico não identificado. Os cirurgiões afirmaram que estão tendo dificuldade para controlar o sangramento e solicitaram a presença de um cirurgião vascular. Enquanto os cirurgiões estão trabalhando para controlar cirurgicamente a hemorragia, a paciente recebeu 6 U de concentrado de hemácias durante a última hora. A paciente continua sangrando e permanece intermitentemente hipotensa. O próximo passo do manejo é:

A. Continuar transfundido hemácias, pois ela ainda está hipotensa
B. Continuar o controle cirúrgico da hemorragia e iniciar um protocolo de transfusão maciça
C. Verificar o INR e fazer transfusões de PFC somente se o INR for superior a 2,0
D. Administrar rFVII e solução salina normal por via intravenosa

RESPOSTAS

41.1 **D.** Este paciente foi ferido por arma de fogo no quadrante superior direito, está hipotenso e taquicárdico. Sua aparência é consistente com choque de grau elevado. O paciente está respirando espontaneamente e a saturação é normal, de modo que é improvável que tenha sofrido alguma lesão no tórax. O abdome está doloroso à palpação e com grande probabilidade de presença de sangue. No caso deste paciente, que já recebeu 2 litros de solução salina normal antes de chegar ao hospital e está hipotenso, a melhor opção é iniciar a administração de sangue. No quadro inicial de trauma, não é recomendável aguardar o tipo específico de sangue. As primeiras transfusões devem ser feitas com sangue sem tipo específico (tipo O). Uma amostra de sangue deve ser encaminhada para análise, para que as transfusões futuras sejam feitas com sangue compatível. Embora seja importante iniciar o aquecimento o mais rápido possível, a ressuscitação imediata com sangue e outros hemoderivados deve preceder o aquecimento e a avaliação laboratorial da coagulação.

41.2 **C.** Esta paciente sofreu uma lesão grave na extremidade inferior que exigiu cirurgia, fixação e um curativo a vácuo sobre a ferida aberta. A paciente continua a apresentar vários problemas, mesmo depois da internação na UTI. A hemorragia não cessou, as concentrações sanguíneas são baixas, a coagulação piorou e a paciente está fria. O aspecto mais preocupante é a hemorragia persistente observada pela saída de sangue através do vácuo. Sempre que se defrontar com um paciente que não responde adequadamente à ressuscitação, é importante considerar que a causa é o "controle inadequado da fonte de sangramento". Neste caso, é necessário estancar a hemorragia cirúrgica aguda, de forma que a paciente possa ser ressuscitada adequadamente. Durante o controle da hemorragia, é provável que a paciente precise de mais sangue, PFC e, possivelmente, de plaquetas, embora o primeiro passo seja controlar cirurgicamente o sangramento.

41.3 **C.** Durante as transfusões maciças, a meta principal é a ressuscitação hemostática, embora a melhor maneira de atingi-la seja com uma proporção de 1:1:1

de hemoderivados. Uma bolsa de plaquetas obtida por aférese corresponde a 6 a 10 bolsas de plaquetas de sangue total. Portanto, recomenda-se transfundir 1 U de plaqueta após 6 a 8 U de CHAD e de PFC.

41.4 **B.** Esta paciente precisou receber 6 U de CHAD durante a última hora e presume-se que ela necessitará de mais transfusões. Esta situação está de acordo com a definição de transfusão maciça dinâmica. Embora os cirurgiões estejam conseguindo controlar cirurgicamente a hemorragia, deve-se iniciar uma transfusão maciça, de modo que seja possível iniciar a ressuscitação hemostática para diminuir a probabilidade de que a paciente se torne incoagulável.

DICAS CLÍNICAS

▶ Até um terço de todos os pacientes com trauma já chegam à emergência com coagulopatia.
▶ A "tríade da morte" se refere à presença de coagulopatia, acidose e hipotermia. Cada uma dessas condições exacerba as demais e deverão ser combatidas com aquecimento ativo do paciente e uso de ressuscitação hemostática.
▶ As recomendações atuais para a realização de transfusões maciças é que elas devem ser feitas em uma proporção de 1:1:1 entre CHAD, PFC e plaquetas.
▶ Os exames laboratoriais convencionais da coagulação são prejudicados em politraumatizados graves que estiverem recebendo transfusões maciças. As análises pela TEC ou pelo roTEM representam de forma mais precisa o estado real de coagulação nestes casos.
▶ Uma unidade de uma única bolsa de plaquetoférese equivale a 6 a 10 unidades de plaquetas doadas aleatoriamente e, de acordo com o protocolo de transfusões maciças, deve ser administrada para cada seis unidades de CHAD.

REFERÊNCIAS

Boffard KD, Riou B, Warren B, et al. Recombinant factor VIIa as adjunctive therapy for bleeding control in severely injured trauma patients: two parallel randomized, placebo-controlled, double-blind clinical trials. *J Trauma*. 2005;59:8-15.

Sihler KC, Napolitano LM. Complications of massive transfusion. *Chest*, 2010;137:209-220.

Johansson PI, Ostrowski SR, Secher NH. Management of major blood loss: an update. *Acta Anaesthesiol Scand*. 2010;54(9):1039-1049.

Perkins JG, Schreiber MA, Wade CE, et al. Early versus late recombinant factor VIIa in combat trauma patients requiring massive transfusion. *J Trauma*. 2007;62(5):1095-1099; discussion 1099-1101.

Sihler KC, Napolitano LM. Massive transfusion: new insights. *Chest*. 2009;136(6):1654-1667.

Tieu BH, Holcomb JB, Schreiber MA. Coagulopathy: its pathophysiology and treatment in the injured patient. *World J Surg*. 2007;31(5):1055-1064.

CASO 42

Um homem com 46 anos de idade foi internado na UTI para tratamento de pancreatite aguda grave. O paciente desenvolveu insuficiência respiratória aguda com necessidade de intubação e ventilação mecânica (VM). No quarto dia de hospitalização, ainda não havia apresentado melhora do quadro respiratório, porém teve melhora hemodinâmica com suspensão das drogas vasoativas.

- Como você iniciaria o suporte nutricional neste paciente?
- Quais são as potenciais limitações para o suporte nutricional?
- Quais são os fatores que contribuem para o aumento das necessidades nutricionais deste paciente?

RESPOSTAS PARA O CASO 42
Nutrição em terapia intensiva

Resumo: um homem com 46 anos foi internado na UTI por pancreatite aguda grave. Neste momento, o paciente está hemodinamicamente estável, porém após quatro dias de hospitalização, ainda precisa de suporte ventilatório.

- **Iniciando o suporte nutricional:** deve-se Iniciar o suporte nutricional enteral com base no estado nutricional do paciente e nas suas necessidades calculadas. Esse plano nutricional deve levar em conta a gravidade da resposta inflamatória e a disfunção respiratória.
- **Potenciais limitações para o suporte nutricional:** possivelmente, neste caso com pancreatite aguda grave, que necessita VM e ressuscitação com grande volume de líquidos, a ingesta oral não seja viável. Além disso, o edema intestinal associado à ressuscitação pode piorar a motilidade e a absorção intestinal.
- **Fatores que contribuem para o aumento das necessidades nutricionais:** o hipermetabolismo e o catabolismo progressivo da pancreatite contribuem para um aumento acentuado da necessidade de aminoácidos e para uma redução na utilização da glicose.

ANÁLISE

Objetivos

1. Aprender a realizar a avaliação nutricional e a monitorar a resposta ao suporte nutricional.
2. Aprender o manejo nutricional de pacientes com pancreatite e insuficiência renal (com ou sem hemodiálise).
3. Aprender os princípios da nutrição moduladora da resposta imune e inflamatória do hospedeiro.

Considerações

Este caso se refere a um homem internado há quatro dias. A resposta inflamatória grave da pancreatite pode causar um grande deslocamento de líquidos entre o espaço intra e extravascular, provocando instabilidade hemodinâmica, edema tecidual e insuficiência respiratória. Pacientes com pancreatite grave exigem ressuscitação volêmica agressiva para manutenção da volemia e da perfusão tecidual aos órgãos-alvo. Inicialmente, a hipotensão não respondeu somente à ressuscitação volêmica e exigiu a utilização de vasopressores, mas agora o paciente está hemodinamicamente estável. Geralmente, esses pacientes apresentam balanço hídrico positivo, tornando os pulmões mais vulneráveis, especialmente quando há síndrome da angústia respiratória aguda (SARA). Essa lesão pulmonar exige ventilação mecânica prolongada, mesmo após a ressuscitação inicial. Além disso, a hipotensão pode ter reduzido a perfusão aos órgãos-alvo e provocado lesão renal aguda (LRA). Embora a causa da pancreatite aguda deste paciente seja desconhecida, as estatísticas apontam para uma maior probabilidade de pancreatite alcoólica. Se a pancreatite foi causada pelo álcool, o paciente também poderá apresentar um estado nutricional basal precário, em função do consumo excessivo de bebidas alcoólicas. Neste caso, pode se beneficiar do uso de suplementos de vitaminas e minerais específicos, além do aporte calórico-proteico. A meta diária na nutrição enteral é a administração de 25 a 30 kcal/kg de calorias não proteicas e 1,5 a 2,0 g/kg de proteínas. A monitorização rigorosa é imprescindível para se evitar hiperglicemia (glicemia acima de 140 a 160). Da mesma forma, caso seja iniciada a alimentação por sonda nasogástrica, deverá se verificar cuidadosamente a presença de sinais de intolerância, como distensão abdominal e/ou volume gástrico residual elevado (> 500 mL).

ABORDAGEM À
Nutrição em terapia intensiva

DEFINIÇÕES

NUTRIÇÃO ENTERAL: nutrição através do trato gastrintestinal por meio de sonda ou estoma liberando os nutrientes em uma posição distal à cavidade oral.
NUTRIÇÃO PARENTERAL: administração nutricional por um acesso venoso central ou periférico.
DESNUTRIÇÃO PROTEICA E CALÓRICA: perda recente de peso superior a 10 a 15%, ou peso corporal real inferior a 90% do peso corporal ideal.
ALIMENTAÇÃO TRÓFICA: volume baixo de alimentação enteral (em geral, 10 a 30 mL/h) com o objetivo de evitar atrofia da mucosa, porém insuficiente para suprir as necessidades calórico-proteicas.

ABORDAGEM CLÍNICA

Nas enfermidades críticas após insultos fisiológicos graves, há liberação de citocinas que causam alterações hormonais, o que, por sua vez, desencadeia uma série de respostas catabólicas. O aumento na resposta metabólica progride até uma fase anabólica de cicatrização tecidual. Estas duas fases aumentam as necessidades nutricionais. **As metas da terapia nutricional são modificar (na maior parte dos casos, ocorre uma infrarregulação) a resposta metabólica ao estresse, evitar lesões celulares oxidativas e suprarregular a resposta imune do hospedeiro.** A nutrição precoce, principalmente por via enteral, é uma estratégia proativa que visa à redução das complicações, do tempo de permanência na UTI e da mortalidade.

Na maior parte dos pacientes gravemente enfermos, é mais prático, mais seguro e de custo mais baixo utilizar a nutrição **enteral** em vez da nutrição parenteral. Os resultados de diversos estudos clínicos que compararam a nutrição enteral com a nutrição parenteral em pacientes gravemente enfermos mostraram que a **nutrição** enteral está associada a uma redução das complicações infecciosas, especificamente infecções por cateter venoso central e pneumonias. Além disso, a nutrição enteral está associada à redução de custos, de efeitos adversos e do tempo de permanência hospitalar. **Aparentemente, os pacientes críticos, hemodinamicamente instáveis, em uso de doses elevadas de drogas vasoativas e necessitando de grande volume de hemoderivados poderão ter uma pior tolerância à nutrição enteral, assim como um aumento no risco de complicações intestinais.** Portanto, em geral, recomenda-se **interromper a alimentação enteral até que o paciente esteja totalmente ressuscitado.**

A nutrição enteral utiliza a barreira intestinal para controlar a absorção de água e eletrólitos. Também suporta a integridade funcional do intestino ao manter a junção estreita entre as células epiteliais, estimular o fluxo sanguíneo e induzir a liberação de agentes tróficos endógenos (i.e., colecistoquinina, gastrina, bombesina e sais biliares). Além disso, a nutrição enteral é a forma ideal de manter a integridade estrutural do intestino, incluindo a altura vilosa e a população de imunócitos, responsáveis pela produção de uma grande quantidade de imunoglobulina A (IgA). A perda da integridade funcional pode aumentar a permeabilidade intestinal, permitindo a translocação bacteriana, estimulando a perpetuação da síndrome da resposta inflamatória sistêmica (SIRS, do inglês *systemic inflamatory response syndrome*), elevando o risco de infecções sistêmicas e aumentando a probabilidade de desenvolvimento da síndrome de disfunção de múltiplos órgãos (SDMO).

Pacientes previamente saudáveis, sem **evidência de desnutrição, podem aguardar de 7 a 10 dias para iniciar nutrição parenteral, se for o caso.** O principal motivo é a preocupação com as complicações infecciosas associadas à nutrição parenteral. Entretanto, nos casos em que houver prévia desnutrição calórico-proteica e o suporte enteral não for viável, a melhor opção é iniciar a nutrição parenteral logo após o paciente estar ressuscitado volemicamente. A nutrição parenteral é indicada principalmente para pacientes em que a nutrição enteral não é viável ou não é tolerada e também em pacientes com desnutrição grave que estiverem na iminência de serem submetidos a uma cirurgia de grande porte do trato gastrintestinal (TGI) superior.

O início da terapia nutricional exige, em primeiro lugar, uma avaliação do estado nutricional do paciente, para determinar se houve perda de peso e para avaliar a ingesta de nutrientes antes da internação, o nível de gravidade da doença, as comorbidades e a função do TGI. A estimativa da necessidade calórica se baseia na **taxa metabólica básica e é feita de acordo com a equação de Harris-Benedict.** A necessidade calórica também pode ser medida através da calorimetria indireta. As necessidades proteicas são estimadas a partir da gravidade da doença e monitoradas pelo equilíbrio nitrogenado de 24 horas. **Os marcadores tradicionais (albumina, pré-albumina, transferrina, proteínas de ligação do retinol) são reflexos da resposta de fase aguda e não representam com precisão o estado nutricional dos pacientes críticos.** Esses marcadores, vistos isoladamente, possuem especificidade muito baixa, embora possam dar uma estimativa razoável do estado nutricional geral, junto com as alterações no peso corporal.

Recomenda-se iniciar a nutrição enteral nas primeiras 24 a 48 horas de internação, ou imediatamente após a conclusão da ressuscitação volêmica, se o paciente estiver hemodinamicamente estável. O início da alimentação nesse período de tempo está associado a uma redução da permeabilidade intestinal e a uma diminuição da ativação e da liberação de citocinas inflamatórias. Além disso, a alimentação enteral precoce diminui infecções e tempo de permanência hospitalar. Tanto a alimentação por via gástrica como pelo intestino delgado são aceitáveis nos pacientes críticos, embora a alimentação através do intestino delgado seja a melhor alternativa quando houver risco elevado de aspiração ou em pacientes com lesão cerebral grave (hipertensão intracraniana [HIC] está associada à redução do esvaziamento gástrico).

Embora ajude a prevenir atrofia de mucosa, **não é comprovado que a alimentação trófica melhore o desfecho,** sob o ponto de vista da modulação imune. Para maximizar os benefícios, a alimentação deve atingir a meta calórica estipulada ou pelo menos 50 a 65% desta nas primeiras 48 a 72 horas de oferta. Na ausência de outros sinais de intolerância, resíduos gástricos inferiores a 500 mL são aceitáveis e não aumentam o risco de aspiração ou de pneumonia. **Em pacientes gravemente enfermos, as proteínas são os macronutrientes mais importantes, pois dão suporte à função imune e favorecem a cicatrização de feridas.** Estima-se a avaliação da adequação da nutrição proteica a partir do balanço nitrogenado (necessidades de 1,2 a 2,0 g/kg/d) ou da razão entre as calorias não proteicas e o nitrogênio (70:1 a 100:1). A monitorização rigorosa e a reposição de fosfato em pacientes com insuficiência respiratória otimizam a função pulmonar.

Muitas formulações enterais disponíveis no mercado atendem às necessidades de diferentes tipos de pacientes. Nos casos de pacientes com SARA ou lesão pulmonar, as formulações enterais se caracterizam pelo perfil lipídico anti-inflamatório e pela utilização de antioxidantes (i.e., óleos com ômega-3 e óleos vegetais da planta borragem), porque tem se mostrado que eles diminuem o tempo de permanência em UTI, a duração da VM, a falência de órgãos e a mortalidade. Os pacientes com insuficiência respiratória podem receber formulações calóricas concentradas, caso se deseje restringir a administração de líquidos. As vitaminas antioxidantes (incluindo vitamina E e ácido ascórbico) e os microelementos (incluindo selênio, zinco e cobre) também podem melhorar o prognóstico de pacientes críticos. A suplementação de tiamina e folato em indivíduos com história de alcoolismo crônico é extremamente importante. As formulações com baixa concentração de glicose são utilizadas em diabéticos, pois facilitam o controle glicêmico.

Pacientes com insuficiência renal e nutrição enteral exigem cuidados especiais. Geralmente, a LRA se desenvolve como parte da falência de múltiplos órgãos (FMO) em indivíduos gravemente enfermos. Esses pacientes também devem receber as formulações enterais previamente descritas, mantendo-se a mesma adesão às necessidades calórico-proteicas. Quando ocorrerem alterações eletrolíticas significativas, deve-se considerar o uso de formulações com perfil eletrolítico apropriado. **Nos pacientes com LRA e terapia renal substitutiva (TRS), deve-se considerar o aumento do aporte proteico. A TRS gera uma perda aproximada de 10 a 20 g de** aminoácidos por dia, o que pode variar conforme o método dialítico, o número de horas e dias em que a diálise é necessária e os filtros utilizados. Esses pacientes necessitam de um aporte proteico de 1,5 a 2,0 g/kg ao dia, embora alguns estudos sugiram a administração de até 2,5 g/kg/d para se atingir um balanço nitrogenado positivo.

No momento da internação, recomenda-se inserir uma sonda nasogástrica (SNG) em pacientes com pancreatite aguda grave para que se inicie a nutrição enteral logo após a conclusão da ressuscitação volêmica. Três metanálises mostraram que o uso de **nutrição enteral, em comparação com a nutrição parenteral, reduz a incidência de infecções, o tempo de internação hospitalar, a necessidade de intervenções cirúrgicas, a FMO e a mortalidade.** Os benefícios são observados na pancreatite aguda quando a nutrição enteral é iniciada nas primeiras 24 a 48 horas. Não houve diferença significativa quando se comparou a administração da dieta enteral por via gástrica ou por via jejunal. Porém, a nutrição jejunal possivelmente é mais bem tolerada, pois a pancreatite grave pode estar associada a um esvaziamento gástrico reduzido. As formulações enterais elementares, com baixo teor lipídico, administradas continuamente na porção superior do TGI são mais bem toleradas que a administração em bólus.

> ### CORRELAÇÃO COM O CASO CLÍNICO
> - Ver também Caso 26 (Distúrbios hidroeletrolíticos) e Caso 40 (Cuidados pós-operatórios).

QUESTÕES DE COMPREENSÃO

42.1 Você está fazendo um *round* nutricional na UTI. Qual dos pacientes abaixo é o candidato indicado para nutrição enteral em vez de nutrição parenteral?

A. Uma mulher com 78 anos de idade no oitavo dia de UTI e sepse por pneumonia associada à VM, que necessita de duas drogas vasoativas para manter estabilidade hemodinâmica

B. Um homem desnutrido com 62 anos de idade e câncer esofágico obstrutivo que será submetido a uma esofagectomia de Ivor-Lewis

C. Um homem saudável com 75 anos de idade que se submeteu a uma hemicolectomia direita há sete dias por neoplasia e não desenvolveu complicações. O paciente está deambulando, mas ainda tem distensão abdominal e não teve flatulência

D. Um homem com 26 anos de idade e vários ferimentos abdominais por arma de fogo que causaram extensa lesão de intestino delgado, o que por sua vez levou a uma ressecção enteral complexa restando apenas 45 cm e sem a preservação da valva ileocecal

E. Uma mulher com 60 anos de idade que foi submetida a uma gastrectomia subtotal por um adenocarcinoma gástrico estágio II há oito dias e desenvolveu uma deiscência anastomótica.

42.2 Qual dos métodos abaixo é o ideal para avaliar o estado nutricional de pacientes gravemente enfermos?
   A. Anamnese e exame físico
   B. Albumina, pré-albumina e proteína de ligação com retinol
   C. Dobra cutânea tricipital
   D. Equação de Harris-Benedict
   E. Estimativa do percentual de gordura corporal

42.3 Qual entre as alternativas a seguir é a afirmação mais precisa a respeito da nutrição enteral e parenteral?
   A. Tanto a nutrição enteral quanto a parenteral ajudam a preservar a integridade estrutural do intestino
   B. A economia que se faz com a nutrição enteral, em comparação com a parenteral, é o custo direto de soluções entéricas genéricas mais baratas contra o custo mais elevado das soluções para nutrição parenteral
   C. Há um claro benefício na redução da mortalidade com o uso de nutrição enteral *versus* nutrição parenteral em pacientes críticos
   D. Em pacientes com pancreatite aguda grave, a nutrição enteral é o método nutricional preferido em comparação com a nutrição parenteral
   E. A administração periférica de nutrição parenteral total (NPT) está associada a um menor número de complicações do que o suporte nutricional enteral

42.4 Uma mulher com 57 anos de idade e peso de 60 kg foi internada na UTI por pancreatite aguda complicada por LRA. Ela precisa fazer hemodiálise a cada dois dias. Qual entre as alternativas a seguir é o melhor regime nutricional para esta paciente?
   A. Colocar uma sonda nasojejunal (SNJ) e administrar uma solução enteral de 2.000 kcal/d contendo 120 g de proteína de forma contínua e diária
   B. Colocar uma sonda NG e administrar uma solução enteral com 2.000 kcal/d contendo 80 g de proteína de forma contínua e diária
   C. Colocar uma sonda por uma jejunostomia cirúrgica e administrar uma solução enteral de 2.000 kcal/d contendo 115 g de proteína de forma contínua como bólus
   D. Colocar uma linha central por inserção periférica e administrar diariamente 2.000 kcal de uma solução parenteral contendo 120 g de proteína
   E. Colocar uma sonda NG e iniciar a alimentação visando à administração diária de 1.800 kcal e 60 g de proteína

42.5 Um homem com 56 anos de idade foi internado na UTI por insuficiência respiratória provocada por uma lesão pulmonar aguda após um acidente automobilístico. O paciente é colocado na VM. Qual entre as alternativas a seguir é o manejo mais preciso para este paciente?

A. Utilizar soluções entéricas de baixo volume e com grande concentração calórica
B. Em geral, deve-se evitar o uso de perfil lipídico anti-inflamatório e de antioxidantes como óleos de peixe contendo ômega-3 e óleos vegetais, como o óleo de borragem
C. Suplementação com ácido úrico para ajudar a ventilação
D. Em geral, altas ingestas calóricas e hiperglicemia não são problemas neste tipo de paciente
E. Monitorar rigorosamente o risco de aspiração e interromper a alimentação enteral se o resíduo gástrico for superior a 100 mL.

RESPOSTAS

42.1 **C. O candidato indicado para nutrição enteral é o paciente (C), por ter feito uma hemicolectomia direita há sete dias. O candidato (A) ainda está usando dois medicamentos vasopressores, o que é uma contraindicação relativa. O paciente (B) está na iminência de fazer uma cirurgia do TGI de grande porte, portanto a nutrição parenteral é a opção ideal. Os pacientes (D) e (E) apresentam problemas funcionais no TGI: o paciente (D) se submeteu a uma cirurgia de delgado e possivelmente o intestino seja curto, e o paciente (E) apresenta uma deiscência anastomótica.** Em pacientes previamente saudáveis e sem evidência de desnutrição, pode-se manter o jejum por 7 a 10 dias se a duração da nutrição parenteral for estimada em mais de 5 a 7 dias. Este procedimento poderá ser iniciado mais cedo se houver evidência de desnutrição. A nutrição enteral é a opção ideal, a menos que os pacientes não tenham TGI funcional ou apresentem instabilidade hemodinâmica, em especial os que estiverem recebendo altas doses de catecolaminas ou necessitem de grande volume de líquidos ou de hemoderivados. Recomenda-se também a nutrição parenteral em pacientes em que a nutrição enteral for inviável ou que estiverem na iminência de fazer uma cirurgia gastrintestinal de grande porte nas seguintes condições: (1) pacientes desnutridos devem receber nutrição parenteral durante um período de 5 a 7 dias na fase pré-operatória e continuar na fase pós-operatória; (2) se a nutrição for normal, a nutrição parenteral deverá ser adiada por 5 a 7 dias no período pós-operatório, caso a nutrição enteral permaneça inviável e a duração da nutrição parenteral for estimada em mais de 5 a 7 dias. Circunstâncias especiais, como síndrome do intestino curto e fístulas enterocutâneas proximais de alto débito, também podem ser indicações para nutrição parenteral.

42.2 **A.** A análise do estado nutricional é mais eficiente avaliando-se a perda de peso do paciente e a ingesta de nutrientes prévia à internação, o nível de gravidade da doença, as comorbidades e a função do TGI. O uso de albumina, pré-albumina, transferrina e proteína de ligação com retinol é um reflexo da resposta da fase aguda e não representa fielmente o estado de nutrição na UTI. A dobra cutânea tricipital e outras variáveis antropométricas podem ser afetadas por edema. A equação de Harris-Benedict é uma estimativa das necessidades calóricas metabólicas basais que se fundamenta no peso e não uma ferramenta de avaliação do estado nutricional.

42.3 **D.** Mesmo nos casos de pancreatite aguda grave, o início da nutrição enteral após a ressuscitação volêmica é o método preferido de administração de nutrientes. Somente a nutrição enteral permite preservar a altura dos vilos e a integridade estrutural do intestino. A principal causa do menor custo hospitalar da nutrição enteral é a redução na taxa de infecções e no tempo de internação hospitalar. Embora o benefício na redução de infecções seja evidente com a nutrição enteral, não há benefício comprovado na taxa de mortalidade.

42.4 **A.** O regime ideal para pacientes críticos com insuficiência renal e terapia renal substitutiva é aquele que contenha 1,5 a 2,0 g/kg/d de proteínas. Nos casos de pancreatite aguda grave, a nutrição enteral é a opção preferida e não há diferença em desfechos com alimentação administrada por via gástrica em relação à administração por via jejunal, embora a confecção de uma jejunostomia cirúrgica apresente seus próprios riscos. Além disso, nesta situação, os pacientes toleram melhor a alimentação contínua do que a alimentação em bólus.

42.5 **A.** Deve-se optar por soluções enterais de baixo volume e com alta concentração calórica. O ideal é usar soluções enterais que se caracterizem pelo perfil lipídico anti-inflamatório e pelo conteúdo de antioxidantes, como óleos de peixe contendo ômega-3 e óleo vegetal como o óleo de borragem. A suplementação de potássio (e não de ácido úrico) é necessária para ajudar a ventilação. Evitar ingesta calórica excessiva e hiperglicemia diminui as complicações infecciosas. Na ausência de outros sinais de intolerância, resíduos gástricos inferiores a 500 mL são aceitáveis e não aumentam o risco de aspiração ou de pneumonia.

> **DICAS CLÍNICAS**
>
> ▶ A nutrição enteral é prática, segura, menos onerosa e causa menos infecções que a nutrição parenteral.
> ▶ A nutrição enteral deve ser iniciada nas primeiras 24 a 48 horas após a internação ou logo após a conclusão da ressuscitação volêmica, se o paciente estiver hemodinamicamente estável.
> ▶ Em pacientes que estiverem fazendo TRS, deve-se aumentar o aporte proteico.
> ▶ Marcadores como albumina, pré-albumina, transferrina e proteína de ligação com retinol são um reflexo da resposta na fase aguda e não representam com fidelidade o estado nutricional de pacientes críticos. No entanto, as mensurações repetidas podem ajudar a determinar o progresso da terapia nutricional.

REFERÊNCIAS

Latifi R. Nutritional therapy in critically ill and injured patients. *Surg Clin N Am*. 2011;91:579-593.

McClave SA, Martindale RG, Vanek VW, et al. Guidelines for the provision and assessment of nutrition support therapy in the adult critically ill patient: Society of Critical Care Medicine and American Society for Parenteral and Enteral Nutrition. *Crit Care Med.* 2009;37:1-30.

SEÇÃO III

Lista de casos

Lista por número do caso
Lista por tópico (em ordem alfabética)

LISTA POR NÚMERO DO CASO

Nº DO CASO	TÓPICO	PÁGINA
1	Detecção precoce de doença crítica	20
2	Transferência do paciente da UTI	30
3	Escores e prognóstico dos pacientes	40
4	Monitorização hemodinâmica	52
5	Medicamentos vasoativos e farmacologia	66
6	Exames de imagem em terapia intensiva	76
7	Questões éticas	88
8	Manejo de via aérea/Insuficiência respiratória	98
9	Manejo ventilatório	108
10	Desmame da ventilação mecânica	120
11	Exacerbação asmática	130
12	Métodos não invasivos de suporte ventilatório	142
13	Trombose venosa profunda/Embolia pulmonar	152
14	Síndromes coronarianas agudas	164
15	Arritmias cardíacas	176
16	Insuficiência cardíaca aguda	190
17	Meningite/encefalite	202
18	Uso de antimicrobianos em UTI	214
19	Sepse	224
20	Sepse em pacientes imunocomprometidos	232
21	Hemorragia digestiva	246
22	Insuficiência hepática aguda	256
23	Lesão renal aguda	268
24	Distúrbios acidobásicos – Parte 1	278
25	Distúrbios acidobásicos – Parte 2	290
26	Distúrbios hidroeletrolíticos	298
27	Lesão cerebral traumática	314
28	Trauma fechado	324
29	Traumas e queimaduras	336
30	Estado mental alterado	346
31	Estado de mal epiléptico	358
32	Acidente vascular encefálico	366
33	Disfunção de múltiplos órgãos	376
34	Endocrinopatias	386
35	Eclâmpsia	398
36	Problemas obstétricos	410
37	Intoxicação	422
38	Controle da dor e sedação	436
39	Manejo pós-ressuscitação	448
40	Cuidados pós-operatórios	456
41	Hemorragia e coagulopatia	468
42	Nutrição em terapia intensiva	478

LISTA POR TÓPICO (EM ORDEM ALFABÉTICA)

N° DO CASO	TÓPICO	PÁGINA
32	Acidente vascular encefálico	366
15	Arritmias cardíacas	176
38	Controle da dor e sedação	436
40	Cuidados pós-operatórios	456
10	Desmame da ventilação mecânica	120
1	Detecção precoce de doença crítica	20
33	Disfunção de múltiplos órgãos	376
24	Distúrbios acidobásicos – Parte 1	278
25	Distúrbios acidobásicos – Parte 2	290
26	Distúrbios hidroeletrolíticos	298
35	Eclâmpsia	398
34	Endocrinopatias	386
3	Escores e prognóstico dos pacientes	40
31	Estado de mal epiléptico	358
30	Estado mental alterado	346
11	Exacerbação asmática	130
6	Exames de imagem em terapia intensiva	76
21	Hemorragia digestiva	246
41	Hemorragia e coagulopatia	468
16	Insuficiência cardíaca aguda	190
22	Insuficiência hepática aguda	256
37	Intoxicação	422
27	Lesão cerebral traumática	314
23	Lesão renal aguda	268
8	Manejo de via aérea/Insuficiência respiratória	98
39	Manejo pós-ressuscitação	448
9	Manejo ventilatório	108
5	Medicamentos vasoativos e farmacologia	66
17	Meningite/encefalite	202
12	Métodos não invasivos de suporte ventilatório	142
4	Monitorização hemodinâmica	52
42	Nutrição em terapia intensiva	478
36	Problemas obstétricos	410
7	Questões éticas	88
20	Sepse em pacientes imunocomprometidos	232
19	Sepse	224
14	Síndromes coronarianas agudas	164
2	Transferência do paciente da UTI	30
28	Trauma fechado	324
29	Traumas e queimaduras	336
13	Trombose venosa profunda/Embolia pulmonar	152
18	Uso de antimicrobianos em UTI	214

ÍNDICE

Nota: os números de página seguidos por *q* ou *f* indicam quadro ou figura, respectivamente.

A

α-agonistas
  para dor e agitação, 434-435*q*
  para TCE, 316-317
Aantiepilépticos, 356-360, 359*f*, 361-362
AAS. *Ver* Ácido acetilsalicílico
Abciximab, para 2, 166-167
AC. *Ver* Ventilação assisto-controlada
Acesso endovenoso, para manejo de via aérea, 100-102
Aciclovir, para meningite/encefalite, 200-201, 207-208
Ácido acetilsalicílico (AAS)
  estado mental alterado causado por, 347-348
  intoxicação com, 275-281, 423-424, 427-429
  para AVE, 365-369
  para FA, 178-179
  para SCA, 162-163, 166-167, 171-172
Ácido fólico, para abstinência alcoólica, 344, 349-350
Acidose. *Ver também* Acidose metabólica
  respiratória, 278-280, 279*q*, 281-285, 289-293
  salicilatos causando, 423-424
  solução isotônica causando, 65, 72
Acidose metabólica, 275-285, 279*q*, 281*q*, 288-293
  com hiato aniônico normal, 279-282, 284-285
  solução salina isotônica causando, 65, 72
  durante estado epiléptico, 357-358
  em gestação, 406, 414-415
  hiperclorêmica, 279-282
  salicilatos causando, 423-424
  solução salina isotônica causando, 65, 72
Acidose respiratória, 278-280, 279*q*, 281-285, 289-293
  salicilatos causando, 423-424
Acidose tubular renal (ATR), 280-285
ACLS. *Ver* Suporte avançado de vida cardiovascular
ACT. *Ver* Água corporal total

ACTP. *Ver* Angioplastia coronária transluminal percutânea (ACTP)
Acute physiology and chronic health evaluation (APACHE), 40-45, 45*q*, 47-49
Adenosina
  para arritmias cardíacas, 174-177
  teste de estresse com, 7-8
Adrenalina
  efeitos vasopressores da, 67*q*, 68-72
  para choque cardiogênico, 194-195
  para exacerbação asmática, 131-132, 409-410
  para hemorragia digestiva, 247*f*, 248-249
ADT. *Ver* Antidepressivos tricíclicos
Agentes mucolíticos em exacerbação asmática, 132-133
Agentes osmóticos, para TCE, 312, 315-320
Agitação, 431
  análise para, 432
  abordagem clínica a, 433, 436-440, 434-435*q*, 436*f*, 436*q*, 437*q*
  questões de compreensão e respostas para, 439-442
  substâncias causando, 438-440
Agonistas adrenérgicos. *Ver também* medicamentos específicos para exarcebação asmática, 128-132
Água corporal total (ACT), alterações na, 297-298, 302, 304
Aids. *Ver* Vírus da imunodeficiência humana/ síndrome da imunodeficiência adquirida
AIT. *Ver* Ataque isquêmico transitório
Albumina, 66-67
Alcalose
  metabólica, 279*q*, 279-283, 289-290
  respiratória, 275-280, 279*q*, 281-282, 287, 292-293
  na gestação, 406-409, 412-415
Álcool
  abuso de, 11-12
  agitação relacionada ao, 438-440

intoxicação por, 280-281, 284-285, 424-425
retirada de, 343-344, 349-351, 359-360, 438-440
Alergias
asma e, 130-131
história de, 3
Algoritmo do método de avaliação da confusão (CAM), 347-349, 348q, 352-353
Alteplase. *Ver* Ativador do plasminogênio tecidual recombinante
Alteração de área fracional, avaliação ecocardiográfica de, 79-80
Amicacina, terapia empírica com, 215q
Amil nitrato, para intoxicação por cianeto, 425-429
Aminofillina, para exacerbação asmática, 132-133
Aminoglicosídeos, terapia empírica com, 215q
Amiodarona
efeitos adversos endócrinos de, 389-391
para arritmias cardíacas, 174-184
Amoxicilina
para doentes imunossupressivos, 238q
para hemorragia digestiva, 246-248
Ampicilina, para meningite/encefalite, 204q, 204-205, 208-210
Ampicilina+sulbactam, terapia empírica com, 215q
Analgesia, controle da dor e, 431
abordagem clínica a, 433, 436-440, 434-435q, 436f, 436q, 437q
análise para, 432
questões de compreensão e respostas para, 439-442
Anestésicos voláteis, para exacerbação asmática, 133-134
Anestésicos. *Ver também medicamentos específicos*
para estado epiléptico, 356-359, 359f, 361-362
para exacerbação asmática, 133-134
Angina instável, 162-163, 172
Angina, 162-163, 172
Angiografia, 7-8
Angioplastia coronária transluminal percutânea (ACTP), para SCA, 162, 165-168
Angústia respiratória. *Ver também* Síndrome da angústia respiratória aguda
embolia pulmonar/TVP causando, 149-159, 153q, 154q
Anormalidades acidobásicas, 275, 288-289
abordagem clínica a, 278-283, 279q, 281q

análise para, 276-277, 288-291
definições para, 278-279
dicas clínicas para, 284-285, 292-293
questões de compreensão e respostas para, 282-285, 291-293
Anormalidades de líquidos e eletrólitos, 295
análise para, 296
abordagem clínica às, 297-300
definições para, 296-298
dicas clínicas para, 309
diagnóstico e manejo de, 299-302, 304
fósforo, 303q, 306
magnésio, 303q, 304-306
pós-operatório, 452, 458-461
potássio, 302, 304-305, 303q, 308-309
questões de compreensão e respostas para, 307-308
sódio, 295-302, 304, 307-309
Ansiedade. *Ver* Agitação
Ansiolíticos, para estado mental alterado, 349-351
Antagonistas de leucotrienos, para exacerbação asmática, 132-135
Antagonistas de TNF-α, para sepse, 236-237
Antagonistas dos receptores da glicoproteína IIb/IIIa, para SCA, 166-167, 171-172
Antagonistas dos receptores de IL-1, para sepse, 236-237
Antibióticos. *Ver também medicamentos específicos*
doentes imunossuprimidos e, 230-232, 238q
para exacerbação asmática, 133-134
para meningite/encefalite, 204q, 204-205, 208-210
para sepse, 223-227
resistência a, 211-219, 215q, 230-232
uso na UTI, 211
análise para, 212-213
abordagem clínica a, 213-217, 215q
dicas clínicas para, 219
questões de compreensão e respostas para, 216-219
definições para, 213
Antibioticoterapia empírica, 213-219, 215q
Anticoagulação
doadores de órgãos e, 87-88
no AVE isquêmico, 363-372, 363f
para embolia pulmonar e TVP,152-159
para FA, 177-179, 186
para ICAD, 188

para SCA, 162, 166-167, 171-172
Anticoncepcionais orais, risco de TVP com, 156-158
Anticorpos antiendotoxina para sepse, 236-237
Antidepressivos tricíclicos
    estado mental alterado causado por, 347-348
    intoxicação com, 423-425
Antipsicóticos. *Ver também medicamentos específicos*
    para estado mental alterado, 349-351
    SNM causada por, 360-362
Anúria, 266
APACHE. *Ver* Acute physiology and chronic health evaluation
Aparência, de doente, 4-5
Apendicite, SDMO com, 373-374
Apixaban, para AVEi, 366-369
Ar comprimido para exacerbação asmática, 130-132
Arginina vasopressina, efeitos sobre a doença crítica, 383-385, 391-392
Arritmias, 173, 173f
    análise para, 174-176, 175q
    arritmias supraventriculares, 175-179, 177f, 186
    arritmias ventriculares, 169, 174-176, 180-185, 183f, 186
    bradiarritmias, 175-176, 179-181, 180f, 185-186, 185f
    causadas por anormalidades do potássio, 302-305
    dicas clínicas para, 186
    no AVE, 366-372
    questões de compreensão e respostas para, 185-186, 185f
Ataque isquêmico transitório (AIT), 371-372
Atelectasia, pós-operatória, 453
Atenolol, para SCA, 167-168
Ativador tecidual do plasminogênio recombinante (rTPA, alteplase), em AVE isquêmico, 363-366, 363f, 367-369
ATR distal, 280-281
ATR proximal, 280-281
ATR tipo 4-5, 281-282
ATR. *Ver* Acidose tubular renal
Atropina, para arritmia cardíaca, 180-181
Auto-PEEP, 133-138
    em ventilação mecânica, 109, 114-115
Avaliação laboratorial, abordagem à, 6-8
Avaliação perioperatória, estratificação de risco e redução de risco, 457-459

Avaliação por imagem, abordagem à, 6-8
Avaliação psiquiátrica, após intoxicação, 420-421
Avaliação ultrassonográfica focada para o trauma (FAST), 76-77, 77q
    para avaliação de trauma fechado, 328-332
AVE, 364-365
    hemorrágico, 363-372, 363f
    isquêmico, 363-369, 363f
        análise para, 364-365
        questões de compreensão e respostas para, 370-372
        descobertas recentes sobre, 368-371
        convulsões com, 355-357
        tratamento de, 365-369
Azatioprina, imunossupressão causada por, 232-233
Azitromicina para exacerbação asmática, 134-135

B

β-bloqueadores
    cuidado pós-operatório e, 458-459
    para arritmias cardíacas, 175-176, 178-181
    para hemorragia digestiva, 247f, 248-249
    para ICAD, 188, 191-192, 193q
    para miocardiopatia periparto, 410-411
    para SCA, 162, 166-168, 171-172
β-lactâmicos, terapia empírica com, 215q
$β_2$-agonistas
    de ação prolongada para exacerbação asmática, 131-135
    de curta duração, para exacerbação asmática, 128-132, 135-138
    em ventilação mecânica, 114
    para edema pulmonar, 140
    para exacerbação asmática, 128-132, 134-138, 409-410
    prevenção de broncoespasmo com, 122-123, 125
Bacilos aeróbios gram-negativos, meningite causada por, 202-203
Bactéria MR. *Ver* Bactérias multirresistentes
Bactérias multirresistentes (MR), 211-219, 215q, 230-232
Balão intra-aórtico (BIA)
    para choque cardiogênico, 188, 194-195
    para ICAD, 188, 198
    para SCA, 169
Barbitúricos. *Ver também medicamentos específicos* para TCE, 315-317

Barotrauma, VNI causando, 145-146
Básico. *Ver* Anormalidades acidobásicas
BCCs. *Ver* Bloqueadores dos canais de cálcio
BD Directigen combo test para Meningite, 203-204
Benzodiazepínicos, 344, 350-351. *Ver também medicamentos específicos*
  intoxicação por, 350-351
  para dor e agitação, 432-433, 436, 434-435*q*, 439-440
  para estado epiléptico, 356-360, 359*f*, 361-362
  suspensão de, 439-440
Betrixaban, para AVEi, 366-367
BIA. *Ver* Balão intra-aórtico
Bicarbonato
  para acidose, 276-277, 280-282, 284-285, 357-358
  para hipercaliemia, 304-305, 309
  para intoxicação por antidepressivos tricíclicos, 424-425
  para intoxicação por salicilato, 423-429
Biomarcadores cardíacos, em SCA, 164-165, 165*f*, 172
BiPAP. *Ver* Pressão positiva em dois níveis na via aérea, para ICAD, 193*q*
Bloco cirúrgico, transporte do, 32-33
Bloqueadores
  da aldosterona
    para ICAD, 191-192, 193*q*
    para SCA, 167-168
  dos canais de cálcio (BCCs), para arritmias, 175-181
  dos receptores de angiotensina (BRA)
    para ICAD, 193*q*
    para miocardiopatia periparto, 410-411
    para SCA, 167-168, 171-172
  H$_2$
    para alcalose, 282-283
    para ventilação mecânica, 112-116
  neuromusculares
    manejo de via aérea com, 100-101
    para dor e agitação, 485*q*, 440-441
    para TCE, 316-317
Bloqueio atrioventricular, 179-181, 180*f*, 185-186, 185*f*
  de primeiro grau, 179-180
  de segundo grau, 179-180, 180*f*, 186
  de segundo grau Mobitz tipo I, 179-180
  de segundo grau Mobitz tipo II, 179-180, 180*f*, 186
  de terceiro grau, 179-181, 185-186, 185*f*

Bloqueio cardíaco completo, 179-181, 185-186, 185*f*
Bloqueio de Wenckebach, 179-180
Bloqueio nodal atrioventricular, 179-181, 180*f*, 185-186, 185*f*
BNP. *Ver* Peptídeo natriurético tipo β
BPS. *Ver* Escala comportamental da dor
BRA. *Ver* Bloqueadores dos receptores de angiotensina
Bradiarritmias, 175-176, 179-181, 180*f*, 185-186, 185*f*
Brometo de ipatrópio
  para edema pulmonar, 140
  para exacerbação asmática, 128-132, 134-135, 137-138
  para ventilação mecânica, 114
  prevenção de broncoespasmo com, 125
Broncodilatadores. *Ver também medicamentos específicos*
  para exacerbação asmática, 128138
Broncoespasmo induzido pelo TET, 122-123, 125
Butirofenonas, para dor e agitação, 485*q*

C

Calafrios, 23
Cálcio
  coagulopatia e, 467-468
  para hipercaliemia, 304-305, 308-309
  para toxicicidade pelo magnésio, 403-404
Cálculos na vesícula, 11-12
Calibração, de escores de gravidade, 43-45, 45*f*
CAM. *Ver* Algoritmo do método de avaliação da confusão
CAN. *Ver* Contagem absoluta de neutrófilos
Câncer
  em cicatrizes de queimaduras, 340-342
  imunosupressão causada por, 232-234, 236, 238*q*
  SNC, 205-208
Candidemia, 230, 239-240
Cânula de traqueostomia, para ventilação mecânica, 106-107
CAP. *Ver* Cateter de artéria pulmonar
Capnografia, para IET, 100-101, 104
Captopril, para ICAD, 193*q*
Carbapenêmicos, terapia empírica com, 215*q*
Carcinoma de células escamosas, em cicatrizes de queimaduras, 340-342
Cardiodesfibrilador implantável (CDI), 182-184
CARS. *Ver* Síndrome da resposta anti-inflamatória compensatória

Carvão ativado, 418-421, 423-425
Carvedilol
    para ICAD, 193q
    para SCA, 167-168
Catabolismo
    induzido pela doença crítica, 383-384, 386-387
    na insuficiência hepática aguda, 260-261
Catecolaminas, efeitos da doença crítica sobre, 383-385
Cateter de artéria pulmonar (CAP), 53-55, 57, 62
    no manejo da sepse, 224-225
Cateterização venosa central, 55, 57
Cateterização
    guiada pela ultrassonografia, 75-77, 78-79f, 82-83
    no manejo da sepse, 224-225
    para monitorização hemodinâmica, 53-55, 57, 62
CDI. *Ver* Cardiodesfibrilador implantável
Cefalosporinas
    para meningite/encefalite, 204q
    terapia empírica com, 215q
Cefepima
    para meningite/encefalite, 204q
    terapia empírica com, 215q
Cefotaxima, terapia empírica com, 215-216
Ceftazidime
    para meningite/encefalite, 204q
    terapia empírica com, 215q
Ceftriaxone
    para meningite/encefalite, 208-210
    terapia empírica com, 215q
Cesárea *perimortem*, 405, 412-413
Cetamina
    manejo de via aérea com, 100-101
    para exacerbação asmática, 134-135
Cetoconazol, efeitos adversos endócrinos relacionados ao, 389-390
Cetorolaco, 440-442
CHAD. *Ver* Concentrado de hemácias
Choque cardiogênico, 51-62
    alterações hemodinâmicas no, 56q
    definição de, 189
    em insuficiência cardíaca aguda, 188-189, 192, 194-196
Choque hemorrágico, 25-26-26-27
    manejo após ressuscitação, 446-448
Choque hipovolêmico, alterações hemodinâmicas no, 56q
Choque na SDMO, 376-379

Choque séptico, 23, 222
    alterações hemodinâmicas com, 56q, 61
    hiperdinâmico, 72
    LRA e, 267, 270-272
    manejo após ressuscitação em, 446-448
    manejo de, 223-226
    medicamentos vasoativos para, 63-72, 67q
    resistente à dopamina, 67-63
    resposta endócrina e, 381-392
Choque vasoplégico, 384-385
Ciclofosfamida, imunossupressão causada por, 232-233
Ciclosporina, infecção em doentes com, 230
Ciprofloxacina, terapia empírica com, 215q
Cirurgia de revascularização miocárdica (CRM)
    para ICAD, 188-189, 192, 194, 196
    para SCA, 167-168-169
Cirurgia. *Ver também* Cuidado pós-operatório, 3
Cisatracurium, para dor e agitação, 485q
Citocromo P-450 (CYP-450), 389-390
Claritromicina, para hemorragia digestiva, 246-248
Classificação ASA. *Ver* American Society of Anesthesiologists' classification
Classificação da American Society of Anesthesiologists (ASA), 457-461
Classificação de Child-Pugh, 40-43
Classificação de RIFLE. *Ver* Classificação de risco, lesão, perda e doença renal em estádio final
Classificação de risco, lesão, perda e doença renal em estádio final (RIFLE), 40-43, 48-49
Clavulanato, para doentes imunossuprimidos, 238q
Clonidina, para dor e agitação, 434, 435q
Clopidogrel
    para AVE, 365-367, 370-371
    para SCA, 166-167, 171-172
Cloreto de potássio, para alcalose, 282-283
Cloreto de sódio
    para alcalose, 281-283
    para hiponatremia, 301-302, 307-308
CMV. *Ver* Ventilação mandatória controlada
Coagulopatia
    em doadores de órgãos, 87-89, 88q
    na insuficiência hepática aguda, 259-263
    no trauma, 464
        abordagem clínica, 465-470, 469f
        análise para, 464-465
        definições para, 465-466
        dicas clínicas para, 476

questões de compreensão e respostas para, 468-472
Colocação de *stent*, para SCA, 167-168
Coloides, para hipotensão, 66-67, 72
Coma, 325-326, 344-348, 351-353
Complicações cirúrgicas
  geniturinárias, 452, 454-456
  musculoesqueléticas, 452
  neurológicas, 455-457
  renais, 452, 454-456
  respiratórias, 452, 454
Comunicação interventricular, após IAM, 165-166
Comunicação portossistêmica intra-hepática transjugular (TIPS), 247f, 248-252
Concentrado de hemácias (CH), transfusão maciça com, 464-468, 470-476
Conivaptan, para hiponatremia, 301-304
Consultas na emergência, história de, 3
Consultoria neurológica, para estudo epiléptico, 358-359
Consumo de oxigênio, 57-58, 61
Contagem absoluta de neutrófilos (CAN), 231-232
Contenção física, para EMA, 348-349
Controle glicêmico
  após ressuscitação, 444, 447-450
  em doença crítica, 385-387, 390-392
Contusões pulmonares, trauma fechado causando, 323-324, 325-326
Convulsões, 356-358, 357q. *Ver também* Estado epiléptico
  do tipo grande mal, na gestação, 393-397
  eclâmpticas, 393-404, 398-399q
  induzidas por medicamentos, 358-360, 359q
  infecções causando, 359-360
  psicogênicas não epilépticas, 359-361
  retirada do álcool, 359-360, 438-439
  tônico-clônicas, 357-358
    eclâmpticas, 393-396
CoQ10, doação de órgãos e, 88-89
Corticoides
  doação de órgãos e, 88-89
  efeitos adversos endócrinos relacionados ao uso de, 387-390
  imunossupressão causada por, 232-233
  para edema pulmonar, 140
  para exacerbação asmática, 128-138, 409-410
  para insuficiência suprarrenal, 462
  para sepse e choque séptico, 223, 225-226, 236-237, 385-386, 390-392

prevenção de broncoespasmo com, 122-123
Cortisol, efeitos da doença crítica sobre, 384-388
CPAP. *Ver* Pressão positiva contínua em via aérea
Creatinina sérica na LRA, 266-267, 268q, 272-273
Cristaloides
  para hemorragia, 465-467
  para hipotensão, 64-67, 72
  para TCE, 315-317
Critérios do Hospital King's College (KCH), 256-257, 260-261
CRM. *Ver* Cirurgia de revascularização do miocárdio
Cuidado com base em protocolos, 23-27
Cuidado pós-operatório, 451-452
  alterações provocadas pelo estresse operatório, 456-458
  análise para, 453
  avaliação perioperatória, estratificação de risco, e redução de risco, 457-459
  complicações cirúrgicas, 452, 454-457
  definições para, 453-454
  dicas clínicas para, 458-462
  questões de compreensão e respostas para, 458-462
Cuidado pré-hospitalar, transporte do paciente e, 34-35, 37-38
Curva ROC, 43-44, 44f

D

Dabigatran
  para AVE isquêmico, 368-369
  para FA, 177-178
Dantrolene, 360-361
DAV. *Ver* Dissociação atrioventricular
D-dímeros em TVP, 152-154
Débito urinário, na LRA, 266-267, 268q, 270-273
Delirium, 344-346, 350-353
  diagnóstico de, 347-350, 348q, 350q
  tremens, 343-344, 349-351, 359-360, 438-440
Demeclociclina, para SIADH, 301-302
Descalonamento antimicrobiano, 213-219
Descolamento placentário, 401-402, 411-412
Descontaminação, para intoxicação, 418-421
Desfibrilação cardíaca, 174-179, 182-184
Desidrogenase alcoólica, 424-425
Desmame do respirador, 117
  abordagem ao, 119, 119q

ÍNDICE **493**

análise para, 118
dicas clínicas para, 125-126
dificuldade com, 122-124
preditores para, 119-120
protocolos para, 123-124
questões de compreensão e respostas para, 123-125
técnicas para, 120-123, 121q
Desmame por ventilação mandatória intermitente, 121
Desmielinização osmótica 299-302, 309
Desmopressina, doadores de órgãos e, 88-89
Desnutrição proteico-calórica, 475-477
Dessaturação arterial durante transporte de doentes críticos, 33-34
Dexametasona, para meningite/encefalite, 203-204
Dexmedetomidina, 350-351
    para dor e agitação, 434-435q
Diabetes
    abordagem de leitura para, 11-12
    antibioticoterapia em, 217-219
    confirmação diagnóstica de, 14-15
    ICC associada com, 196
Diagnóstico diferencial, 7-9
Diazepam, para dor e agitação, 433, 436
Dieta trófica, 475-477
Digitálicos, para ICAD, 191-192, 193q
Digoxina
    para arritmia cardíaca, 175-176, 178-179
    para ICAD, 193q
    para miocardiopatia periparto, 410-411
    toxicidade de, 177-178, 186
Dinitrato de isossorbida, para ICAD, 193q
Dipiridamol, para AVE isquêmico, 365-368
Diretivas avançadas, 90-91
Discriminação, de modelos preditivos, 43-44
Disfunção
    do eixo hipofisário-suprarrenal, induzida por medicamentos, 387-390
    do nó sinoatrial (DNS), 180-181
    miocárdica após parada cardiorrespiratória, 445-447
    tireóidea, induzida por medicamentos, 389-390
Dissociação atrioventricular (DAV), 179-181, 185-186, 185f
Distúrbios
    da temperatura da água corporal, 297-298, 302, 304
    endócrinos induzidos por medicamentos, 387-390

Diuréticos
    anormalidades eletrolíticas causadas por, 302-305
    de alça
        para edema pulmonar, 140
        para ICAD, 188, 193q
        para hipercaliemia, 304-305, 308-309
        para miocardiopatia periparto, 410-411
    para edema pulmonar, 140
    para hipercaliemia, 304-305, 308-309
    para ICAD, 188, 193q
    para miocardiopatia periparto, 410-411
Doação de órgãos, ética da, 85-90, 88q, 94
Dobutamina
    efeitos vasopressores de, 67-69, 67q, 71-72
    para choque cardiogênico, 194-195
    para ICAD, 188, 193q, 198
    para sepse e choque séptico, 61, 224-226
    teste de estresse com, 7-8
Doença atual, história da, 2-3
Doença crítica
    complicações de, 13-14
    diagnóstico de, 7-12, 14-15
    fatores de risco de, 13-14
    gravidade de, 9-10, 39-49, 42q, 44f, 45f, 45q-47q
    história de, 2-3
    identificação precoce, 19
        abordagem à, 21-25, 22q
        análise para, 20
        cuidado com base em protocolos e, 23-27
        dicas clínicas para, 26-27
        questões de compreensão e respostas para, 25-27
        sinais vitais e, 20-23, 22q, 26-27
    mecanismo de, 12-13
    transferência de paciente com, 29
        abordagem à, 31-35, 32q, 32q
        análise para, 30
        dicas clínicas para, 37-38
        questões de compreensão e respostas para, 36-37
    tratamento com base no estágio, 9-11
    tratamento ótimo para, 13-15
Doença hepática, na gestação, 410-412
Doença pulmonar obstrutiva crônica (DPOC), VNI para, 139-148, 142-143q, 144q
Doença renal crônica (DRC), 267-270, 272-273
Dopamina
    efeitos adversos endócrinos da, 389-390
    efeitos vasopressores de, 67-69, 67q, 71-72

para sepse e choque séptico, 225-226,
   383-385, 391-392
Dor
   controle da, 431
   análise para, 432
   abordagem clínica à, 433, 436-440,
      434-435q, 436f, 436q, 437q
   questões de compreensão e respostas para,
      439-442
   utilização para detecção de doentes críticos,
      23, 26-27
Doutrina de Monro-Kellie, 312-313
DPOC. *Ver* Doença pulmonar obstrutiva crônica
DRC. *Ver* Doença renal crônica
Dronedarona, para arritmia cardíaca, 178-181
Droperidol, para dor e agitação, 485q
DSN. *Ver* Disfunção do nó sinoatrial

E

ECG. *Ver* Eletrocardiografia
Eclâmpsia, 393
   abordagem clínica à, 396-397, 401-402,
      398q-400q
   análise para, 394-396
   definições para, 395-397
   dicas clínicas para, 404
   questões de compreensão e respostas para,
      402-404
Ecocardiografia, 7-8
   em UTI, 75-76, 78-79, 83-84
   monitorização hemodinâmica com, 57-58
   para FA, 177-178
   para SCA, 164-166
   transtorácica (ETT), para SCA, 164-166
Ectasia vascular no antro gástrico, 245-246
Edema
   cerebral
      causado por hiponatremia, 298-300
      na insuficiência hepática aguda, 259-263
      no TCE, 316-317
   pulmonar, 189
      agudo cardiogênico, VNI para, 139-148,
         143q, 144q
      alterações hemodinâmicas com, 56q
      pós-operatória, 453
   VNI para, 139-148, 142, 143q, 144q
EE. *Ver* Estado epiléptico
EEG. *Ver* Eletrencefalografia
Eixo hipotalâmico-hipofisário-gonadal, efeitos
   da doença crítica no, 387-388

Eixo hipotalâmico-hipofisário-suprarrenal
   (HHS), efeitos da doença crítica no,
   384-386
Eixo hipotalâmico-hipofisário-tireóideo, efeitos
   da doença crítica no, 386-387
Eixo somatotrópico, efeitos da doença crítica
   sobre o, 386-387
Electroencefalografia (EEG)
   convulsões na, 357-358, 360-361
   monitorização hemodinâmica com, 60-61
   nas arritmias cardíacas, 175-178, 175q, 177f,
      179-186, 180f, 183f, 185f
   anormalidades do potássio afetando, 302,
      304-305
   em IMEST, 162-165, 170-172, 170f
   em pacientes politraumatizados, 464-465,
      467-468, 476
   monitorização hemodinâmica com, 54-55
   na embolia pulmonar, 155-156
Embolia por líquido amniótico, 412-413
Embolização transarterial percutânea, 246-247
Enalaprilat, para ICAD, 193q
Encefalite viral, 204-206
Encefalite, 199
   análise para, 200-201
   bacteriana, 201-204, 203q, 204q
   dicas clínicas para, 212
   HIV-relacionada, 205-212
   questões de compreensão e respostas para,
      208-210
   viral, 204-206
Encefalopatia
   anóxica, 445-446
   hepática, graduação da, 255-256
   após parada cardiorrespiratória, 445-446
Endocrinopatias
   induzida por doença crítica, 381
      abordagem clínica às, 383-384, 389-390
      análise para, 382-384
      dicas clínicas para, 391-392
      questões de compreensão e respostas para,
         390-391-391
   induzida por medicamentos, 387-390
   pós-operatória, 452, 456-457
Endoscopia, para hemorragia digestiva,
   246-252
Enflurano, para exacerbação asmática, 133-134
Enoxaparina, para AVE isquêmico, 371-372
Enoximona, 69-70
Epilepsia, 357q. *Ver também* Estado epiléptico

ÍNDICE   **495**

Epinefrina. *Ver* Adrenalina
Eplerenona
   para ICAD, 193*q*
   para SCA, 167-168
Equação de Harris-Benedict, 476-477
Equipamento, para transporte de pacientes, 34-35
Equipes de resposta rápida, 20-21, 26-27
Eritromicina, para endoscopia digestiva, 246-248
Ertapeném, terapia empírica com, 215*q*
Escala comportamental da dor (BPS), 433, 436, 436*q*
Escala
   de coma de Glasgow (GCS), 40-44, 47-49
     em insuficiência hepática aguda, 258-259
     em trauma fechado, 322, 325-326
     prognóstico de TCE com, 312-315, 314*q*, 318-319320
   de sedação de Ramsay, 433, 436, 437*q*
   de sedação e agitação (SAS), 433, 436
   de sedação e agitação de Richmond (RASS), 433, 436-438, 437*q*
Escapes aéreos em VNI, 145-146
Escleroterapia, para hemorragia digestiva, 247*f*, 248-251
Escore
   de alerta precoce (EWS), 21-22, 22*q*
   de disfunção de múltiplos órgãos (SDMO), 40-44, 47-49, 373
     abordagem clínica à, 375-379, 377*q*, 377*q*
     análise para, 374
     definições para, 375-376
     após queimaduras, 335-340
     questões de compreensão e respostas para, 379-380
   de gravidade das lesões, 40-43, 47-49
   de insuficiência orgânica relacionadas à sepse (SOFA), 40-44
   de trauma revisado (RTS), 40-43, 47-49
   de Wells, 152-153, 153*q*
   MELD. *Ver* MELD, modelo para doença hepática em estágio final
   simplificado fisiológico agudo (SAPS), 40-41, 45*q*-47*q*
Escores, 39
   abordagem aos, 41-45, 44*f*, 45*f*, 45*q*-47*q*
   análise para, 40-42, 42*q*
   aplicações dos, 44-45, 45*q*-47*q*
   de disfunção de órgãos, 40-43
   de trauma, 40-43

   definições para, 41-43
   dicas clínicas para, 48-49
   específicos de doenças e de órgãos, 40-43, 48-49
   questões de compreensão e respostas para, 47-49
   detecção de doentes críticos e, 21
Esforços parciais de ressuscitação, 90-91
Esofagite, 245-246
Especificidade, do diagnóstico 8-9
Espectroscopia próxima do infravermelho (NIRS), monitorização hemodinâmica com, 60-61
Espironolactona, para ICAD, 193*q*
Estabilização, de pacientes antes de transferência, 30, 33-34, 36-38
Estadiamento, de doença, 9-11
Estado epiléptico, 355
   análise para, 356-357
   dicas clínicas para, 362
   definições para, 356-358, 357*q*
   manejo de, 357-361, 359*f*, 359*q*
   questões de compreensão e respostas para, 360-362
Estado mental alterado, 343
   abordagem clínica do, 345-346, 350-351, 348*q*, 350*q*
   análise para, 344
   avaliação de, 346-348
   definições para, 344
   diagnóstico de *delirium*, 347-350, 348*q*, 350*q*
   diagnóstico diferencial de, 345-347
   dicas clínicas para, 352-353
   questões de compreensão e respostas para, 350-353
   tratamento de, 349-351
Estado volêmico, avaliação ecocardiográfica da, 79-80
Estase venosa, tromboembolia causada por, 150-151
Estatinas
   para AVE isquêmico, 366-367
   para SCA, 166-168, 171-172
Estratificação de risco, perioperatória, 457-459
Estresse cirúrgico. *Ver também* Cuidado pós-operatório
   distúrbios produzidos pelo, 456-458
Estudo ecocardiográfico transesofágico, para FA, 177-178
ESV. *Ver* Extrassístoles ventriculares

Etanol. *Ver também* Álcool
   intoxicação por paracetamol e, 430
   para toxicidade por metanol e etileno glicol, 424-425
Ética, 85
   análise para, 86
   dicas clínicas para, 94
   na doação de órgãos, 85-90, 88q, 94
   na ressuscitação cardiopulmonar, 89-94, 92q
   questões de compreensão e respostas para, 91-94
Etil piruvato, 65
Etnia, paciente, 2
Etomidato, 387-388
ETT. *Ver* Ecocardiografia transtorácica
EWS. *Ver* Escore de alerta precoce
Exacerbação asmática, 127
   análise para, 128
   critérios de alta e internação, 134-136
   diagnóstico de, 130-131, 131q
   dicas clínicas para, 137-138
   manejo de, 130-135
   prioridades na, 129
   na gestação, 409-410
   questões de compreensão e respostas para, 135-138
   tratamento de, 129-131
Exame
   abdominal, 5-6
   cardiológico, 5-6
   da cabeça e pescoço, 4-5
   da genitália feminina, 5-6
   da genitália masculina, 5-6
   da mama, 4-5
   das costas e da coluna, 5-6
   físico, abordagem ao, 4-6
   neurológico, 6
   pulmonar, 5-6
   retal, 5-6
Extrassístoles ventriculares (ESV), 182-185
Extremidades, exame das, 5-6

F

FA, *Ver* Fibrilação atrial
Falência
   do sistema pulmonar, em SDMO, 374-378
     hemodinâmica, em insuficiência hepática aguda, 259-260
FAST. *Ver* Avaliação ultrassonográfica focada para o trauma

Fator estimulador de colônias de granulócitos (G-CSF), 233-237
Fator VII recombinante ativado (rFVII), 467-468
Fator VII, para hemorragia, 465-468
FC. *Ver* Frequência cardíaca
Febre, 23, 26-27
   pós-operatória, 455-456, 459-461
Fenilefrina
   efeitos vasopressores da, 67q, 68-72
   para choque cardiogênico, 194-195
Fenitoína
   efeitos adversos endócrinos da, 389-390
   para estado epiléptico, 356-360, 359f, 361-362
Fenobarbital
   efeitos adversos endócrinos do, 389-390
   para estado convulsivo, 357-359, 359f, 361-362
Fenotiazina, 367-368
Fentanil
   manejo de via aérea com, 100-101
   para dor e agitação, 432, 434-435q, 438-439, 440-442
Feto viável, 407
Fibrilação
   atrial (FA), 174-179, 186
     no AVE, 366-372
   ventricular (FV), 174-176, 182-184
Fígado gorduroso agudo da gestação, 410-415
Filtros de veia cava, 154-155, 154q
Flecainida, para arritmias cardíacas, 178-179
Fluconazol
   efeitos adversos endócrinos do, 389-390
   em doentes imunossuprimidos, 231-232, 240
Flumazenil, 350-351
Fluoroquinolonas, terapia empírica com, 215q
Fluoxetina, para AVE isquêmico, 368-369
Flutter atrial, 176-177
Fomepizol, 424-425
Fondaparinux, para embolia pulmonar e TVP, 152-154, 158-159
Fórmula
   de Brooke modificada, 334-337
   de Parkland, 334-342
   de Winters, 278-280, 284-285, 292-293
Fosfenitoína, para estado epiléptico, 357-358, 359f
Fósforo, níveis anormais de, 303q, 306
FR. *Ver* Frequência respiratória
Fração de ejeção, avaliação ecocardiográfica da, 79-80

Fratura
 costal, 323-326
 de crânio, 323-324
 do fêmur, 326-327
 pélvica, 324-327, 327f, 330-332
Frequência
 cardíaca (FC), 21-23
 respiratória (FR)
  detecção de doentes críticos utilizando, 21-22
  monitorização pós-trauma da, 322
Função imune, suporte nutricional para, 474-478
Função renal, efeitos da gestação na, 409-410
Função ventricular
 direita, avaliação ecocardiográfica da, 79-80
 esquerda, avaliação ecocardiográfica da, 79-80
Furosemida
 para hipercaliemia, 304-305, 308
 para ICAD, 188
 para edema pulmonar, 140
FV. *Ver* Fibrilação ventricular

G

Gap osmolar, 278-281, 284-285
Gasometria arterial (GA), parâmetros de VNI com base na, 144-145
Gastrite, 245-246
 por estresse, 245-246
Gastropatia erosiva por AINES, 245-246
GCS. *Ver* Escala de coma de Glasgow
G-CSF. *Ver* Fator estimulador de colônias de granulócitos
Gênero, doente, 2
Gentamicina, terapia empírica com, 215q
Gestação
 alterações fisiológicas na, 407, 414-415
  renais, 409-410
  respiratórias, 408-410
 AVE isquêmico na, 367-372
 eclâmpsia na, 393-404, 398-399q, 400q
 questões do cuidado crítico durante a, 405
 abordagem clínica a, 407-409
 análise para, 406-407
 cesárea *perimortem*, 405, 412-413
 definições para, 407
 dicas clínicas para, 414-415
 dificuldades com a via aérea, 409-411
 doença cardíaca, 410-411
 doença e insuficiência respiratória, 405-406, 409-410

doença hepática, 410-414
embolia por líquido amniótico, 412-413
questões de compreensão e respostas para, 413-414
sepse, 411-412
trauma, 411-412
GH. *Ver* Hormônio do crescimento
Glicose
 em doadores de órgãos, 87-88
 para hipercaliemia, 304-305, 309
 para intoxicação alcoólica, 424-425
Glitazonas, efeitos colaterais de ICC, 189, 196
Goodness-of-fiq, método estatístico, 43-45, 45f
Gradiente A-a, 98
Gravidade de doença
 avaliação da, 9-10
 escores utilizados para, 39, 48-49, 42q, 44f, 45f, 45q-47q

H

HAART. *Ver* Terapia antirretroviral altamente ativa
Haloperidol
 para dor e agitação, 485q
 para estado mental alterado, 349-353
 SNM causada por, 360-362
Halotano, para exacerbação asmática, 133-134
HBPM. *Ver* Heparina de baixo peso molecular
HCO_3 corrigido, 278-279
Heliox, para exacerbação asmática, 130-132, 137-138
Hematoma epidural, em TCE, 313-315
Hemorragia, 464
 digestiva, 243
  abordagem clínica à, 246-250, 247f
  análise para, 244-246
  definições para, 245-247
  dicas clínicas para, 252-252
  manejo, 247f, 246-248, 252
  oculta, 245-246
  questões de compreensão e respostas para, 249-251
 digestiva alta, 243, 245-246, 247f, 252
 digestiva baixa, 243-252, 245-246, 247f
 em trauma, 464
  abordagem clínica à, 465-470, 469f
  análise para, 464-465
  definições para, 465-466
  dicas clínicas para, 476
  questões de compreensão e respostas para, 468-472

estado mental alterado causado por, 345-348
hiponatremia após, 295-299
  no TCE, 313-315
intracraniana, após trombólise, 363-366, 363f
por hipertensão portal, 245-246
subaracnóidea (HSA), 295-299, 313-315
Heparina de baixo peso molecular (HBPM)
  para AVE isquêmico, 366-367
  para embolia pulmonar e TVP, 152-159
  para SCA, 166-167
Heparina não fracionada (HNF)
  para AVE isquêmico, 366-367
  para embolia pulmonar e TVP, 152-159
  para SCA, 166-167
Heparina
  de baixo peso molecular (HBPM)
    para AVE isquêmico, 366-367
    para embolia pulmonar e TVP, 152-159
    para SCA, 166-167
  hipercaliemia causada por, 304-305
  não fracionada (HNF)
    para AVE isquêmico, 366-367
    para embolia pulmonar e TVP, 152-159
    para SCA, 166-167
  para AVE isquêmico, 366-368, 371-372
  para embolia pulmonar e TVP, 152-159
  para FA, 177-179
  para SCA, 166-167, 171-172
Heparinoides, para AVE isquêmico, 366-367
Hepática, toxicidade do paracetamol, 418-423
Hepatotoxicidade, induzida pelo Paracetamol, 418-423
Hiato aniônico
  em anormalidades acidobásicas, 278-285, 289-293
  na acidose metabólica, 279-281, 281q, 282-285, 291-293
    salicilatos causando, 423-424
Hidralazina
  para eclâmpsia, 395-396, 398-399q, 401-402, 404
  para ICAD, 192-193, 193q
  para miocardiopatia periparto, 410-411
Hidratação, para exacerbação asmática, 132-133
Hidrocortisona
  para choque séptico, 385-386, 390-392
  para insuficiência suprarrenal, 462
Hidromorfina, para dor e agitação, 434-435q
Hidroxicobalamina, para intoxicação por cianeto, 425-429
Hipercaliemia, 303q, 304-305, 308-309

Hipercatabolismo, induzido pela doença crítica, 383-387
Hipercoagulabilidade
  AVE isquêmico causado por, 367-372
  tromboembolia venosa causado por, 150-151
Hiperglicemia
  induzida pela doença crítica, 385-387
  após ressuscitação, 444, 447-450
Hipertensão
  associada à ICC, 196
  crônica durante a gestação, 393-404, 398-399q; 400q
  gestacional grave, 396-399q, 402-404
  intracraniana
    em insuficiência hepática aguda, 259-263
    no TCE, 312-318, 320
  maligna, 346-347
Hipertermia, 23
Hipertireoidismo, induzido por doença crítica, 383-384, 389-391
Hipertrofia do ventrículo esquerdo (HVE), 191-192
Hiperventilação, para TCE, 312, 315-317
Hipocaliemia, 302, 303q, 304-305
Hipofosfatemia, 303q, 306
Hipoglicemia
  causada por intoxicação, 424-426
  causando convulsões, 361-362
Hipoglicemiantes
  ICC induzida por, 189, 196
  intoxicação com, 424-429
Hipomagnesemia, 302, 303q, 305-306
Hiponatremia, 295-302, 304, 307-309
  dilucional, 300-301
  hipertônica, 299-300
  hipervolêmica, 300-302
  hipotônica, 300-302
  hipovolêmica, 300-302
  isotônica, 299-300
  normovolêmica, 300-302
  por depleção, 300-301
Hipotensão
  medicamentos vasoativos para, 63-72, 67q
  monitorização hemodinâmica na, 51-62, 56q
  no TCE, 312-313, 315-320
Hipotermia, 23
  durante transferência de doentes críticos, 33-34
  em doentes com trauma, 464-465, 467-468, 476
Hipotermia terapêutica (HT), 444-450
Hipotireoidismo, induzido por amiodarona, 389-390

Hipoxemia, 58-59
Hipóxia
  em doentes queimados, 336-337
  no TCE, 312-318, 320
História familiar, 3
História, abordagem à, 2-5
HIV/AIDS. *Ver* Vírus da imunodeficiência humana
HNF. *Ver* Heparina não fracionada
Hormônio do crescimento (GH), na doença crítica, 386-387, 391-392
Hormônios gonadais, efeitos da doença crítica sobre, 387-388, 391-392
Hospitalizações, história de, 3
HSA. *Ver* Hemorragia subaracnóidea
HSV-1. *Ver* Vírus herpes simples tipo 1
HT. *Ver* Hipotermia terapêutica
HVE. *Ver* Hipertrofia do ventrículo esquerdo

I

IAMCSST. *Ver* Infarto agudo do miocárdio com supradesnível do segmento ST
IBP. *Ver* Inibidores da bomba de prótons
ICAD. *Ver* Insuficiência cardíaca aguda descompensada
ICC. *Ver* Insuficiência cardíaca congestiva
ICV. *Ver* Imunodeficiência comum variável
Idade, doente, 2
IET. *Ver* Intubação endotraqueal
IL-10, como marcador de disfunção imune, 236-237, 239q
IL-6, como marcador de disfunção imune, 236-237
Imagem cardíaca, 7-8
Imagem, 73
  análise para, 74
  abordagem clínica à, 75-76, 82-83, 76q, 77q, 78f, 79f, 81q
  questões de compreensão e respostas para, 82-84
  definições para, 74-76
Imipeném, terapia empírica com, 215q
Imunodeficiência comum variável (ICV), 232-233, 241
Imunoglobulina IV (IGIV), para sepse, 236-237
Imunossupressão pós-transplante, 230, 233-234, 236, 235q, 236-237, 238q, 239-240
Inalação
  de fumaça, 334-337, 339-340, 425-429
  de monóxido de carbono, 334-339

Infarto agudo do miocárdio com supradesnível do segmento ST (IAMCSST), 161-172, 165f, 170f
Infarto agudo do miocárdio sem supradesnível do segmento ST (IAMSSST), 162-163, 172
Infarto miocárdico, alterações hemodinâmicas do, 56q
Infecção fúngica, em pacientes imunossuprimidos, 230, 239-241
Infecção pelo vírus Epstein-Barr, 205-206
Infecções. *Ver também* Sepse
  associadas aos cuidados de saúde, 213
  bactérias MR causando, 211-219, 215q
  convulsões causadas por, 359-360
  em insuficiência hepática aguda, 259-260
  meningite/encefalite, 199-212, 203q, 204q
  na gestação, 405-406, 409-412
  nosocomiais, 213
  oportunistas, 231-233
  pós-operatórias, 452, 455-456, 459-461
  prevenção de, 232-236
  relacionadas a cateteres venosos centrais, 215-217
  resposta do hospedeiro às, 234, 236-237, 237q
Infecções por *Aspergillus*, 240-241
Infliximab, imunossupressão causada por, 232-233
Influenza, na gestação, 409-410
Inibidores da bomba de prótons (IBP)
  clopidogrel utilizado com, 370-371
  para alcalose, 282-283
  para hemorragia digestiva, 246-251
  para ventilação mecânica, 112-116
Inibidores
  da enzima conversora da angiotensina (IECA)
    para edema pulmonar, 140
    para ICAD, 188, 191-192, 193q
    para miocardiopatia periparto, 410-411
    para SCA, 166-168, 171-172
  da fosfodiesterase, 69-70
    para choque cardiogênico, 194-195
  da trombina, para AVE isquêmico, 366-369
  seletivos da recaptação de serotonina (ISRS), para AVE isquêmico, 368-371
Inotrópicos. *Ver também medicamentos específicos*
  após ressuscitação, 445-446
  para choque cardiogênico, 194-195
  para ICAD, 193q
  positivos
    para choque cardiogênico, 194-195

para ICAD, 193q
Instabilidade hemodinâmica, detecção precoce
de, 21-22, 22q
Insuficiência cardíaca
  aguda descompensada (ICAD), 187
    abordagem clínica a, 189
    análise para, 188
    choque cardiogênico em, 188-189, 192,
      194-196
    definições para, 189
    diagnóstico de, 189-192, 191q
    dicas clínicas para, 198
    questões de compreensão e respostas para,
      196-198
    tratamento de, 191-194, 193q
  congestiva (ICC)
    ICAD na, 187-198, 190-191q, 193q
    definição de, 189
    na gestação, 410-411
    prognóstico de, 39-49, 42q, 44f, 45f,
      45q-47q
    VNI para, 139-148, 142-143q, 144q
  diastólica, 189, 191-193, 196-198
  direita, 190-192, 194, 196-198
  esquerda, 190-192, 191q, 193q
  sistólica, 189, 191-192, 193q, 196-198
  modelos prognósticos para insuficiência
    cardíaca congestiva, 39-49, 42q, 44f, 45f,
    45q-47q
Insuficiência hematológica, em insuficiência
  hepática aguda, 259-260
Insuficiência hepática
  aguda, 253
    análise para, 254-256
    avaliação de, 258-260
    causas metabólicas de, 258-259
    causas vasculares de, 258-259
    complicações para, 259-261
    definições para, 255-258
    dicas clínicas para, 262-263
    induzida por hepatite viral, 257-259
    induzida por toxinas, 253-258, 260-263
    questões de compreensão e respostas para,
      260-263
    transplante hepático para, 256-257,
      260-263
  induzida por hepatite, 257-259
  induzida por toxinas, 253-263
Insuficiência respiratória
  exacerbação asmática causando, 127-138,
    131q

hipercápnica, 98-99, 104
hipoxêmica, 98, 104
manejo de via aérea por, 95-104
na gestação, 405-406, 409-410
na SDMO, 374-380
VNI para, 139-148, 142, 143q, 144q
Insuficiência suprarrenal, 384-386
  induzida por medicamentos, 387-390
  pós-operatória, 460-462
Insuficiência ventilatória, manejo de via aérea
  para, 95-104
Insulina
  para hipercaliemia, 304-305, 308-309
  para sepse e choque séptico, 385-387,
    391-392
Interrupção diária de sedativos, 436-438
Intervenção coronariana percutânea (PCI)
  para choque cardiogênico, 196
  para SCA, 162, 166-168
Intoxicação, 417
  análise para, 418-421
  dicas clínicas para, 430
  hipoglicemiantes, 424-429
  pelo metanol, 280-281, 284-285, 424-425
  por álcool, 280-281, 284-285, 424-425
  por *amanita*, 257-258, 261-262
  por cianeto, 335-339, 425-429
  por cogumelos, 257-258, 261-262
  por etilenoglicol, 280-281, 284-285, 424-425
  por paracetamol, 253-263, 417-423, 421f, 427,
    428-430
  por salicilato, 275-281, 423-429
  questões de compreensão e respostas para,
    427-429
  propofol, 112-113, 425-427, 430, 440-441
  TCA, 423-425
Intubação em sequência rápida (ISR)
  manejo de via aérea com, 96, 101-102, 104
  para exacerbação asmática, 128-129
Intubação
  endotraqueal (IET)
    contraindicações à, 99
    manejo de via aérea com, 96-104
    na gestação, 410-411
    no desmame, 121-125
    para exacerbação asmática, 128-129,
      133-138
    para ventilação mecânica, 106-107, 109
  manejo de via aérea com, 96-104
  no manejo do trauma fechado, 325-326
  para exacerbação asmática, 128-129

para queimaduras e trauma, 334-337, 335-340
para TCE, 316-317
IPAP. *Ver* Pressão positiva inspiratória em via aérea
Irrigação intestinal total, 418-421
Isoflurano, para exacerbação asmática, 133-134
Isquemia. *Ver também* Síndromes coronarianas agudas
fígado, 258-259
ISR. *Ver* Intubação em sequência rápida
ISRS. *Ver* Inibidores seletivos da recaptação de serotonina

K

Kayexalate. *Ver* Poliestireno sódico

L

Labetalol, para eclâmpsia, 395-396, 398-399q, 401-402, 404
LAD. *Ver* Lesão axonal difusa
Lavagem gástrica, 418-420
Leflunomida, imunossupressão causada por, 236-237
Leitura, abordagem à, 10-11
    complicações de processos patológicos, 13-14
    confirmação diagnóstica, 14-15
    diagnóstico provável, 11-12
    fatores de risco de processos patológicos, 13-14
    mecanismo provável do processo patológico, 12-13
    próxima conduta, 11-13
    terapia mais adequada para processos patológicos, 13-15
LEMP. *Ver* Leucoencefalopatia multifocal progressiva
Lesão
    axonal difusa (LAD), 313-315
    cerebral secundária, no TCE, 312-320
    de Dieulafoy, 246-247
    de inalação, 334-337, 335-340, 425-429
    de vísceras ocas, trauma fechado causando, 324-325
    endotelial, tromboembolia venosa causada por, 150-151
    hepática, trauma fechado causando, 324-325, 328-332
    pulmonar aguda (LPA)
        na SDMO, 374-378
        ventilação mecânica para, 112-113
    pulmonar aguda relacionada às transfusões (TRALI), 87-89
Lesão renal aguda (LRA), 265
    abordagem clínica a, 267-269, 268q
    análise para, 266
    definições para, 266-267
    dicas clínicas para, 272-273
    em insuficiência hepática aguda, 259-260
    em SDMO, 374-379
    manejo de, 268-270
    prognóstico a longo prazo de, 269-270
    questões de compreensão e respostas para, 270-273
    suporte nutricional para, 474, 477-482
Lesões
    com efeito de massa, estado mental alterado causado por, 346-348
    pós-operatório, 455-456
    queimaduras, 339-342
    suporte nutricional para, 477-478
Leucoencefalopatia multifocal progressiva (LEMP), 207-212
Levalbuterol, para exacerbação asmática, 131-132, 137-138
Levofloxacina
    para doentes imunossuprimidos, 238q
    terapia empírica com, 215q
Levosimendan
    efeitos vasopressores do, 69-70
    para choque cardiogênico, 194-195
Lidocaína
    para arritmia cardíaca, 182-184
    para IET, 107
    prevenção de broncoespasmo com, 122-123
Ligadura elástica, para hemorragia digestiva, 247f, 248-251
Linezolida, terapia empírica com, 215q
Linfoma
    do SNC, 205-206
    imunossupressão causada por, 232-233
Líquido cerebrospinal achados em meningite/encefalite, 200-204, 203q, 205-210
Líquidos IV, para hipotensão, 64-67, 71-72
Lisinopril, para ICAD, 193q
Lítio, efeitos adversos endócrinos do, 389-390
LODS. *Ver* Sistema de disfunção de órgãos logístico
Lorazepam
    para dor e agitação, 433, 436, 434-435q
    para estado epiléptico, 359q
    para estado mental alterado, 349-352
    sedação com, 112-113

Losartana, para ICAD, 193*q*
LPA. *Ver* Lesão pulmonar aguda
LRA. *Ver* Lesão renal aguda

M

Magnésio
 níveis anormais de, 303*q*, 304-306
 para arritmias cardíacas, 182-184
 para convulsões eclâmpticas, 394-395, 398-399*q*, 404
 para exacerbação asmática, 132-133, 137-138, 409-410
Manejo de fatores de risco cardiovasculares, 366-367
Manejo de via aérea, 95
 acesso intravenoso para, 100-102
 análise para, 96
 dicas clínicas para, 104
 intubação para, 96-104
 medicamentos sedativos e paralisantes em, 96, 99-102
 na gestação, 409-411
 no manejo do trauma fechado, 325-326
 para o estado epiléptico, 357-358
 questões de compreensão e respostas para, 101-104
Manejo pós-ressuscitação, 443
 abordagem clínica a, 445-448
 análise para, 444
 definições para, 445-446
 dicas clínicas para, 449-450
 questões de compreensão e respostas para, 447-450
Manitol, para TCE, 312, 315-320
Marca-passos
 para arritmia cardíaca, 174, 179-181, 185-186
 para ICAD, 192, 194
Máscaras
 faciais totais, para VNI, 143-144
 nasais, para VNI, 143-144, 143-144*q*, 147-148
 orofaciais, para VNI, 143-144, 143-144*q*, 147-148
 para VNI, 142-144, 143-144*q*, 147-148
Medicações, história de, 3
Medicamentos
 anticolinérgicos, para exacerbação asmática, 128-138
 antifúngicos
  efeitos adversos endócrinos relacionados aos, 389-390
  em doentes imunossuprimidos, 230-232, 239-240

vasoativos, 63
 abordagem às, 64-70, 67*q*
 análise para, 64
 dicas clínicas para, 72
 líquidos IV, 64-67, 71-72
 para choque séptico, 383-385, 391-392
 questões de compreensão e respostas para, 71-72
 vasopressores, 66-72, 67*q*
Melatonina, efeitos da doença crítica sobre, 387-388
MELD, modelo para doença hepática em estágio final, 40-44, 48-49
Meningite, 199
 bacteriana, 201-205, 203*q*, 204*q*
 análise para, 200-201
 criptocócica, 207-208
 dicas clínicas para, 212
 HIV-relacionada, 205-212
 por estreptococo do grupo B, 201-203
 por *Listeria monocytogenes*, 201-204, 209-210
 por *Streptococcus pneumoniae*, 201-202
 questões de compreensão e respostas para, 208-210
 tuberculosa, 203-204
 viral, 204-206
Meningoencefalite
 amebiana, 207-208
 parasitária, 207-208
Mensuração
 da pressão esofágica, 60-62
 da volemia, 55-58
 do volume sanguíneo intratorácico, 55-58
Meperidina, 440-442
Meropeném, terapia empírica com, 215*q*
Metadona, para dor e agitação, 434-435*q*
Metformina, toxicidade da, 424-425
Metilxantinas, para exacerbação asmática, 132-133, 409-410
Metoprolol
 para ICAD, 193*q*
 para SCA, 167-168
Metotrexato, imunossupressão causada por, 232-233
Micofenolato mofetil, imunossupressão causada por, 232-233, 236-237
Microcirculação, monitorização da, 57-58
Midazolam
 manejo de via aérea com, 100-101
 para dor e agitação, 433, 436, 434-435*q*, 437-438

ÍNDICE **503**

para estado epiléptico, 356-359, 359f, 361-362
Milrinona, 69-70
   para choque cardiogênico, 194-195
   para ICAD, 193q
Mineralocorticoides, doador de órgãos e, 88-89
Miocardiopatia periparto, 410-411
Modelo
   de predição de mortalidade (MPM), 40-41, 47q
   prognóstico AHA-GWTG-HF, 42q
   prognóstico EFFECT, 42q
   prognóstico OPTIMIZE-HF, 42q
Monitores, para monitorização hemodinâmica, 53-54
Monitorização
   da função cardíaca, 53-54
   da pressão intracraniana, para TCE fechado, 325-331
   da pressão parcial de gás carbônico exalado ($PETCO_2$), 60-61
   do complexo QRS, 54-55
   fetal, 407, 414-415
   hemodinâmica, 51
      abordagem à, 52-61, 56q
      análise para, 52
      dicas clínicas para, 62
      metas da, 52-54
      questões de compreensão e respostas para, 61
   invasiva da PA, 54-55
   pós-trauma, 322
   para transporte do paciente, 34-35
   pós-trauma, 322
   respiratória, 58-59
   ventricular direita, 55, 57
Mononitrato de isossorbida, para ICAD, 193q
Monteleucaste de sódio, para exacerbação asmática, 134-135
Morbidade, identificação do paciente crítico e, 21
Morfina
   para dor e agitação, 434-435q, 440-442
   para SCA, 166-167
Mortalidade
   identificação do paciente crítico e, 21
   predição de, 39-49, 42q, 44f, 45f, 45q-47q
Morte encefálica, doação de órgãos e, 85-94, 88q, 92q
Moxifloxacina, terapia empírica com, 215q
MPM. Ver Modelo de predição de mortalidade
MRSA. Ver Staphylococcus aureus resistente à meticilina

Multirresistente (MR), germe, 211-219, 215q
   em pacientes imunocomprometidos, 230-232

N

N-acetilcisteína (NAC), 254--257, 261-263, 352-353, 422-423, 427-430
N-acetil-p-benzoquinona imina (NAPQI), 420-423, 430
Naloxone, 350-353
Naltrexone, 350-351
Neisseria meningiqidis, 201-202
Neosinefrina, efeitos vasopressores da, 69-70
Neurolépticos, para EMA, 349-351
Neutropenia, 230-234, 236, 239-241
Nifedipina, para eclâmpsia, 398-399q, 401-402
NIRS. Ver Espectroscopia próxima do infravermelho
Nitratos. Ver também medicamentos específicos
   para edema pulmonar, 140
   para ICAD, 192-193, 193q
   para miocardiopatia periparto, 410-411
   para SCA, 166-167
Nitrito de sódio, para intoxicação pelo cianeto, 425-429
Nitritos, para toxicidade pelo cianeto, 425-429
Nitroglicerina
   para ICAD, 188
   para SCA, 166-167
Nitroprussiato
   para ICAD, 188
   toxicidade pelo cianeto causada por, 425-429
Níveis de lactato, monitorização dos, 58-59
Nomograma de Rumack-Matthew, 421-423, 421f
Noradrenalina para
   choque cardiogênico, 194-195, 198
   efeitos vasopressores da, 66-67, 67q, 68-72
   para sepse e choque séptico, 225-226, 383-385, 391-392
Nutrição, 473
   abordagem clínica à, 475-478
   análise para, 474-475
   definições para, 475
   dicas clínicas para, 481-482
   doador de órgãos e, 88-90
   em insuficiência hepática aguda, 260-261
   enteral, 474-482
   para doentes queimados, 339-340
   para cuidado pós-operatório, 452
   parenteral, 475-482
   questões de compreensão e respostas para, 478-481

O

Objetivos terapêuticos, 9-11
Octreotide
  para hemorragia digestiva, 247f, 248-249
  para *overdose* por Sulfonilureia, 425-429
Oferta de oxigênio, 57-58, 61
Olanzapina, para estado mental alterado, 349-353
Oligúria, 266
Opioides. *Ver também medicamentos específicos*
  intoxicação por, 350-353
  para dor e agitação, 432-433, 436, 434-435q, 438-442
  retirada de, 439-440
Ordens para não ressuscitar (PNR), 89-94
Oseltamivir (Tamiflu), 409-410
Osmolaridade, 278-279, 297-301
  plasmática, 278-279, 297-299
Overdose
  de codeína, 351-353
  de narcóticos, 350-353
  de oxicodona, 351-353
Oxigênio
  após ressuscitação, 444, 446-450
  com VNI, 141-142
  manejo de via aérea com, 98
  para exacerbação asmática, 130-132
  para ICAD, 192, 194
Oximetria de pulso
  monitorização hemodinâmica com, 58-61
  monitorização pós-trauma da, 322

P

PA. *Ver* Pressão arterial
Paciente
  abordagem ao
    avaliação laboratorial e por imagem, 6-8
    exame físico, 4-6
    história, 2-5
  crítico, definição de, 32q
  nível 2, 32q
  nível 3, 32q
  transferência do, 29, 37-38, 32q, 32q
Pacientes imunocomprometidos/ imunossupressão, 229
  abordagem clínica à, 232-237, 232q, 234q, 235q, 237q, 238q, 239q
  análise para, 230-232
  definições para, 231-233
  dicas clínicas para, 241
  questões de compreensão e respostas para, 239-240
Pancreatite, 11-12
  suporte nutricional para, 473-481
Pantoprazol, para hemorragia digestiva, 248-249
Paracetamol
  estado mental alterado causado por, 347-348, 352-353
  intoxicação com, 253-263, 417-423, 421f, 427, 428-430
Parada cardiorrespiratória
  manejo após, 443-450
  na gestação, 412-413
Paralisia respiratória ascendente, 125
Paralisia, manejo de via aérea com, 100-102
PAVM. *Ver* Pneumonia associada à ventilação mecânica
PCI. *Ver* Intervenção coronariana percutânea (PCI)
PCV. *Ver* Ventilação por pressão de suporte/com controle de pressão (PSV, PCV)
Peças bucais, para VNI, 143-144
PEEP. *Ver* Pressão positiva ao final da expiração
PEEP. *Ver* Pressão positiva ao final da expiração
Pele
  biologia e fisiopatologia da, 335-337
  exame da, 6
Pentamidina, hipercaliemia causada por, 304-305
Peptídeo natriurético tipo β (BNP) na ICC, 189
Perda de líquidos para o terceiro espaço, 454
Perfusão de oxigênio, 52-54, 57-58, 61
Perfusão tecidual, monitorização da, 52-54, 57-58
Peritonite, SDMO com, 373-374
Pesquisa de DAC, 162-163
Pessoal, para transporte de pacientes, 34-35
$PETCO_2$. *Ver* Monitorização da pressão parcial de gás carbônico exalado
PIA. *Ver* Pressão intra-abdominal
Pielonefrite, na gestação, 405-406, 411-412
Piperacilina-tazobactam, terapia empírica com, 215q
Placenta, na fisiopatologia da eclâmpsia, 396-399
Planejamento do parto, 407, 414-415
Planejamento, para transporte do paciente, 33-34
Plaquetas
  doador de órgãos e, 87-89
  transfusão maciça de, 464-468, 470-476
Plasma fresco congelado, transfusão maciça com, 464-468, 470-476

ÍNDICE 505

Pneumonia
  associada à ventilação mecânica (PAVM), 215-219
  comunitária, 145-146
  nosocomial, 215q
  paciente imunocomprometido com, 229-241, 232q, 234q, 235q, 237q, 238q, 239q
Pneumotórax
  hipertensivo, 324-325
  imagem de, 74-77, 76q, 77-78f, 81q, 82-84
  trauma fechado causando, 323-325
POAP. Ver Pressão de oclusão da artéria pulmonar
Poliestireno sódico, para hipercaliemia, 304-309
Poliomavírus JC, 207-212
Poliúria, doador de órgãos e, 88-89
Ponte, desmielinização osmótica da, 299-300
Potássio, níveis anormais de, 302-305, 303q, 308-309
PP. Ver Pressão de pulso
PPC. Ver Pressão de perfusão cerebral
Pré-carga, avaliação ecocardiográfica da, 79-80
Pré-condicionamento, de doadores de órgãos, 88-90
Prednisolona, para exacerbação asmática, 132-133
Pré-eclâmpsia, 396-397, 404, 398-399q, 399-400q, 409-410
  grave, 396-397, 398-399q
  leve, 396-397, 398-399q
  sobreposta à hipertensão crônica, 396-397, 398-399q, 402-404
Pressão arterial (PA). Ver também Hipertensão; Hipotensão
  identificando doença crítica por, 21-22
  monitorização de, 53-55
  segmentar, 22
  sistólica, detecção de doentes críticos utilizando, 21-22
Pressão
  de oclusão da artéria pulmonar (POAP), 53-55, 56q, 61-62
  de perfusão cerebral (PPC), no TCE, 312-316, 320
  de pulso (PP), 22
  intra-abdominal (PIA), monitorização hemodinâmica com, 60-61
  intravesical, monitorização hemodinâmica com, 60-61
  positiva ao final da expiração (PEEP)
    na exacerbação asmática, 131-132
    na monitorização hemodinâmica, 58-59, 62
    na ventilação mecânica, 106-109, 109, 111, 114-115
  positiva contínua na via aérea (CPAP)
    em VM,109, 111
    em VNI, 141-146
  positiva em dois níveis na via aérea (BiPAP), em VNI, 140-148
  positiva expiratória na via aérea (EPAP), em VNI, 140-148
  positiva inspiratória na via aérea (IPAP), em VNI, 140-148
  venosa central (PVC), 53-57, 62
    manejo da sepse e, 223-227
    monitorização da, após trauma, 322
    pós-operatória, 453
Procainamida, para arritmias cardíacas, 174-176, 180-184, 186
Prognósticos, predição de, 39-49, 42q, 44f, 45f, 45q-47q
  abordagem a, 41-45, 44f, 45f, 45q-47q
  análise para, 40-42, 42q
  aplicações do, 44-45, 45q-47q
  definições para, 41-43
  dicas clínicas para, 48-49
  questões de compreensão e respostas para, 47-49
Propafenona, para arritmias cardíacas, 178-179
Propofol
  intoxicação pelo, 112-113, 425-427, 430, 440-441
  para dor e agitação, 432, 434-435q, 437-441
  para EMA, 351-352
  para estado epiléptico, 356-359, 359f, 361-362
  para exacerbação asmática, 129, 133-135
  sedação com, 96, 99, 112-113
Proteção de via aérea e redução da consciência, 99, 104
Proteinúria, na eclâmpsia, 396-400, 398-399q, 402-404
Pró-urocinase, para AVE isquêmico, 367-368
PRV. Ver Ventilação por liberação de pressão
Pseudoconvulsões, 359-361
Pseudo-hiponatremia, 299-300
Pseudomonas aeruginosa, em queimaduras, 339-340
PVC. Ver Pressão venosa central

Q

QT prolongado, arritmias associadas ao, 182-186
Queda da temperatura, 23

Queimaduras, 333
　abordagem clínica a, 335-340, 337f, 338f
　análise para, 334-336
　avaliação de, 336-338, 337f
　biologia da pele e fisiopatologia e, 335-337
　consequências a longo prazo de, 340-341
　de primeiro grau, 337-338, 338f
　de profundidade parcial, 337-339, 338f
　de segundo grau, 337-339, 338f
　de terceiro grau, 335-339, 338f
　dicas clínicas para, 341-342
　manejo de, 335-339, 338f
　manejo de lesões associadas com, 339-341
　questões de compreensão e respostas para, 340-342
　SDMO após, 335-340
Queixa principal, 2
Questões obstétricas, 405
　abordagem clínica às, 407-409
　análise para, 406-407
　cesárea *perimortem*, 405, 412-413
　definições para, 407
　dicas clínicas para, 414-415
　dificuldades com via aérea, 409-411
　doença cardíaca, 410-411
　doença e insuficiência respiratória, 405-406, 409-410
　doença hepática, 410414
　embolia por líquido amniótico, 412-413
　questões de compreensão e respostas para, 413-414
　sepse, 411-412
　trauma, 411-412
Quetiapina, para EMA, 349-351
Quinto sinal vital, 23, 26-27

R

Raciocínio clínico, 10-11
Radiografia torácica, 6
　na UTI, 74-77, 76q, 81q, 82-84
　portátil, na UTI, 74-77, 76q, 81q, 82-84
RASS. *Ver* Escala de sedação e agitação de Richmond
RCP. *Ver* Ressuscitação cardiopulmonar
Readmissão, 32q
Reatividade pupilar, 312-315
Reconhecimento de padrões, diagnóstico realizado por, 7-8
Redução do nível de consciência, proteção de via aérea e, 99, 104
Reflexo de tosse, IET e, 97-98

Regra dos nove de Wallace, 336-338, 337f
Regurgitação mitral
　alterações hemodinâmicas na, 56q
　após IAM, 165-166
Relação P/F, 375-378
Relenza. *Ver* Zanamivir
Remifentanil, para dor e agitação, 434-435q
Reperfusão, de doadores de órgãos, 88-90
Reposição hormonal
　doadores de órgãos e, 88-89
　risco de SCA com, 162-163
Reposição volêmica
　após ressuscitação, 446-450
　para hemorragia, 465-468
　para hipotensão, 64-67, 71-72
　para cuidado pós-operatório, 452
　para queimados e trauma, 334-342
　para sepse, 25-27, 222-227
Resistência, antimicrobiana, 211-219, 215q, 230-232
Resolvendo problemas clínicos,
　abordagem ao diagnóstico, 7-10
　avaliação da gravidade, 9-10
　resposta ao tratamento, 10-11
　tratamento, 9-11
Respiração volumétrica difusiva (VDR), 110f, 112-116
Resposta alérgica
　precoce, 130-131
　tardia, 130-131
Resposta ao tratamento, 10-11
Resposta do hospedeiro
　à infecção, 234, 236-237, 237q
　suporte nutricional para, 474-478
Ressonância magnética (RM), 7-8
Ressuscitação
　cardiopulmonar (RCP), 89-94, 92q
　interrupção de, 89-94, 92q
　hemostática, 465-468, 471-476
　manejo após, 443-450
Revisão de sistemas, 4-5
rFVII. *Ver* Fator VII recombinante ativado
Rifampicina, efeitos adversos endócrinos da, 389-390
Rigidez de nuca, 202-203
Rim, efeitos da gestação sobre o, 409-410
Risperidona, para EMA, 349-350-350-351, 352-353
Rituximab, imunossupressão causada por, 232-233
Rivaroxaban, para AVE isquêmico, 366-367

ÍNDICE **507**

ROC. *Ver* Curva ROC
Rocurônio
    manejo de via aérea com, 100-101
    para dor e agitação, 485*q*
rTPA. *Ver* Ativador tecidual do plasminogênio recombinante
RTS. *Ver* Escore de trauma revisado
Ruptura da parede livre do ventrículo esquerdo, após IAM, 165-166
Ruptura do septo interventricular, alterações hemodinâmicas na, 56*q*

S

Salbutamol
    para exacerbação asmática, 128-132, 137-138
    para hipercaliemia, 304-305, 308
Salmeterol, para exacerbação asmática, 131-132
SAPS. *Ver* Escore simplificado fisiológico agudo
SARA. *Ver* Síndrome da angústia respiratória aguda
SAS. *Ver* Escala de sedação e agitação
Saturação arterial de oxigênio
    durante ventilação mecânica, 107
    monitoração da, 58-61
    utilização para detecção de doentes críticos, 23, 26-27
Saturação venosa de oxigênio (SvO$_2$), 55, 57
SCA. *Ver* Síndrome coronariana aguda
SCT (superfície corporal total) cálculo da, 336-338, 337*f*
SDMO. *Ver* Escore de disfunção de múltiplos órgãos
Sedação
    controle da dor e, 431
        abordagem clínica ao, 433, 436-440, 434-435*q*-485*q*, 436*f*, 436*q*, 437*q*
        análise para, 432
        questões de compreensão e respostas para, 439-442
    manejo de via aérea com, 96, 99-102
    para estado mental alterado, 348-353
    para exacerbação asmática, 128-129, 133-135
    para TCE, 316-317
    para ventilação mecânica, 112-116, 438-439
Sensório. *Ver* Estado mental alterado (EMA)
Sepse, 19-27, 22*q*, 221
    abordagem clínica para, 223-226
    análise para, 222-223
    dicas clínicas para, 226-227
    definições para, 23, 223, 231-233
    doentes imunocomprometidos com, 229-241, 232*q*, 234*q*, 235*q*, 237*q*, 238*q*, 239*q*

endocrinopatias causadas por, 381-392
grave, 23, 223
LRA e, 265-267, 270-272
na gestação, 411-412
queimaduras com, 339-340
questões de compreensão e respostas para, 226-227
SDMO com, 375-377
SIADH, 300-302
SIMV. *Ver* Ventilação mandatória intermitente sincronizada
Sinais vitais
    detecção de doentes críticos utilizando, 20-23, 22*q*, 26-27
    exame de, 4-5
    monitorização de, 53-54
Sinal
    de Brudzinski, 202-203
    de Homans, 152-153
    de Kernig, 202-203
Síndrome
    cerebral perdedora de sal, 295-296, 300-302, 307-308
    da resposta anti-inflamatória compensatória (CARS), 234, 236, 237*q*
    de Guillain-Barré, 125
    de Wolff-Parkinson-White (WPW), 173-176, 173*f*, 186
    do doente eutireóideo, 386-392
    do QT longo, 182-185, 186
    HELLP. *Ver* Síndrome de hemólise, elevação de enzimas hepáticas, e plaquetopenia
    neuroléptica maligna (SNM), 360-362
    pós-parada cardiorrespiratória, 443-450
Síndrome coronariana aguda (SCA), 161
    análise para, 162
    diagnóstico de, 162-166, 165*f*
    dicas clínicas para, 172
    questões de compreensão e respostas para, 170-172, 170*f*
    prevenção de, 162-163
    tratamento para, 166-169
Síndrome da angústia respiratória aguda (SARA), 61
    na gestação, 405-406
    na SDMO, 374-380
    pós-operatória, 454
    ventilação mecânica para, 105-106, 112-116
Síndrome da resposta inflamatória sistêmica (SIRS), 23, 22*q*, 26-27, 222-223, 226-227
    em doentes imunocomprometidos, 231-232

LRA e, 267
SDMO com, 375-376
Sirolimus, imunossupressão causada por, 236-237
SIRS. *Ver* Síndrome da resposta inflamatória sistêmica
Sistema
 cardiovascular
  complicações pós-operatórias e alterações no, 452, 454-457
 digestório, complicações pós-operatórias e distúrbios no, 452, 456-458
 nervoso autônomo, efeitos da doença crítica no, 383-385
 respiratório
  complicações pós-operatória e alterações no, 452, 454-457
  efeitos da gestação sobre, 408-410
  lesões traumáticas ao tórax, 323-326
Sistema de disfunção de órgãos logístico (LODS), 40-43
Sistema de graduação de West Haven, 255-259
Sistema nervoso central (SNC)
 doenças do
  HIV-relacionadas, 205-212
  meningite/encefalite, 199-212, 203q, 204q
 resposta de, EWS baseada em, 21
 trauma fechado do, 323-324
Sistemas de suporte hepático bioartificiais, 256-257, 262-263
Sistemas gerais de prognóstico de risco, 40-45, 45q-47q, 47-49
Sistemas metabólicos. *Ver* Endocrinopatias
SNC. *Ver* Sistema nervoso central
SNM. *Ver* Síndrome neuroléptica maligna
Sódio, níveis anormais de, 295-302, 304, 307-309
SOFA. *Ver* Escore de insuficiência orgânica relacionada à sepse
Solução
 de Ringer lactato, 65
 fisiológica, para hemorragia, 465-466
 salina, 65-67, 72
  para hemorragia, 465-466
  para hiponatremia, 301-302, 307-308
  para TCE, 316-317
 salina hipertônica (SSH), 65-67
  para hiponatremia, 301-302
  para TCE, 316-317
 salina isotônica, 65, 72
Sonda de Sengstaken-Blakemore, 247f, 248-249

Sono, efeitos da doença crítica sobre o, 387-388
SSH. *Ver* Solução salina hipertônica
Staphylococcus aureus
 adquirido na comunidade, 202-203
 meningite causada por, 202-203
 MRSA, 230-232
 VISA, 230-232
Sucinilcolina
 manejo de via aérea com, 100-101
 SNM causada por, 362
Sucralfate, 306
Sulfadiazina de prata, para queimaduras, 337-339
Sulfametoxazol (Bactrim), hipercaliemia causada por, 304-305
Suporte avançado de vida cardiovascular (ACLS), 89-90
Suporte hepático artificial, 256-257
Suporte hepático bioartificial. *Ver* Sistemas de suporte hepático bioartificiais
Supressão ácida
 para hemorragia digestiva, 247f, 248-249
 para ventilação mecânica, 112-116
SvO_2. *Ver* Saturação venosa de oxigênio

T

Tabagismo, risco de SCA com, 162-163
Tacrolimus, imunossupressão causada por, 236-237
Tamiflu. *Ver* Oseltamivir
Tamponamento cardíaco
 alterações hemodinâmicas com, 56q
 após IAM, 165-166
Taquiarritmias, 175-179, 177f
Taquicardia
 sinusal, 176-177
 supraventricular (TSV), 176-177, 177f
 ventricular (TV), 174, 182-184, 183f, 186
 após IAM, 169
Taxa metabólica, estimativa da, 476-477
TC. *Ver* Tomografia computadorizada
TCE. *Ver* Trauma craniencefálico
TdP. *Ver* Torsade de pointes
Temperatura
 detecção de doentes críticos utilizando, 21, 23, 26-27
 doadores de órgãos e, 88-89
Tempo de tratamento, doação de órgãos e, 87-90, 88q
Teofilina, para exacerbação asmática, 132-133
TEP. *Ver* Tromboembolia pulmonar

Terapia
  antiplaquetária
    complicações hemorrágicas com, 244-248
    para AVEi, 365-371
  antirretroviral altamente ativa (HAART), 207-212, 232-233
  antitrombótica
    para SCA, 162-163, 166-167, 171-172
  com hormônio tireóideo
    na doença crítica, 386-387
    doador de órgãos e, 88-89
  de revascularização, para choque cardiogênico, 196, 198
  fibrinolítica para choque cardiogênico, 196
    em TVP, 153-154
  precoce guiada por metas, para sepse, 223
  renal substitutiva (TRS)
    para LRA, 266-273
    suporte nutricional para, 477-482
  trombolítica (TPA)
    após ressuscitação, 444
    no AVE isquêmico, 365-368
    para choque cardiogênico, 196
    para SCA, 162, 166-168
Testamento vital, 90-91
Teste
  de Ayre (peça T), 120, 121q
  de esforço na esteira ergométrica, 7-8
  de estímulo com a corticotropina, 385-386
  de respiração espontânea, 118, 119q, 120, 121q, 122-123, 125-126
  ergométrico, após IAM, 169
TFG-β, como marcador de disfunção imune, 236-237
Tiamina, para retirada do álcool ou intoxicação, 344, 424-425
Tiazolidinedionas, efeitos colaterais cardiovasculares, 189, 196
Tiopental, manejo de via aérea com, 100-101
Tiossulfato de sódio, para toxicidade pelo cianeto, 425-426
Tiotrópio, para exacerbação asmática, 131-132
TIPS. *Ver* Comunicação portossistêmica intra-hepática transjugular
Tireotoxicose, induzida pela amiodarona, 389-391
Tirofiban, para SCA, 166-167
TNF-α, como marcador de disfunção imune, 236-237, 239q
Tobramicina, terapia empírica com, 215q
Tomador de decisão substituto, 91-92, 92q

Tomografia computadorizada (TC), 6-8
  na UTI, 80-84, 81q
  para meningite, 202-203
  para TCE, 313-315
  para trauma torácico, 322, 325-327, 327f
Tonicidade, 297-298
Torsade de pointes (TdP), 184-185
Toxicidade pela sulfonilurea, 424-429
Toxinas. *Ver* Intoxicação
Toxoplasmose, 205-206
TPA. *Ver* Terapia trombolítica
TRALI. *Ver* Lesão pulmonar aguda relacionada às transfusões
Transferência de doentes críticos, 29
  abordagem à, 31-35, 32q, 32q
  análise para, 30
  dicas clínicas para, 37-38
  inter-hospitalar, 33-34
  não clínica, 32q
  questões de compreensão e respostas para, 36-37
Transfusão maciça, 464-465, 476
  coagulopatia após, 466-468
  questões de compreensão e respostas para, 468-472
  definição de, 465-466
  exames laboratoriais para, 467-470, 469f
  princípios de, 465-467
Transfusões
  história de, 3
  maciça, 464-476, 469f
  na SDMO, 378-379
  para doadores de órgãos, 87-89, 88q
Transplante
  cardíaco, imunossupressão causada por, 235q, 238q
  de medula óssea, imunossupressão causada por, 235q, 238q, 239-240
  hepático
    imunossupressão causada por, 235q, 238q
    para insuficiência hepática aguda, 256-257, 260-263
  imunossupressão causada por, 230, 233-234, 236, 235q, 236-237, 238q, 239-240
  renal, imunossupressão causada por, 230, 235q, 238q
Transporte intra-hospitalar (TIH), 29
  abordagem à, 31-35, 32q, 32q
  análise para, 30
  dicas clínicas para, 37-38
  questões de compreensão e respostas para, 36-37

Traqueostomia, no desmame do
    respirador,122-123, 125
Tratamento
    acompanhando a resposta ao, 10-11
    decidindo sobre o mais adequado, 13-15
    estadiamento da doença e, 9-11
Trauma
    abdominal, trauma fechado causando,
        324-329, 329f, 330-332
    cerebral
        após parada cardiorrespiratória, 445-446
        trauma fechado causando, 323-327, 327f,
            331-332
    craniencefálico (TCE), 311, 323-327, 327f,
        331-332
        abordagem clínica ao, 312-318, 314q
        análise para, 312
        definições para, 312-313
        dicas clínicas para, 320
        fatores prognósticos para, 312-317, 314q,
            318-320
        lesão cerebral secundária em, 312-318, 320
        questões de compreensão e respostas para,
            318-320
    de medula espinal, embolia pulmonar em,
        154-155
    de órgãos abdominais sólidos, 324-329, 329f,
        330-332
    embolia pulmonar/TVP após, 149, 158-159,
        153q, 154q
    esplênico, 324-329, 329f, 331-332
    fechado, 321
        abordagem clínica à, 323-329, 327f, 327f,
            329f
        análise para, 322-324
        dicas clínicas para, 331-332
        lesões provocadas por, 323-325
        manejo conservador de lesões de órgãos
            intra-abdominais, 328-329, 329f
        manejo de, 324-327, 327f, 327f
        questões de compreensão e respostas para,
            329-332
    hemorragia e coagulopatia após, 464
        abordagem clínica ao, 465-470, 469f
        análise para, 464-465
        definições para, 465-466
        dicas clínicas para, 476
        questões de compreensão e respostas para,
            468-472

intra-abdominal, trauma fechado causando,
    324-329, 329f, 330-332
na gestação, 411-412
queimaduras e, 333
    abordagem clínica ao, 335-340, 337f, 338f
    análise para, 334-336
    avaliação do, 336-338, 337f
    biologia e fisiopatologia de pele e, 335-337
    consequências a longo prazo de, 340-341
    dicas clínicas para, 341-342
    manejo de, 335-339, 338f
    manejo de lesões associadas com, 339-341
    questões de compreensão e respostas para,
        340-342
    SDMO após, 335-340
Tríade da morte, 464-468, 476
Trombo intracardíaco, 177-178
Trombocitopenia, 466-467
Tromboelastografia, 465-470, 469f, 476
Tromboelastometria rotacional (roTEM),
    468-469, 476
Tromboembolia pulmonar (TEP), 149
    análise para, 150-151
    diagnóstico de, 152-154, 153q
    dicas clínicas para, 158-159
    filtros de veia cava para, 154-155, 154q
    no AVE isquêmico, 366-367
    prevenção (tromboprofilaxia) estratégias
        para, 151-153
    questões de compreensão e respostas para,
        156-159
    tratamento da, 153-155
    trauma e, 154-156
Tromboembolia venosa, 149
    análise para, 150-151
    diagnóstico de, 152-154, 153q
    dicas clínicas para, 158-159
    filtros de veia cava para, 154-155, 154q
    no AVE isquêmico, 366-367
    prevenção (tromboprofilaxia) estratégias
        para, 151-153
    questões de compreensão e respostas para,
        156-159
    tratamento da, 153-155
    trauma e, 154-156
Tromboprofilaxia, para embolia pulmonar e
    TVP, 151-153
Trombose venosa profunda (TVP), 149
    análise de, 150-151

ÍNDICE 511

dicas clínicas para, 158-159
diagnóstico de, 152-154, 153q
em AVE isquêmico, 366-367
filtros de veia cava para, 154-155, 154q
prevenção (tromboprofilaxia)
  estratégias para, 151-153
questões de compreensão e respostas para, 156-159
tratamento de, 153-155
trauma e, 154-156
TSR. *Ver* Terapia renal substitutiva
TSV. *Ver* Taquicardia supraventricular
TV. *Ver* Taquicardia ventricular

U

Ulceração gastroduodenal, 245-246
Úlceras
  de Marjolin, 340-341
  de pressão, VNI causando, 145-146
  trato gastrointestinal, 245-248
Ultrassonografia, 6, 75-77, 77q, 77-78f, 78-79f, 81q, 82-83
  à beira do leito, na UTI, 75-77, 77q, 77-78f, 78-79f, 81q, 82-83
  diagnóstico de TVP com, 153-159
  para avaliação de trauma fechada, 328-332
  para FA, 177-178
Urossepse, LRA na, 265-267

V

Valsartana, para ICAD, 193q
Vancomicina
  para meningite/encefalite, 204q, 208-210
  terapia empírica com, 215q
Varfarina
  para AVE isquêmico, 366-372
  para embolia pulmonar e TVP, 153-159
  para FA, 177-179, 186
Vasopressina
  doadores de órgãos e, 88-89
  efeitos vasopressores da, 68-72
  para choque cardiogênico, 194-195, 198
  para hemorragia digestiva, 247f, 246-249
  para sepse e choque séptico, 225-226, 384-385, 391-392
Vasopressores
  após ressuscitação, 445-448
  como medicamentos vasoativos, 66-72, 67q

na SDMO, 378-379
para choque cardiogênico, 194-195
para hipotensão, 66-72, 67q
para ICAD, 188
para lesão cerebral traumática, 312, 315-317
para sepse e choque séptico, 224-227, 383-385, 391-392
VDR. *Ver* Respiração volumétrica difusiva
Vecurônio, para dor e agitação,
Ventilação
  a jato, 110f, 109, 111-113
  a jato de alta frequência (HFOV), 110f, 109, 111-113
  assisto-controlada (AC), 106-109, 110f, 122-123
  durante transferência de doentes críticos, 32-35
  mandatória controlada (CMV), 107, 110f
  mandatória intermitente sincronizada (SIMV), 107-109, 110f
  no desmame do respirador, 120-123
  na VM, 107, 109, 110f, 111 115-116
  na VNI, 141-144
  no desmame do respirador, 121-126
  para estado epiléptico, 357-358
  por liberação de pressão (APRV), 109, 111
  por pressão de suporte/com controle de pressão (PSV, PCV)
Ventilação mecânica (VM), 105
  assisto-controlada (AC), 106-109, 110f, 122-123
  análise para, 106
  desmame da, 117-126, 119q, 121q
  dicas clínicas para, 115-116
  manejo de via aérea em, 96-104
  para exacerbação asmática 128-129, 133-138
  questões de compreensão e respostas para, 114-115
  PSV/PCV, 107, 109, 110f, 109-116, 121-126
  respiração volumétrica difusiva (VDR), 110f, 112-116
  sedação para, 112-116, 438-439
  ventilação a jato e de alta frequência, 110f, 109, 111-113
  ventilação com pressão positiva contínua na via aérea (CPAP), 109, 111
  ventilação mandatória controlada (CMV), 107, 110f

ventilação mandatória intermitente sincronizada (SIMV), 107-109, 110f, 120-123
ventilação por liberação de pressão (PRV), 109, 111
ventiladores e modo ventilatório para, 107-109, 107q, 109q
Ventilação não invasiva (VNI), 139
  análise para, 140
  aplicação de, 142-143, 142-143q
  complicações de, 145-146
  dicas clínicas para, 147-148
  indicações para, 141-143, 143q
  interfaces do paciente e máscaras para, 142-144, 143-144q, 147-148
  intervenções iniciais para, 141-142
  modos de, 143-145
  no desmame da ventilação mecânica, 121, 125-126
  para ICAD, 188, 192, 194
  parâmetros ventilatórios e ajustes para, 144-145
  questões de compreensão e respostas para, 146-148
  ventiladores utilizados em, 143-144
Ventriculostomia, 312
Verapamil, para arritmias cardíacas, 180-181
Vídeo EEG, 360-361
Vírus da imunodeficiência humana/Síndrome da imunodeficiência adquirida (HIV/AIDS)
  doenças do SNC relacionadas ao, 205-212
  imunossupressão causada por, 232-236, 235q, 238q
Vírus do oeste do Nilo (WNV), meningite/encefalite causada por, 200-201, 204-205, 207-208, 212
Vírus herpes simples tipo 1 (VHS-1), encefalite causada por, 200-201, 204-208, 212
VISA. *Ver Staphylococcus aureus* com resistência intermediária à vancomicina
Vitamina B_{12}, para retirada de álcool, 344, 349-350
Vitamina K, em insuficiência hepática aguda, 259-260
VM. *Ver* Ventilação mecânica
VNI. *Ver* Ventilação não invasiva
Volume sanguíneo intratorácico, 55, 57-58
Voriconazol, 240

W

WITCH HAT, 226-227, 352-353
WNV. *Ver* Vírus do oeste do Nilo
WPW. *Ver* Síndrome de Wolff-Parkinson-White

Z

Zanamivir (Relenza), 409-410
Zitromax. *Ver* Azitromicina
Zona
  de coagulação, 336-337
  de estase, 336-337
  de hiperemia, 336-337